JAMT技術教本シリーズ

第2版

病理検査
技術教本

監修 一般社団法人　日本臨床衛生検査技師会

丸善出版

JAMT 技術教本シリーズについて

　本シリーズは，臨床検査に携わる国家資格者が，医療現場や検査現場における標準的な必要知識をわかりやすく参照でき，実際の業務に活かせるように，との意図をもって発刊されるものです。

　今日，臨床検査技師の職能は，医学・医療の進歩に伴い高度化・専門化するだけでなく，担当すべき業務範囲の拡大により，新たな学習と習得を通じた多能化も求められています。

　"検査技師による検査技師のための実務教本" となるよう，私たちの諸先輩が検査現場で積み上げた「匠の技術・ノウハウ」と最新情報を盛り込みながら，第一線で働く臨床検査技師が中心になって編集と執筆を担当しました。

　卒前・卒後教育は言うに及ばず，職場内ローテーションにより新たな担当業務に携わる際にも，本シリーズが大きな支えとなることを願うとともに，ベテランの検査技師が後進の教育を担当する場合にも活用しやすい内容となるよう配慮しています。さらには，各種の認定制度における基礎テキストとしての役割も有しています。

一般社団法人　日本臨床衛生検査技師会

本書の内容と特徴について

　「病理検査技術教本」は，臨床検査技師を目指す学生から臨床現場で働く卒後5年程度までの初学者が，学内，臨地実習さらには病理診断科の現場において実際に手に取って役立つ実践的な技術書を目指し編集しました。本書では，大きく病理検査業務，組織標本作製技術，組織染色法，診断技術，診断特殊技術，解剖技術に分けて，さらに病理業務の管理，切り出しから薄切まで，写真撮影技術，染色法総論・各論，酵素組織化学・免疫組織化学，コンパニオン診断技術，分子病理診断技術，遠隔病理診断技術，電子顕微鏡・共焦点レーザー顕微鏡標本作製法，病理解剖に必要な基礎知識の各章で構成しています。古典的な病理技術から，最近の分子病理診断のために必要となる技術まで，非常に幅広い盛りだくさんの一冊となっています。日頃，病理検査に従事しているベテランの臨床検査技師が現場の視点に立って執筆しています。病理技術の基礎，必要な専門知識，病理検査の実際，検査結果の判定法やトラブルシューティング，さらには病理検査の内部精度管理についても詳述されています。明日からでもすぐに現場で活用できるような技術やポイントが満載です。また，昨今の進歩著しい分子病理診断に関する技術，遠隔診断に関わる技術など病理診断科の目指すべき方向性のもととなるような内容も多く盛り込んであります。

　本書が病理検査を学び，さらに病理技術を磨き，発展させ伝承していこうと考えている多くの方々に活用されることを願っております。

「病理検査技術教本　第2版」編集部会

編集委員および執筆者一覧

●編集委員

青木　裕志	順天堂大学　人体病理病態学講座
東　　学	北海道がんセンター　臨床検査科
石田　克成	広島大学病院　病理診断科・診療支援部病理検査部門
磯崎　勝	小田原市立病院　臨床検査科
滝野　寿*	日本病理精度保証機構
塚本　龍子	神戸大学医学部附属病院　病理部
林　裕司	滋賀医科大学医学部附属病院　病理部
山下　和也	北里大学病院　病院病理部
白波瀬浩幸**	日本臨床衛生検査技師会

[*は委員長，**は副委員長]

●執筆者

青木　裕志	順天堂大学　人体病理病態学講座
淺沼　広子	日本医療大学　保健医療学部
東　　学	北海道がんセンター　臨床検査科
阿部　仁	がん研究会 有明病院　病理部
雨宮　健司	山梨県立中央病院　ゲノム解析センター
飯野　瑞貴	順天堂大学医学部附属練馬病院　病理診断科
五十嵐久喜	静岡済生会総合病院　病理診断科
池亀　央嗣	新潟大学医歯学総合病院　病理部
磯崎　勝	小田原市立病院　臨床検査科
井上　博文	岡山大学病院　検査部
今川奈央子	神戸大学医学部附属病院　病理部
植田　清文	近畿大学病院　病院病理部
梅澤　敬	福島県立医科大学　保健科学部
梅宮　敏文	国際医療福祉大学　成田保健医療学部
大久保文彦	九州大学病院　病理診断科・病理部
大塚　光一	東京医科大学茨城医療センター
大森　康旨	大津赤十字病院　病理診断科部
岡本　秀雄	住友病院　診療技術部
小山田裕行	東海大学医学部付属病院　病理検査技術科
柿島　裕樹	国立がん研究センター中央病院　臨床検査科
金山　和樹	鈴鹿医療科学大学　保健衛生学部
郡司　昌治	日本赤十字社愛知医療センター名古屋第一病院　検査部
小材　和浩	福岡赤十字病院　病理診断科
今野かおり	東北大学病院　病理部
佐藤　浩司	名古屋大学医学部附属病院　医療技術部
島田　直樹	聖マリアンナ医科大学病院　病理診断科

白石　泰三	桑名市総合医療センター　病理診断科
白石　直樹	近畿大学病院　ゲノム医療センター
鈴木　一生	慶應義塾大学　医学部
鈴木　学	千葉大学医学部附属病院　病理部
芹澤　昭彦	東海大学医学部付属病院　病理検査技術科
滝野　寿	日本病理精度保証機構
田中　浩樹	PCL札幌　病理・細胞診センター
棚田　諭	大阪国際がんセンター　医療技術部
塚本　龍子	神戸大学医学部附属病院　病理部
冨永　晋	防衛医科大学校　医学教育部
中島　研	国家公務員共済組合連合会 立川病院　病理診断科
長友　忠相	大阪大学医学部附属病院　病理部
中西　陽子	日本大学　医学部
中村　広基	西尾市民病院　臨床検査室
中村　博	順天堂大学医学部附属浦安病院　病理診断科
根本　誠一	ひたちなか総合病院　TQM統括室
畑中佳奈子	北海道大学病院　先端診断技術開発センター
畑中　豊	北海道大学病院　先端診断技術開発センター
羽場　礼次	香川大学医学部附属病院　病理診断科・病理部
林　裕司	滋賀医科大学医学部附属病院　病理部
原　稔晶	名古屋大学医学部附属病院　医療技術部
廣井　禎之	順天堂大学　医療科学部
古屋周一郎	成田富里徳洲会病院　検査科
増田しのぶ	日本大学　医学部
松田　知世	三重大学大学院医学研究科　腫瘍病理学
松永　徹	香川大学医学部附属病院　病理診断科・病理部
松本　慎二	福岡大学病院　病理部・病理診断科
丸川　活司	北海道医療大学　医療技術学部
三井　秀昭	横浜市立大学　医学部
村田　佳彦	筑波大学附属病院　病理部
百瀬　正信	信州大学医学部附属病院　臨床検査部
森藤　哲史	洛和会音羽病院　臨床検査部
山口　知彦	九州大学病院　病理診断科・病理部
山崎　達弥	高崎細胞病理検査センター
山里　勝信	東京品川病院　臨床検査科
山下　和也	北里大学病院　病院病理部
山田　範幸	岩手医科大学附属病院　病理診断科
山田　正人	帝京大学医学部附属溝口病院　臨床病理部
和木　崇	山口大学　大学院医学系研究科
渡邉　俊宏	株式会社アムル 上尾中央臨床検査研究所

●医学アドバイザー

| 佐々木　毅 | 慶応義塾大学　医学部 |
| 森井　英一 | 大阪大学大学院　医学系研究科 |

［五十音順，所属は2024年12月現在］

初版 編集委員および執筆者一覧

●初版（2017年）

編集委員［＊は委員長］

東　　恭悟	磯崎　　勝	滝野　　寿	徳永　英博
廣井　禎之＊	小郷　正則	丸田　秀夫	

執筆者

青木　裕志	東　　恭悟	東　　　学	阿部　　仁
五百部浩昭	五十嵐久喜	石川喜美男	磯崎　　勝
梅澤　　敬	梅宮　敏文	大塚　光一	小山田裕行
加戸　伸明	鐵原　拓雄	金山　和樹	郡司　昌治
小材　和浩	古谷津純一	今野かおり	坂根　潤一
佐藤　浩司	三瓶　接子	島田　直樹	清水　秀樹
白石　泰三	白波瀬浩幸	鈴木　孝夫	芹澤　昭彦
滝野　　寿	田中　浩樹	棚田　　諭	寺島　　剛
徳永　英博	冨永　　晋	中島　　研	中西　陽子
中村　広基	西村みゆき	根本　誠一	芳賀　美子
畑中　　豊	林　　裕司	平澤　　浩	廣井　禎之
古屋周一郎	増田しのぶ	町田　浩美	松本　慎二
丸川　活司	三井　秀昭	百瀬　正信	森藤　哲史
山口　知彦	山﨑　達弥	山下　和也	山田　範幸

医学アドバイザー

佐々木　毅	白石　泰三

［五十音順］

謝　辞

　本書の編集にあたっては，多くの皆様のお力添えをいただきました。

　本書は，2017年に出版され好評をもって迎えられた『病理検査技術教本』より基本構成および編集方針を踏襲しており，初版の記載内容を継承している部分も多くあります。『病理検査技術教本』初版の執筆者，写真提供者，査読者の貢献に対し，この場を借りて感謝申し上げます。

　第2版の執筆には，全国の病院や教育機関などで活躍されている方々にご参加いただきました。業務で多忙な中，初版の内容を精査し，より有益かつ最新の内容になるよう多大なるご尽力をいただきました。また，研究上の貴重な資料やデータをご提供いただいた諸氏，企業各社，ならびに，初版に対する種々のご意見を頂戴した読者の皆様にも厚く御礼を申し上げます。

『病理検査技術教本　第2版』編集部会

目　次

1章 ● 病理業務の管理 ——————————————————————— 1

1.1　病理組織検査の目的と意義・・・・・・2

1.2　病理検査室のマネジメント・・・・・・4

1.3　病理検査室の安全管理・・・・・・25

1.4　病理組織検査の精度管理・・・・・・39

2章 ● 切り出しから薄切まで ——————————————————— 43

2.1　病理組織標本とは・・・・・44

2.2　切り出しの概要と実際・・・・・45

2.3　固定法・・・・・50

2.4　脱灰法・・・・・61

2.5　脱脂法・・・・・68

2.6　包埋法・・・・・73

2.7　薄切法・・・・・79

2.8　凍結組織標本作製法・・・・・91

3章 ● 写真撮影技術 ——————————————————————— 97

3.1　マクロ写真撮影・・・・・98

3.2　ミクロ写真撮影・・・・・105

4章 ● 染色法総論 ——————————————————————— 113

4.1　染色法の概論・・・・・114

4.2　脱パラフィン処理・・・・・121

4.3　脱水・透徹・封入・・・・・123

4.4　自動染色装置・・・・・125

5章 ● 一般染色各論 —————————————————————— 129

5.1　Hematoxylin-Eosin 染色・・・・・130

5.2　結合組織染色・・・・・136

5.3　多糖類染色・・・・・151

5.4　アミロイド染色・・・・・172

5.5　核酸染色・・・・・180

5.6　線維素染色・・・・・187

5.7　脂肪染色・・・・・190

5.8　無機物質の染色・・・・・198
5.9　生体内色素の染色・・・・・206
5.10　内分泌細胞の染色・・・・・213
5.11　病原体染色・・・・・219
5.12　血液組織標本染色・・・・・233
5.13　神経組織染色・・・・・238

6章　● 酵素組織化学・免疫組織化学　251

6.1　酵素組織化学・・・・・252
6.2　免疫組織化学・・・・・260

7章　● 分子病理診断技術　283

7.1　分子病理診断技術・・・・・284

8章　● 遠隔病理診断技術　315

8.1　遠隔病理診断技術・・・・・316

9章　● 病理診断特殊技術　321

9.1　電子顕微鏡標本作製法・・・・・322
9.2　共焦点レーザー顕微鏡・・・・・330

10章　● 病理解剖に必要な基礎知識　333

10.1　病理解剖に必要な基礎知識・・・・・334

略語一覧・・・・・345
査読者一覧・・・・・351
索　引・・・・・353

目 次

Q&A, 検査室ノート一覧

Q & A　　結核感染症の脅威とは？…11 ／化学物質管理者とは？…17 ／化学物質を別容器などで保管措置（ラベル表示）とは？…18 ／表面脱灰後の薄切における注意点は？…66 ／脂肪（脂質）にはどのようなものがあるのか？…72 ／いろいろと手を尽くしても染色不良の原因がわからないときは？…209

検査室ノート　　ISO 15189 について…6 ／残余検体の取扱いについて…7 ／労働安全衛生法における職場の環境条件について…22 ／ ISO 15189 における人材育成について…24 ／大きさの異なる生検材料の包埋例…77 ／ LED 光源顕微鏡…110 ／マイクロ波装置を利用した KB 染色…244

1章 病理業務の管理

章目次

1.1：病理組織検査の目的と意義………… 2

  1.1.1 病理組織検査の目的と意義

1.2：病理検査室のマネジメント………… 4

  1.2.1 文書の管理

  1.2.2 検体の管理

  1.2.3 バイオハザード対策と医療廃棄物の管理

  1.2.4 試薬の管理

  1.2.5 機材・消耗品の管理

  1.2.6 施設・環境の管理

  1.2.7 人材育成

1.3：病理検査室の安全管理………… 25

  1.3.1 患者安全対策

  1.3.2 検体の取り違え対策

  1.3.3 コンタミネーション対策

  1.3.4 結果報告未読・未伝達対策

  1.3.5 災害対策

1.4：病理組織検査の精度管理………… 39

SUMMARY

　病理診断は，おもに組織または細胞から光学顕微鏡を使って疾患を診断する医療の専門分野の1つである。細胞診断を除くそのほとんどは，ホルマリン固定パラフィン包埋（FFPE）組織を用いた組織形態学に基づくもので，しばしば免疫組織化学染色法や*in situ*ハイブリダイゼーション法などの分子病理学的な技術を用いた病理組織標本を作製して診断が行われる。病理組織標本の品質は，診断の品質に直結し，患者さんの診療に大きな影響を与える。

　また，2019年（令和元年）にがんゲノムプロファイリング検査（CGP検査）が保険適用となり，FFPE切片を用いた次世代シークエンサーによる遺伝子解析が当たり前に実施されるようになったことから，診断用に作製された病理組織標本の品質はもちろんのこと，遺伝子検査に適したFFPEブロック作製が重要になってきた。

　病理診断やCGP検査の品質を担保するためには，病理業務のマネジメントが不可欠であり，本章では，薬品・試薬，機材，施設や環境をはじめ，人材育成や医療安全管理などの面から病理業務の管理について取り上げる。

1.1 病理組織検査の目的と意義

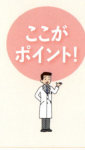

ここが
ポイント！

- 病理診断は，疾患の診断や病因の究明を目的とする。
- 病理診断には肉眼診断（マクロ診断），組織診断（ミクロ診断），細胞診断（細胞診），病理解剖診断（剖検診断），分子病理診断などがある。
- 病理組織検査の対象となるのは，すべての臓器，組織，細胞，遺伝子などである。
- 各診療科との検討会（カンファレンス）を頻繁に行い的確な診断に努める。
- コンパニオン診断のためには，標準化と精度管理が必須である。

1.1.1 病理組織検査の目的と意義

　病理診断は疾病を診断し，治療方針決定に関与し，さらに治療の影響や効果の判定にまで携わっている。手術または検査の目的で採取された臓器，組織，細胞および遺伝子などを対象に顕微鏡標本などを作製し，詳しい診断を行うことである。形態的な変化として把握される病変を，肉眼的レベルの観察から，顕微鏡レベル（光学顕微鏡〜電子顕微鏡），さらには染色体・遺伝子レベルに至るまでの変化をとらえて病理診断ならびに分子病理診断を行っていく。施設の規模や特徴により異なるが，日常業務として病理組織検査が関係する分野は，以下のように分類される。

- 細胞検査
  組織の捺印，穿刺吸引などにより採取した細胞の標本を作製し，顕微鏡下で観察し細胞学的な診断をする。詳細は『細胞検査技術教本』を参照。
- 組織検査：
  生検：生体の一部から摘出した組織の顕微鏡標本を作製し，病理医が顕微鏡で観察し，病理診断を行う。
  手術材料の組織検査：治療目的で手術によって採取された材料の性状や，その病変の広がりを調べて，術後の治療方針の決定に寄与する。
  術中迅速病理組織診断：手術中に切除範囲，組織型を決めるために，術中迅速診断が行われる。
- 剖検診断（病理解剖）
  亡くなった患者について，遺族の理解と承諾を得られた後に，死因の特定，疾病の原因や剖検診断および治療効果の検証を目的として病理解剖を行い，病理標本を作製し，臨床医と臨床病理カンファレンス（CPC）を行う。
- 遠隔病理診断
  病理医が不在施設などで通信回線を介して病理標本を観察し病理診断を行うこと。
- 分子病理診断
  凍結組織やホルマリン固定パラフィン包埋（FFPE）組織から抽出した遺伝子を用いて各検索を行う。

　いずれも肉眼的観察を行った後に，病変部位を施設内で標準化された手順に則って顕微鏡標本を作製し，できあがった標本により炎症の程度や，特徴的な細胞の有無，良性・悪性などが評価される。最初の肉眼的観察による病変部位の選択が誤っていると正しい病理診断には結び付かず，最終的には患者にとって不利益な結果を招くこととなる。顕微鏡の観察対象物のなかに，確実に病変部位が含まれていなければ，病理学的な観察は意味のないものとなってしまう。的確に病変部位を選択し，標本作製を行わなければならない。質の高い病理診断のためには，病理組織検査に携わる技師にはアーチファクトが少なく，診断しやすい標本作製を常に行うことが求められる。

　細胞検査，生検組織検査，手術材料の組織検査および術中迅速病理組織診断の検査材料は新鮮で，生きている患者の一部分を用いる。病期の変化が，1回に限らず，経時的に追試され，病変を動的に認識することが可能である。一方，剖検（病理解剖）は，死後材料であり，病変の静止的な最終像としてとらえられ，全身の病変を系統的に死因，

用語　病理組織検査（histopathological examination），臨床病理カンファレンス（clinico-pathological conference；CPC），ホルマリン固定パラフィン包埋（formalin-fixed, paraffin-embedded：FFPE）

合併症，治療効果を究明することが可能である。材料的には死後から剖検までの時間的経過および死に向かう生物学的変化があり，自家融解という腐敗現象が少なからず加わる。

また，最近では新規分子標的治療薬の開発や適応拡大が進み，患者治療薬選択のためコンパニオン診断薬の同時開発も進んでいる。代表的なバイオマーカーには，乳癌・胃癌診療におけるヒト上皮成長因子受容体2(HER2)，肺癌の上皮成長因子受容体（EGFR）や未分化リンパ腫キナーゼ（ALK），消化管間質腫瘍（GIST）のKIT，大腸癌のKRAS遺伝子（の変異）（KRAS），悪性黒色腫のBRAF遺伝子（の変異）（BRAF），成人T細胞性リンパ腫のCCケモカイン受容体4(CCR4）などがあげられる。個別化医療の実現のためには病理検体の採取からホルマリン固定，

FFPEブロック作製，切片作製，判定まで多岐にわたり関与する病理医や臨床検査技師の責任は非常に重大である。

2021年9月30日厚生労働省医政局発出の「現行制度の下で実施可能な範囲におけるタスク・シフト/シェアの推進について」（医政発0930第16号）によって，各現場において病理医と臨床検査技師との間で，業務分担の見直しがなされている。基本的には病理診断の「質」を低下させないための努力を，病理診断現場において病理医と技師が議論と確認を深めなくてはならない。

臨床検査技師が現場のラボ・マネージャーである病理医とともに，積極的に日常の病理診断業務の管理にあたりながら，日々進歩する最先端病理技術に深く関わっていくことが望まれる。

［滝野　寿］

✎ **用語**　ヒト上皮成長因子受容体2 (human epidermal growth factor receptor type2；HER2)，上皮成長因子受容体 (epidermal growth factor receptor；EGFR)，未分化リンパ腫キナーゼ (anaplastic lymphoma kinase；ALK)，消化管間質腫瘍 (gastrointestinal stromal tumor；GIST)，v-Ki-ras2 Kirsten rat sarcoma viral oncogene homolog (KRAS) 遺伝子，v-raf murine sarcoma viral oncogene homolog B1 (BRAF) 遺伝子，CCケモカイン受容体4 (CC chemokine receptor type 4；CCR4)

1.2 病理検査室のマネジメント

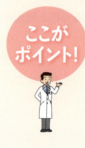

ここがポイント!
- 個人差の少ない良質な病理標本の作製には，作業を文書化して，共有を図ることが必須である。
- 病理検体（病理臓器・病理標本）は，検体の種類や用途に応じた保管管理が必要である。
- 病理業務は感染リスクが高いことを認識したうえで，適切な感染予防を実行する。
- 各種試薬にはさまざまな法律が関わることを認識し，法律に則って適正に対応する。
- 機材・消耗品は，品質・精度に影響する重要なものとして，適切に使用・管理する。
- 作業者の安全や健康が確保された職場環境を整え，その維持管理に努める。
- 個人のキャリア形成を考慮し，多岐にわたる病理検査業務に対応できる人材育成を目指す。

1.2.1 文書の管理

1. はじめに

2018年に「医療法等の一部を改正する法律」が施行されたことにより検体検査に係る各種標準作業書や作業日誌，管理台帳などの作成が義務付けられ[1]，病理検査においても同様の文書の作成を行い，常備する必要がある。

また最近では，ISO15189や日臨技品質保証施設認証制度などの受審の際には，これらの文書の管理は必須となる。

本項では，標準作業書や作業日誌についての文書作成におけるポイントについて詳述する。

2. 標準作業書

標準作業書には，検査機器保守管理標準作業書と測定標準作業書の2種類がある。

検査機器保守管理標準作業書については，検査に用いる検査機器などの保守管理を徹底することを目的としているものであるが，こちらについては，各機器の添付文書，取扱い説明書などで代用可能とされており，本項では，各施設での作成が必要な測定標準作業書を中心に述べる。

測定標準作業書は，日常の業務内容を文書化して，その内容を職場内に周知して業務を行うことで個人差の少ない標準化された業務を遂行することが可能となる。

記載する内容については，たとえば染色に関わるものでは，染色結果に影響を与える手順（各染色液への浸漬時間や出し入れする回数など）を可能な限り詳細に記載しておくことが重要となる。

また，インデント防止のために各作業単位で実施している確認作業の方法についても測定標準作業手順書に記載しておくことが望ましい。

測定標準作業手順書の作成は，日常の業務を改めて見直すとともに，作業者間での作業方法の違いを知ることや作業の効率化および安全性の向上を図るうえでよい機会となり得る。

測定標準作業手順書を作成するポイントとしては，実現不可能な理想の作業手順を記載するのではなく，「施設の実態に合った手順書づくり」を心がける。日常の業務と測定標準作業手順書の不整合が生じていると標準化された標本作製ができなくなることに加え，その測定標準作業手順書は形骸化することになる。

また，作成した手順書については，必ず作業者全員に周知し，その周知記録を残し，いつでも閲覧可能な場所に配置しておくことが重要である（図1.2.1）。これらの文書については，印刷物でなく電子版にすることも可能である（図1.2.2）。

測定標準作業手順書の原本は一部のみとし，文書管理担当者により管理され，必要事項の追記や改版などを作業者が勝手に行ってはならない。また，追記や改版には，文書管理担当者の許可と承認が必要である。もちろんその際にも，作業者全員への周知は必須であり，改版した際には，旧版の文書が誤用されることのないように管理することも

用語 国際標準化機構（International Organization for Standardization；ISO）

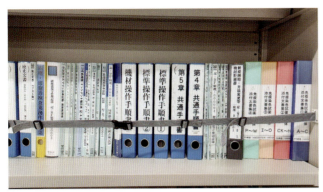

図 1.2.1 各種文書の保管
作業手順書や記録文書は，できるだけ１箇所にまとめて整理して保管し，作業者がいつでも閲覧できる状態にする。

名前
- QT技術7.2-1-2 病理部検査案内〈一次サンプル採取マニュアル〉 第1版.docx
- QT技術7.2-3-2 病理部検査案内管理手順書 第1版.docx
- QT技術7.6-1-2 LIS管理手順書<病理部> 第1版.docx
- QT技術7.6-2-2 病理部ホームページ管理手順書 第1版.doc
- SO病理-100001 検査室運用共通手順書 第1版.doc
- SO病理-110001 病理・細胞診検査受付 標準操作手順書 第1版.doc
- SO病理-110002 病理組織標本作製 標準操作手順書 第1版.doc
- SO病理-120001 HE染色 標準操作手順書 第1版.doc
- SO病理-130001 特殊染色 標準操作手順書 第1版.doc
- SO病理-140001 免疫染色病理組織標本作製 標準操作手順書 第1版.doc
- SO病理-140002 エストロジェンレセプター標準操作手順書 第1版.doc
- SO病理-140003 プロジェステロンレセプター標準操作手順書 第1版.doc
- SO病理-140004 HER2タンパク標準操作手順書 第1版.doc
- SO病理-140005 PD-L1タンパク免疫染色 標準操作手順書 第1版.doc
- SO病理-140006 CD30タンパク 標準操作手順書 第1版.doc

図 1.2.2 電子媒体として保管されている病理関連文書（一部抜粋）
ISO15189 にもとづく病理関連文書の電子化の例で，検査室内に設置されたどの端末からも閲覧可能となっている。

必要である。

精度の高い標準化された業務を行ううえで最も大切なことは，定められた手順を作業者全員で共有し，その内容を遵守して，無断で手順を省略，変更しないことである。

3. 作業日誌

作業日誌は，検査機器保守管理作業日誌と測定作業日誌の２種類があり，作業記録としての意味合いをもっている。

これらの作業日誌は，いつ・だれが・どの程度の件数を行ったかなどを記録しておくことにより，日常の業務量の把握，機器の状況，作業上のエラーやトラブルが発生した際の原因の特定にも有用となる。

検査機器保守管理作業日誌（図 1.2.3）において，保守管理担当者が記入しなければならない項目として，①点検日時と実施者（担当者）名，②各機器における保守管理上確認すべき内容，③とくに付記すべき内容，業者による定期保守点検を受けた場合は，その作業内容や点検を行った業者名などを記録する。

SO 病理-150004 第 1 版　管理担当者

検査機器保守管理作業日誌

病理部　機器名　Tissue-tek Prisma・Tissue-Tek Glas g2　機器ID　61200357-0211・65010226-0212　年　月

No	点検項目	管理サイクル				/	/	/	/	/	/	/	/	/	/	/	/	/	/	/	/	/	/	/	/	/	/	/
		随	D	W	M																							
1	薬液容器とバスケットの洗浄	○																										
2	アームホルダーおよびバスケットフックの清掃	○																										
3	給水ストレーナーの清掃	○																										
4	装置庫内の清掃	○																										
5	廃液容器の清掃		○																									
6	分注ノズル乾燥防止ボトルの溶剤の交換		○																									
7	収納ラックの清掃			○																								
8	開始槽の清掃			○																								
9	分注ポンプ乾燥防止容器の溶剤の補充	○																										
特記事項（検査機器トラブル記録に記入）																												
点検時刻					時																							
					分																							
保守管理担当者名																												

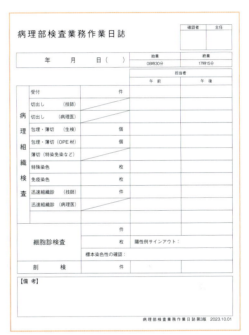

図 1.2.3 検査機器保守管理作業日誌（例）

病理部検査業務作業日誌

確認者	主任

年　月　日（　）			始業	終業
			08時30分	17時15分
			担当者	
			午前	午後
病理組織検査	受付	件		
	切出し（技師）			
	切出し（病理医）			
	包埋・薄切（生検）	個		
	包埋・薄切（OPE 材）	個		
	薄切（特染免染など）			
	特殊染色	枚		
	免疫染色	枚		
	迅速組織診（技師）	件		
	迅速組織診（病理医）			
細胞診検査		件		
		枚	陽性例サインアウト：	
		標本染色性の確認：		
剖検		件		

【備考】

病理部検査業務作業日誌第3版　2023.10.01

図 1.2.4 測定作業日誌（例）

また，測定作業日誌（図 1.2.4）においては，①各項目の実施件数，②実施件数のうち，検査エラーまたは検査不具合の発生件数の記入が必要である。各作業日誌の記録頻度は，検査を行ったつど，週から月単位が望ましい[3]。

これら作業日誌については，記入漏れが発生することを防止する目的で，記入担当者（機器担当者や部門責任者など）を決めて管理するとよい。

1章 病理業務の管理

検査室ノート　ISO 15189について

　ISO 15189は，臨床検査室における国際的な基準として国際標準化機構（ISO）により規格化されており，臨床検査室の品質と能力に関する特定の要求事項を規定している。現在では，2022年12月にISO 15189第4版が発刊され，これにもとづいて日本適合性認定協会（Japan Accreditation Board：JAB）により各医療機関の臨床検査室の認定が行われている。

［鈴木　学］

1.2.2　検体の管理

1. はじめに

　病理診断に用いられた「病理検体（病理臓器・病理標本）」は，保険医療機関及び保険医療養担当規則（1957年4月30日）に規定される「診療に関する諸記録」と見なすべきであって，一定期間，病院ないし施設で保管の義務を有するものと考えられる[2]とされており，2005年に日本病理学会・外科関連学会協議会により策定された「患者の病理検体（生検・細胞診・手術標本）の取扱い指針」[3]においても同様のことが記載されている。

　生検組織や摘出臓器などの病理臓器のうち，病理標本としなかったホルマリン固定組織（残余検体）は，一定期間保管された後に医療廃棄物として廃棄されるのが一般的である。また，一方で病理標本については，半永久的に保管されていることも多い。しかしながら施設の状況により保管スペースに限りのあることなどの理由から，病理標本のなかでもプレパラートは一定期間後に廃棄し，FFPEブロックを半永久的に保管している施設もある。

　これらの廃棄や保管期間については，検体由来者である患者やその家族からの返還要請などに対応することなど，施設全体にも関わる事案であるため，臨床医や関係部署とも協議して決定，周知しておくことが肝要と考える。

　また，部外への貸し出しについては，規則を定めて厳重に管理されるべきである。患者が他院へ転院する際やセカンドオピニオンのために病理標本が必要な場合は，未染色標本を分与する方が標本管理においては堅実であり，診断に使用した病理標本の保管方法としてデジタル病理画像（WSI）として保管する方法もあるが，デジタル化システムの構築が必要となる。

　なお，病理検体の保管については，収納棚が用いられることが多いが，地震などで収納棚が転倒し，病理標本が破損することのないよう転倒防止策を講じることも必要となる。

2. 各種病理検体の保管方法

　病理検体については，大きく分けて病理臓器（手術や生検により採取された臓器や検体）と病理標本としてFFPEブロックとプレパラートの3種類がある。

　ここでは，各種病理検体の保管方法について当院を例にあげて紹介する。

(1) 病理臓器（残余検体）の保管

　切り出し後の残余検体については，乾燥や未固定部分の腐敗を防止する目的でホルマリン耐性のラミネート袋に少量の10％中性緩衝ホルマリンを加えて臓器標本保管用真空包装機を用いて密封（図1.2.5）し，室温で6か月間保管した後に廃棄している。

(2) FFPEブロックの保管

　FFPEブロックについては，市販のブロック収納棚を用いて，半永久的な保管を行っている（図1.2.6）。この場合の保管条件については，室温で多湿を避け冷暗所であるこ

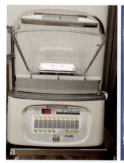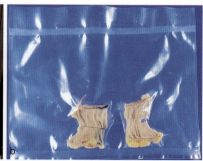

図1.2.5　a. 臓器標本保管用真空包装機，b. 密封された病理臓器（残余検体）。

✎ **用語**　デジタル病理画像（whole slide image；WSI）

1.2 病理検査室のマネジメント

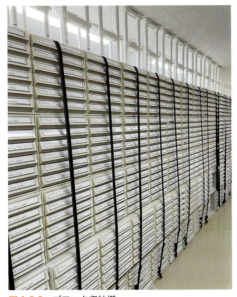

図1.2.6 ブロック収納棚
転倒防止策として,棚上部と天井の間に突っ張り棒を設置し,引き出しが飛び出すことがないよう対策する。

とが望ましい。また,近年ではゲノム診断を目的として組織検体が採取され,FFPEブロックを作製することが日常的に行われるようになった。このような場合においては,検査前の準備として冷蔵下(4℃)におけるブロック保管が望まれる[4]。

(3) プレパラートの保管

病理診断に用いられたプレパラートは,プレパラート収納棚を用いて保管する。プレパラートは『保険医療機関および保険医療養担当規則』に規定される「診療に関する諸記録」と見なされるため一定期間,保管の義務がある。法的には,患者の最終診療日から3年間と定められている。また,保管条件としては,室温での保管でよいが,光による標本の退色を抑えるため,遮光する必要がある。

検査室ノート　残余検体の取扱いについて

ISO15189においては,検査に用いたサンプルの検査後の取扱いについて満たすべき要求事項があり,そのなかで使用後のサンプルの保持期間や保存条件を規定することが言及されている。

［鈴木　学］

1.2.3　バイオハザード対策と医療廃棄物の管理

● 1. 病理業務とバイオハザード

病院は多様な病原体に感染した患者が集まる場所であり,さらに消毒剤や抗生物質の多用により薬剤耐性菌が多く生息し,感染症が発生しやすい危険な場所であるといえる。バイオハザードとは,有害な微生物による危険性を意味する。感染性を有する検体や医療廃棄物など,病毒をうつしやすい物質の取扱いが問題となる。さらに,針刺しや切創,接触や吸引によるB型肝炎・C型肝炎ウイルス,梅毒スピロヘータ,ヒト免疫不全ウイルス(HIV),ヒトT細胞白血病ウイルス(HTLV),プリオン,結核などに対する感染防止がバイオハザード対策として重要である。

● 2. 標準予防策と感染経路別予防策

病理業務のなかでもとくに未固定の組織や細胞材料を扱う,術中迅速病理組織診断,細胞診検体処理,剖検などは,感染リスクが高く危険な業務である。そのため十分な感染対策が必要であり,その根本となるものが標準予防策(スタンダードプリコーション)である。標準予防策はユニバーサルプリコーション(普遍的予防策)という考え方から発展してきたものである。

ユニバーサルプリコーションはHIVの流行を背景として1985年に提唱され,血液,体液を介する感染防御策を普遍的(すべての患者)に実施するという考え方である。その考え方を進化させたスタンダードプリコーションは1996年に米国疾病管理予防センター(CDC)より発表され,ユニバーサルプリコーションで対象とした血液や体液に加えて喀痰,尿,便などすべての湿性生体物質に対象が拡大され,感染対策の基本的な考え方として位置付けられてきた。

用語　ヒト免疫不全ウイルス(human immunodeficiency virus;HIV),ヒトT細胞白血病ウイルス(human T-cell leukemia virus;HTLV),米国疾病管理予防センター(Centers for Disease Control and Prevention;CDC)

1章　病理業務の管理

(1) 標準予防策（スタンダードプリコーション）

感染源の有無に関わらず，湿性生体物質はすべて感染の可能性があるとみなし，その取扱いに際しては手袋，マスク，ガウン，ゴーグルなどを着用し，適切な手洗いを行うなどの予防策である。

(2) 感染経路別予防策

標準予防策に加え，感染力の強い重篤な疾患に適用され，感染経路〔接触感染，飛沫感染，空気感染（飛沫核感染）〕を遮断するため行われる。個人防護具（手袋，ガウン・マスク・ゴーグルなど）を適正に使用することで，湿性生体物質による衣類や皮膚の汚染，飛沫や飛沫核の吸入を防止することが可能となる（図1.2.7）。

(3) 飛沫感染，空気感染（飛沫核感染）と予防策

飛沫は患者の咳，くしゃみ，会話で患者の口から放出される直径5μm以上の水分を含んだ粒子〔落下速度（無風状態で）30〜80cm/秒〕で飛沫の距離は1m以内とされている。サージカルマスク（細菌濾過率：細菌を含む，平均約3μmの粒子の濾過率95%以上）（図1.2.8）は，飛沫のほとんどが阻止可能である。また，解剖時に発生する飛沫，電動鋸の使用に伴い発生する飛沫やエアゾルの曝露防止を考える必要がある。飛沫核は直径5μm未満の粒子（落下速度0.06〜1.5 cm/秒）であるため，床面に落下することなく浮遊する。

空気感染は水痘，麻疹，結核に限定されるが，とくに結核が空気感染として重要である。N95マスクは空力学的質量径0.3μm以上の微粒子を95%以上カットするマスクであり（図1.2.8），空気感染する病原体の吸入を防ぐことができるが，マスクと顔面の間に隙間ができないように装着しなければならない。正しい装着の確認には，ユーザー

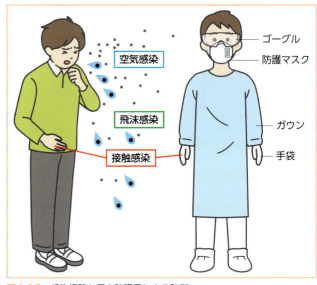

図1.2.7　感染経路と個人防護具による防御

項目	単位	品質基準 クラスⅠ	クラスⅡ	クラスⅢ	試験方法（箇条番号）
微小粒子捕集効率（PFE）	%	≧ 95	≧ 98	≧ 98	5.1.1
バクテリア飛沫捕集効率（BFE）	%	≧ 95	≧ 98	≧ 98	5.1.2
ウイルス飛沫捕集効率（VFE）	%	≧ 95	≧ 98	≧ 98	5.1.3
圧力損失	Pa/cm²	< 60	< 60	< 60	5.1.5
人工血液バリア性	kPa	10.6	16	21.3	5.1.6
可燃性	―	区分1	区分1	区分1	5.1.7
遊離ホルムアルデヒド	μg/g	≦ 75			5.2.1
特定アゾ色素[a]	μg/g	≦ 30[b]			5.2.2
蛍光[c]		著しい蛍光を認めず			5.2.3

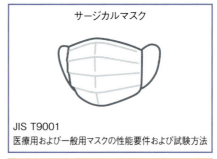

サージカルマスク
JIS T9001
医療用および一般用マスクの性能要件および試験方法

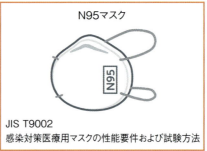

N95マスク
JIS T9002
感染対策医療用マスクの性能要件および試験方法

図1.2.8　医療用マスクの品質基準（JIS T9001:2021）
JIS T9001は微粒子や飛沫などの体内への侵入を防ぎ，空気中への飛散防止を目的とした医療用および一般用マスクの規格。同じ規格内で，医療用と一般用は区別して規定されている。医療用マスクについてはクラスⅠ，Ⅱ，Ⅲに分類し，必要な性能や試験方法，安全・衛生項目を規定。
a) 着色または染色された製品についてだけ試験を適用する。
b) 生成された特定芳香族アミン24種それぞれ30μg/g以下でなければならない。
c) マスクの呼吸に関わる本体部（耳掛けゴムなどの付属品を除く）だけに適用する。

用語　微小粒子捕集効率（particle filtration efficiency；PFE），バクテリア飛沫捕集効率（bacterial filtration efficiency；BFE），ウイルス飛沫捕集効率（viral filtration efficiency；VFE）

シールチェック（装着時に毎回），フィットテスト（導入時，その後年1回，体重の増減などで顔貌が変わったとき）を行う。

3. 組織標本作製における感染対策

(1) 通常組織検体

ホルマリン固定された組織材料は感染の危険性が少ないように思われがちである。しかし，血液の色が残っている固定不十分な部位は感染の可能性があり危険である。したがって，写真撮影時の撮影台はエタノールなどで清拭消毒しながら撮影作業を行う。また，切り出しに使用したトリミングナイフ，まな板などは，次亜塩素酸ナトリウムによる消毒が必要となる。

検体の容器や伝票に付着した血液，体液も感染の危険性があり盲点になりやすい。伝票などは再印刷やコピーし，直接扱わないことが望ましい。採取した検体をホルマリン固定する際，汚染された手袋のまま容器を扱っていることも考えられるため，一見して汚れのない容器であっても体液などが付着している可能性を考え，提出された検体容器はすべて素手では扱わず，手袋の装着を徹底する。

(2) 術中迅速病理組織検体

術中迅速病理組織診断では未固定の材料に対して凍結切片作製を行うため，感染リスクは極めて高い作業である。とくに肺の孤立性病変の確定診断では，結核病変に遭遇する機会が少なくない。切り出し，凍結，凍結切片の作業によって結核菌が飛沫核として飛散した場合，結核感染の危険性が極めて高くなるため，事前に感染情報の提供を受けるシステムの構築が望まれる。N95マスクあるいは同等のマスクの装着，使用した器具の消毒など，感染防止対策に十分な配慮が必要である。とくに切り出し作業は，安全キャビネット内で行うことが重要である（図1.2.9）。薄切屑が生じるクリオスタット内部は汚染されていることに注意する必要がある。クリオスタット内部に触れた手でハンドルを操作し，外部のパネルスイッチなどに触れることは，接触面を介して汚染を広げることにつながり盲点となりやすい。手袋を装着したまま引き続いて染色作業を行うと，染色系列のバットや水道の蛇口，封入器具にも感染源を広げることになる。切片作製後は，必ず手袋を外して染色を行うか別の技師が染色を担当するなどの感染防止に配慮した運用を考える。薄切後は，凍結試料チャックの次亜塩素酸ナトリウムによる消毒，クリオスタットのハンドル，外部パネルをエタノールなどで拭き取り消毒を行う。

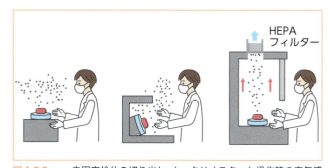

図1.2.9 a. 未固定検体の切り出し，b. クリオスタット操作時の空気感染リスク，c. 安全キャビネット内での切り出しと凍結操作．
（平澤 浩：「4 各検査業務における感染対策の実践 4 病理学的検査」，Medical Technology 2015；43：1391 をもとに作成）

定期的にクリオスタット内部の刀台などパーツも分解清掃・消毒を行うことが望ましい。

標本作製後に結核など感染が明らかになった場合や，B型肝炎ウイルス（HBV），C型肝炎ウイルス（HCV）陽性の検体を扱った場合は，直ちに消毒処理を行う。汚染されたクリオスタットの消毒には時間を要するため，消毒処理中はバックアップ用クリオスタットを使用することになる。そのためにクリオスタットは2台導入することが強く勧められる。クリオスタットの機器購入に際しては，感染対策仕様の施された機種を選定することが重要である。

4. 細胞診標本作製における感染対策

細胞診の未固定検体は，標準予防策に従って取り扱う必要がある。喀痰や液状検体の塗抹処理，ドライヤーを使用した風乾は安全キャビネット内で行い，空気感染予防に注意する。処理後の残検体は密封できる感染性廃棄物容器に入れる必要がある。遠心処理後の尿や体腔液の上清は次亜塩素酸ナトリウムを加えた容器に回収し，消毒後に汚物用流しに廃棄する。

検体処理に使用したオートスメアや器具は，次亜塩素酸ナトリウム消毒後に洗浄を行う。オートスメア本体内部は遠心操作により検体が漏出，あるいは飛散して汚染が著しいため，定期的な内部の清掃・消毒を行う必要がある。

穿刺吸引などの検体採取で検体処理を行う場合，注射針で誤穿刺しないように注意する。シャープスコンテナを持参して塗抹後の針を廃棄し，リキャップは行わない運用を徹底する。気管支鏡検査に出張する場合には，結核の可能性が高い場合，N95マスクあるいは同等のマスクを必ず装着する。

📝 **用語** B型肝炎ウイルス（hepatitis B virus；HBV），C型肝炎ウイルス（hepatitis C virus；HCV），HEPA（high efficiency particulate air）フィルター

5. 病理解剖における感染対策

剖検業務は結核菌，新型コロナウイルス，肝炎ウイルス，HIV，HTLV，プリオンなどの感染リスクの高い，極めて危険な作業である。感染防止に対する多くの対策を考える必要があるが，解剖室設計に求められる指針として，

- 室内空調は陰圧式とし，HEPAフィルターを通す独立した排気システムとする
- ラミナフロー式の解剖台を設置する
- ゾーニングにより清潔・不潔区域を明確にする
- 乾式（床の水洗いが不要な方式）の解剖室とする
- 解剖室内の立ち入りは土足を禁止する
- 洗面，トイレ，シャワールームを備えた更衣室を設置する
- 汚水は独立した処理槽か病院の汚水処理槽に流す

などがある。実際の解剖では大量の血液や体液が排出され，作業者に接触，あるいは飛沫として曝露する。そのため個人防護具を適切に使用して感染経路を遮断する必要がある。執刀医，介助者，担当医，見学者はガウンやエプロンおよびマスクなどを装着する（図1.2.10）。

可能であれば学生などの見学者は，解剖室と区画され，ガラス越しに安全に見学できるような設備（見学室）での見学も望まれる。執刀医，介助者はナイフやメスで受傷しないことも感染防止上重要であり，切創防止手袋を使用することも有効である。臓器からの未固定検体の切り出しは解剖台の上で行い，血液や体液が床面に飛散して汚染を広げないように工夫する。臓器の写真撮影では，ビニール袋でカメラを覆い，カメラが血液・体液で汚染されないように保護する。

解剖時に結核を疑う所見を認めた場合は，見学者を直ちに退室させ，最小限の人数で解剖を続行する。その際には，N95マスクあるいは同等のマスクの装着は必須であり，不用意に臓器に割を入れず，速やかに固定液に浸漬する。写真撮影は固定後に行うことが重要である。摘出した肺は割を入れず，固定後に切り出しを行う。気管支よりホルマリン注入固定することは感染対策とともに，良好な固定と標本作製を行ううえでも重要である。解剖終了後の器具や解剖台は次亜塩素酸ナトリウムで十分な消毒を行う。

クロイツフェルト・ヤコブ病（CJD）の解剖に際しては，とくにバイオハザードに注意が必要である。感染経路は傷口からの血液，体液のすり込みや曝露であるが，開頭時の電動鋸から発生する飛沫やエアロゾルを吸入しないように注意が必要である。汚染の拡大を防止するため解剖台の上にビニールシートや吸水シートを敷いた状態で解剖を行い，さらに周囲の床面もビニールシートで覆うなどして，汚染を除去できる状態で作業を行う。感染因子とされるプリオンは熱や消毒剤に耐性が強く，焼却可能なものはすべて焼却処分する。焼却できないものは，3% SDS溶液で100℃，3〜5分煮沸後，感染ゴミとして廃棄する。解剖台などは1N水酸化ナトリウム溶液または3〜5%次亜塩素酸ナトリウムで繰り返し清拭し，その後水洗する。また，ホルマリン固定後の臓器にも感染性が残るとされているため，固定臓器の取扱いやパラフィン標本作製作業においては切創に注意し，薄切作業後の削り屑の回収も慎重に行い，焼却処分することが望ましい。

6. 医療廃棄物の管理

医療廃棄物とは「医療関係機関等で医療行為等に伴って排出される廃棄物」の通称で，そのうち感染するおそれのあるものは「感染性廃棄物」として処理する。

感染性廃棄物の処理は，環境省の「廃棄物処理法にもとづく感染性廃棄物処理マニュアル」（令和4年6月）にもとづき適正に行うこととされている。自らの焼却施設などにより処理可能な場合は自ら処理し，自家処理を行えない場合は，適正な処理業者や処理施設を有する市町村に委託しなければならない。マニュアルには感染性廃棄物の判断基準や，処理体制，管理体制などが詳細に記載されている。病理業務を通じて排出される感染性廃棄物は，①液状または泥状のもの，②固形状のもの，③鋭利なものに分別する（図1.2.11）など廃棄業者による収集までの保管について，汚染の拡大防止を考慮した運用手順をマニュアルに沿って規定し，部門内の関係者に周知徹底する。その規定を順守し廃棄物を安全に管理することが重要である（図1.2.12）。

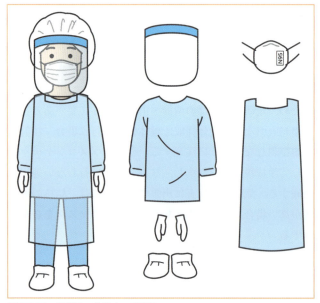

図1.2.10　解剖時の装着する防護具
エプロン，ガウン，マスク，フェイスシールド，手袋，長靴。

✏️ **用語**　クロイツフェルト・ヤコブ病（Creutzfeldt-Jakob disease；CJD），ドデシル硫酸ナトリウム（sodium dodecyl sulfate；SDS）

1.2 病理検査室のマネジメント

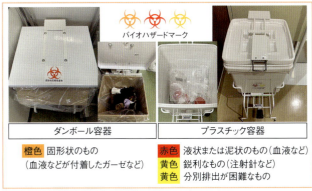

図 1.2.11 感染性廃棄物
手袋・マスクのほか，FFPE切片屑などは，ダンボール（橙ハザードマーク表示）に，メス，針などの鋭利なものと破損の可能性が想定されるスライドガラスやプラスチック容器は，2重包装しプラスチック製の堅牢容器（赤，黄ハザードマーク表示）に分別する．

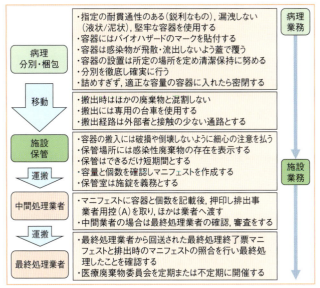

図 1.2.12 病理業務と感染性廃棄物対策
＊環境大臣の指定を受けた情報処理センターの運営する電子マニフェストシステムを利用する．

Q 結核感染症の脅威とは？

A　結核は過去の病ではなく，医療の現場では最も脅威となる感染症の1つである．病理診断業務従事者は結核罹患率が非常に高い点は特筆すべき点である[5]．結核感染は，感染経路，二次結核，予防の難しさが問題である．

①病理組織検査に伴う空気感染リスク

結核の感染経路は空気感染であることから，病理解剖は感染リスクが極めて高い．さらに未固定の組織を取り扱う術中迅速病理組織診断において，肺検体を取り扱う頻度も高く，「結核あるいは肺がん」との臨床診断のもとに迅速病理組織標本作製が行われる機会は少なくない．凍結切片作製は結核の空気感染を惹起する危険性が高く，試料の凍結作業，凍結切片作製，クリオスタット内部の汚染の除去・消毒をどのように行うかが空気感染対策の根本となる．空気感染予防のため，未固定材料の切り出しと凍結作業は安全キャビネットの中で行うなど，工学的対策も重要である．また作業者が微粒子マスクを装着して結核菌の吸入を防ぐことも必須である．

②一次結核と二次結核

Mycobacterium tuberculosis に曝露されて直ちに発症する場合を一次結核とよぶが，大多数の人は一生涯発病することはない．しかし，長い期間を経過してから発症する場合は二次結核とよび，感染後，数十年を経て発症することもあり，若い年代において結核に感染し，壮年期あるいは老年期に発症する可能性がある．

③予防の難しさと検査法

小児期のBCG接種は発症を防ぐことができない．病理関係者に対しては職員検診などにおいて定期的な結核のチェックが必要であるが，ツベルクリン反応はBCGや非結核性抗酸菌でも陽性となり，特異度が低い．近年普及してきたインターフェロンγ遊離試験（IGRA）はBCGで陽性にならず，非結核性抗酸菌でもほとんどが陰性であり，特性性が高い．T-spot検査は採血管1本で測定可能であり，より特異度の高い検査法である（『JAMT技術教本シリーズ臨床免疫検査技術教本』P168　5.1.5およびP183　6.1.5参照）．

［塚本龍子］

用語　結核菌（*Mycobacterium tuberculosis*），カルメット・ゲラン桿菌（Bacille de Calmette et Guérin；BCG）

■ 1章　病理業務の管理

1.2.4　試薬の管理

● 1. はじめに

　病理検査室で用いる試薬は，標本の品質に影響を与えることから，病理診断の精度確保には適切な試薬管理が重要であることはいうまでもない。試薬には多種類の化学物質が含まれ，とくに危険で有害なものが多く，購入から保管，使用，廃棄まで種々の法律が関係している（表1.2.1）。

　病理業務に携わる者として，火災，爆発などの事故，火傷や化学物質過敏症などの健康障害，盗難などを防ぐためには，法に則った管理をしなければならない。

● 2. 試薬の管理

　医療法改正（2018年12月1日施行）で，医療法施行規則には医療機関・衛生検査所などの精度の確保に係る基準として，試薬管理台帳の作成と関連する標準作業書の作成と共に，業務従事者への周知が定められている。また，臨床検査室の技術能力を証明する国際規格である「臨床検査室の認定（ISO 15189：2022）」には，6.6に試薬に関する要求事項が記載されている。

　試薬は，市販品以外に自家調整試薬も管理対象となる。試薬の選定，入手，受領，保管，受入，在庫管理を定め，業務従事者に周知する。

(1)試薬管理台帳の作成

　試薬の名称，識別（品番），製造業者，受領日，受領時の状態，有効期限，使用開始日を記載する。自家調整試薬については，上記以外に調整日，調整者名が必要である。

(2)受領，保管，受入，在庫管理

　受領時には，名称，数量以外に破損の有無を台帳に記録し，在庫の状況を確認する。保管は製造業者の仕様書に従って行い，保管中に損傷や劣化しないよう監視することが重要である。試薬の使用方法の変更や新しいロットの使用前には検証を行い，検証済と未検証のものとを分ける。

(3)有害インシデント報告

　試薬が直接原因と思われる有害インシデントを調査し，必要に応じて，製造業者，提供者または行政機関に報告しなければならない。

表 1.2.1　病理業務で使用する化学物質のおもな法規制

	法律	目的	ポイント
購入	毒劇法	盗難，紛失防止	保管
	消防法	火災防止	指定数量
使用前保管	毒劇法	盗難，紛失防止，急性中毒防止	表示，保管
	消防法	火災防止	指定数量，設備
	安衛法（特／有）	急性中毒防止，慢性中毒防止	SDS，表示
取扱い	安衛法（特／有）	急性中毒防止，慢性中毒防止	労働衛生5管理
使用後保管	安衛法（特／有）	急性中毒防止，慢性中毒防止	漏洩防止
	廃掃法	感染防止	廃棄物も指定数量
	毒劇法	盗難，紛失防止，急性中毒防止	表示，盗難防止
	消防法	火災防止	指定数量，設備
廃棄（液体）	毒劇法	環境負担軽減	無毒化
	下水道法 水質汚濁防止法	環境負担軽減	排液基準
	廃掃法	感染防止，不法投棄防止	産業廃棄物
廃棄（固形物）	廃掃法	感染防止，不法投棄防止	感染性廃棄物

毒劇法＝毒物及び劇物取締法，廃掃法＝廃棄物の処理及び清掃に関する法律，安衛法（特／有）＝労働安全衛生法，特定化学物質障害予防規則／有機溶剤中毒予防規則。

● 3. 化学物質の管理

◆化学物質の情報の入手

　安全データシート（SDS）を用いる。SDSは世界的な情報〔化学品の分類および表示に関する世界調和システム（GHS）〕を取り入れたもので，化学物質の特性，有害性，規制などの情報が記載されている。SDSの入手は試薬の取扱い業者や製造元に依頼する。または，インターネット（厚生労働省ホームページ，安全衛生情報センターなど）を活用する。

(1)購入・保管時の法規制

1）毒物及び劇物取締法と病理業務

　毒物及び劇物取締法（以下，毒劇法）は，危険有害化学物質（毒物および劇物）について紛失，盗難，不正使用の防止のための法律で，医療機関や病理業務では業務上取扱者（毒劇法第22条）として法の遵守が義務付けられている。

①規制物質

　毒物および劇物とは致死量や急性毒性を考慮し，法で指定された物質（毒劇法第2条）であり，「医薬用外毒物」または「医薬用外劇物」の表示がある。病理業務で毒劇

📝 用語　インターフェロンγ遊離試験（interferon-gamma release assay；IGRA），安全データシート（safety data sheet；SDS），化学品の分類および表示に関する世界調和システム（The Globally Harmonized System of Classification and Labelling of Chemicals；GHS）

物に指定されているおもな試薬は多種類ある（表1.2.2）。なお，毒劇法では少量でも規制対象になる。

②管理

盗難防止策（毒劇法第11条）や容器・保管庫への表示（赤地に白文字で「医薬用外毒物」，白地に赤文字で「医薬用外劇物」（毒劇法第12条），保管量および使用量の把握をしなければならない。廃棄方法の詳細は後述する。

③対応

病理業務の対応を**表1.2.3**に示す。**表1.2.3**の対策に加え，かぎ管理簿を備えることも重要である。

2）消防法と病理業務

消防法は，法で定める危険物の貯蔵，保管などの規制を定め，火災の予防を1つの目的としている。

①規制物質

消防法では化学物質の特性（爆発性や引火性）により危険物を分類しており（消防法別表第1），そのなかには病理業務で使用する試薬も多数含まれる（**表1.2.4**）。

②管理：指定数量と規制

危険物を指定数量以上に貯蔵または取り扱う場合は，一定の要件を満たす施設以外の場所では貯蔵または取り扱うことができない。指定数量（**表1.2.5**）が超えていた場合，危険物の取扱いの規制，貯蔵所または取扱い所の位置・構造および設備などについて許可条項・許可手

表1.2.2　病理業務におけるおもな毒劇法の指定物質

用途	試薬
azan 染色	アニリン
鍍銀染色	過マンガン酸カリウム，アンモニア，硝酸銀，シュウ酸，塩化金酸，水酸化ナトリウム
抗酸菌染色	フェノール
grocott 染色	無水クロム酸
Gram 染色	ヨウ素，シュウ酸アンモニウム
Van Gieson 染色	ピクリン酸
PAM 染色	チオセミカルバジド
胆汁色素（Fuchet 法）	トリクロロ酢酸
免疫組織化学染色	メタノール，過酸化水素
電子染色	クエン酸鉛
脱灰液	塩酸，ギ酸，トリクロロ酢酸
脱脂・透徹	クロロホルム，キシレン，メタノール
その他	ホルムアルデヒド，重クロム酸カリウム，塩化第二水銀，アジ化ナトリウム

表1.2.3　病理業務と毒劇物取扱い

保管庫の設置	・専用金属製ロッカーなどを設置する ・施錠（かぎの管理）責任者および代理者を決める
表示	・医薬用外・毒物（赤地に白色） ・医薬用外・劇物（白地に赤色）などの表示をする
災害対策	・仕切やトレーなどにより，容器の倒壊，薬品の飛散漏れ，流出または浸みだしなどの防止に心がける ・保管庫は上下，左右を連結し，壁または床に固定する
管理	・使用簿：受け払い記録の整備（在庫量，使用量の記載） ・定期点検：使用簿と現品の照合 ・管理体制：管理責任者の指定　取扱い要領など施設内規定の整備　使用者に対する安全教育指導など
事故の処理	・盗難・紛失の場合管理責任者は施設長に届け出る
廃棄処理	・化学分解，燃焼，中和などの方法で保健衛生上の危害が発生しないよう処理して廃棄する ・自己処理できない場合は知事の認可を受けた廃棄物処理業者に委託する ・毒物及び劇物取締法，水質汚濁防止法，大気汚染防止法，下水道法などほかの法令の規定基準に適合すること

（日本臨床衛生検査技師会：医療安全管理指針－医療事故を未然に防ぐために－，日本臨床衛生検査技師会，2007 より引用）

表1.2.4　病理業務におけるおもな危険物

分類		試薬
酸化性固体（第一類）		硝酸銀，ヨウ素酸塩類，過マンガン酸カリウム，重クロム酸カリウム 過ヨウ素酸，クロム酸化物，次亜塩素酸塩類
引火性液体（第四類）	特殊引火物	ジエチルエーテル，酸化プロピレン
	第1石油類	アセトン，ベンゼン，トルエン
	アルコール類	メタノール，エタノール，プロピルアルコール
	第2石油類	酢酸，無水酢酸，キシレン
	第3石油類	アニリン，グリセリン
酸化性液体（第六類）		過酸化水素，硝酸

補足：ホルムアルデヒドは危険物の規制に関する政令（届け出を要する物質の指定）で，指定可燃物可燃性液体類で200kg以上貯蔵する場合は届出をする

表1.2.5　病理業務で使用するおもな引火性物質と指定数量

分類	試薬	指定数量	分類	試薬	指定数量
第1石油類	アセトン ベンゼン トルエン	400L 200L 200L	特殊引火物	ジエチルエーテル 酸化プロピレン	50L 50L
第2石油類	酢酸，無水酢酸 キシレン	2,000L 1,000L	アルコール類	メタノール エタノール プロピルアルコール	400L 400L 400L
第3石油類	アニリン グリセリン	200L 4,000L			

用語　過ヨウ素酸メセナミン銀（periodic acid-methenamine-silver；PAM）染色

1章 病理業務の管理

続などを行わなくてはならない。また，指定数量未満でも指定数量の1/5以上を貯蔵または取扱いをする場合は，市町村の火災予防条例に則り，少量危険物貯蔵所または取扱い所として法の規制を受け，最寄りの消防署に届出を行う必要がある。指定数量は1区画における貯蔵または取り扱うものが対象となる。病理業務では，自動包埋装置や自動染色装置内の試薬，用手法の染色液および廃棄物などすべての危険物が対象となる。

③対応

危険物を貯蔵または取り扱う場所において，みだりに火気を使用する，収納容器を転倒させる，落下させる，衝撃を加えるなど，粗暴な行為をしない。危険物の容器は，当該危険物の性質に適応し（市町村によって基準が異なる場合がある），かつ破損，腐食，裂け目などがないものを用いる。また，廊下，階段，避難口など避難の支障になる物件が放置，存置されないよう管理しなければならない。これらは，施設（防火管理者）と設備，表示，関係書類などを協議して体制を整える必要がある。

(2) 使用にあたって

1) 労働安全衛生法と病理業務

労働安全衛生法（以下，安衛法）は，労働者の安全と健康の確保，快適な職場環境の形成，労働災害の防止を定められている。2022年安衛法関係政省令が改正され，新たな化学物質，化学物質管理者・保護具管理責任者の選任義務化，ラベル表示・通知義務の化学物質の大幅な追加，化学物質を別容器などでの保管措置（ラベル表示）の強化，皮膚など障害化学物質などの直接接触の防止などが定められた。化学物質管理者のおもな職務には，ラベル・SDSの確認および化学物質に関わるリスクアセスメントの実施の管理などがある。

＊化学物質の対応策の基本・リスクアセスメント

リスクアセスメントの流れと詳細を表1.2.6に示す。

2) 特定化学物質障害予防規則と病理業務

特定化学物質障害予防規則（以下，特化則）は，がんや慢性障害を引き起こす物質の健康障害防止策としての，種々の取扱いを定めている。病理業務で該当する物質は数種類あるが，とくに問題となるものは使用頻度，使用量ともに多いホルムアルデヒドである（表1.2.7）。

表 1.2.6　化学物質のリスクアセスメント

実施時期
- 設備等を新設・変更等するとき
- 原材料を新規に採用・変更するとき
- 作業方法又は作業手順を新規に採用・変更するとき
上記のほか，災害の発生や化学物質の危険有害性に係る新たな知見を得たとき等に実施します。

（※）リスクとは…
特定された危険性又は有害性によって生ずるおそれのある負傷又は疾病の重篤度と発生する可能性の度合を組み合わせたもの

実施の流れ

化学物質等による危険性又は有害性の特性
↓
特定された危険性又は有害性によるリスク（※）の見積り
↓
リスクを低減するための優先度の設定
リスクを低減するための措置内容の検討
↓
優先度に対応したリスク低減措置の実施

情報の入手
- SDS，仕様書，機械・設備の情報
- 作業標準書，作業手順書
- 作業環境測定結果
- 災害事例，災害統計　等

GHSで示されている危険有害性の分類等に則して，作業ごとに特定します。

- 発生するおそれのある負傷・疾病の重篤度と発生の可能性の度合から見積る。
- 化学物質等による疾病では，有害性の度合とばく露量を用いる（ばく露限界も考慮する）。

リスク低減措置の優先順位
① 危険有害性の高い化学物質等の使用中止
② 化学反応プロセス等の運転条件の変更等
③ 工学的対策・衛生工学的対策（局排等）
④ 管理対策（マニュアル整備等）
⑤ 個人用保護具の使用

（出典：事例でわかる職場のリスクアセスメント，厚生労働省HP，http://www.mhlw.go.jp/new-info/kobetu/roudou/gyousei/anzen/dl/110405-1_01.pdf をもとに作成）

 用語　ホルムアルデヒド（formaldehyde）

表 1.2.7　ホルムアルデヒドの有害性と特定化学物質障害予防規則

有害性	ヒトに対して，発がん性（経口曝露で鼻咽頭癌）がある（[WHOのがん研究専門組織（IARC）グループ1]）。皮膚腐食性，皮膚および呼吸器感作性，生殖毒性，変異原性を有し，化学物質過敏症の原因である揮発性有機化合物（VOC）である。
危険性の確認と関係者への周知	喫煙，飲食禁止（掲示）関係者以外の立ち入り禁止表示特別管理物質掲示（名称，人体に及ぼす作用，取扱い上の注意事項）
発散抑制防止漏えい防止	密閉する設備，局所排気装置またはプッシュプル排気装置の設置装置の定期自主検査，記録3年局所排気装置の定期自主検査の指針
作業主任者選出と職務	特定化学物質及び四アルキル鉛等作業主任者技能講習修了者のなかから選任職務：作業方法の決定局所排気装置・プッシュプル型換気装置の1か月を超えない期間ごとの点検保護具の使用状況の監視
作業環境測定	6か月以内ごとに1回，作業環境測定士による測定の実施（管理濃度0.1ppm）評価結果に基づく措置結果・評価の記録の保管は30年間（特別管理物質が30年間保管）
健康診断	特定業務従事者健康診断6か月以内に1回，結果5年保存
その他	呼吸用保護具，保護メガネ，保護衣，保護手袋，休憩室，洗浄設備の設置など作業記録保存（30年）

表 1.2.8　低減措置の具体例

1. 使用の中止または危険性・有害性の少ない代替物質への変更
2. 設備の密閉化
3. 遠隔操作の導入
4. 局所排気装置，プッシュプル型換気装置または全体換気装置の設置
5. 発散・拡散しにくい使用条件への変更
6. 曝露を低減させる作業工程への変更
7. 有効な吸着剤などの使用
8. 有効な呼吸用保護具，防護メガネなどの使用
9. 曝露される時間の短縮など

も必要である。作業環境測定結果が第2または第3管理区分になった場合は，法律に則った対策を行う（表1.2.6，1.2.8）。

3）有機溶剤中毒予防規則と病理業務

　有機溶剤中毒予防規則（以下，有機則）は急性中毒，慢性中毒の健康障害を引き起こす有機溶剤の取扱いを定めている。病理業務では，キシレン，メタノール，イソプロピルアルコール，トルエン，アセトンが該当する。病理業務ではキシレンの使用頻度，使用量とも多いので，取扱いには十分注意する。

＊キシレン

　病理業務では自動包埋装置，染色（脱パラ，透徹）や封入に使用される。有機則第2種有機溶剤に該当する。

・管理

　おもな措置は発散抑制措置，作業主任者の選任，作業環境測定の実施（管理濃度50ppm），特殊健康診断（有機溶剤）（6か月以内に1回，肝機能などに加えて尿中メチル馬尿酸の測定）が義務付けられている（表1.2.9）。種々の健康障害は病理業務で起こり得ることなので十分な管理が必要である。

・病理業務におけるキシレンの発生源

　脱脂や透徹系列，封入剤が発生源となる。キシレンを含む封入剤を使用した標本は，封入剤が硬化するまでキシレンの発生源となる。

・日常業務における対策

　染色や封入は換気装置内で作業する。ドーゼは素早く蓋をする。ピンセットを上手く使い直接触れない。器具は水洗から始める（温水で始めると発散が強いため）。標本の保管は隔離するなどに努める。作業環境測定結果が第2または第3管理区分になった場合は法律に則った対策が求められる（表1.2.6，1.2.8）。施設によりキシレン代替品も検討する。

4）女性労働基準規則と病理業務

　妊娠や出産・授乳機能に影響のある化学物質（生殖毒性など）に対し法規制をしている。法で定めた化学物質

＊ホルムアルデヒド

　病理業務では10〜20％ホルマリン（3.7〜7.4％ホルムアルデヒド水溶液）が固定液として使用される。発がん性，生殖毒性，感作性より特化則第2類・特別管理物質に分類される。

・管理

　おもな措置は発散抑制措置，作業主任者の選任，作業環境測定の実施（管理濃度0.1ppm以下），健康診断の実施である（表1.2.7）。

・病理業務におけるホルムアルデヒドの発生源

　固定液，固定臓器のほか，ホルマリンの染み込んだガーゼ，それらを捨てたゴミ箱，ホルマリンの付いた手で触れたスイッチ類，ホルマリンが飛散した床や壁などがホルムアルデヒドの発生源となる。また，切り出しの作業場に換気装置のない場合は，作業自体がホルムアルデヒドの発生源となり，危険である。

・日常業務における対策

　日常業務では，換気装置内で作業する，蓋の開閉は素早く行う，手を拭きながら作業する，ピンセットを上手く使いホルマリンに触らない，床・シンク・蛇口などはこまめに清掃・拭き取りをする（アルコールが有効），保管容器は二重密閉するなど発散防止に努める。また，換気装置と換気装置の間の作業（固定済み臓器の移動など）は，回数を減らす，発生源の密閉や覆いを行うこと

✎用語　世界保健機関（World Health Organization；WHO），揮発性有機化合物（volatile organic compound；VOC），キシレン（xylene）

1章　病理業務の管理

表 1.2.9　キシレンの有害性と有機溶剤中毒予防規則

有害性	中枢神経など脂肪に富んだ組織と結び付きやすい。慢性曝露で精神錯乱，頭痛，疲労，脱力感，不整脈，皮膚の脱脂作用，急性曝露で目や気道に刺激，精神錯乱，疲労，吐き気，死亡など。胎盤通過性を有し不妊，流産，胎児発育障害などを誘発。化学物質過敏症物質の原因物質である VOC である。
危険性の確認と関係者への周知	SDS による有機溶剤の種類，危険有害性の確認 表示：取り扱う有機溶剤などの区分（第1種：赤，第2種：黄，第3種：青） 掲示：作業主任者の氏名・職務，人体に及ぼす作用など，取扱い上注意，応急処置
発散抑制防止漏えい防止	密閉する設備，局所排気装置またはプッシュプル型排気装置の設置 装置の検査点検：1年以内ごとに1回の定期自主検査，記録3年間保存
作業主任者選出と職務	有機溶剤作業主任者技能講習修了者のなかから選任 職務：作業方法の決定 　　　局所排気装置，プッシュプル型換気装置または全体換気装置の点検（1か月を超えない期間ごとに1回） 　　　保護具の使用状況の監視
作業環境測定	6か月以内ごとに1回，作業環境測定士による測定の実施 評価結果にもとづく措置記録　3年保管
健康診断	有機溶剤等健康診断6か月以内に1回，結果5年保存 労働者に結果を通知，有機溶剤等健康診断結果報告書を労働基準監督署に提出
その他	呼吸用保護具，保護メガネ，保護衣，保護手袋 休憩室，洗浄設備の設置など

表 1.2.10　病理業務の廃棄物の分類

分類		内容
産業廃棄物	汚泥	血液（凝固したものに限る），検査室，実験室などの排水処理施設から発生する汚泥。その他の汚泥
	廃油	アルコール，キシレン，クロロホルムなどの有機溶剤，灯油，ガソリンなどの燃料油など
	廃酸	レントゲン現像廃液，ホルマリン，クロム硫酸，その他の酸性の廃液
感染性一般廃棄物		臓器・組織など，実験動物の死体（病原体微生物に関連した試験，検査に使用したもの），血液などの付着した紙くず，繊維くず，木くず，皮革類など ＊手術で得られたホルマリンを含んだ臓器
感染性産業廃棄物		廃血液など，血液が付着した廃プラスチック類，ゴムくず，金属くず，ガラスくずおよび陶磁器くず（チューブ，手袋，注射器，メスなど）

（環境省環境再生・資源循環局：廃棄物処理法に基づく感染性廃棄物処理マニュアル 2020
URL https://www.env.go.jp/content/000044789.pdf より）

表 1.2.11　バイオハザードマーク

赤	橙色	黄色
☣	☣	☣
液状または泥状のもの	固形状のもの	鋭利なもの

で作業環境測定結果が第3管理区分の場合，すべての女性労働者の就業を禁止している。病理業務ではキシレン，メタノール，トルエン，クロム酸塩，マンガンが該当する。

5) 特別有機溶剤等と病理業務

発がん性を有するため特化則第2類・特別有機溶剤等に分類される。発散防止や曝露防止策は有機則，記録の保管などは特化則に近似する。病理業務ではクロロホルム，エチルベンゼンが該当する。病理業務で使用するキシレンは工業用キシレンで，エチルベンゼンが40～50%含有されている。取扱いには十分注意する。

● 4. 試薬（化学物質）の廃棄

(1)廃棄物の処理及び清掃に関する法律（廃棄物処理法，廃掃法）

医療関係機関の廃棄物の処理には「廃棄物の処理及び清掃に関する法律」（以下，廃掃法）が適用となり，とくに医療関係機関などから発生する医療廃棄物を狭義の「感染性廃棄物」と定めている。

1) 廃棄物の分類と名称

廃棄物のなかで事業活動に伴って生じた廃棄物で，廃掃法で規定された廃棄物を「産業廃棄物」といい，それ以外の廃棄物を「一般廃棄物」という。そのうち爆発性，毒性，感染性を有するものをそれぞれ「特別管理産業廃

棄物」と「特別管理一般廃棄物」という。したがって，病理業務における廃棄物には一般廃棄物（紙類）のほかに産業廃棄物，特別管理産業廃棄物（感染性産業廃棄物），特別管理一般廃棄物（感染性一般廃棄物）を取り扱うことになる（表1.2.10）。

2) 管理

産業廃棄物の廃油（アルコールやキシレン）は消防法の規制対象になるので保管には注意する。

(2)廃液時に関わるおもな法規制

1) 毒物及び劇物取締法

毒劇法では廃棄の方法について「政令で定める技術上の基準に従わなければ，廃棄してはならない。」と定めている（毒劇法第15条の2）。廃棄方法の基本は，物理的変化（希釈）や化学的変化（中和，酸化など）である。病理業務で使用するおもな試薬の廃棄方法を表1.2.10，11に示す。多くは燃焼法が選択されるが，重金属を含む試薬には燃焼法は適さない。具体的対応はSDSを参考に自施設で処理するか，もしくは信頼のおける外部機関に委託する。

2) 下水道法，水質汚濁防止法

排水は工場・事業場から公共下水道に排水する場合は下水道法が，工場・事業場から公共用水域や地下に排水される場合は水質汚濁防止法が適用される。病理業務においては一般に下水道法が適用となる。下水排除基準のなかから病理業務で関係するものを表1.2.12に示す。とくに病理業務では重金属を含む試薬の排水は行うべきで

表 1.2.12 病理業務に関するおもな全国一律の排除基準（環境省 一般排水基準）

有害物質の種類	許容限度
カドミウムおよびその化合物	0.03mg/L
鉛およびその化合物	0.1mg/L
六価クロム化合物	0.5mg/L
水銀およびアルキル水銀その他の水銀化合物	000.5mg/L
ベンゼン	0.1mg/L
銅含有量	3mg/L
溶解性鉄含有量	10mg/L
溶解性マンガン含有量	10mg/L
クロム含有量	2mg/L
フェノール類含有量	5mg/L

はない。個々の試薬に対する具体的対応はSDSを参考に自施設で処理するか，もしくは外部機関に委託する。下水排除基準には，国が定める全国一律の基準と都道府県が条例で定める基準がある。病理業務で使用するホルマリンやキシレンは条例で定められている。

● 5. おわりに

法律関係は2023年12月現在のものである。法令などは日々改正されるため，関連事項は新しい情報を入手し適切に管理する必要がある。

Q 化学物質管理者とは？

A　労働安全衛生法（安衛法）の新たな化学物質規制の1つとして，化学物質管理者の選任が義務化（2024年4月1日施行）された。

選任が必要な事業場は，リスクアセスメント対象物を製造，取扱い，または譲渡提供をする事業場（業種・規模要件なし）で，①個別の作業現場ごとではなく，工場，店社，営業所など事業場ごとに化学物質管理者を選任，②事業場の状況に応じて，複数名の選任も可能。

選任要件は，化学物質の管理に関わる業務を適切に実施できる能力を有する者として，リスクアセスメント対象物の製造事業場は専門的講習の修了者，上記以外の事業場は資格要件なし（専門的講習などの受講を推奨）

職務は，①ラベル・SDSなどの確認，②化学物質に関わるリスクアセスメントの実施管理，③リスクアセスメント結果にもとづく曝露防止措置の選択，実施の管理，④化学物質の自律的な管理に関わる各種記録の作成・保存，⑤化学物質の自律的な管理に関わる労働者への周知，教育，⑥ラベル・SDSの作成（リスクアセスメント対象物の製造事業場の場合），⑦リスクアセスメント対象物による労働災害が発生した場合の対応など。

1章 病理業務の管理

Q 化学物質を別容器などで保管措置（ラベル表示）とは？

A 安衛法第57条で譲渡・提供時のラベル表示が義務付けられている化学物質（ラベル表示対象物）について，譲渡・提供時以外にも，①ラベル表示対象物をほかの容器に移し替えて保管する場合，②自ら製造したラベル表示対象物を容器に入れて保管する場合などは，ラベル表示・文書の交付その他の方法で，内容物の名称やその危険性・有害性情報を伝達しなければならない（2023年4月1日施行）（図1.2.13）。

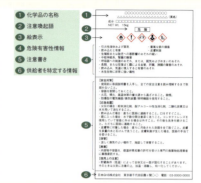

図1.2.13　ラベル表示の例
厚生労働省・経済産業省：化学品を取り扱う事業者の方へ　化管法・安衛法・毒劇法におけるラベル表示・SDS 提供制度，「化学品の分類および表示に関する世界調和システム（GHS）」に基づく化学品の危険有害性情報の伝達．8. 令和6年10月，https://www.whlw.go.jp/new-into/kobetu/roudou/gyosei/anzen/dl/131003-01-all.pd より

［塚本龍子］

1.2.5　機材・消耗品の管理

● 1. はじめに

病理標本作製では，多くの工程で機械化され，ミクロトームのほか，自動包埋装置，自動染色装置，カセット・ガラス印字機などがある。前項の試薬同様，これら機材と備品の消耗品なども品質・精度に関わるものとして，適切な管理が必要である。機器について医療法施行規則では，検査機器保守管理標準作業書，検査機器保守管理作業日誌・台帳などの作成，内部精度管理の実施などが定められている。また，「臨床検査室の認定（ISO 15189：2022）」の要求事項6.4，6.6にそれぞれ，機材，消耗品に関する内容が記載されている。

● 2. 機材の管理

(1) 対象とする機材

装置のハードウェアのほか，ソフトウェア，情報システムなど結果に影響するものを含め管理を行う。

(2) 標準作業書

標本作製・診断などに用いる機器などの保守管理を徹底するために作成される標準作業書で，使用方法・環境（温度・湿度など）・保守メンテナンスなどを記載する。標準作業書は，業務の従事者に周知する。

(3) 機材の検証

機材の新規導入，移動，故障修理後など使用する前には検証を行う。

(4) 機器間差

同じ項目の検査を複数台の機器を使用して実施している場合，それらの機器間で結果に差がないことを適切な頻度で検証を行う。

(5) 保守・点検・校正

機材の保守，校正は，製造業者の説明書（図1.2.14）や法令に従って計画を立てて確実に実施し，機器保守管理作業日誌などに記録する。実施担当者が記入すべき事項として，以下があげられている。

- 点検日時および点検実施者名
- 各検査機器における保守管理上確認すべき内容
- 上記確認すべき事項についてとくに付記すべき内容
- 業者による定期保守点検を受けた場合は，その作業内容，点検を行った業者名など

①冷蔵庫・冷凍庫における法令による点検など

冷凍冷蔵機器であって，冷媒としてフロン類が使われているものは，「フロン類の使用の合理化及び管理の適正化に関する法律（フロン排出抑制法）」の「第一種特定製品」として所有者（管理者）は，①機器の損傷などを防止するため，適切な場所への設置・設置する環境で

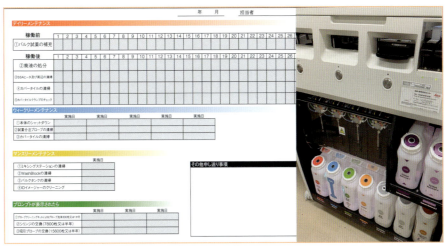

図 1.2.14 機材と製造業者マニュアルのメンテナンス表

(Leica BOND MAX/ III 簡易マニュアルより)

表 1.2.13 フロン排出抑制法における対象機器の点検

点検の種類	機器の種類	点検頻度	実施者
簡易点検*	すべての機器	3か月に1回以上	具体的な限定なし
定期点検	冷凍冷蔵機器 定格出力7.5kW以上	1年に1回以上	十分な知見を有する者（専門業者など）が実施

*点検：熱交換器の霜付きの有無，庫内の温度，室外機の異音，外観の損傷，油にじみなど．

の維持保全，②機器の点検（表1.2.13），③漏えい発見時の対応，④点検などの記録の保存など（フロン類の引き渡しが完了してから3年保存すること）を実施しなければならない．

②局所排気装置における法令による点検

局所排気装置について，労働安全衛生法 第四十五条（法令）のほか，有機溶剤中毒予防規則（有機則）第十九条，特定化学物質障害予防規則（特化則）第二十八条では，作業主任者の職務として1か月を超えない期間ごとに点検する．有機則第二十条，特化則第三十条では，1年以内ごとに1回，定期自主検査を行わなければならない．また，有機則第二十一条，特化則第三十二条で，自主検査の記録は3年間保管しなければならない．

温度管理用の計測機器などは，定期校正，点検を実施することが求められている．そのほか，病理においては，必要に応じて天秤，ピペット，遠心機の校正を行う．

(6) 内部精度管理

日々の検査・測定作業の開始にあたっては，機器および試薬に必要な校正が行われていることとされており（医療法施行規則），たとえば，HE染色装置について，患者標本の前にコントロール標本の染色性を確認する．その結果は精度管理台帳に記録する．なお，台帳に記入すべき事項として以下があげられている．

- 実施日および実施項目
- 実施者名
- 実施結果（検査エラー値が出た場合の考察など含む）

(7) 機材の更新

耐用年数超過，故障トラブルの多発，製造業者による修理不可などの必要に応じて，機材を交換することが望まれる．

(8) 記録

機材の管理上，下に示す項目について記録し適切な期間保管することが望まれる．

- 機材識別
- 型式
- 製造業者/供給者および連絡先
- 受入日，受入検査日，使用開始日
- 受入基準の検証結果
- 配置場所
- 受入時の状態（新品，中古など）
- 機材の使用に関する説明書
- 機材の状態（使用中，廃棄など）
- 予防保守管理プログラム
- 校正，検証の報告書・証明書，機材の性能記録（内部精度管理記録）
- 製造業者による保守管理
- 機材の損傷，機能不全，改造または修理

用語 ヘマトキシリン・エオジン（Hematoxylin-Eosin；HE）染色

1章　病理業務の管理

● 3. 消耗品の管理

消耗品では，標本作製・診断結果報告の遅延につながる在庫切れの発生，破損による患者検体の損失・紛失や実施者の損傷，感染性・有害物質の曝露につながる不良品の使用を回避するよう管理することが重要である。

(1) 対象

病理標本作製業務においては，スライドガラス，カバーガラス，カセット，ミクロトームの替え刃，ピペットチップ，試験管，採取・固定容器など。

(2) 記録

- 消耗品の管理上，下に示す項目について記録し，適切な期間保管することが望まれる。
- 消耗品の識別
- 名称
- 取扱い説明書
- ロット番号
- 製造業者/供給者および連絡先
- 受領日，受領時の状態
- 使用開始日，有効期限，業務使用から外れた日
- 使用の初回および継続的な受入を確認する記録

(3) 選定, 受入

消耗品の選定には性能基準を満たしているかを規定した手順により検証したうえで，採用する。

(4) 保管

消耗品の保管は，製造業者の仕様書に従って適切に保管する。

(5) 検証

標本作製，診断に影響することがある消耗品は，使用前に性能の検証を行う。

(6) 在庫管理

消耗品管理台帳の作成，記録など，在庫管理システムを確立する。

● 4. 有害事象の対応

機材や消耗品のそれぞれ直接原因である有害インシデントやアクシデントが発生した場合，調査し必要に応じて製造業者や行政機関に報告しなければならない。

● 5. まとめ

病理標本作製・診断に関わる機材・消耗品は，種類，数ともに多い。品質・精度の確保のためには，それぞれの製造業者の使用説明書や法令などに従って，受入，使用，点検，保管，在庫システム，内部精度管理などの手順を定め，適切に運用管理することが重要である。

［塚本龍子］

1.2.6　施設・環境の管理

● 1. はじめに

施設・環境の管理については，作業を行うためのスペースを有し，かつ労働者の安全と健康の確保や検査業務を行うために必要な各種検査機器における設置条件なども考慮して，施設および環境（温度や湿度，照明など）の設定やその維持管理に努める必要がある。

これら施設・環境管理をするうえで最初に行うこととして，作業スペースの確保があげられる。これは具体的には，4S（整理・整頓・清掃・清潔）を実行することになるが，検査室内にある不要なものを処分することや過剰な在庫をもたないなど整理・整頓を行うだけで，安全性の確保や作業効率の向上などがはかれる場合も多い。

また，作業環境管理に関する条件については，労働安全衛生法などの法令により職場における温度や湿度および照明などについての努力義務が定められており，職場環境の維持管理の参考にするとよい。

とくに病理検査室においては，術中迅速病理組織標本作製や細胞診検体処理など感染性のある検体を取り扱う機会があることに加え，ホルムアルデヒドに代表される特定化学物質やアルコールなどの有機溶剤，毒物・劇物に相当するキシレンやメタノールなど法令上の規制対象となる物質も数多く使用されている。

これらの施設・環境管理については，ISO 15189での要求事項においても法令を遵守すること，試料の品質や検査結果および作業者の健康に影響を与える可能性がある場合は，環境条件の監視と管理を行い，記録することが求められている。

● 2. 病理検査室における施設・環境管理

病理検査室では，検体受付，新鮮材料の固定，細胞診検

体の標本作製，術中迅速病理組織標本作製，切り出し，薄切，染色，封入の各作業工程，細胞診断や組織診断，事務作業などさまざまな業務があり，それぞれの用途に応じて部屋を分けるか作業スペースの区域分けを行い，それぞれに適切な環境を整備する。

区域分けについては，それぞれの作業用途に応じて，検査（非清潔）エリア，共用エリア，清潔エリアに区域分けしておく必要がある（図1.2.15）。

検査（非清潔）エリアは，検査実務を行う場所で，ケミカルハザード対策（局所排気装置などの設置，図1.2.16）やバイオハザード対策（安全キャビネット設置 図1.2.17）などを適切に行う必要がある。また，清潔エリアは，鏡検室（診断室）やスタッフの休憩室，カンファレンスルームなどが該当する。共用エリアは，検査エリアと清潔エリアの中間的な区域で検体の搬送される廊下や受付部分などが

それにあたる。各エリアは，それぞれ独立した部屋で仕切られていることが望ましい（図1.2.18）。

検査（非清潔）エリアでは，必ず白衣を着用して業務を行う。また切り出し作業時には，手袋，マスク，防護用メガネまたはゴーグルを着用して，必要に応じて白衣の上にガウンやエプロンも着用する。清潔エリアには，感染性物質や化学物質を持ち込むことは厳禁である。

検査（非清潔）エリアで着用していたガウンや白衣などは，共用エリアで脱衣してから清潔エリアに入室する。

各作業者が安全かつ衛生的に業務を行う条件として，温度や湿度などの作業環境を整えること，手袋やガウンなどの個人用保護具が適切に配備されていなければならない。さらに，ホルマリンなどの化学物質や感染性物質が誤って目に入ってしまった場合に使用する緊急用洗眼器（図1.2.19a）や，化学物質の大量漏洩，流出などの事故発生時に使用する防毒マスクや吸収缶（図1.2.19b）とともに緊急避難を呼びかける拡声器などを設置し，日常的な点検

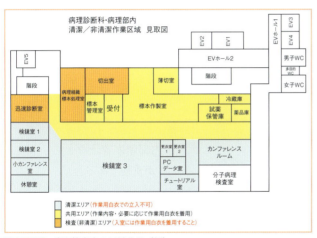

図1.2.15　病理検査室の区域分け（例）

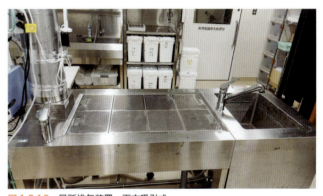

図1.2.16　局所排気装置　下方吸引式
臓器の切り出しを行う作業台に設置されている局所排気装置。固定臓器より発生するホルムアルデヒドを作業台の下方より吸引排気している。ホルムアルデヒドは空気よりやや重いため，下方または側方吸引排気がよい。

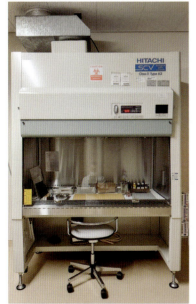

図1.2.17　安全キャビネット（Class II）
微生物やウイルスを含む感染性物質の感染性物質を取り扱う際に，作業者の健康と環境の安全性を確保する。

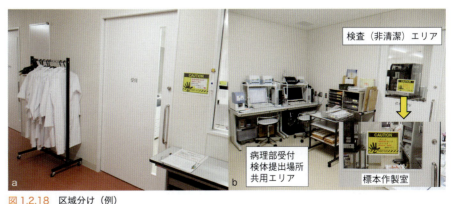

図1.2.18　区域分け（例）
a．受付から検査室内に入室するときは，作業用白衣を着用．b．共用エリアと検査（非清潔）エリアの間は，ドアで仕切られている。

1章 病理業務の管理

を実施し，いつでも利用可能な状態にしておくことも重要である。

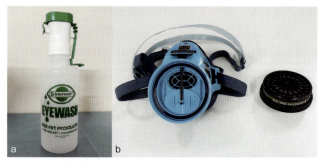

図 1.2.19 病理検査室に配備すべき器具
a．緊急用洗眼器，b．防毒マスクとホルムアルデヒド用吸収缶。洗眼に用いる生理食塩水や防毒マスクに装着する吸収缶については，常時使用できるよう使用期限の管理が必要となる。

検査室ノート　労働安全衛生法における職場の環境条件について

　労働安全衛生法の規定に基づき，同法を実施するために定められた事務所衛生基準規則[6]のなかでは，次のような環境条件が努力義務として示されており，病理検査室の環境条件の設定，維持管理の参考にするとよい。

- 空気調和設備などによる調整のある場合
    ① 浮遊粉じんの量（1気圧・25℃）：0.15mg/m^{3}以下
    ② 一酸化炭素の含有率：10ppm以下
    ③ 二酸化炭素の含有率：1000ppm以下
    ④ 温度：18℃以上28℃以下
    ⑤ 相対湿度：40%以上70%以下
    ⑥ 気流：0.5m/秒以下
    ⑦ 照度：300ルクス以上（一般的な事務作業）
    ※ホルムアルデヒドの濃度（0.1mg/m^3 ≒ 0.08ppm・25℃）も上記基準により規定されているが，病理検査室では，特定化学物質であるホルムアルデヒドを日常的に使用する場所となるので，特定化学物質障害予防規則にもとづく管理基準や対策も必要となる。

［鈴木　学］

1.2.7　人材育成

1. はじめに

　近年，医療技術の進歩やタスクシフト/シェアなどにより，病理検査部門に要求される業務も多岐にわたり，さまざまなニーズに対応することが求められている。しかしながら，十分な人員を確保できる職場は限られており，さまざまなニーズに対応する人員を確保するため，特殊染色や免疫組織化学染色，やがては薄切などの業務においても自動化が今後いっそう進んでくることが予想される。一方，これらの業務が自動化されることにより，その原理やしくみなどがブラックボックス化していくことも予想され，得られた結果に問題があった場合，適切な対応ができなくなることも危惧され，現状を考慮した教育やトレーニングも必要となる。

　また，ISO 15189では，各検査業務を担当する者は，その検査業務を遂行するだけの力量があるのかについて評価を行うこと，力量不足があれば再教育やトレーニングを行うことなどが要求されている。ここでは，当院での方法を例にあげ，新人教育の方法やその後の人材育成について紹介する。

2. 新人研修の実際

　以前は新人教育として担当者に一任されていた教育内容

をISO 15189導入の際に，「病理部新人研修・教育マニュアル」を作成して，新人教育について統一した手順で実施することとした。また，各業務で習得すべき項目についてスキルマップ（図1.2.20）を作成し，それをもとにOJT方式で行うこととしている。

通常業務体制は，受付・切り出し・包埋/薄切・染色・術中迅速・細胞診の各パートを日替わりで担当しながら業務を進めるローテーション制で行っている。

新人研修は，このローテーション制に合わせて実施されており，第一段階と第二段階の2つの段階がある。第一段階（初回）として，各パート（受付・切り出し・包埋/薄切・染色・術中迅速・細胞診）における1日の流れを把握することとほかのスタッフとのコミュニケーションをはかる目的で，新人は各パートを1週間連続で担当しながらローテーションにより日々変わるスタッフからトレーニングを受ける。

第二段階（再評価）では，主となる指導者を決定して，その者と一緒に通常のローテーションに入り，通常業務（日替わり）を行いながら業務内容の習熟や技術の習得を行っていく。

業務遂行能力の評価については，各業務の初回教育が終了した段階で，スキルマップに従い各項目の自己評価を実施して，その結果をもとに第二段階において主となる指導者と各項目に関する疑問点などのフィードバックを行いながら相互でコミュニケーションをはかり，再評価時までの教育を進めていく双方向型OJTを行うようにしている。また，新人教育の期間としては，新人の業務理解度や習熟度を考慮しながら，3〜4か月を目途に行っている。

3. 人材育成

新人研修期間が終了すると通常業務のローテーションに入り，そこで実務経験を積んでいくこととなる。その後の教育については，5年間を1つの研修期間として考えており，その間に学会発表や学位の取得，上位の資格，関連資格の取得などを目指していく。

タイムスケジュールとしては，目安として2年目で2級臨床検査士（病理学）を受験し，3年目から細胞検査士の受験準備に入り，資格取得を目指す。これらの資格取得をするとそれに合わせて，2級臨床検査士（病理学）の資格取得で内視鏡検査で提出される生検組織の薄切業務を，細胞検査士取得で細胞診検査の一次スクリーニング業務をそれぞれ行うことが可能となる。

その後のキャリアアップとして，特定化学物質取扱主任者や，有機溶剤取扱主任者，毒物劇物取扱者などの資格取得について勧奨しており，こちらも資格取得することで病理検査室内においてそれぞれの管理業務を行うことが可能となる。

また，病理検査業務経験が5年に達した時点で，認定病理検査技師の資格取得についても勧めている。

受付

評価
◎一人でできる
○マニュアルや指導されてできる
△不十分
×未実施

実施期間:
／～／

実施日を各項目記入

	全般	自己	自己	指導者
1	各種デバイスの種類と位置の把握・電源ON／OFFができる			
2	受付業務に必要な物品の場所の把握ができる			
3	電話の対応ができる			
4	検体と依頼書の対面授受ができる			
	病理端末について			
5	病理端末システムを開くことができる			
6	到着確認ができる			
7	P/C番号の発番ができる			
8	受付登録の入力ができる			
9	切り出し画面の入力ができる			
10	依頼書の取込ができる			
11	標本の提出処理ができる			
12	修正会計用紙を印刷し提出できる			
	ラベル・ガラス出力について			
13	ラベル印字ができる			
14	ラベルシートに印字できる			
15	ガラス出力ができる			
16	インクリボンやラベルの取り換えができる			
17	軽微なトラブルの対応ができる（ガラス・シート詰まり等）			
18	フリーラベルの出力ができる			
	WSIについて			
19	WSIの機械操作ができる			
20	軽微なトラブルの対応ができる（機械停止等）			
21	正しくWSI取込が済んでいるか確認できる			
	他院標本			
22	他院標本（ガラス）の処理ができる			
23	他院標本（ブロック）の処理ができる			
24	他院標本（未染スライド）の処理ができる			
25	他院標本（細胞診）の処理ができる			
	術中迅速組織標本			
26	術中迅速組織の依頼書の発番や連絡先の確認ができる			
27	切り出し情報の入力ができる			
	肝胆膵外科OPE材			
28	肝胆膵外科のOPE材の受付番号登録の処理ができる			
29	肝胆膵外科OPE材標本の提出処理までを完了できる			
	遺伝子検査			
30	遺伝子伝票に10桁バーコードを貼る			
31	ブロック選定に必要な既往標本の準備や指示を仰げる			
32	遺伝子検査に必要なガラスやブロックを準備できる			
33	院内（MSI）の遺伝子検査の提出処理ができる			
34	院外（SRL・LSI等）の遺伝子検査の提出処理ができる			
	標本貸出・返却処理			
35	標本・ブロックの貸し出し準備ができる			
36	標本・ブロックの返却処理ができる			
37	他院標本の返却処理ができる			
	未染作製			
38	免染・特染指示書に従って必要なラベルやガラスを印字できる			
39	適切な陽性コントロールを選定できる			
40	未染薄切用のブロックの準備ができる			
	報告書・標本の片付け			
41	標本を返却場所に戻せる			
42	皮膚科の標本はWSI取込後返却できる			
43	伝票を取込後、返却場所にしまうことができる			

総評

図1.2.20　当院で使用しているスキルマップ（一部抜粋）
病理検査室で行う各種業務を受付・切り出し・包埋/薄切・染色・術中迅速・細胞診の6つに分類して，各業務を遂行するために必要な内容を項目として設定，それぞれについての評価を初回時と再評価時の2回行い，不十分な項目があれば再教育・トレーニングを実施する。

用語　on the job training（OJT）

1章 病理業務の管理

● **4. まとめ**

　この項では，当院の新人教育，その後の人材育成について紹介した。人材育成は，組織や社会に必要な人材を育成することにあり，計画的に進めていく必要がある。今回紹介した資格取得による業務範囲の拡大を目指す業務様式を採用することは，個人のキャリアアップや業務遂行能力を客観的に判断する一助となると考える。

　個人キャリア形成には，さらに上位の資格である1級臨床検査士（病理学）や遺伝子関連業務を行う方であれば遺伝子分析科学認定士の資格取得，博士号などの学位の取得，ならびにコミュニケーション能力などのノンテクニカルスキルの向上などがあげられる。

　これら個人キャリアの形成も考慮しながら，職場のニーズに応えられる人材の育成に努める必要があると考える。

検査室ノート　ISO 15189における人材育成について

　ISO 15189では，要員（以下，スタッフ）に関する要求として以下のようなものがある。

- スタッフが職務の遂行に対する力量をもつことを確実にするため，力量評価を行う。
- すべてのスタッフは，継続的教育や専門的能力の開発や，ほかの専門的連携活動（学会や講習会）に参加すること。

　これらの要求を満たすために各スタッフについて，職務遂行能力の力量評価（年1回以上）を行うことと，毎年継続的な教育や専門的能力の開発，学会や講習会参加に関する年間目標を立てて，その達成度について評価を実施し，その記録の維持管理を行う。

［鈴木　学］

📖 **参考文献**

1) 厚生労働省：「医療法改正等の経緯と検体検査の精度の確保に係る基準について」，https://www.mhlw.go.jp/content/10800000/000911173.pdf.
2) 日本病理学会理事会・倫理委員会：「患者に由来する病理検体の保管・管理・利用に関する日本病理学会倫理委員会の見解」，日本病理学会，2005年4月（2015年11月一部修正），https://pathology.or.jp/jigyou/shishin/guideline-160531.html.
3) 日本病理学会・外科関連学会協議会：「患者の病理検体（生検・細胞診・手術標本）の取扱い指針」，日本外科学会，2005年5月10日，https://jp.jssoc.or.jp/modules/aboutus/index.php?content_id=43.
4) 日本病理学会：ゲノム研究用・診療用病理組織検体取扱い規定，133，羊土社，2019.
5) 堤寛：「感染防止対策」，病理と臨床 2005；23：890.
6) 厚生労働省：事務所衛生基準規則（労働省令第43号・事務所衛生基準規則の一部を改正する省令　令和4年厚生労働省令第29号），https://www.mhlw.go.jp/web/t_doc?dataId=74089000&dataType=0&pageNo=1.

1.3 病理検査室の安全管理

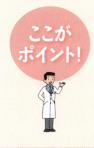

- 病理診断業務システムの特徴を理解し，システムに潜むリスクを抽出し，評価する。
- 品質管理手法を用いて病理診断システムを管理・改善する。
- 検体取り違えの場面を理解し，各施設に見合った対策を講じ，作業手順書を作成しておく。
- コンタミネーションは，組織診断や分子病理診断を妨げる。各工程で細かな防止策が必要である。
- 報告書の未読は，治療が遅延につながることを理解し，組織的な監視体制の構築が望ましい。
- 常時から整理整頓を心がけ，薬物使用場所の限定や施錠など基本的な対策を遵守する。

1.3.1 患者安全対策

医療安全はもちろんだが，病理検査室は多数の劇物や鋭利物などを扱っており，医療スタッフに対する安全対策や教育も必要である。

1.「医療安全」から「患者安全」へ

WHO患者安全カリキュラムガイド多職種版では「患者安全」を医療に関連した不必要な害のリスクを許容可能な最小限の水準まで減らす行為」と表現している。患者安全とは医療に関連した不必要なリスクを許容可能な最小限の水準まで減らすことをいう。医療安全とは，医療従事者の安全までを含む幅広い用語で，医療事故を防ぐとともに，医療従事者の身を守ることも含まれている。

2. クライシスマネジメントとリスクマネジメント

(1) クライシスマネジメント（危機管理）

クライシス（危機）とは大規模災害，火災，暴力事件，医療事故のような危険，脅威が発生することをいう。クライシスマネジメントはすでに発生した事故や事件に対して，そこから受ける影響を最小限に抑えるとともに，いち早く危機状態から脱出・回復をはかることが基本である。危機が発生したときに何をすればその被害や影響を最小化でき，早期回復できるのかを検討し，緊急措置をとることが主たる目的となる。

(2) リスクマネジメント

リスクとは諸目的に対する不確かさの影響と定義され，危険の発生，危険が発生する可能性，予想どおりにいかない可能性をいう。リスクマネジメントの目的は事象の発生確率と事象の結果の影響度を分析し，原因に対して対策を立て，実行し，リスク発生の可能性をあらかじめ抑えることにある。

3. 病理診断業務システムの特徴を理解する

病理診断業務とは，多職種が検体採取に関わり，採取検体も多種類・多様，業務内容もさまざまな技術を必要とし，診断時の対象検体も多様で類似のものが多く，治療方針が決定されるため重大な責任を課せられるシステムで構成されている。

- 採取検体の多様性（全臓器の生検材料，手術材料）
- 検体採取担当者の多職種性（医師，看護師，看護補助者，臨床検査技師など）
- 病理標本作製工程の技術混合性（受付，切出し，包埋，薄切，染色，免疫染色）
- 病理標本作製工程の煩雑性（ほとんどが手作業）
- 病理標本作製工程のさまざまな取り決めや規則の多様性（臓器ごとの処理の違い，染色手技の違い）
- 病理診断検体の多様性（全臓器の生検材料，手術材料）
- 診断標本の類似性（生検材料は形状，個数も類似するものが多い）
- 業務上の過誤に関する脆弱性（患者への影響大）
- 治療方針が決定される責任の重大性（最終診断である）

1章 病理業務の管理

● 4. 病理診断業務におけるリスクマネジメントの進め方

(1) リスクの抽出

病理診断業務の範囲において発生するリスクはどのようなものがあるのか，過去のインシデント・アクシデント事例から列挙すると同時に，起こり得る（予想される）リスクも考えられるだけ抽出する（図1.3.1，1.3.2）。

(2) リスクの評価

抽出したリスクに対して発生頻度，発生した場合の影響度，発見のしやすさを評価し，どのリスクを優先的に防止するのか，対策を立てるのかを決定する。

● 5. 品質管理手法を用いて病理診断業務システムを管理する [1,2]

「品質」とは製品およびサービスが使用目的を満たしている程度をいい，「品質管理」は顧客に提供する製品およびサービスの品質を一定の水準に保ち，顧客満足度を向上させるための企業の一連の活動体系をいう。「品質」を「医療の質」とすると，提供する医療行為における目的への達成・適合の程度と表現される。「医療の質管理」は提供する医療行為の品質を一定の水準に保ち，患者満足度を向上するための，医療機関の一連の活動体系となる。「品質＝医療の質」，「品質管理＝医療の質管理」と考えるとよい。医療の質管理手法は患者満足度を管理するためのツールである。患者満足度は患者のアウトカム（成果）として管理・評価できる。患者満足を確保するためには，患者の診療プロセスを理解したうえで，問題解決に用いた介入方法が有効であったかを患者のアウトカム評価で検証する必要がある。もし患者のアウトカムが評価できなければ，問題を解決するために医療従事者が何らかの措置を講じても，それが実際にその状況を改善したかどうかを知ることが困難となる。手順を実践するだけでは問題を解決できない場合がある。これは，医療スタッフが正しい手順を遵守しないこととともに，その背景原因も含めて問題発生につながる要因（根本原因）が存在するからである。複合的な有害事象のこれらの諸原因を解明するためには，考えられる原因をすべて洗い出せるように考案された手法が不可欠となる。

病理診断業務における患者のアウトカムとは「適切な診断が行われ，適切に診断結果が伝えられ，適切な治療（医療）が提供（継続）されること」である。このアウトカムが得られない原因は，病理診断システムのどこかにエラーが発生したことによる。ジェームス・リーズンの「スイスチーズ」モデル図（図1.3.3）からもわかるように，シス

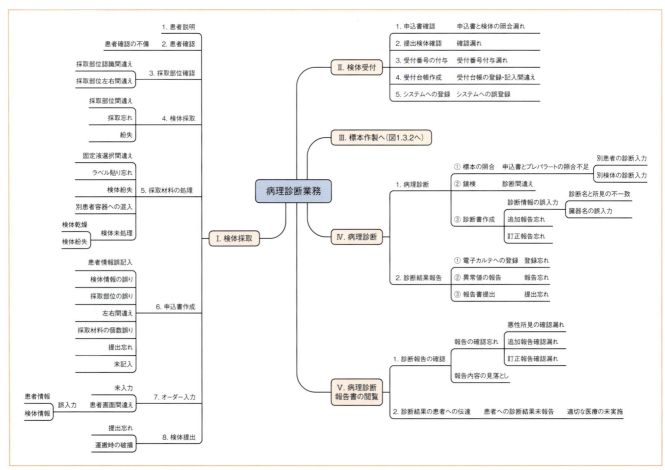

図1.3.1 病理診断業務におけるリスクの抽出

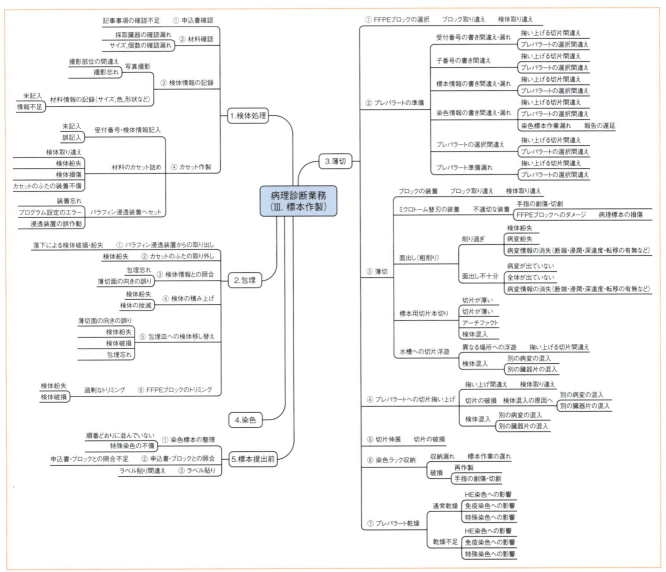

図1.3.2 病理診断業務におけるリスクの抽出（標本作製）

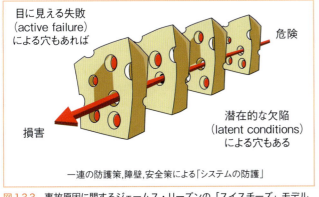

図1.3.3 事故原因に関するジェームス・リーズンの「スイスチーズ」モデル
〔大滝純司，相馬孝博（監）：WHO患者安全カリキュラムガイド多職種版2012，東京医科大学医学教育・医療安全管理学，カリキュラム指針のトピック3，スライド14より引用〕

テムのエラーはいくつかの要因が重なったときに発生する。チーズ1枚が防護壁であり，人，チーム，環境，業務手順などがそれにあたる。チーズの穴を塞ぐことはできないが，重ならないよう対策を立てること，重なってもジェームス・リーズンの「防護策」モデル（図1.3.4）のようにエラーが通り抜けない壁を設ければ潜在的な有害事

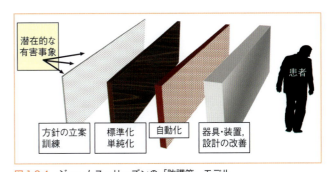

図1.3.4 ジェームス・リーズンの「防護策」モデル
〔大滝純司，相馬孝博（監）：WHO患者安全カリキュラムガイド多職種版2012，東京医科大学医学教育・医療安全管理学，カリキュラム指針のトピック3，スライド15より引用〕

象（エラー）から患者を護ることができる。病理診断業務における患者のアウトカムを得ることが可能となる。

(1) PDCAサイクルを回す

品質改善の基本モデルであるPDCA（Plan-Do-Check-Act：計画-実行-評価/検証-改善/対処）を繰り返す（PDCAサイクル）ことによって業務を継続的に改善していく。PDCAの実際を以下に示す。

1章　病理業務の管理

1）チームを編成する（Plan）

品質改善の活動を行うために最初に行うことはチームの編成になる。この活動を成功に導くためには関係する多職種で構成することが望ましい。

2）問題を明確にする（Plan）

問題点を抽出し，改善すべきテーマを選択する。

3）現状を把握する（Plan）

改善すべき問題を層別化し，ブレイクダウン（深堀り）し，問題点を特定する。

4）目標を設定する（Plan）

達成目標を決める（具体的な数値で示す）。

5）根本原因を突き詰める（Plan）

問題が発生する（発生した）根本原因を明らかにする。

6）対策を立案し，計画を立てる（Plan）

根本原因を改善する対策を立案し，効果的なものを選択し実施計画を立てる。

7）対策を実施する（Do）

実施計画にもとづいて行動する。

8）対策効果を確認する（Check）

対策を実施した結果，目標の達成状況をチェックする。

9）対策の効果を確認できない場合の対応（Act）

根本原因対策が間違っていることになる。5）もしくは6）に戻り，根本原因対策を再度突き詰め7），8）を繰り返す。

10）成果を定着させる

誰もが同様の結果（成果）を出せるように標準化する。PDCAサイクルにおいてPlan（計画）が最も重要な工程となる。とくに2），3）で問題解決の成否が決まるといわれている。問題ありき，対策ありきで取り組んでしまうと「本当の問題」を解決できない。

(2) 医療の質を管理・評価する

医療の質の管理・評価はストラクチャー（構造），プロセス（過程），アウトカム（結果）の観点で行う，ドナベディアンモデルを用いるとよい。病理診断業務の評価は「結果」で評価されることが多い。しかし，「結果」の評価だけでは改善策の効果を評価することは困難である。「結果」に至るまでの「過程」を評価し，病理診断業務システムの「構造」を評価することがポイントとなってくる。

1）ストラクチャー評価

病理診断業務を実施するための施設・設備や体制を評価する。病理診断業務に従事するスタッフの体制（病理専門医，臨床検査技師，細胞検査士のほか，毒劇物取扱責任者，特定化学物質作業主任者などの資格を取得した医療従事者の有無），診断に必要な設備の状況，他部門との協働性が評価指標となる。

2）プロセス評価

病理診断業務の目的・目標の達成に向けた病理診断業務の工程（過程）やシステムの稼働状況を評価する。術中迅速病理組織診断の報告時間，消化管内視鏡材料の病理診断報告日数，手術材料切除後から固定液浸漬までの所要時間などが評価指標となる。

3）アウトカム評価

病理診断業務の目的・目標の達成度，成果に対する評価である。消化管内視鏡材料の2日以内報告実施率，有害事象（ラベル貼り間違え，切片拾い間違えなど）の発生頻度，報告未完了・遅延の発生頻度などが評価指標となる。

(3) 品質改善の手法

医療の領域で広く用いられている方法として根本原因分析と故障モード影響解析がある。

1）根本原因分析（RCA）

不具合や事故が発生した後に，事故（頂上事象）からたどって，その背後に潜むシステムの問題および人的要因を追究する方法である。当該のアクシデントおよびインシデント事例に類似した問題や事故の表層的な原因ではなく，根本的な原因を追究して，再発を防止することである。「起こってしまったことから学習してよいシステムに変えよう」という改善手法である。VA-RCA，ImSAFERなどが医療においてよく用いられている。

2）故障モード影響解析（FMEA）

製品やシステムの信頼性・安全性を分析・評価する手法である。不具合や事故が発生する前の設計・企画の段階から，不具合を発生させる潜在的な要因を抽出し，発生頻度，発生した場合の影響度・発見のしやすさを評価・採点し，全体としての危険度を相対的に数値化し，どの不具合様式を重点的に防止するのか順位を選定し対策を考える方法である。設計（計画）段階から信頼性をつくり込み，製品になる前に，また，部品や製品が提供される前に故障（不具合）の発生を未然に防止する。「発生する前から対策して，よいシステムで実施しよう」という改善手法である。

用語 根本原因分析（root cause analysis；RCA），The veterans affairs root cause analysis（VA-RCA），improvement systematic approach forerror reduction（ImSAFER），故障モード影響解析（failure mode and effects analysis；FMEA）

1.3 病理検査室の安全管理

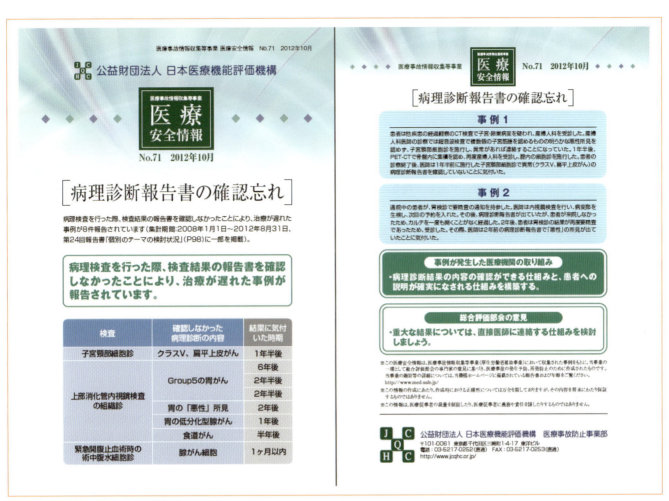

図 1.3.5　医療安全情報「病理診断報告書の確認忘れ」
（日本医療機能評価機構：「病理診断報告書の確認忘れ」，医療安全情報 No.71，2012 年 10 月　http://www.med-safe.jp/pdf/med-safe_71.pdf より引用）

● 6. 医療事故情報収集等事業による医療安全情報から病理診断業務のアウトカムを考える

　日本医療機能評価機構より医療安全情報（図1.3.5）として「病理診断報告書の確認忘れ」が2012年10月に発行されている。胃内視鏡検査施行後，胃癌の病理組織検査結果を見逃し，約2年半後に他診療科の医師が胃癌であることを発見，再検査にて進行が認められたため胃全摘手術を施行した事例である。正しく診断されたにもかかわらず，すなわち，病理に関わる医療従事者は，やるべきことを正しく完了しているにもかかわらず，結果を確認されずに適切な治療を受けることができなかった。臨床化学的検査においては，ある項目の測定値がパニック値であれば，直ちに担当医へ報告する。臨床検査技師の業務はここで完結されるが，連絡を受けた担当医が患者に対し正しい処置・治療を行って生命の危険から救ってこそ，そのパニック値報告には意義がある。先の事例を報告した施設の改善策には「紙で出される病理結果報告書は，病理結果見逃しを予防するため各科で担当者を決め，確認するシステムを検討する」とある。病理に関わる病院スタッフが横展開の連携によって医療事故を防止するシステムの構築である。病理診断報告された診断結果が全例，患者に正確に伝えられ，最善の医療行為が計画的に実施されているかを確認できるプロセスの構築までが「病理診断業務におけるリスクマネジメント」と考える。

● 7. まとめ

　WHOのカリキュラムガイドでは医療の特徴を，医療の業務の多様性（個別の診療と療養上の世話），医療従事者間の（医師やベテランを中心とする）依存関係，患者・医療従事者だけではない利害関係者の多さ，（医療をお願いしなければならない）患者の立場の弱さ，臨床現場の物理的配置の多様性（多くのものがごったがえし），さまざまな取り決めや規則の多様性（決まりがあったりなかったり），新しい技術や機器の（とどまることのない）導入，医療専門職のさらなる細分化があると，その複雑さについてまとめている。その対策として品質管理手法は確立された手法であるため，実践した際の改善効果は高い。そのため，患者および協働するスタッフ双方ともに多様である医療の現場では，有用な道具となる。リスクマネジメントは"精神論ではなく確立された手法"であり，チームで実践

して，醸成させていくシステムである。このような取り組み，考え方が病理診断を必要とする患者の安全を護るマネジメント手法構築の一助となることを希望する。

[根本誠一]

1.3.2　検体の取り違え対策[3～6]

1. 概要

　病理検査は，最終診断の責務を担っており，検体の取り違えは患者の診断，治療や運命を大きく変えることを理解しておかなければならない。検体採取から病理診断報告までに多くのステップがあり，そのほとんどが手作業で行われているのが現状である。つまり，ヒューマンエラーによる検体の取り違えのリスクを多く有していることになる。「ヒューマンエラーの件数＝潜在的にエラーを誘発する作業との遭遇×各作業でエラーする確率」となり，ヒューマンエラーの数を減らすためには，①作業の数を減らすこと，②各作業でのエラー発生確率を低減することが必要となる。各工程でのリスクを理解し，作業環境と人為的作業の両面の対策を講じることで，ヒューマンエラーによる検体取り違えを限りなく少なくすることが可能である。また，日本病理学会が発刊した『病理検査取扱いマニュアル－病理検体取り違えを防ぐために－』には，病理標本作製過程のステップごとに推奨される手順と避けるべき手技が紹介されており，参考にされたい。

2. 検体取り違え場面

(1) 検体採取

　内視鏡室，画像検査室などで検体採取が行われる際に，同室同検査で連続して異なる患者の検体採取を行うことがあり，連続して検体採取を行った際に，同じホルマリン固定容器に2名の患者の検体を入れてしまった事例や組織の入ったホルマリン固定容器に別の患者ラベルを貼付した事例などが報告されている。検査を行う前に，検体採取医は病理検査依頼書とラベルを出力し，ホルマリン固定容器に貼付しておき，タイムアウトのときに，患者名，検査手技などと一緒に依頼書やラベルが貼付された容器も確認しておくことが推奨される。また，採取した検体を容器に入れるときに再度，患者名，IDなどの2つ以上の情報を確認したうえで，検体を入れることが望ましい。

(2) 検体到着受取・受付

　検体の受取・受付は，病理検査を始めるための最初の重要な工程となる。受取時は，検体搬送者とともに，依頼書と固定容器の検体ラベルに記載されている患者名，検体個数，左右の詳細などを確認する。その際に過不足や記載不備があった場合には，一度持ち帰ってもらい確認するか，依頼医に即時に連絡することが望まれる。確認は検査における疑義照会であり，重要な行動と認識しておく必要がある。正しい検査を開始するために，正しい依頼書，正しい検体が必要となる。病理の検体番号を発番して受付を行った依頼書と検体容器は，整理整頓しておくことが大切である。これから行う検体処理の準備として，依頼書を検体番号順に並べること，検体容器も同様に，かつ仕切り板を用いて検体容器が混じらないようわかりやすくすることで，検体の取り違えを少なくできる（図1.3.6）。

(3) 検体処理

　生検検体，手術検体を切り出しする際に，最も重要なことは，「one to one」である。「1作業1検体」，「1依頼書1検体」で行い，作業台には他患者の依頼書や検体を置いてはならない（図1.3.7）。病理システムを導入している施設では，システムにて処理をする検体番号を呼び出した際に，すぐに作業を始めるのではなく，システム画面，依頼書，固定容器に貼付してある検体番号，患者名などを3点認証し，指差し呼称を行うことで，取り違えのリスクが軽減する。また，検体用カセット（以下カセット）を印字し検体を移動させる際にも指差し呼称を行うことで作業者自身に気付きを与えることになる。システム導入されていない施設でも，カセットに検体番号を書き，検体を移動させる際には，指差し呼称による3点認証は非常に重要となる。

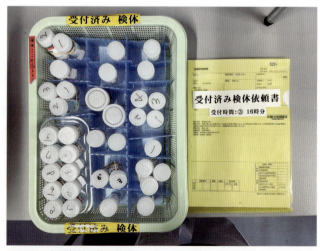

図1.3.6　処理検体の整理整頓
依頼書は検体番号順にファイルに入れ，検体容器は検体番号ごとに仕切られた枠の中に入れる。

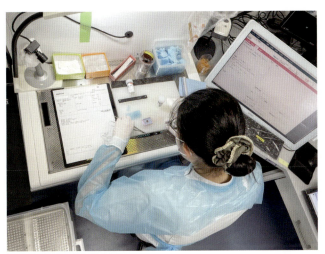

図 1.3.7　検体処理時
依頼書と検体は1対1とし，必要なカセット以外置かない。処理後の検体容器は倒してわかりやすくしている。

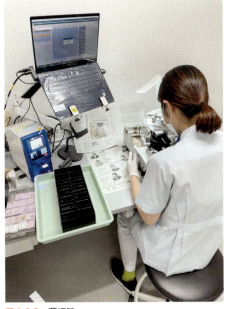

図 1.3.8　薄切時
FFPEブロックのバーコードを読み込み，スライドガラスを出力し，薄切を行う。薄切を行うときは，水槽に余分な切片がないことを確認する。

(4) 薄切・ラベル貼付（スライドガラス印字）

　薄切時の切片の拾い間違いやラベル貼付間違いは，結果として重大な医療事故を招くことを肝に銘じておかなければならない。薄切は切片を目的のスライドガラスに確実に貼付することが最終目標となる。単純な作業であるが，同じ動作を繰り返し行う過程で少しの認識違いでヒューマンエラーが起こりやすい工程である。近年，ガラスプリンターの普及により，薄切時にFFPEブロックのバーコードを部門システムに読み込み，必要枚数のスライドガラスが出力されることで，ラベルを貼付する作業が省かれ，リスクが大幅に低減している。薄切の作業は1ブロックごと行い，スライドガラスに切片の貼付が完了してから次のブロックの作業に移る（図1.3.8）。次のブロックを薄切するときには，水槽に余分な切片が浮かんでいないことを確認する。薄切する技師と貼付する技師を分けるのではなく，すべての作業を1名で完結することが推奨される。しかし，スライドガラスを再印字する場合や追加検査などのラベルを貼付する場合に取り違えのリスクが潜んでいるため，作業手順を作成し手技を統一化しておく必要がある。

(5) 標本提出

　病理医への標本提出前は最終確認となるため，入念な確認が必要となる。顕微鏡で標本の質を確認するとともに，依頼書や部門システムにて，検体の種類や作製した個数をはじめ，切り出し図との照合，さらに病変は臨床診断，所見と一致していることを確認する。加えて，FFPEブロックと標本の形態照合を行うことで，検体の取り違いに気付くことができる。

● 3. まとめ

　部門システムや各種の印字機を導入することで，手入力や手書きが省かれ，書き間違いや読み間違いなどのリスク，ラベルの貼付間違いのリスクを軽減でき，ヒューマンエラーの件数を減らすことができる。しかし，標本作製はまだ人による作業が多く残ることになる。在籍する技師すべてが標準かつ統一化された手順で行うためには，標準作業手順書を作成し，周知と教育することが必要である。取り違えを減らす対策は，人の注意力に頼らず，組織的に行うことが肝要である。

［島田直樹］

1.3.3　コンタミネーション対策

● 1. 影響

　コンタミネーションは標本作製過程において，ある検体の組織片もしくは細胞が別の組織に付着，混入し，そのまま組織標本となってしまうことである。コンタミネーションが及ぼす影響は，病理組織診断に非常に大きいことはいうまでもない。病理組織診断がまったく異なるものとなり，治療方針が変わるだけでなく，近年行われているがんゲノムプロファイリング検査などを含む分子病理診断では，他人の遺伝子情報が含まれることとなるため，遺伝子

1章　病理業務の管理

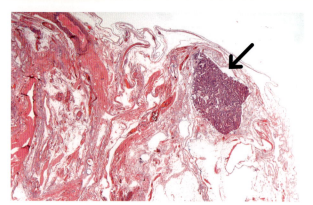

図 1.3.9　卵巣組織内に同一患者の子宮内膜組織が混入してしまった症例　×10

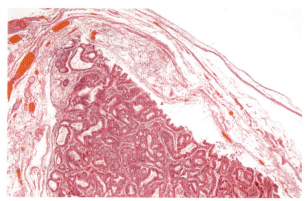

図 1.3.10　図 1.3.9 と同じ症例　×40

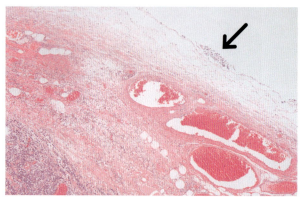

図 1.3.11　精巣のリンパ腫で，被膜の外側に腫瘍細胞がコンタミネーションしてしまった症例　×40
断端陽性と間違える可能性がある。

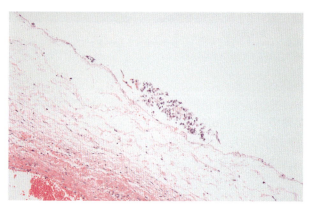

図 1.3.12　図 1.3.11 と同じ症例　×100

検査結果の混乱を招くおそれがある。患者に重大な影響を及ぼすため，常に防止策を講じなければならない。

● 2. 対策

コンタミネーションが起こる可能性は作業過程のなかで複数箇所，たとえば手術摘出標本固定時の手袋や固定板への組織の付着，ホルマリン液の使い回しによる混入，写真撮影時の撮影台の拭き取り不足，切り出しの検体処理時，FFPEブロック作製時のピンセットへの付着，薄切時の切片破片の混入などあるが，ここでは切り出し，包埋，薄切時のコンタミネーション対策について述べる。

(1) 手術検体

切り出し時に起こるコンタミネーションは，おもに切り出し作業を終了した組織の破片や細胞が，ナイフ，ピンセット，カッティングボードなどに付着したまま次の臓器の切り出し操作を行うことにより起こる。

対策としては，1つの組織を切り出した後は，必ずナイフ，ピンセット，カッティングボードなどをすべて交換することが大切である。また，一度使ったカセット，一瞬でも間違って臓器を詰めたカセットは再使用しない。

コンタミネーションは，別々の患者の検体間のみならず同一患者の検体の切り出し中にも起こり得る（図 1.3.9，1.3.10）。

結合性の弱い腫瘍細胞などはナイフに付着しやすく，拭き取りや水洗せずに次の部位の切り出しを行うと，本来正常部位の組織であるにもかかわらず，腫瘍細胞が存在するかのように標本作製されてしまう（図 1.3.11，1.3.12）。臓器が違えばコンタミネーションと気付きやすいが，同一臓器や腫瘍断端を切り出す場合は判断が難しくなることも考えられる。対策としてはここでも一切ごとにナイフを水洗し拭き取るように心がけたい。

また，市販されているホルマリン吸収シートの使用も有効である。これをカッティングボード上に敷き，切り出し作業を行い，臓器ごとに交換することでカッティングボードの洗浄を省略化することができ，次の切り出し臓器へのコンタミネーションを防ぐことができる（図 1.3.13）。

複数の臓器の切り出しを行う場合は切り出す順序も大切で，まず良性の症例から切り出しを行い悪性の症例を後にする。また，同一臓器では非腫瘍部分を先に，腫瘍部分を最後に切り出す。これにより万が一コンタミネーションが起こったとしても，良性の症例や非腫瘍部分に悪性腫瘍細胞が混入することが避けられる。

(2) 生検検体

ホルマリン瓶の中に直接入っている生検検体をカセットに移し替える際は，検体1瓶を作業するごとにピンセット

1.3 病理検査室の安全管理

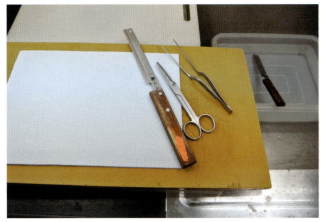

図 1.3.13　使用器具の洗浄①
ナイフ，カッティングボードなどの水洗は必ず行う。ホルマリン吸収シートの使用も有効である。

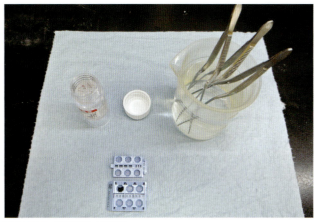

図 1.3.14　使用器具の洗浄②
生検検体処理時，1検体ごとにピンセットを水洗する。

を水で洗浄し，拭き取る。また，水を入れた水洗瓶に複数のピンセットを準備しておくと便利である（図1.3.14）。

ほかの患者の組織混入を防ぐのはもちろんであるが，同一患者の検体でも複数の部位から採取された検体の場合は，採取部位が異なるため，コンタミネーションが起これば，後の診断，治療に影響を及ぼす。

また，微小検体やもろい組織検体の場合，カセットの穴から検体が抜け出てしまうことがあるため，
- 検体を入れたカセットごとメッシュの袋に入れる。
- 薄切可能な不織布の袋に検体を入れ，袋ごとカセットの中に入れる。
- セルブロックを作製する際のコロジオンバッグなどを利用する。

などの方法で，紛失および他検体への混入を防止する必要がある（図1.3.15）。

さらに，カセットに移し替えた検体を一時保管するためのホルマリン溶液も，何度も使い回しすると組織の破片などが浮遊し，コンタミネーションの原因となるため，定期的に交換する。

(3) 包埋時

ピンセットに小さな組織片が付着し，次の検体の辺縁などに紛れ込むことがあるため，1検体ごとにピンセットの交換，拭き取り作業を行うとよい。ピンセットの先をバーナーの火であぶり拭き取ることも有効である。また，包埋センターの検体加温槽は，数回使用すると小さな組織片が浮遊することがあるため，定期的に交換することが必要である。

(4) 薄切時

遺伝子検査などの分子病理診断を行うFFPEブロックを

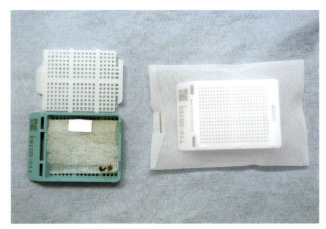

図 1.3.15　微小検体の紛失対策例

薄切する際は，ミクロトーム周辺を掃除し，清潔な状態で，マスクや手袋を必ず着用してから作業を行う。また，1検体ごとにミクロトーム刃を交換することで，刃からのコンタミネーションを防ぐことができる。あるいは，遺伝子検査専用のミクロトームを準備することも有効である。

3. 対応

組織標本を作製した担当技師は，標本提出前に必ず病理依頼票に書かれた情報（患者情報，臓器，個数，臨床診断など）とできあがった標本が一致しているか，そして染色性や切片についての不良標本がないかを必ずチェックする必要がある。技師にとってはその時点がコンタミネーションを発見する最後の砦である。疑わしい場合には，PCR検索などにより血液型，性別，個人識別が可能であるので，コンタミネーションが疑われる部位とそれ以外の部位から遺伝子を抽出して確認を行う。万が一，コンタミネーションが起こってしまった場合には，複数の技師・医師で原因を探り，明らかになった場合は記録に残した後，混入

用語　ポリメラーゼ連鎖反応（polymerase chain reaction；PCR）

■ 1章　病理業務の管理

した組織片をFFPEブロック，ガラス標本から取り除いておく必要がある。

● 4. まとめ

コンタミネーションを察知することは，病理担当の技師としての経験や豊富な病理学的知識によるところが大きい。そのためにもわれわれ臨床検査技師は日々研鑽を重ね，常に正しい病理診断が行えるように，より精度の高い，そして信頼できる組織標本の作製に努めなければならない。

［島田直樹］

1.3.4　結果報告未読・未伝達対策 [7〜10]

● 1. はじめに

病理診断報告書が作成され臨床医が確認を怠ったことにより治療が遅れた事例が報告されている。日本医療機能評価機構は，医療安全情報の2012年No.71「病理診断報告書の確認忘れ」，2019年No.150「病理診断報告書の確認忘れ−上部消化管内視鏡検査−」注意喚起し，類似事例を分析し報告している。報告書の確認が見落とされる原因として，医師の診療の複雑さ，忙しさがあり，病理検査対象検体の採取を他科に依頼し採取を行うことも少なくない。また，特殊な検査が多く，病理診断が確定する期間が長いことも報告書確認忘れの原因としてあげられる。

● 2. 対策

病理診断報告書を医師が確認し，患者に伝えられ，患者が正しい治療を受けることが最終的なアウトカムになる。アウトカムを達成するために，ストラクチャーとプロセスが重要になり，構築し実行できる対策を考えなくてはならない。ストラクチャーは病理診断報告を確実に医師に確認してもらうための教育，報告書監視管理チームづくり，チームの人員構成などがあげられる。プロセスは，病理診断書の作成や報告の手順，報告書を医師に届けるまでの手順，報告書内容を患者に伝達する手順などを構築しなければならない。

(1) 報告書に気付かせる

紙運用にて報告書を医師に届けている施設は，診察室で手元に報告書があることにより，確認し患者に診断内容を伝達されることが多い。近年は電子カルテや病理部門システムの導入が進んでおり，ペーパーレスでの報告が多くなってきている。電子カルテは，いつでもどこでも報告書を閲覧できる利点をもっているが，報告完了時点がわからないこともある。そのため，医師がカルテにログインした際にポップアップ画面を表示すること，報告書の確認画面に報告書が完成したことを知らせるフラグを立てることで担当医師に報告書の完成を知らせる機能を取り入れることが有効である。とくに，「悪性」や「悪性を疑う」などの重要な所見の場合には，強くアピールすることが必要である。

(2) 報告書の既読管理

医師が報告書を開き，「既読」や「確認」ボタンなどを押して記録を登録する（能動的既読）方式と報告書を開いたときに自動的に電子カルテが記録する（受動的既読）方式の2通りが存在する。既読管理することで，未読報告書の監視がしやすくなる。既読の記録はいつ，誰が閲覧したかを時系列で記録を取っておく必要がある。医師以外の医療従事者が閲覧しても既読にならないようにし，患者に関わる特定の医師のみが閲覧したときのみに既読が記録される制限を機能としてもたせる必要がある。また，担当医師が異動した場合や，検体採取医師と主治医が異なる場合の報告書既読医師の設定など，施設内で工夫をし，取りこぼしのないように努めることが重要となる。

(3) 未読・未伝達報告書の組織的監視体制

未読・既読システムを導入していても，状況監視をしていなければ管理の意味がない。未読報告書を定期的に抽出して，依頼医または主治医に連絡し，確認を促すことになる。報告書の内容が良性か悪性かによっても緊急性が変化し，どのくらいの期間で未読状態なら医師に連絡するのかを方針として規定する必要がある。一方，既読報告書に関しても監視する必要がある。既読はあくまでも医師が確認した状況を表している。患者に説明され，治療などの次のアクションが起こされているかを電子カルテで確認する必要があり，とくに悪性などの重大な所見がある場合に必要な作業であり，監視を強めなければならない。このような監視体制は，人員や時間を多く費やすことになり，病理部門だけでは不可能なことがあるため，医療安全管理部門や各診療科にも協力を要請して，組織的に取り組まなければ長続きはしない。

● 3. 報告書管理体制加算

　厚生労働省は，病理診断報告書，画像診断報告書の確認漏れによる診断または治療開始の遅延を防止する取組を行っている組織を評価するため，2022年度の診療報酬改定にて，退院時1回に限り，報告書管理体制として7点加算できることになった。この加算を取得するために，施設基準や報告書管理における対策業務が課されており，これをすべて満たさなければならない[11]。

◆報告書管理体制加算に関する施設基準

①放射線科または病理診断科を標榜すること

②【医療安全対策加算1・2】（A234）の施設基準を届け出ていること

③【画像診断管理管理加算2・3】または【病理診断管理加算1・2】（N006）の施設基準を届け出ていること

④院内に医療安全対策に関わる適切な研修を修了した（医療安全管理者の資格があることを指す）専任の常勤臨床検査技師，または専任の常勤診療放射線技師，その他の常勤医療有資格者を報告書確認管理者として配置していること

⑤院内に
　A）医療安全管理者を取得した報告書確認管理者
　B）もっぱら画像診断を担当する医師もしくはもっぱら病理診断を担当する医師
　C）医療安全管理部門の医師
　D）その他医療有資格者
からなる報告者管理対策チームを設置すること

⑥報告書確認管理が行う業務として
　A）報告書に関わる企画立案を行う
　B）報告書管理体制確保のための各部門との調整を行う
　C）各部門における報告書管理の支援を実施し，その結果を記録する
　D）報告書作成からおおむね2週間後に主治医などによる該当報告書の確認状況について確認し，未

確認となっている報告書を把握すること

　E）未確認報告書のうち，医学的な対応が必要とされるものについて，その対応状況を診療録などにより確認する。医学的な対応が行われていない場合には主治医などに電話連絡などの方法で対応を促す

を担当することになる。

⑦報告書確認対策チームが行う業務として
　A）各部門における報告書管理の実施状況の評価を行い，実施状況および評価結果を記録するとともに，報告書管理の実施状況の評価を踏まえた，報告書管理のための業務改善計画書を作成すること
　B）報告書管理を目的とした院内研修を，少なくとも年1回程度実施していること
　C）医療安全管理対策委員会との連携状況，院内研修の実績を記録すること
　D）報告書管理の評価に関わるカンファレンスが，月1回程度開催されており，報告書確認対策チームの構成員および必要に応じて患者の診療を担う医師，画像診断を担当する医師，病理診断を担当する医師，看護師などが参加していること。なお，当該カンファレンスは，対面によらない方法で開催しても差し支えない

⑧医療事故が発生した際に適切に報告する体制が整備されていることが望ましいこと

● 4. まとめ

　以前の病理検査の業務は，臨床検査技師が標本作製を行い，病理医が診断を行うことで完結していたが，報告書の確認漏れや患者への未伝達の事例が発生したことから，患者が適切な診療や治療が受けられているかを確認するところまでが病理業務の責務となる。報告書管理体制加算は入院患者のみ適応されるが，外来患者も同様に報告書の未読管理を行う組織体制を構築しなければならない。

［島田直樹］

1.3.5　災害対策

● 1. はじめに

　災害対策基本法によれば，災害とは「暴風，竜巻，豪雨，豪雪，洪水，崖崩れ，土石流，高潮，地震，津波，噴火，地滑りその他の異常な自然現象又は大規模な火事若しくは爆発その他その及ぼす被害の程度においてこれらに類する政令で定める原因により生ずる被害」と定義されている。

しかしこれらのうち，病院の存立自体が危ぶまれる事象については対策を講じ得ないため，ここではわれわれが過日経験した東日本大震災での教訓について述べることとする。

■ 1章　病理業務の管理

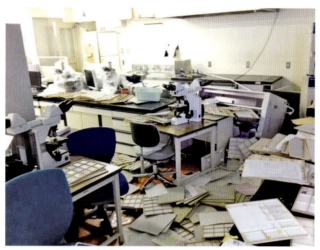

図 1.3.16　震災直後の病理検査室（標本作製室）

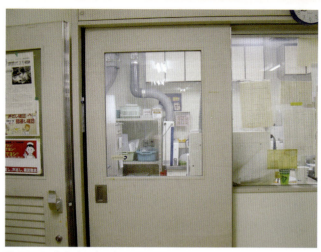

図 1.3.17　切り出し室の封じ込め

● 2. どのような被害が想定されるか

図1.3.16は，東日本大震災直後に撮られた標本作製室の写真である。机上に載せられただけの資材や機材（自動染色機，自動封入装置，顕微鏡，パソコンなど）は大小にかかわらず落下し，固定のされていない棚，机，パラフィン溶融器，プリンターなどは移動し，天井の空調までもが落下していた。現在では免震構造の施設も多いかと思われるが，その場合長く続く周期的な揺れに襲われることとなる。まず第一に考えなくてはいけないのは，人員の安全と避難路の確保である。

● 3. 人員の安全と避難路の確保

避難路となる通路に避難を妨げるような障害物を置かないことが重要である。しかし，どの病理施設でも報告書や標本，FFPEブロックなどの保管には頭を悩ませており，結果として廊下や検査室内に山積みとなっている例も少なくない。これらの状況が変えられない場合，保管棚が倒れたり，内部の物が崩れたりして通路を塞がない工夫が必要となる。通路に面する棚はボルトなどで壁面や床面に固定し，棚は施錠できるものとし，常時から施錠，使用時のみに開錠することを徹底する。たとえ棚が固定されていても，内部の物が飛び出しては意味をなさないため，本棚や薬品棚，ビーカーなどの棚は観音開きではなく引き戸で転倒防止策をはかり，常に扉を閉めておく習慣が必要である。

休憩室などの食器棚を家具転倒防止用品のつっかえ棒などで対策しても，施設の天井板が薄い石膏ボード1枚であることが多く，地震の強い揺れにより簡単に突き破ってしまうため，あまり意味をなさない。

利用できる地域は限られるが，FFPEブロックや報告書の保管・管理を委託できる外部業者がある[3]。必要に応じて指定されたFFPEブロックなどを取り寄せできるシステムがあり，また大型機材（自動染色機や封入装置，自動固定包埋装置）については，各メーカーが機器を固定するための器具を用意しているので，相談することをお勧めする。

● 4. ホルマリン対策

災害時，病理検査室で必ず生じる問題はホルマリン（ホルムアルデヒド）の飛散により復旧作業が妨げられることである。ホルマリンは2009年に特定化学物質障害予防規則の改正により特定第二類物質に指定され，管理や作業環境の整備などが義務付けられたことにより，格段に対策は進んでいる。しかし突然の災害などにより大量飛散した場合の対策は，進んでいないのが実情である。

まず，ホルマリン使用区域の限定と封じ込めができることが必要である。図1.3.17は，東日本大震災直後の筆者所属病院の切り出し室の様子である。当時はガラス製の保存瓶を使用していたが，これらが落下・破損し，ホルマリンが充満した切り出し室は防護装備なしでは足を踏み入れることができなかった。幸いホルマリンの使用は切り出し室に限定していたため，扉1枚で封じ込めが可能であった。

災害に関わらず，ホルマリンが飛散したときの対策として，常備しておくべきものは，ホルムアルデヒド中和剤，ホルムアルデヒド専用の防毒マスク，吸収缶，防護服などがあげられる。ホルマリン吸収シートなども市販されているので，いくつか常備しておくとよい。災害以降，筆者所属病院でもガラス保存瓶の使用をやめ，樹脂製の保存容器やスクリューキャップ付きの密閉容器，ジップ付きの臓器保管袋などに変更した。

● 5. 染色工程ラインの対策

染色工程ラインには，キシレンやアルコールのみなら

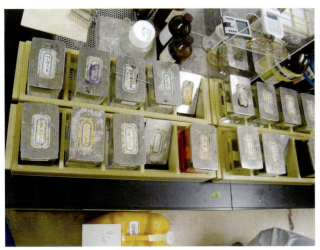

図1.3.18 染色工程ラインの固定

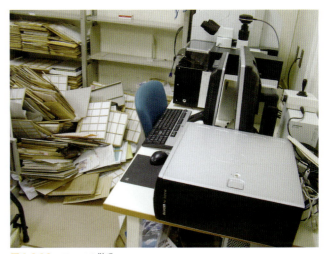

図1.3.19 マッペの散乱

ず，重クロム酸液や硫酸銅液などの危険物質も存在し，それらが飛散しない対策が必要である。しかし作業が妨げられてしまっては，日常業務に支障が出てしまう。当院では，すのこ状の木枠を特注し，換気のためのパンチングを施した机上に粘着シートなどで固定することにより，染色バットの転倒防止と染色工程ライン下方から吸引する排気装置を確保している（図1.3.18）。免震構造施設などでは，大きな衝撃は少ないが揺れは周期的に長く続くため，染色工程ラインからの試薬飛散を防止する対策が必要と思われる。

● 6. 臓器保管対策

日常の切り出しや解剖などで発生する保管臓器についても対策が必要である。常に密閉できる容器で，保管に使用するホルマリンが極力少なく，転倒を防止できる密閉棚や引き出しなどの利用が考えられる。袋状のビニール容器で真空パックにすると保管場所をとらず，中身の飛散も防げる。これらの容器や真空装置は市販されており，日常業務で使用する小型の物から，解剖材料に使用できる大型のものまである。多くの袋はチャック付きになっているが，落下や転倒などの衝撃は大きく，意味をなさない。ヒートシールすることをお勧めしたい。

● 7. その他の対策

病理組織検査室には転倒・落下防止策を必要とするものが多数存在する。顕微鏡，パソコン，ミクロトーム，そして最も多く対策が難しいのが，標本用マッペ（マッペ）の山である。パソコンは横型の転倒しにくいものに変更し，顕微鏡やミクロトームはゴム板や粘着シートを使用することで落下防止をはかることができる。しかし，いたるところにあるマッペに関しては，診断途中のものや発送待ち，

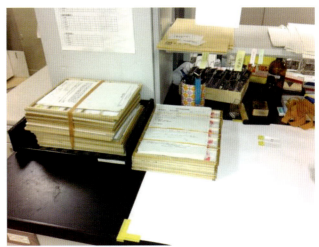

図1.3.20 ゴムバンドの利用

標本整理待ちのものなどあげるときがない。しかし，これらが避難の際の障害物にもなり得ることを考えると，無視することはできない（図1.3.19）。

これは臨床検査技師だけでは解決できない問題で，病理医の協力を仰ぐ必要がある。診断が終了した標本は速やかに所定の場所に標本整理することはもちろん，診断途中や研究のため，医師が保管しているものなどについてもカラーボックスや机の上に山積みすることをやめ，扉の付いた棚に保管することが求められるが，ある程度の枚数のマッペを太めのゴムバンドで留め[4,5)]ておくだけで，散乱を最小限にとどめることができる。留めてある障子の中の標本はたとえ落ちても散乱しないし，破損も少ない。またゴムバンド自体が滑り止めの役目を果たしているため，机上から落下しているものは少なかった（図1.3.20）。

● 8. まとめ

災害は忘れた頃にやってくる。「これくらいは大丈夫だろう」や「いつもやっているから」という気持ちに流され

■ 1章　病理業務の管理

るのが最も危険であり，「明日来るかもしれない」「このま　　対策の要と考える。
ま放置したら，危険だ」という危機感をもつことが，災害

［今野かおり］

📖 参考文献

1）中條武志，他：ISO 9001：2015（JIS Q 9001：2015）要求事項の解説，日本規格協会，2015

2）上原鳴夫，他：医療の質マネジメントシステム－医療機関における ISO 9001 の活用，日本規格協会，2003

3）日本病理学会　病理検体処理ガイドラインワーキンググループ：病理検体取扱いマニュアル－病理検体取り違えを防ぐために－（初版），平成 28 年 7 月，https://pathology.or.jp/news/manual1_all_160719.pdf.

4）日本医療機能評価機構：「病理診断時の検体取り違え」，医療事故情報収集等事業 医療安全情報　No.53, 2011 年 4 月, https://www.med-safe.jp/pdf/med-safe_53.pdf.

5）日本医療機能評価機構：「①「病理診断時の検体取り違え」（医療安全情報 No.53）について」，医療事故情報収集等事業 第 45 回報告書（2016 年 1 月～3 月），12，2016 年 6 月 28 日，https://www.med-safe.jp/pdf/report_45.pdf.

6）河野龍太郎：医療におけるヒューマンエラー なぜ間違える どう防ぐ，第 2 版，医学書院，2014.

7）日本医療評価機構：「再発・類似事例の分析　病理診断報告書の確認忘れ（医療安全情報 No.71）」，医療事故情報収集等事業 第 55 回報告書，2018 年 12 月，https://www.med-safe.jp/pdf/report_2018_3_R001.pdf.

8）厚生労働省：平成 30 年度地域医療基盤開発推進研究事業　「医療安全に資する病院情報システムの機能を普及させるための施策に関する研究」報告資料　https://www.mhlw.go.jp/topics/bukyoku/isei/i-anzen/hourei/dl/171110-1.pdf.

9）日本病理学会病理検体処理ガイドラインワーキンググループ，（協力）日本臨床衛生検査技師会：「病理診断報告書　患者伝達確認のためのマニュアル－病理診断報告書の患者への未伝達を防ぐために－」，病理学会，2018，http:/pathology.or.jp/pdf/manual_180413.pdf.

10）田口健一：「電子システムを用いた病理診断の報告書管理」，病理と臨床 2023；41：601-608.

11）厚生労働省保険局医療課長，厚生労働省保健局歯科医療管理官：基本診療科の施設基準等及びその届出に関する手続きの取扱いについて，https://www.whlw.go.jp/content/12404000/000984045.pdf.

12）文部科学省：あなたの病院機能を守るための身近な対策　病院スタッフのための地震対策ハンドブック，https://www.mext.go.jp/component/b_menu/shingi/giji/__icsFiles/afieldfile/2016/04/08/1369228_4.pdf

1.4 病理組織検査の精度管理

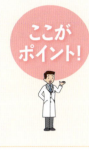

ここが
ポイント！

- 病理組織検査は，これまで精度管理が難しい分野であったが，ゲノム医療が発展した現在では，必須とされる。
- 病理組織検査の内部精度管理は，検体採取から報告完了までと多岐にわたる。
- 外部精度管理への積極的な参加により，自施設の病理診断に供する病理標本を是正する機会と位置づけ，不適合と評価された場合には，それを真摯に受け止め根本原因の是正に取り組む。

1. はじめに

病理組織検査は，診断標本を作製する担当技師個々の用手的技量が，標本の仕上がりに強く影響する傾向があることと，診断する医師の色好みが施設間染色性差に大きく影響を与えることから，臨床検査技術のなかでも精度管理が難しい分野であった。しかしながら，医療において最終診断とされ，個別化医療の発展により治療方針の決定にも重責を担う病理組織診断においては，どの施設においても平均化された質の高い判断材料を用いて，グローバルな判断基準により最終診断が決定されていることが求められる[1,2]。

とくに，ゲノム医療対象検体を取り扱う病理検査部門においては内部および外部精度管理を基礎とした検体の取扱いと診断標本作製に加え，適正な検体保管が義務付けられる[3]。本節では，病理検査における精度管理の考え方について要約する。具体的な内容については，JAMT技術教本シリーズ品質保証・精度管理教本[3]の記載内容と併せて理解されたい。

2. 内部精度管理の実践

病理検査部門における内部精度管理方法には，①検体採取から標本作製前処理までの過程（pre-analytical phase）から②診断標本作製過程（analytical phase）を辿り，③報告と検体保管管理（post-analytical phase）まで多岐にわたる[3]。

検体採取後から組織固定前プロセスの管理においては，その質が臨床側に大きく依存し，とくに温虚血時間と検体採取後の冷虚血時間の延長によりゲノム医療検査結果に強い影響を与える[4]ことから，病理検査部門は臨床サイドと良好なコミュニケーションを構築するとともに，提出検体の質改善へ向けた具体的な提案を行うなどの積極的な介入が必要となる。

患者病巣部より採取された組織検体は，慎重に取り扱い不可逆的な損失を与えることは，決して避けなければならない。そのためにも，検査室内は整理整頓に努め，照明の不具合や機器の配線状況，室温，湿度管理などを含めた，検査実施時の環境記録も内部精度管理の一環としてとらえ備えておきたい。また同様に，病理検査部門においては，古くからホルマリン固定液をはじめ多くの毒劇物薬が使用・保管されており，これらの使用管理も記録簿により厳重に管理することが，法的に定められている。

標本作製工程においては，どの工程を誰がどういった環境下で，どのように実施したかについてトレーサビリティを確保することが可能な様式で記録を残し，後方的追跡が可能となるように努めることが重要である。現在では，患者検体ごとに一貫したバーコードを導入することにより，部門システムによっては検体受付から報告完了までの進捗管理を可能としている施設もある。

使用する試薬や染色液については，用手的調整が必要な場合には，調整した日付と誰が調整したか，あるいは交換したかなどについて記録を残す。使用期限を付記することにより，交換時期の目安や試薬の在庫管理に加え，劣化した調整試薬の使用を避けることが可能となり，染色不良の際の原因追及にも役立つ。用手による試薬等の調整を行った場合には，薬事承認を得ていない試薬であるため，薬事承認されている試薬と同等であることを証明し，記録として保存しなくてはならない（薬機法）。

日常的に作製されている診断標本作製工程について，複数名の担当者によって用手的に染色が実施されている場合

用語 温虚血時間（warm ischemic time），冷虚血時間（cold ischemic time）

には，どの担当者が染色を実施しても同様の結果となるように用手的技術に関する定期的な教育プログラムと，組織内に含まれる血液成分や正常組織成分，あるいは病因を特定できる菌体や結晶成分などの特定の染色性評価が可能となるような標準作業手順書（マニュアル）の整備も備える。同様に，染色工程が自動化されている施設においては，始業時や染色時ごとおよび就業時あるいは週・月単位ごとに各メーカーが推奨する自動染色装置のメンテナンスを実行し，複数台の自動染色装置を導入している施設においては，機種間差が発生しないための機器管理を行い，記録を残すことが品質保証となる。しかしながら，担当者が1名で業務遂行をしている場合，染色済標本の目合わせや重複確認（ダブルチェック）が困難なことがある。現状では，染色性を担保するための適正なコントロール標本の導入と，病理医との目合わせなどの最低限の内部精度管理を実施するとともに，次項に記載する外部精度管理への参加により品質保証を目指すことになる[5~7]。

3. 外部精度管理評価への参加

現在では，セカンドオピニオンを求め患者が他施設へ診断標本とともに移動することや，コンサルテーションなどにより他施設の診断標本が自施設へ持ち込まれることが日常的に行われるようになった。

われわれが作製する診断標本の施設間差により，最終診断に影響を与えることは決してあってはならない。どの施設を受診しても適正な診断標本が作製されていることが，患者に対して医療を平等に提供するために重要となる[1, 2]。そのためには，自施設の診断標本が他施設と比較して適正か不適正なのかをはかりうる手段として外部精度管理プログラムへの参加がある[5, 6, 8]。これにより，他施設と自施設の状況を照らし，平均化された診断標本作製に努め，標本作製技術に関する知識のアップデートをはかる必要がある。日常的な病理診断に加えて，とくにグローバルな治験参加による中央診断や，将来的な発展が期待されるデジタルパソロジーを活用した遠隔診断や，人工知能（AI）による深層学習を駆使した診断研究分野においては，施設間における診断標本の均質化は必要最低限の条件となる。

重要なことは，外部精度管理へ参加した後，不適正判断とされた際の是正対処の仕方にある。この場合には，その結果を真摯に受け止め精度管理報告書の内容と照らし自施設の不具合についての根本的な原因を追求するとともに，改善策を模索し実践する。このプロセスを辿った場合には，再発の兆候がないか一定期間を経て確認をすることが重要となる。

現在では，日本臨床衛生検査技師会[5, 6]や各都道府県技師会[7]，日本病理精度保障機構[8]などにおいてさまざまな工夫による外部精度管理プログラムが企画案内されており，定期的に参加することが望ましい。

4. 第三者認証による品質保証

病理検査部門の品質保証を的確に実現する方法として，日本適合性認定協会[9]（JAB）や，米国病理医協学会（CAP）などの第三者認証プログラムによって，それぞれの要求事項に沿った品質運用を実践し，自施設の検査成績の品質を確固たるものとする考え方もある。また，他部門と協調して日本臨床衛生検査技師会が企画する施設認証制度[10]を受審し，第三者から公平な視点で評価されることにより検査成績の品質が保証され，品質管理に対する考え方を整理する契機ともなる。各施設によって，対費用効果も併せて考え，どの物差しを採用するかはさまざまであるが，今後の臨床検査部門は第三者評価を得ていることが，施設全体のさまざまな機能認定制度に関わり，施設の高機能化への貢献にもつながる。

5. おわりに

古くから病理標本作製技術は，職人芸に値する精度の高い個人的技術により発展してきた。いくぶん検査方法の自動化も進んだ現在では，技師個々の肌感覚を含めた検査技術を標準作業手順書として検査室担当者間で共有し，誰もが同じ環境下であれば同等の検査技術をもって診断標本が仕上げられ，同じ診断基準をもって確定診断がなされることが，良好な病理組織検査の精度管理が実践されていることと理解されたい。

［東　　学］

✎ **用語**　人工知能（Artificial Intelligence；AI），日本適合性認定協会（Japan Accreditaion Board；JAB），米国病理医協学会（College of American Pathologists；CAP）

📖 参考文献

1) 滝野　寿：「精度管理の必要性」，Medical Technology 2009；37：403-407.
2) 真鍋俊明：「診断病理の精度管理.　病理診断の精度管理概論」，病理と臨床　2011；29：320-327.
3) 日本臨床衛生検査技師会（監）：JAMT 技術教本シリーズ品質保証・精度管理教本，じほう，2020.
4) 日本病理学会：ゲノム研究用・診療用病理組織検体取り扱い規程，1-2，羊土社，2018.
5) 古屋周一郎：「日本臨床検査技師会における外部精度管理の現状と課題」，臨床検査　2013；57：1561-1565.
6) 東　学：「我が国における病理組織検査精度管理の変遷」医学検査　69；438-444：2020.
7) 東　学：「北海道地方におけるバーチャルスライドを活用した病理組織染色外部精度管理報告」，医学検査　59；835-841：2010.
8) 日本病理精度保証機構 HP，http://www.jpqas.jp.（2023.12.8 アクセス）
9) 日本適合性認定協会 HP，https://www.jab.or.jp.（2023.12.8 アクセス）
10) 日本臨床衛生検査技師会 HP，https://www.jamt.or.jp/public/activity/seido_kanri/seidokanri_jigyou.html.（2023.12.8 アクセス）

2章 切り出しから薄切まで

章目次

2.1：病理組織標本とは …………………… 44

2.2：切り出しの概要と実際 …………… 45
   2.2.1 内視鏡的切除材料（EMRやESD）
   2.2.2 切り出し（リンパ節，皮膚）

2.3：固定法 ………………………………… 50
   2.3.1 組織固定の概論
   2.3.2 固定のメカニズム
   2.3.3 病理組織検査に用いられる固定液
   2.3.4 固定の実際
   2.3.5 固定液の廃棄回収
   2.3.6 ホルマリン色素の除去

2.4：脱灰法 ………………………………… 61
   2.4.1 目的と種類
   2.4.2 脱灰の技術

2.5：脱脂法 ………………………………… 68
   2.5.1 脱脂法の概論
   2.5.2 脱脂の技術

2.6：包埋法 ………………………………… 73
   2.6.1 目的
   2.6.2 各種包埋法
   2.6.3 パラフィン包埋の実際

2.7：薄切法 ………………………………… 79
   2.7.1 ミクロトームの種類
   2.7.2 薄切の準備
   2.7.3 滑走式ミクロトームによる薄切法
   2.7.4 回転式ミクロトームによる薄切法
   2.7.5 FFPEブロックおよび未染色標本の保存

2.8：凍結組織標本作製法 …………… 91
   2.8.1 凍結組織標本作製の概要
   2.8.2 凍結組織標本作製手順

SUMMARY

　病理組織学的検査は，患者から手術や生検などで採取された組織から病理組織標本を作製し，病理医が顕微鏡で観察し病理組織学的に診断を行う。病理組織学的検査を行ううえでその工程は大きく3つに分けられる。すなわち①検査前プロセス（プレアナリシス），②検査プロセス（アナリシス），③検査後プロセス（ポストアナリシス）の3工程である。

　正確な病理診断をするには，病理医が診断しやすい病理組織標本を作製することが必須となる。診断しやすい適切な標本を作製するにあたって，障害となり得る固定不足や過固定の回避が必要である。石灰化成分や，脂肪組織の薄切への影響を回避するためには脱灰法や脱脂法が必要となる。

　本章では①検査前プロセス（プレアナリシス）である，切り出し，固定法，脱灰法，脱脂法，包埋法，薄切法について解説する。また，術中迅速組織診断や蛍光抗体法，脂肪染色などに用いられる凍結組織標本作製法についても解説する。

2.1 病理組織標本とは

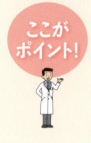

ここがポイント！

- 病理学とは，病気の原因，発生のメカニズム，身体への影響などを究める学問である。
- 病理診断は，手術や検査で採取された検体から病理標本を作製し，顕微鏡で観察し病名の確定診断を行う。
- 近年では分子病理学的な手法，免疫組織化学的手法で特定の蛋白質発現を証明することや，in situ ハイブリダイゼーション法などにより特定遺伝子の変化を調べることも，病理診断や治療法を決定する重要な役割となっている。
- 病理標本作製では，分子病理学的な検索も視野に入れた検体の取扱いが重要である。

日常業務においての病理組織検査は，臓器の一部を採取した生検材料と手術で摘出した臓器材料が提出される。全身の臓器が対象となるため，微小な生検材料や摘出された臓器の大きさや形もさまざまであり，組織標本を作製するための知識や技術力を習得しておくことが求められる。観察しやすい適切な組織標本を作製することによって，正確な病理診断を行えるようになり，良悪性の鑑別，病気の進行度，治療法などが決定できるようになるといえる。

病理組織標本作製は，①固定，②切り出し，③脱灰，脱脂，④包埋，⑤薄切，⑥染色からなる。また，⑦凍結組織標本作製も術中迅速病理診断に用いられる。①固定は通常10％中性緩衝ホルマリン固定で行う。実際に固定を行う際にも組織を固定液への浸漬するだけにとどまらず，組織の種類や病変に応じた固定方法を実施できることが大切である。②切り出しは病理医と適切な連携の下で実施する。臨床検査技師として専門的な知識や技術を習得しておく必要がある。③脱灰，脱脂は必要に応じて行うが，この工程は染色に対して影響を及ぼし標本の出来に影響するため，使用する薬液の選択が重要である。④包埋は，パラフィン包埋（FFPE）ブロックを作製する目的をもつ。さらには組織を半永久的に保存して，過去に遡って再検討したり，研究するための貴重な試料となる。⑤薄切はFFPEブロックを目的の厚さにスライスしガラスへ貼り付ける技術である。⑥染色はヘマトキシン-エオジン（HE）染色を基本として，必要に応じて特殊染色や免疫組織化学染色などが併用される。特殊染色や免疫組織化学は，かなり多くの種類が症例に応じて行われ，施設ごとにすべてをできるように備えるのは難しい。病理診断に有用な特殊染色や抗体の組み合わせは理解しておくことが望ましい。⑦凍結組織標本作製はおもに未固定の組織を対象とした標本作製技術として用いられる。凍結組織標本作製には凍結操作やクリオスタットによる薄切などの技術や知識が要求される。凍結組織標本作製は脂質の局在や酵素組織化学・免疫組織化学の組織化学的技術にも用いられる。

2016年6月からFFPEブロックを材料として，「がん遺伝子パネル検査」が保険診療で実施されている。病理検体を取り扱っていく場合は，日本病理学会がまとめる『ゲノム研究用・診療用病理組織検体取扱い規程』をもとに作業する。

2024年度より執行される『良質かつ適切な医療を効率的に提供する体制の確保を推進するための医療法等の一部を改正する法律』に先駆けた調査で，切り出し作業の臨床検査技師への業務移管については，498/745（67％）の施設が「可能」あるいは「準備を進めている」と回答している[1]。

今後の病理検査におけるタスクシフト・シェアにおいて，切り出しは重要になると考えられる。

［長友忠相］

用語 ホルマリン固定パラフィン包埋（formalin-fixed, paraffin-embedded；FFPE），ヘマトキシリン・エオジン（Hematoxylin-Eosin；HE）染色

参考文献

1) 東 学, 他：「病理検査におけるタスクシフト・シェアに関する意識調査−日臨技精度管理調査アンケートによる報告−」, 医学検査 2022；71：510-522.

2.2 切り出しの概要と実際

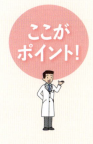

ここがポイント！
- 病理診断を行うための第一歩は，提出された病理検体を適切に扱うところから始まる。
- 手術材料や剖検材料の臓器検体など一定以上の大きさの組織や臓器では，提出検体のすべてを標本とすることは困難であるため，ホルマリン固定後の検体から必要な部分を選択し，標本作製に適切な大きさ，形になるように切り取る作業を行う。これを「切り出し」という。
- コンタミネーションは正しい病理診断の妨げとなり医療過誤の原因ともなり得る。常に防止策を講じておく必要がある。

2.2.1 内視鏡的切除材料（EMR や ESD）

1. 検体の固定

採取後，直ちに固定板（コルク板やゴム板など）に貼り付けホルマリンで固定を行う（図2.2.1a）。検体は採取前に比べ収縮するため，ステンレスピンなどを使用して内視鏡的に得られた腫瘍径や検体の大きさを再現するように伸展させる必要がある。また，口側や肛門側といった検体の方向がわかるようなマーキングも必要となる場合がある。多くの場合はこれらの作業は臨床側でなされるため，以上のことを臨床側に伝える必要がある。

2. 切り出し前の検体の準備

切り出し作業は強制排気装置などの十分な換気装置が備わった場所で行うが，必要に応じて検体を十分に水道水で洗浄しホルマリンを除去する必要がある。

食道検体においては後述するヨード染色を行うため十分な水洗は必須である。

3. 検体の写真撮影

切り出し時の切り出し図作成に使用するのに加え，後日病変の肉眼所見と組織所見を対比するため，切り出し前に検体の写真撮影を行う。臨床側で貼り付けられた検体の状態を記録しておくという意味もある。切り出し前の写真は後日撮り直すことができないため，非常に重要な作業となる。カメラの設定や照明の向きなど異なる条件で複数枚の写真を撮影することも考慮に入れたい。

撮影の際には背景をきれいに保つことや，検体とスケールを適切な位置に置くことに加え，検体に付着している水分や粘液を十分にぬぐい，検体を鮮明に写すように心がける。スケールは目盛りの不明瞭なものの使用は避けるとともに，血液の付着などがないように気を付ける。

4. 肉眼観察

病理診断依頼書に書かれている臨床情報をもとに，検体の観察を行う。検体の方向性（口側や肛門側），検体の大きさ，病変部の大きさ，病型，病変の個数，病変部と切除断端との関係などがこれにあたる。臨床情報を正確に理解

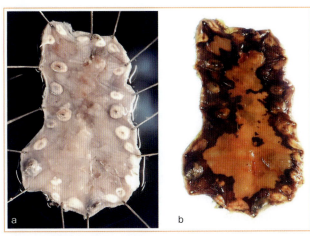

図2.2.1　食道ESD検体
a. ゴム板に貼り付けられた状態で提出された検体，b. ヨード染色後は不染帯として病変部の把握が容易になる。

用語　内視鏡的粘膜切除術（endoscopic mucosal resection；EMR），内視鏡的粘膜下層剥離術（endoscopic submucosal dissection；ESD）

■ 2章 切り出しから薄切まで

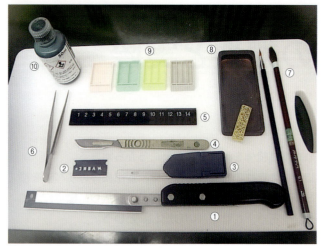

図2.2.2 切り出しに使用する用具類
①トリミングナイフ，②カミソリ，③薄切用替刃，④メス，⑤物差し，⑥ピンセット，⑦筆（大と小），⑧朱墨と硯，⑨包埋カセット，⑩マーカーインク。

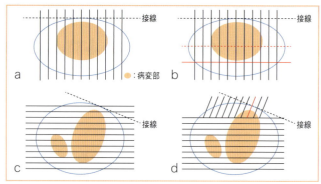

図2.2.3 検体（青実線）への割入れ
a. 病変部と切除断端が最も近い部分に接線（図中破線）を引き，それに垂直に割入れ（図中実線）する。
b. 検体が大きく，平行に割を入れた場合に組織片を分割せざるを得ない場合は，できる限り病変部を分割することを避ける。図では赤破線ではなく赤実線で分割する。
c. 病変が複数ある場合には各病変の関係を評価できる割入れが必要な場合がある。
d. c.において病変部と切除断端との関係を評価する必要がある場合はa, b.同様，接線に垂直な割を入れるよう工夫が必要となる（赤実線は病変部が切除断端に最も近接する部分の割）。

し，適切な切り出しを行うためには，該当する臓器の組織学や病変に関する知識は必須である。病変部位の肉眼的同定が困難な場合も少なくなく，記載されている病型や腫瘍径，シェーマ図から病変部位を特定する。病変部位が不明な場合は臨床への問い合わせを行うことが必要となる。

食道検体においては十分な水洗の後（少なくとも30分程度），ヨード染色を行う。健常な食道粘膜上皮はグリコーゲンを含むためヨード染色により茶褐色〜黒褐色となる一方，病的な上皮はグリコーゲン含有量が減るため染色性が低下する（ヨード不染帯あるいはルゴール不染帯と称する）。これにより病変の位置や数の把握が容易となる(図2.2.1b)。用いるヨード液の濃度は0.1〜0.5％とされており，染色開始から徐々に検体が着色されるくらいが病変部と非病変部のコントラストが明瞭となる。ヨード染色後には写真撮影を行う。よいコントラストが得られない場合は，さらに水洗時間を延長することも考慮に入れる必要がある。

● 5. 切り出し

調理用の樹脂製まな板やコルク板の上で切り出し刃（切り出し専用のトリミングナイフ，カミソリの刃や薄切用替刃など）とピンセットを使用して切り出しを行う(図2.2.2)。

適切な切り出しを行うための原則は各種癌取扱い規約に記載されている切り出し方法に準じて行うことである。肉眼観察で同定した病変部位のうち，最も重要な部分，すなわち病変部と切除断端が最も近接する部分が評価できるように最初の割を入れる。

有茎性病変の場合，切除断端は茎の先端となることからその部分を通りかつ最大割面が得られるように割を入れる。図2.2.1aのような検体の場合，病変部に近接する切除断端に接線を引き，それに直行する割を入れるとよい。また，病変の代表部分が標本になるような割も必要となる。それらの割に対して平行に2〜3mm間隔で検体全部に割を入れる(図2.2.3a)。2mm以下に割を入れ，切り出しを行うと適切な包埋作業に困難をきたすほか，薄切時の検体の喪失につながりかねず，正当な検体の評価が困難となることがあるため注意が必要である。

以上のような原則に従い切り出しを行うが，病変部に対して長軸方向ではなく，短軸方向に割を入れるなど，可能な限り病変部を多くの割面で評価できるように切り出しを行うことも重要である。

割を入れる際には切り出し刃を検体に対して垂直方向に押さえつけるのではなく，検体の上を滑らせるようにして切ることを心がける。それにより，切り出した組織片へのダメージを軽減できるとともに，人為的なひずみが生じない滑らかな割面を得ることができる。

検体が大きく，平行方向の割のみでは包埋カセットに入らず，1つの組織片を2分割以上にする必要が生じる場合がある。割は可能な限り病変部分を避け1ブロックに病変全体が収まるようにするのが望ましい(図2.2.3b)。やむを得ず病変部分に割を入れなければならない場合は代表的な部分を避ける。

以上のように基本的には病変部と切除断端の関係に重点を置き切り出しを行うが，病変が2箇所以上存在する場合，複数の病変を横断するような割を入れ，それぞれの病変の関係が評価できるような切り出しが必要な場合がある(図2.2.3c)。必ずしも病変部と切除断端との関係を評価する割とならない場合があるが，こういった場合には臨床側がどのような部分に病理診断の重点を置いているかを確認する必要がある。切除断端との関係も評価する必要がある場合は，割の入れ方に工夫が必要となる(図2.2.3d)。

入割後は検体を再構築し写真撮影を行う。病理診断時には再構築された写真上に病変の進展範囲などを記載する（マッピング）ため，再構築は可能な限り正確に行う必要がある。不正確な再構築は病変の大きさや方向性の評価に影響を及ぼすこととなる。

ここで撮影された写真は，この後の包埋や薄切作業において組織片の方向性などの確認にも有用となることがある。

● 6. 組織片へのマーキング

切り出し者の意図を正確に標本作製に反映させ，正確な病理診断につなげるためには包埋時の間違いは避けなければならない。切り出された組織片に対しては上下や左右などの方向，標本にすべき面がわかるように朱墨やマーカーインクなどを用いてマーキングすることは必須である。マーキングの仕方については施設ごとに異なるが，薄切面や粘膜面，あるいはそれらの裏面にマークするといった一定の取り決めを定めておくとよい。マーキングの際には組織片表面の水分をペーパーなどで十分に吸い取ってから塗布することにより色の着生がよく，はっきりとわかりやすいマーキングとなる。切除断端における腫瘍の有無や切除

断端と病変の距離は病理診断において重要であることから，各組織片の切除断端箇所がわかるようなマーキング方法にしておくと真の断端を標本に反映させることができ，正確な病理診断につながる。

薄切時には，薄切しようとするFFPEブロックの評価を行う必要があり，マーキングが普段と異なると感じた場合は薄切を中止し，切り出し図を参照したり，切り出し者に確認する必要がある。必要に応じてFFPEブロックを溶かし再包埋となる場合も少なくない。

● 7. 注意事項

扱う検体が薄いため，各段階の作業において検体の乾燥にはとくに注意する必要がある。加えて，コンタミネーションを防ぐために，検体ごとに使用する用具は取り換えることはもちろん，各検体の切り出し中においても切り出し刃で割を入れるたび，あるいはピンセットで組織片を扱うたびごとにそれらをペーパーなどで清拭することも重要である。切り出し後は使用した用具を洗浄し清潔を保つことを習慣とする。

[植田清文]

2.2.2　切り出し（リンパ節，皮膚）

● 1. 切り出しの実際

手術検体などは，「2.2.1」に記載したような肉眼観察後に行う。どの臓器のどのような病変を扱うかによって切り出し方は異なるため，病変の診断名を想定する必要がある。診断名は肉眼所見から判断する。臨床診断を参考にするとともに，必要であれば主治医（担当医）とともに切り出すこともある。

わが国では，悪性腫瘍については各臓器の「癌取扱い規約」に準じて切り出す必要がある。規約を確認しながら進めていくのがよい。また同時に摘出された所属リンパ節については，病理医の指導のもと臨床検査技師のみで切り出しを行っている施設が多いと思われる。この項では，リンパ節と皮膚病変の切り出しについて述べる。

脱脂については，2.5 脱脂法の節を参照。

● 2. 所属リンパ節の切り出し

1) 臨床には，必ずリンパ節部位などの情報を依頼用紙に記載してもらい，部位ごとに容器を分け，容器にも部位情報を記載し提出するよう指導する。
2) 依頼用紙の情報とホルマリン容器の部位情報とを照

合し，部位ごとに包埋カセットを準備し，リンパ節の個数を確認し，包埋カセットに詰める。
3) リンパ節周囲の脂肪組織は，ペーパーなどを使用し，指で触って確認しながら，メスや替え刃などを用いて，リンパ節が失われないようにリンパ節周辺に少し組織を残して除去すると安全である（図2.2.4）。
4) カセットにリンパ節を詰めるとき入りきらない場合は，複数個の包埋カセットを分けるようにする（図2.2.5，図2.2.6）。
5) 包埋カセット内に収まりきらない大きさのリンパ節では，長軸に二分割し片方のみを進める，あるいは長軸の中心部を取り出すように割を入れるなどを行う。ただし，割を入れる場合は，総個数が変わらないように注意しなければならない。

● 3. 皮膚の切り出し

1) 粉瘤などの良性病変では，基本は長軸に沿って，メスや替え刃などを用いて斜めに刃が入らないように脂肪組織も含めて垂直に割を入れ，割面を作製する。割面とは反対側に色素マークをつける（図2.2.7〜2.2.10）。

■ 2章　切り出しから薄切まで

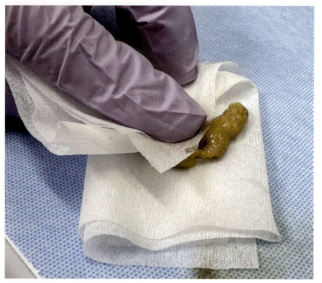

図 2.2.4　リンパ節の切り出し
リンパ節周囲の脂肪組織は，ペーパーなどを使用し，指で触って確認しながら取る。

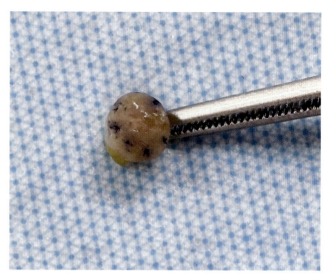

図 2.2.7　皮膚生検
皮膚発生した粉瘤。

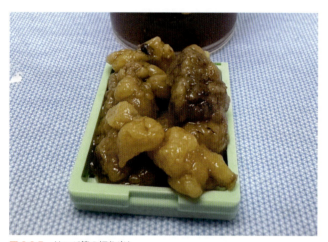

図 2.2.5　リンパ節の切り出し
1つの包埋カセットに入りきらない量では，無理に入れないこと。

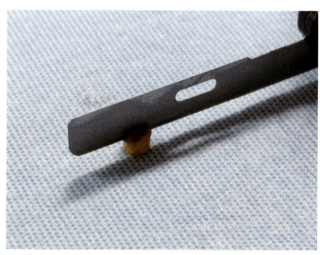

図 2.2.8　皮膚の切り出し
垂直の割を入れる。

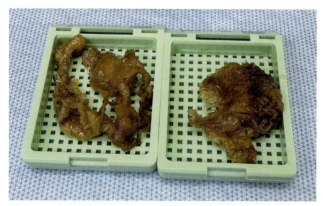

図 2.2.6　リンパ節の切り出し
脂肪組織を取り除き，2つの包埋カセットに分ける。

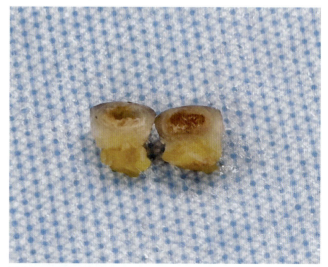

図 2.2.9　皮膚の切り出し
長軸で2分割した割面。

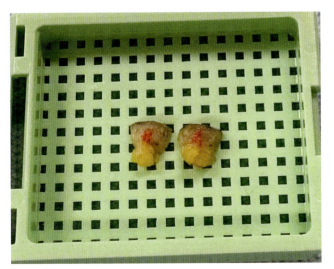

図 2.2.10　皮膚の切り出し
包埋カセットに入れ，割面を下にして，反対側にマークを付ける。

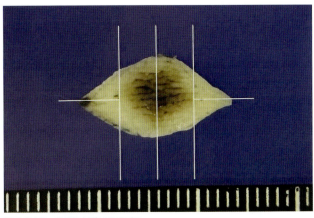

図 2.2.11　色素性母斑の切り出し
足底の色素性母斑で，溝と皮丘に対し垂直に割を入れるようにする。

2) 色素性母斑や悪性黒色腫では，溝と皮丘に垂直に割を入れるようにする[1]（図2.2.11）。
3) 悪性腫瘍（扁平上皮癌や基底細胞癌など）においては，断端がとても重要になるため，辺縁にマーキングで色を付ける。刃の入れ方についても，十字切や全割などを行う（図2.2.12）。
4) 乳房外パジェットやボーエン病などの平坦な病変では，肉眼的に断端が不明瞭なことが多いため，全割し割面全体を評価することが多い（図2.2.13）。

4. まとめ

切り出しを行う前には，臨床からの依頼情報を事前に確認することがとても重要である。症例によっては，断端の評価や標本の作製向きが重要になってくる場合があり，病理医や臨床医と相談しておくことが大切である。

［長友忠相］

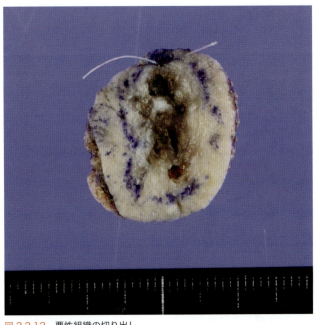

図 2.2.12　悪性組織の切り出し
皮膚に発生した基底細胞癌

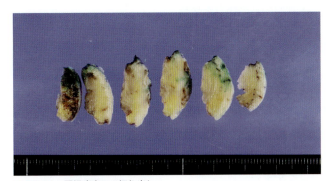

図 2.2.13　平坦病変での切り出し
長軸方向に割を入れていき，標本での向きや断端側にマーキングする。

参考文献

1) 亀山香織（編）：病理診断に直結する切り出しのキモ，文光堂，2022．

2.3 固定法

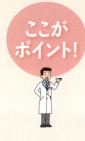

ここがポイント！
- ホルマリン固定の原理は，蛋白質側鎖のヒドロキシメチル化が重要である。
- アルコール固定の原理は，蛋白質の疎水領域に対する分子間力の不安定化にある。
- 固定は，化学的な変化と物理的作用によって浸透する。
- 固定液の浸透が悪い臓器は，固定方法を工夫する必要がある。
- 組織固定は10％中性緩衝ホルマリンで行うことが推奨されている。
- 臓器によって切開法が異なるので注意する。

2.3.1 組織固定の概論

　個体が死に至り，あるいは個体から組織片を採取すると，その組織や細胞の構成成分は時間とともに酵素による蛋白質の分解〔自家融解（autolysis）〕や細菌による腐敗（bacterial attack）などにより組織が崩壊する。病理組織検査では，このような自家融解や腐敗が生じる前の状態を観察する必要がある。固定とは，自家融解や細菌による腐敗を停止させること，および組織や細胞の蛋白質を変化させて形態や物質を保存することにある。病理組織検査における固定の主たる目的は以下のような項目があげられる。

- 自家融解や腐敗の防止
- 組織，細胞形態の保持
- 細胞内外の物質を保持
- 組織に適度な硬度を与える
- 染色性を向上

　組織固定には，さまざまな方法がある。大別すると物理的固定方法と化学的固定方法に分かれる。物理的固定方法は細胞や組織の形態保存性が劣るため，病理診断における標本作製では化学的固定方法が用いられる。物理的固定方法は，化学的固定剤との併用や物質の保存などに用いられることが多い。

1. 物理的固定方法

(1) 熱固定

　組織を加熱することにより蛋白質を凝固させ，水に溶けにくい状態にして固定する。熱による固定は組織形態の保持が難しいため単独で用いられることはなく，固定を加速するために用いられることがある。蛋白質やDNAへの変化が大きく，形態のみならず免疫学的検査や遺伝子検査にも適さない。

(2) マイクロ波固定

　病理標本作製でマイクロ波を単独で用いて固定することはない。マイクロ波は，固定を促進する作用があり化学的固定剤と併用されることがある。マイクロ波によって発生する熱や振動により蒸気が発生しやすいため，作業時の安全性に注意する必要がある。

(3) 凍結乾燥固定

　凍結乾燥固定は，水溶性の材料や小分子の研究に有用な技術であるが，形態の保持が悪く病理標本作製で用いられることはない。

2. 化学的固定方法

　化学的な固定法は，有機または無機溶液を用いて，適切な形態学的保存を維持するため利用される。化学的固定剤は，凝固，非凝固架橋，複合の3つの主要なカテゴリに分類される。

(1) 凝固型固定剤

①脱水凝固型固定剤

　脱水凝固型固定剤にはエタノール，メタノールおよびアセトンがある。アルコールによる遊離水の交換に伴う

用語 熱固定（heat fixation），デオキシリボ核酸（deoxyribonucleic acid；DNA），マイクロ波固定（microwave fixation），凍結乾燥固定（freeze-drying）

脱水作用は，組織の蛋白質に対していくつかの潜在的な効果をもたらす。通常，組織内では蛋白質の周囲は水で覆われている。この水の分子が蛋白質の疎水性部を包囲することで，水分子と疎水部が反発し疎水性部の安定をもたらしている。一方，アルコールにより水を除去することで，疎水性部は不安定となる。親水性領域においても水との水素結合で安定化していた水素結合領域は不安定化する。このような変化は，蛋白質の三次元構造を大きく変化させるように作用する。水が除去された状態の蛋白質周囲では疎水性領域が外側に移動しようとする力がはたらき，周囲に水分子が存在した状態とは逆になろうとする力がはたらく。このために，蛋白質の立体構造が変化し固定がなされると考えられている。

脱水凝固型固定剤で凝固した蛋白質は，凝固しない状態へと反転する速度は遅く，周囲が水環境に戻った場合でも凝固状態は維持され不溶性のままとなる。このため，水環境によりもとの状態に戻ることはない。

◆エタノール

エチルアルコール。親水基は-OH基，疎水基はC_2H_5-の両親媒性物質である。-OH基の存在により水素結合が可能な物質となり極性溶媒となる。疎水基部分は無極性である（図2.3.1）。メタノールはエタノールよりも水に近い構造である。エタノールは蛋白質の疎水部領域に対する相互作用によりメタノールよりも強く競合する。

②凝固型固定剤

◆ピクリン酸

代表的なものはピクリン酸でトリニトロフェノールのことである。強酸性を示し水に可溶性である。飽和付近のピクリン酸水溶液のpHは1.5～2.0である。ピクリン酸はアルコールと同様に凝固型固定剤に属し，蛋白質を凝固して固定する作用を有する。蛋白質を含む有機化合物は，ピクリン酸と反応し結晶性ピクラートを形成する。ピクラートを形成する物質には，芳香族炭化水素，フェノール，芳香族アルキル誘導体，芳香族アミノ誘導体，脂肪族アミノ化合物，アミノ酸，複素環式化合物，N-オキシド，キノン誘導体など多岐にわたる。アミノ酸でのピクラートの形成は，緻密な水素結合を通じて静電的相互作用からなるとされ，固定における蛋白質の疎水化により凝固が生じると考えられる。また，ピクリン酸はDNAやRNAの構成成分であるアデノシンともピクラートを形成する。このため，ピクリン酸は核酸や核蛋白にも作用する。

(2) 非凝固架橋型固定剤

非凝固架橋型固定剤のうち，いくつかの固定剤は蛋白質と核酸との間に架橋を形成する。架橋は短時間での固定における主要なメカニズムではない可能性が示唆されているので，単純に非凝固型の固定剤と考えてよい。このグループの固定剤としては，ホルムアルデヒド，グルタルアルデヒド，およびアルデヒドを含む溶剤がある。また，水銀，塩化亜鉛などの金属塩，四酸化オスミウムなどの金属化合物や抱水クロラールおよびグリオキサールがこの型の固定剤としてあげられる。

①ホルムアルデヒド

病理診断学で最も広く用いられている固定剤である。ホルマリンとは，常温で気体であるホルムアルデヒドを水に溶解させたものをいう。ホルマリンは，ホルムアルデヒドを37～40％含んでいる。また，病理診断で用いられるホルマリンは10％あるいは20％ホルマリン水溶液を用い，10％ホルマリン水溶液では3.7～4.0％のホルムアルデヒドを含み，20％ホルマリン水溶液では7.4～8.0％のホルムアルデヒドを含んでいる。

蛋白質などの巨大分子とホルムアルデヒドの反応機構は複雑である。固定を理解するうえでの最初のステップとしてホルムアルデヒドの水溶液中での状態を理解する

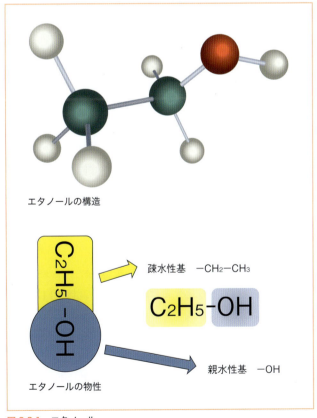

図 2.3.1　エタノール

用語　脱水凝固型固定剤（dehydrant coagulant fixative），エタノール（ethanol），ピクリン酸（picric acid），リボ核酸（ribonucleic acid；RNA），非凝固架橋型固定剤（non-coagulant cross-linking fixative）

2章 切り出しから薄切まで

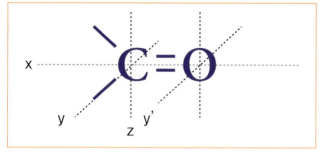

図 2.3.2　ホルムアルデヒドの構造

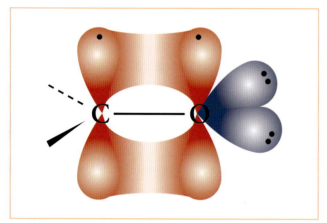

図 2.3.3　ホルムアルデヒドの分子軌道

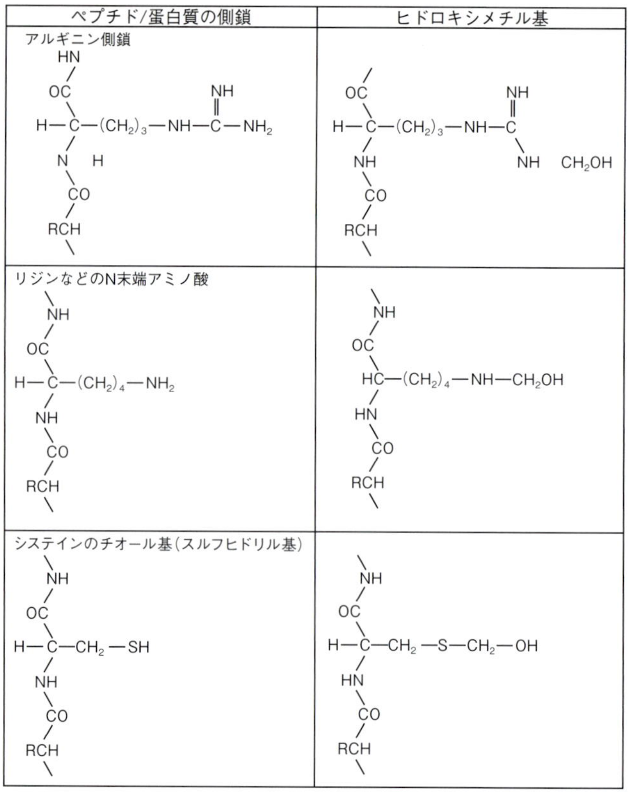

ペプチド/蛋白質の側鎖	ヒドロキシメチル基
アルギニン側鎖 OC | H-C-(CH₂)₃-NH-C(NH)-NH₂ | NH | CO | RCH	OC | H-C-(CH₂)₃-NH-C(NH)-NH-CH₂OH | NH | CO | RCH
リジンなどのN末端アミノ酸 NH | OC | H-C-(CH₂)₄-NH₂ | NH | CO | RCH	NH | OC | H-C-(CH₂)₄-NH-CH₂OH | HN | CO | RCH
システインのチオール基（スルフヒドリル基） NH | OC | H-C-CH₂-SH | NH | CO | RCH	NH | OC | H-C-CH₂-S-CH₂-OH | HN | CO | RCH

図 2.3.4　アルギニン，リジン，システインのヒドロキシメチル化

必要がある。ホルムアルデヒドは，水溶液中で，

$$H_2C=O\ (formaldehyde) + H_2O\ (water) \rightarrow HOCH_2OH\ (methylene\text{-}hydrate)$$

といったメチレン水和物を形成する。メチレン水和物は，蛋白質のいくつかの側鎖と反応してヒドロキシメチル側基を形成する（-CH₂-OH）。10％中性緩衝ホルマリンによる比較的短い時間（数時間から数日）の固定では架橋の形成は稀であり，蛋白質の側鎖がヒドロキシメチル側基に変わることで蛋白質を変化させ固定する。その後時間をかけて，ヒドロキシメチル側基は架橋を形成する。現在の病理診断学や生物学的用途のための固定では，固定時間が数時間から数日と短いために蛋白質骨格の架橋形成の頻度は低いとされている。

ホルムアルデヒドは，細胞質や細胞外マトリックスに存在する蛋白質と反応するばかりでなく，核蛋白質や核酸とも反応する。ホルムアルデヒドは，核酸と蛋白質の間に浸透し核酸-蛋白質シェルを安定化し，ヌクレオチドの遊離アミノ基と反応して構造を変化させる。DNAおよび遊離DNAにおいて，ホルムアルデヒドとの架橋反応はアデニン，チミジンが豊富な配列（ATリッチ配列）部から始まると考えられており，加温に伴って架橋が増加することが知られている。

また，ホルムアルデヒドは不飽和脂肪酸中のC=C結合および-SH基と反応するが，炭化水素の領域とは相互作用しない（図2.3.2～2.3.4）。

ホルマリン固定された蛋白質を流水で水洗すると50％のヒドロキシメチル基がもとの蛋白質側鎖の状態に戻り，4週間洗い続けると90％のヒドロキシメチル基が解離するとされる。また，形成された架橋は残ることがある。

長時間ホルマリン固定した蛋白質は，ヒドロキシメチル基が安定なカルボキシル基に酸化される（-NH-COOH）ために水洗によって解離することはない。

短期間固定における架橋は，アルギニン，アスパラギン，グルタミンおよびチロシンとヒドロキシメチル基の間で生じる。たとえば，リジン-メチルヒドロキシアミン基はアルギニンと反応しリジン-CH₂-アルギニン架橋を形成する。同様にチロシン-メチルヒドロキシアミン基はシステインと結合しチロシン-CH₂-システイン架橋を形成する。

(3) 複合固定液

固定剤には，凝固，非凝固，脱水などそれぞれ異なるはたらきがある。このような溶液を組み合わせ，混合して固定液としたものが複合固定液である。

用語　ATリッチ配列（AT-rich sequence）

2.3.2 　固定のメカニズム

● 1. 固定液の浸透

　固定剤が組織へ浸透するためには浸透圧が重要な役目を果たす。溶媒（小さな分子）だけを通す膜で隔てられた2室に溶媒・溶質が同じで濃度の異なる2つの溶液があると，濃度の低い（溶質分子の密度が相対的に低い）溶液から濃度の高い（溶質分子の密度が相対的に高い）溶液に移動する溶媒分子の数は逆向きのものより多くなる。これは，低濃度溶液中の溶媒分子の方が，高濃度溶液中の溶媒分子よりも溶媒自体の密度が高く，拡散の原理に従い溶媒分子が［高］→［低］へと移動することによる。結果として，溶媒は溶質濃度の高い溶液の方へ移動し，平衡状態に達するまで続く現象である。

　浸透圧 π[atm]は次の式で表される（ファントホッフの式）。

$$\pi = MRT$$

M はモル濃度[mol/dm^3]，R は気体定数[atm・dm^3/K・mol]，T は温度[K]である。モル濃度は容積モル濃度を用いる。この式は理想気体の状態方程式と同じ形をしている。式の意味は，浸透圧とは溶液に含まれる物質のモル濃度に比例し，また温度に比例することを示す。つまり，実際の固定現象では組織固定の浸透圧はホルマリン濃度と緩衝成分の濃度，および固定液の温度に比例する。

● 2. 組織への固定剤の浸透速度

　組織固定は，用いる固定剤により浸透速度が異なる。Bakerはゼラチン・アルブミンゲルに対する固定剤の浸透性を試験し，固定剤による浸透距離（d）と浸透時間（t）の間に下式が成り立つとした（**表2.3.1**）。

$$d = k\sqrt{t}$$

（k：固定液に固有の定数）

　この反応式によると10%ホルマリン水溶液を固定剤として用いた場合には，4時間固定すると1.56mm浸透することを示す。100%エタノールでは2.00mmとなり浸透速度は10%ホルマリン水溶液よりも100%エタノールの方が速いということになる。固定は組織の種類や状況によって変化するため，すべてに対してこの式を適用することはできないが，大まかな浸透速度を知るうえでは重要な式である。

表 2.3.1　固定液の浸透速度

固定液	濃度（%）	k（組織）	k（ゲル）
酢酸	5	1.2	2.75
無水クロム酸	0.5	0.25	1
ホルムアルデヒド	4	0.78	3.6
エタノール	100	1	—
グルタルアルデヒド	6	0.25	—
	4	0.34	—
	1.2-4.0*	0.33-0.5	—
	1.2-4.0	0.5-1.0	—
塩化第二水銀	0.78-0.84	2.2	—
メタノール	100	—	1.45
オスミウム酸	0.5-2.0	0.29-0.58	0.85
ピクリン酸	飽和	0.5	0.8
二クロム酸カリウム	3	1.33	

* 4℃での値，それ以外は室温での値。

● 3. 固定液の化学的な反応速度

　固定液と蛋白質の固定は化学的に反応が行われる。この化学反応に対して反応速度論的な見方から考えると，この反応はアレニウスの式に従う。

　アレニウスの式；化学反応の速度定数（k）と温度の関係

$$k = A\exp(-Ea/RT)$$

（R：気体定数，T：絶対温度，A：頻度因子，Ea：活性化エネルギー）

この式より，速度定数は温度が増すにつれて指数関数的に上昇することになり，化学的な反応は温度によって飛躍的に促進されるということになる。

● 4. 固定に影響を与える要因

　組織固定に影響を与える要因として，温度，大きさ，容量比，時間などがある。

(1)温度

　病理組織検査で行う固定温度は室温が基準となる。分子生物学的な検索にも耐え得る温度の上限は45℃とされる。少量容器の検体では，搬送や保管状態によってはこの温度を超える状況が発生することがあるので注意する。0〜4℃の低温固定は電子顕微鏡標本作製の固定に用いられる。固定作用には温度依存性があり，低温での固定は浸透速度の低下を引き起こすため，病理組織検査ではあまり低温で固定することはない。

　用語　ファントホッフ（van't Hoff）の式，アレニウス（Arrhenius）の式

■2章　切り出しから薄切まで

(2)大きさ

固定液の浸透速度から考えて大きく厚みがある組織は固定液の浸透が悪い。固定に伴う組織の厚さは4mmが最適とされるが実際的ではない。

(3)容量比

固定液量が少ない場合，固定への影響が出る。固定液量は，組織の容量に対する固定液の容量比によって決まる。最適な固定液量は組織の容積に対して20～50倍量の固定液が必要である。

(4)pHおよび緩衝剤

光学顕微鏡レベルでの組織観察において固定剤に含まれる緩衝剤の有無による影響は少ない。ホルマリン固定における非緩衝ホルマリン液の場合には，含まれるギ酸によりpHの低下を引き起こし，ホルマリン色素を発生させる。緩衝ホルマリンではこれを抑制することができる。現在では，生理学的pHに近い値の固定液を用いることが多い。

(5)時間

組織固定は時間の経過とともに進行する自発の系である。固定時間は組織の大きさにもよるが数時間～数日間行う。近年，コンパニオン診断などの普及により固定時間の管理がより厳格になってきている。『乳癌，胃癌のHER2検査ガイドライン』では6時間以上72時間以内の固定時間が推奨されている。長時間固定した検体では遺伝子検査で影響が見られる報告もあることから，この時間内で固定が行われることを推奨する。また，生検などの小さな検体や迅速包埋装置を用いる場合にはこの限りではない。

(6)検体採取から固定液に入れるまでの時間

組織固定では固定液に関する事項以外に検体が採取されてから固定液に浸漬するまでの時間が重要である。明確な規定はないが，手術などにより切除された組織は速やかに4℃で保管し，1時間以内，遅くても3時間以内に固定を行うことが望ましいとされている。

2.3.3　病理組織検査に用いられる固定液

● 1. はじめに

組織固定では多くの種類の固定液が存在する。しかし，現在の病理組織検査ではプレアナリシスの統一化が進みホルマリン系，とくに10％中性緩衝ホルマリン液が標準的な固定液になりつつある。旧来は対象となる臓器，疾患あるいは物質に添った固定液が使用されていたが，ホルマリン系固定液の組織形態の保存性，蛋白質の保持性，生体内物質の保存性および色素に対する染色性のよさや利便性，簡便性，汎用性に優れることから組織固定に用いられる固定液は，中性緩衝あるいは非緩衝のホルマリン系固定液がほとんどである。一方で，ホルマリンの有害性や発がん性も確認されているが，作業環境を整備することでこのようなデメリットの軽減をはかり，より使いやすいものとなった。水銀，クロム酸およびピクリン酸を含む固定液は，毒性や廃液処理の問題によるデメリットの改善には至らず固定液として使用することが難しくなっているのが現状である。また，ホルマリン以外の固定液を用いた場合では，免疫組織化学染色やFISHでどのような影響が出るか明確でないため，これらの液を使用するときは，そのようなリスクを考慮したうえで用いる必要がある。

● 2. さまざまな固定液の組成

(1)ホルマリン系固定液

①10％ホルマリン水溶液
37～40％ホルムアルデヒド溶液100mL
精製水または水道水900mL

②20％ホルマリン水溶液
37～40％ホルムアルデヒド溶液200mL
精製水または水道水800mL

③10％中性緩衝ホルマリン水溶液
37～40％ホルムアルデヒド溶液100mL
精製水または水道水900mL
リン酸二水素ナトリウム4g
リン酸水素二ナトリウム6.5g

750mLの精製水または水道水に37～40％ホルムアルデヒド溶液100mL加える。これにリン酸二水素ナトリウム4g，リン酸水素二ナトリウム6.5gを加えて溶解し，精製水または水道水で1,000mLとする。数カ月間保存でき調整後のpHは7.2～7.4である。

④20％中性緩衝ホルマリン水溶液
37～40％ホルムアルデヒド溶液200mL
精製水または水道水800mL

✎用語　ヒト上皮成長因子受容体2（human epidermal growth factor receptor type2；HER2），蛍光 *in situ* ハイブリダイゼーション（fluorescence *in situ* hybridization；FISH）

リン酸二水素ナトリウム 4g

リン酸水素二ナトリウム 6.5g

⑤**等張ホルマリン水溶液**

37～40％ホルムアルデヒド溶液 100mL

塩化ナトリウム 9g

精製水または水道水 900mL

⑥**ホルマリンアルコール**

37～40％ホルムアルデヒド溶液 100mL

95％エタノール 900mL

溶液を確実に中性にしたいときは，酢酸カルシウムを0.5g加える。

⑦**ホルマリンアルコール酢酸固定液**

95％エタノール 85mL

37～40％ホルムアルデヒド溶液 10mL

酢酸 5mL

エタノールの代わりにメタノールを用いてもよい。わが国では，凍結薄切切片を固定するときに用いられることがある。

⑧**塩化カルシウムによるカルシウムホルマリン**

37～40％ホルムアルデヒド溶液 100mL

精製水または水道水 900mL

10％塩化カルシウム溶液 100mL

⑨**酢酸カルシウムによるカルシウムホルマリン**

37～40％ホルムアルデヒド溶液 100mL

酢酸カルシウム溶液 10g

精製水または水道水で 1,000mL にする。

⑩**中性緩衝石炭酸ホルマリン**

37～40％ホルムアルデヒド溶液 100mL

精製水または水道水 900mL

リン酸二水素ナトリウム 4g

リン酸水素二ナトリウム 6.5g

フェノール 20g

(2)アルコール系固定液

①**カルノア固定液**

無水エタノール 60mL

クロロホルム 30mL

酢酸 10mL

カルノア固定液は，浸透力が強いという特徴がある。メチルグリーン・ピロニンなどのRNAを染める染色やグリコーゲンを染めるための固定液として用いられる。この固定液では赤血球に溶血を引き起こす。

②**クラーク液**

エタノール 300mL

酢酸 100mL

使用直前に調整する。最も古い固定液であるがパラフィン包埋標本において美しい染色性を示す。固定された組織は，95～100％エタノールに移し変えておく。

(3)ピクリン酸系固定液

ピクリン酸を含む固定液はグリコーゲンの保存性に優れている。

ピクリン酸は毒物及び劇物取締法で医薬用外劇物に指定されているので取扱い，廃棄には注意が必要である。

①**ブアン液**

飽和ピクリン酸 75mL

37～40％ホルムアルデヒド溶液 25mL

酢酸 5mL

ブアン液は，組織のアミノ基を保護するため結合組織の染色性にも優れている。この固定液は組織を黄色く染めてしまうので，50～70％エタノール，炭酸リチウムあるいは酸性色素で洗浄する。

②**ロスマン液**

100％エタノール飽和ピクリン酸溶液 90mL

中性ホルマリン 10mL

グリコーゲンのための固定液。

③**ジェンダ液（アルコールブアン液）**

90％エタノール飽和ピクリン酸溶液 80mL

37～40％ホルムアルデヒド溶液 15mL

酢酸 5mL

(4)脱灰を同時に行う固定液

①**ブアン固定脱灰液**

飽和ピクリン酸水溶液（ピクリン酸 10.5g／精製水 500mL）500mL

ホルマリン（37～40％ホルムアルデヒド溶液）167mL

ギ酸 33mL

(5)脂肪の固定液

①**脂肪組織のための固定液**

ブアン液 75mL

95％エタノール 25mL

48時間の固定時間で脂肪腫や高分化脂肪肉腫の検体を固定できる。

参考情報

＊水銀を用いた固定液：水銀を含んだ固定液は，その毒性や廃液処理の問題から，現在ではほとんど使用されることはない。しかし，以下の固定液については，水銀を含む固定液であることを認識しておく必要がある。

✎ **用語** カルノア固定液(Carnoy's fixative), クラーク液(Clark's fluid), ブアン液(Bouin's fluid), ロスマン液(Rossman's fluid), ジェンダ液(Gendre's fluid), ブアン固定脱灰液（Bouin's decalcifying solution）

■2章　切り出しから薄切まで

①ツェンカー液
　精製水 250mL
　塩化第二水銀（昇汞）12.g
　二クロム酸カリウム 6.3g
　硫酸ナトリウム 2.5g
　使用時にこの溶液 95mL に対して 5mL の酢酸を加え使用する。
②ヘリー液
　精製水 250mL
　塩化第二水銀（昇汞）12.5g
　二クロム酸カリウム 6.3g
　硫酸ナトリウム 2.5g
　使用時にこの溶液 95mL に対して 5mL の 37% ホルムアルデヒド溶液を加え使用する。

ツェンカー，ヘリー液はプロセッシングの前に流水で 24 時間洗浄（わが国では不可）し，染色の前には水銀結晶を取り除く操作が必要である。
③スーサ
　スーサ（SUSA）という名前はドイツ語で Sublimat（HgCl$_2$）と Säure（acid）からなる。
　塩化第二水銀（昇汞）HgCl$_2$ 45g
　塩化ナトリウム NaCl 5g
　トリクロル酢酸 20g
　酢酸 40mL
　ホルマリン（37〜40% HCHO）200mL
　精製水で全量 1,000mL とする。

2.3.4　固定の実際

● 1. 基本的な固定技術

　固定液が入った広口の容器に組織を入れて保存する。ラベル（名札）は必ず付けておき，検体の間違いがないようにしておくこと。固定時間を管理している施設は，ラベルに固定液に入れた時間を記載しておくこと。

　固定液の量が少ないと固定不良を起こすので十分な量の固定液を用いて固定を行うこと。また，使用する固定液は化学固定剤を用いるので，固定する臓器のすべての表面が固定液に接していることは必須である。固定液と組織を入れる容器の選択および固定液の量は，固定する臓器の大きさによって決める。組織の大きさに不釣合いな固定容器に無理やり臓器を押し込んで固定しないこと。

　組織の形態を保持したい場合には，ゴム板などに貼り付けてから固定液に浸すこと。組織の方向性や部位がわかるように印を付けておくとよい。

　手術で摘出された臓器を室温で放置することはできるだけ避ける。保管するときは 4℃ を保つように努め，その後速やかに固定処理を行うこと。

● 2. 固定に用いる器具

・密閉容器：固定剤と組織を入れる容器。
・ゴム板：組織検体を貼り付けるためのもの。ゴム板の比重はホルマリン固定液よりも重いのでホルマリン固定液内では沈む。
・ピン類：ゴム板に組織を貼り付ける際に使用する。
・ハンマー：ピン類を打ち付けるための器具。
・ペンチ：ピン類をはずすときに用いる器具。

・注入器具：シリンジ，注射針，シリコンチューブなど，圧力をかけて固定液が注入できる器具。
・その他：気管支などを止めるための鉗子，方向性を印すための針や糸，脳を吊るすたこ糸などがある。

● 3. 臓器別固定法

(1)肺

　葉切除の検体については，大きな気管あるいは気管支から直接固定液を注入する。注入器具で固定液を注入し，全体的に固定液が充満したら気管や気管支の切離端を鉗子などで挟み，固定液の逆流を防止しておく。その状態のまま，できるだけ大きな容器に臓器を漬け込んでおく。

(2)部分切除肺

　注射針を付けたシリンジに固定液を入れ，切除された肺に刺して固定液を注入する。気泡を入れないように注意する。過剰量を注入しないように適度な量を注入すること。注入後は大きな容器で臓器全体が浸漬するよう注意する。

(3)消化管

　消化管は摘出後，速やかに切開し固定する。切開は臨床医あるいは病理医が行うことが多い。

(4)胃

　原則として大弯側を切開し，開いた状態でゴム板に貼り付ける。切開するラインに腫瘍が存在するときは腫瘍を避けて切開する。ポリペクトミーや内視鏡的粘膜切除術（EMR）の検体は，切離断端がわかるようにインクや糸な

📝**用語**　ツェンカー液（Zenker's solution），ヘリー液（Helly's solution），スーサ（Heidenhain's SUSA），ポリペクトミー（polypectomy），内視鏡的粘膜切除術（endoscopic mucosal resection；EMR）

どの目印を付けておく．内視鏡的粘膜下層剥離術（ESD）検体は，粘膜の周囲がカールしないように伸ばして貼り付ける．切離断端が明確になるようにゴム板に貼り付ける．

(5) 大腸
結腸ヒモの反対側で切開しゴム板に貼り付けて固定する．口側や肛門側など切り出し時に方向性や位置関係がわかるようにしておくとよい．また，腫瘍が切開するラインに存在するときは，上記の限りではなく腫瘍部を避けて切開する．ゴム板に貼り付けて固定する．

(6) 肝臓
CT断面，腫瘍の中心，切除断端に垂直を満たすような方向で数枚にカットする．カット後はゴム板に貼り付けて固定する．

(7) 胆嚢
肝臓剥離面の対側で切開することが多い．胆石などの内容物があるときは臨床医に連絡し，その後の検査が必要かを確認すること．ゴム板に貼り付けて固定する．

(8) 脾臓
数箇所に割を入れて固定する．必要に応じてゴム板に貼り付けて固定する．

(9) 中枢神経
解剖で脳を摘出したときには，脳底動脈に糸を通し固定液の入ったバケツに吊るした状態で固定する．固定容器にフタ付きのバケツを使用するときはフタを閉めた際に糸が引っ張られるので，糸を緩めにしておく．

(10) 子宮頸部円錐切除
12時の方向に糸などのマークがされている．12時の位置で切り離し，押し広げてゴム板などに張り付けて固定する（図2.3.5）．

(11) 子宮
前壁側をY字で切開し固定する．

(12) 胎盤
ホルマリン固定液中にそのまま入れる．形が変化しないように大きめの容器中に浮遊させる．ポリ容器などに無理やり押し込んで固定しないこと．

(13) 乳腺
方向性がわかるようにしてゴム板に貼り付ける．ホルマリン固定液を脂肪内に注入するときは，過剰に行わないこと．ゴム板との接着面の固定不良が生じやすいのでホルマリン固定液が入るように空間を空けるとよい．医師に腫瘍部に割を入れてもらってもよい．ゴム板に貼り付けて固定する．

(14) 腎および尿管
腎実質および尿管は外側から切り開きゴム板に貼り付けて固定する．

(15) 膀胱
尿路断端より前壁を正中線に沿って切開する．左右の尿管に沿って尿管口とともに膀胱壁を切開し固定する．その際に，腫瘍部はできるだけ避けて切開する．ゴム板に貼り付けて固定する．

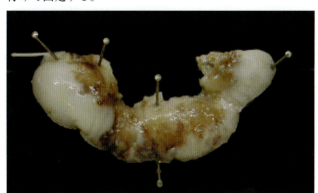
図2.3.5　子宮頸部円錐切除組織

2.3.5　固定液の廃棄回収

ホルマリン固定液の処理は，化学的に酸化物へ変化させることが可能であるが，反応に発熱を伴うこと，作業環境に換気が必要なことから専門の産業廃棄物処理業者に引き取りを委託することが望ましい．ピクリン酸や水銀については専門の産業廃棄物処理業者に委託すること．また，産業廃棄物処理業者が適正に処理を行っているか確認すること．回収容器に廃液を入れるときは，換気のよい場所で行うこと．ホルマリン液が漏出した場合に備えて，ホルマリン対策用のガスマスク，ゴーグル，市販のホルマリン中和剤あるいは中和シートを用意しておくとよい．

［磯崎　勝］

用語　内視鏡的粘膜下層剥離術（endoscopic submucosal dissection；ESD），コンピュータ断層撮影（computed tomography；CT）

2.3.6　ホルマリン色素の除去

●ポイント

- ホルマリン色素は，血液中のヘモグロビンとギ酸により生じる，人工的なアーチファクトの1つである。
- ホルマリン色素は黒褐色調の微細顆粒状物質であり，メラニン，ヘモジデリン，発色基質のDABと同系色を呈するため，除去することで標本のクオリティーが向上する。

● 1. 生体内色素

　生体内における代謝産物として，さまざまな色素が臓器内に沈着し，それらは組織標本上で可視化され，診断上重要な所見となる場合もあれば，診断を阻害する要因となることもある。それらは生体内色素と定義され，由来により体内性色素と体外性色素に大別され，前者は血色素性色素と非血色素性色素に分けられる[10]。日常最も頻繁に見られる生体内色素としては，ヘモジデリン，メラニン，アーチファクトとしてのホルマリン色素があげられる。それぞれの生体内色素は，目的に応じた処理を行い鑑別される。本項では，ホルマリン色素について解説する。

● 2. 問題点

　ホルマリン色素は，血液に富んだ組織に黒褐色調で微細顆粒状物質となって沈着し，それらが標本上で可視化される。ホルマリン色素の沈着で問題となるのは，おもに以下の2点である。第1に免疫組織化学の発色基質である，3,3'-ジアミノベンジジン（DAB）発色部位と色調が類似し，診断の妨げとなることである[11~15]。第2にヘモジデリン，メラニンなどの生体内色素との区別である。

● 3. 発生メカニズム

　ホルマリンは，熱や光によりギ酸を生じるといった特性があり，ホルマリンが酸化されるとメタノールが生じ，さらに還元を受けるとギ酸を生じるといった化学反応による影響があげられる。
　ホルマリン色素は，pH3〜5程度で最も生じやすいといわれており[14, 15]，非緩衝ホルマリンの過固定ではギ酸がヘモグロビンと反応して，黒色調のホルマリン色素が生じ，標本上でアーチファクトとして観察される。したがって，

血液成分の多い病巣，血管に富んだ臓器（肺，胎盤，脾臓など）では，非緩衝ホルマリンによる長時間の固定で最も影響を受けやすい。

● 4. 回避

　ホルマリン固定は，種類や濃度，操作法，固定時間などの運用法は，施設により若干の差異がある。現在では，あらかじめ検体瓶にpH7.4に調整された中性緩衝ホルマリンが販売されており，生検材料はもちろんのこと，検体瓶に入る大きさの手術摘出材料であれば，ホルマリン色素は問題とならない。10%中性緩衝ホルマリンで3か月間固定しても，ホルマリン色素は見られないとの報告があり[15]，中性緩衝ホルマリンは非常に安定した固定液である。それとは逆に，ギ酸加20%非緩衝ホルマリンでは，1日目から多数のホルマリン色素が見られるとの報告があり[15]，日常の手術摘出材料に非緩衝ホルマリンを用いる際には，ホルマリンをこまめに新調しておかなければならない。

● 5. 除去法

　ホルマリン色素の除去は，アルカリ溶液で簡便に行うことが可能である。最も広く用いられている除去法は，ベロケイ法とカルダセウィッチ法である[12, 14, 15]。双方ともアルコール溶液に対して，前者が水酸化カリウム（水酸化ナトリウム）を，後者がアンモニアを，それぞれ添加する方法である。剖検材料でホルマリン色素の沈着が著しい組織片に対して，ベロケイ法では10分でホルマリン色素が除去でき，その後のHE染色への影響は見られず，良好な染色が可能である。症例によっては，ホルマリン色素を完全に除去することが難しい場合や，数時間の処理が必要な場合もあるといわれている[12, 14]。
　図2.3.6〜2.3.9の剖検例の組織標本は，それぞれ図aでは処理なしの標本，図bはベロケイ法によるホルマリン色素除去後の標本である。ベロケイ法後HE染色では，出血巣の顕著な肺，血管や心筋内に沈着するホルマリン色素は除去され，鮮明なHE標本である（図2.3.6, 2.3.7）。ヘモジデリンとホルマリン色素が混在する標本では，ホルマリン色素を除去した後にBerlin blue染色で，ヘモジデリンが明瞭に観察可能である（図2.3.8b）。免疫組織化学では，DAB発色陽性細胞が多くを占めている標本においては，ホルマリン色素はマスキングされ大きな問題にはならない

✎ **用語**　3, 3'-ジアミノベンジジン（3, 3'-diaminobenzidine；DAB）

2.3 | 固定法

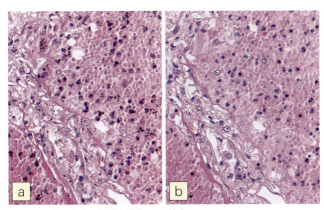

図 2.3.6　肺，出血の顕著な肺胞　HE 染色　×400
a．出血巣を中心に黒褐色調のホルマリン色素の析出が著しく，鏡検の阻害となる．b．ベロケイ法によってホルマリン色素除去後の HE 染色では，肺胞と出血巣が良好に観察でき染色性にはまったく影響がない．

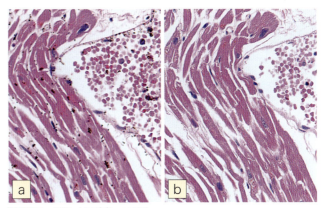

図 2.3.7　心筋　HE 染色　×400
a．心筋と血管内に，黒褐色調のホルマリン色素が沈着しており，鏡検の阻害となる．剖検例であり広範囲にホルマリン色素が沈着していた標本である．b．ベロケイ法によってホルマリン色素が完全に除去され，心筋線維や血管が鮮明で，消耗性色素リポフスチンが良好に観察可能である．

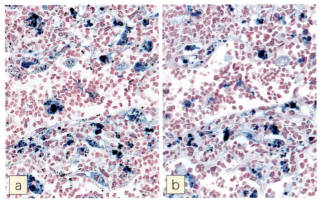

図 2.3.8　脾臓　Berlin Blue 染色　×400
a．黒褐色調のホルマリン色素と Berlin blue 陽性のヘモジデリンが混在し，ヘモジデリンの詳細が不鮮明である．b．ベロケイ法によってホルマリン色素を除去後，Berlin blue 染色を行った標本では，ホルマリン色素は除去されヘモジデリンが青色に明瞭に観察可能である．

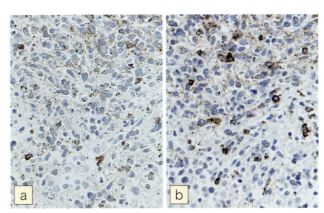

図 2.3.9　脾臓，免疫組織化学染色（CD20）　×400
a．解剖例でホルマリン色素が顕著であった脾臓であり，黒褐色調のホルマリン色素の沈着が著しく，DBA 発色陽性の観察が紛らわしい．b．A の切片と同時に自動免疫装置で染色後，ベロケイ法によってホルマリン色素を除去した標本である．ホルマリン色素が除去され CD20 陽性細胞が明瞭に観察可能である．

が，陽性細胞の割合が少数の場合にはホルマリン色素が目立ち，診断の妨げとなる（図2.3.9）．

1) ベロケイ法：1％水酸化カリウム加80％エタノールで10分
2) カルダセウィッチ法：1～5％アンモニア加70％エタノールで30分

6. 精度管理

ベロケイ法では10分，カルダセウィッチ法では30分の処理を行い，ホルマリン色素が除去されていることを鏡検して確かめ，不十分であれば再度除去操作を行うことが必要である．ホルマリン色素が除去されたら，十分に水洗を行い切片上のアルカリ溶液を落としてから染色を実施する．ベロケイ法とカルダセウィッチ法は，マラリア色素を溶解するが，メラニン，ヘモジデリン，リポフスチンには影響しないといわれており[14]，ホルマリン色素との鑑別は容易である．

非緩衝ホルマリンによる標本作製においては，ホルマリン色素の除去は欠かせないので，処理方法をマニュアル化し認識しておくことが，精度管理上重要なマネジメントである．

［梅澤　敬］

用語　ベロケイ法（Verocay method），カルダセウィッチ法（Kardasewitsch method），ヘマトキシリン・エオジン（Hematoxylin-Eosin；HE）染色

■2章　切り出しから薄切まで

📖 参考文献

1) Bancroft JD：Theory and Practice Histological Techniques 6th ed, Churchill and livingstone，2008.

2) Kiernan JA：Histological and Histochemical Methods：Theory and Practice 3rd ed, Hodder Arnold，1999.

3) Carson FL：Histotechnology：A Self-Instructional Text 3rd ed, American Society for Clinical Pathology，2009.

4) McMurry J：Organic Chemistry 5th ed, Brooks／Cole，1999.

5) Conn EE，Stumpf Pk（著），田宮信雄，八木竜彦（訳）：コーン・スタンプ生化学　第5版，東京化学同人，1988.

6) 井本　稔，他（編）：ホルムアルデヒド：その化学と工業，朝倉書店，1965.

7) 大木道則，他（編）：化学辞典，東京化学同人，1994.

8) 福田種男（編）：病理組織標本作製の理論，実験病理組織研究会，正明堂印刷，2008.

9) 病理技術研究会（編）：基礎病理技術学，笹氣出版，2013.

10) 八田秀樹：「生体内色素染色」，基礎病理技術学，90-96，病理技術研究会，2013.

11) 堤　寛：「免疫染色の工夫と落とし穴」，組織細胞化学 2015；2015-07-10：61-76.

12) 青木裕志，他：「ニチレイ免疫染色玉手箱　生体色素標本の免疫組織学的染色法」，ニチレイホームページ，2015，http://www.nichirei.co.jp/bio/tamatebako/pdf/tech_06_dr_aoki.pdf.

13) 柳田絵美衣：「免疫染色（酵素抗体法）＋特殊染色　重染色」，第4回神戸免疫組織診断セミナーハンドアウト，103-107，2015.

14) 清水幹雄，清水道生：「漂白法―ベロケイ法・カルダセウィッチ法」，検査と技術 2000；28：363-365.

15) 広井禎之，他：「固定時に生ずるアーチファクト―ホルマリン色素」，検査と技術 2005；33：460-464.

2.4 脱灰法

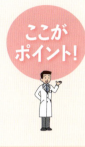

- 骨や石灰化を形成する石灰塩は，薄切操作が困難となるため脱灰を行う。
- 脱灰には，酸やキレート剤およびこれらを主剤とする脱灰液を用いる。
- 脱灰液の種類により染色性への影響が異なるため，目的に応じた脱灰液の選択が重要である。
- 組織障害や脱灰液の浸透不良を防ぐため，脱灰を行う組織はあらかじめ固定や脱脂を完了させておく必要がある。
- 遺伝子検査に供する可能性がある場合は，EDTA脱灰を行う。

2.4.1 目的と種類

1. 目的

脱灰とは，骨や歯などの硬組織や組織中の石灰化部分からカルシウムを除く操作である。

骨などの硬組織は，カルシウムを多く含む無機塩，すなわち石灰塩から構成されている（表2.4.1）。石灰塩はカルシウムやほかのイオンからなるアパタイトとよばれる結晶構造を形成する。アパタイトは4種類に大別されるが，石灰化塩はヒドロキシアパタイトに最も近い構造を示すと考えられている[1]（図2.4.1）。

表 2.4.1　骨を構成する無機質成分[2]

無機成分	重量比
リン酸カルシウム	85.0%
炭酸カルシウム	10.0%
リン酸マグネシウム	1.5%
その他	3.5%

石灰塩を含む硬組織をそのまま標本作製すると，薄切時にミクロトームのメスが刃こぼれを起こし，FFPEブロック表面にメス傷が生じるばかりか，切片を得ることすら困難となる（図2.4.2）。したがって，あらかじめ組織中の石灰塩を溶出させ（脱灰），薄切が可能な硬さにする必要がある。

脱灰は通常，切り出しを済ませた組織に対して行うが，切り出し自体が困難な組織に対する予備脱灰や面出し後のFFPEブロックに対する表面脱灰なども行われる。

2. 種類

脱灰法には，酸やキレート剤およびこれらを主剤とする溶剤（脱灰液）を用いる方法がある。酸を用いる脱灰法は

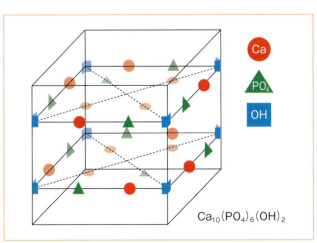

図 2.4.1　ヒドロキシアパタイトの構造

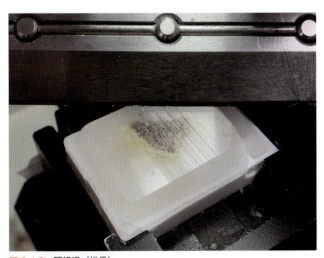

図 2.4.2　硬組織（椎骨）
組織が硬く，薄切中にメスが引っかかって止まる。メスが刃こぼれを起こし，FFPEブロック表面に傷が付く。

■2章　切り出しから薄切まで

さらに，無機酸を用いるものと有機酸を用いるものに分けられる（表2.4.2）。また，脱灰を促進させる方法として，電気脱灰法やイオン交換樹脂を用いる方法などがある。

脱灰は，方法により所要時間や脱灰後の処理，染色性への影響が異なるため，作業性や目的に合わせた脱灰法を選択することが重要である。

(1)無機酸を用いる方法

①硝酸

5～10%水溶液として使用するが，5～10%硝酸ホルマリン液が用いられることもある[3]。脱灰完了後には中和操作を要する。脱灰力は強いが染色性に影響を及ぼすため，ほとんど使用されない。

②塩酸

3～10%水溶液として使用する。脱灰完了後には中和操作を要する。脱灰力は強いが染色性への影響は硝酸よりも強く，単独ではほとんど使用されない。

(2)有機酸を用いる方法

①ギ酸

5～10%水溶液として使用するが，10%ギ酸水溶液と10%ホルマリン水溶液との等量混合液や70%エタノールを溶媒として1～5%ギ酸溶液を作製する処方もある[4]。脱灰完了後には70%エタノールで洗浄する。無機酸に比べ脱灰に時間を要するが，染色性への影響は小さい。

②トリクロロ酢酸

5%水溶液として使用する。脱灰完了後，直ちに水洗すると結合組織の膨化を招くため，70%エタノールで洗浄する。無機酸に比べ脱灰に時間を要し，染色性には軽度の影響を及ぼす。

③クエン酸

8%水溶液として使用する。脱灰完了後には70%エタノールで洗浄する。無機酸に比べ脱灰に時間を要するが，染色性への影響は小さい。

(3)迅速脱灰液

①プランク・リクロ液

無機酸と有機酸を混合し，組織障害と染色性の低下を防ぐ目的で塩化アルミニウムを加えた脱灰液である[3]。脱灰に要する時間は短いが，時間の延長とともに染色性が低下する。脱灰完了後には中和操作を要する。

(4)中性脱灰法

①エチレンジアミン四酢酸（EDTA）

キレート剤であるEDTAはカルシウムなどの金属イオンとキレート化合物をつくり，脱灰作用を発揮する。脱灰液には10% EDTA2Na水溶液あるいは10% EDTA4Na水溶液が用いられるが，EDTAはナトリウムの数により水への溶解度およびpH値が異なる。EDTAのカルボキシル基はイオン化しにくいが，ナトリウム塩は容易にイオン化するため水に溶解する。ナトリウムの数が増加するに従って水への溶解度が増大し，pH値も上昇する[2]。よって，10% EDTA2Na水溶液（pH4.5～5.0）はアンモニア水や水酸化ナトリウムで，10%

表2.4.2　脱灰法の種類

分　類		脱灰法・脱灰液	組　成	備　考
酸	無機酸	5% 硝酸水溶液	硝酸 5mL 精製水 95mL	熱が発生するため，精製水に酸を徐々に加える。 脱灰終了後には中和操作を要する。脱灰力は優れるが，染色性への影響が大きい。
		5% 塩酸水溶液	濃塩酸 5mL 精製水 95mL	
	有機酸	10% ギ酸水溶液	ギ酸 10mL 精製水 90mL	脱灰終了後には，70%エタノールで洗浄してから，パラフィン包埋操作へ移行する。 無機酸に比べ脱灰力は劣るが，染色性への影響は小さい。
		5% トリクロロ酢酸水溶液	トリクロロ酢酸 5g 精製水 100mL	
		8% クエン酸水溶液	クエン酸 8g 精製水 100mL	
迅速脱灰		プランク・リクロ液	塩化アルミニウム・6H₂O 70g 精製水 1,000mL ギ酸 50mL 濃塩酸 85mL	塩化アルミニウムは水和物を用いる（無水物は水に入れると，発煙や発熱するため）。 脱灰液に無機酸を含むため，脱灰終了後には中和操作を要する。
中性脱灰		EDTA2Na	EDTA2Na 10g 精製水 100mL アンモニア水または水酸化ナトリウム 適量	精製水にEDTAを溶解させると液は白濁するが，アルカリを添加してpH7.4～7.5に調整する。
		EDTA4Na	EDTA4Na 10g 精製水 100mL 塩酸またはクエン酸 適量	精製水にEDTAを溶解させると液は白濁するが，酸を添加してpH7.4～7.5に調整する。
脱灰促進		電気脱灰法	各種脱灰液	
		イオン交換樹脂脱灰法	各種脱灰液	

用語　プランク・リクロ（Plank-Rychlo）液，エチレンジアミン四酢酸（ethylenediaminetetraacetic acid；EDTA）

EDTA4Na水溶液（pH10.0〜10.5）は塩酸やクエン酸でpHを7.4〜7.5に調整する。

EDTAでの脱灰完了後は十分に水洗する。水洗が不十分であると，組織中に残存したEDTA-Caが脱水操作の際にアルコールを白濁させる[5]。

EDTAは脱灰に時間を要するものの，組織へのダメージや染色性への影響は小さく，免疫組織化学や遺伝子変異などさまざまな検索法に併用される。

(5) 脱灰を促進させる方法

①電気脱灰法

脱灰液を入れた容器に2本の炭素棒を入れ，陽極に組織片を取り付ける。直流電流5V，5Aを通電するとカルシウムイオンは陰極に移動し，組織中のカルシウムが除去される。脱灰液には塩酸を用いるため，脱灰完了後には中和操作を要する。通電により液温が上昇しやすく，染色性に影響を及ぼす場合がある。

②イオン交換樹脂脱灰法

脱灰液中に溶出したカルシウムイオンを除去するために，脱灰液にイオン交換樹脂を沈ませて脱灰を促進させる方法である。脱灰液にはギ酸などを用いる。

(6) その他

調整済の各種脱灰液がメーカーより市販されている。液の組成を確認し，目的に応じた液を使用する。

2.4.2　脱灰の技術

● 1. 手順

脱灰液による組織障害を防ぐため，脱灰前にホルマリン固定を完了させておくことが重要である。固定が不十分な組織を脱灰すると，細胞形態の変化や染色性の低下を招く（図2.4.3）。

(1) 切り出し

組織を酸性脱灰液中で長時間反応させると，染色性に影響が生じるため，可能な限り短時間で脱灰を完了させる必要がある。そのため，切り出しには鋸やカッティングマシーンなどを用い，組織を5mm以下の厚さに切り出す。小さな組織や崩れやすい組織はメッシュの袋に入れる。切り出し操作により組織表面から細かい組織片（組織屑）が生じるため，その後の切り出しでは他検体へのコンタミ

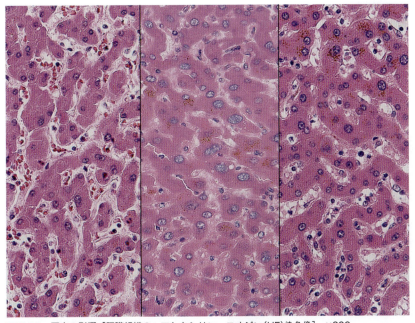

図2.4.3　固定の影響［肝臓組織のヘマトキシリン・エオジン（HE）染色像］　×200
左：対照（未脱灰組織）。中央：固定が不良な組織。10%ギ酸脱灰により核および細胞質が膨化し，核クロマチン構造は融解状となり，染色性が減弱している。右：固定が良好な組織。10%ギ酸脱灰後であっても核および細胞質，類洞が明瞭に観察できる。

📝 **用語**　ヘマトキシリン・エオジン（Hematoxylin-Eosin；HE）染色

ネーションにも注意を払う必要がある（図2.4.4）。
　組織が硬過ぎて切り出しが困難な場合は，切り出す前に予備脱灰を行う。脱灰の方法は切り出し後の脱灰操作と同様であるが，脱灰完了後は包埋カセットに入る大きさに組織をトリミングする。必要であれば，トリミング後に追加で脱灰を行う。

(2) 脱脂
　脂肪は脱灰液の浸透を妨げるため，骨髄をはじめとする脂肪を多く含む組織では脱灰不良を招くことがある。そのような組織を脱灰する場合には，脱脂を十分に行ってから，脱灰操作に移る。

(3) 脱灰
　組織中のカルシウムは，脱灰液中へ溶出すると下層に溜まる。そのため，組織は糸などで吊り下げ，脱灰液の中層に浮かせる。また，酸性脱灰液を用いる場合には炭酸ガスが発生するため，脱灰容器を密閉してはならない（図2.4.5）。

① 温度
　脱灰は温度の上昇とともに促進されるが，組織障害も強くなる。そのため，通常は15℃前後もしくは室温にて行う。歯など非常に硬い組織で長時間の脱灰を要する場合には，組織障害の少ないEDTAを用いて脱灰を行う。

② 脱灰液
　組織に対して十分な量（50倍以上）を用い，1日に1〜2回交換する。また，脱灰液は振盪器やマグネチックスターラーなどで撹拌し，組織周囲に常に新しい脱灰液が触れるようにする（図2.4.5）。

(4) 脱灰の完了
　組織の複数箇所に，抵抗なく針が刺さることやメスで容易に切れることで，脱灰の完了を確認する。通常は半日〜2日程度で完了するが，大きな組織や著しく硬い組織では脱灰の程度を確認しながら脱灰時間を調節する。

(5) 中和操作
　無機酸（強酸）にて脱灰した組織は，カルシウムが多く溶出するため，組織が脆弱になる。その状態の組織を直接水洗すると，水の浸透圧が低いため，結合組織が膨化をきたす[5]（図2.4.6）。このような組織障害を防ぐ目的で，中和操作を行う。
　中和液には5%硫酸ナトリウムのほかに，5%硫酸リチウムや5%ミョウバンなどが用いられる。脱灰が完了した組織を直接中和液へ入れ，撹拌しながら12時間程度浸漬する。その後，十分な水洗により中和液を除去してから，包埋操作へと移行する。
　有機酸および中性脱灰液を用いた場合には，中和操作は不要である。

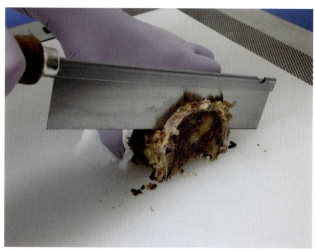

図2.4.4　硬組織（椎骨）の切り出し
鋸で5mm以下の厚さに切り出す。切り出し操作で組織屑が生じるため，他検体へのコンタミネーションに十分注意する。

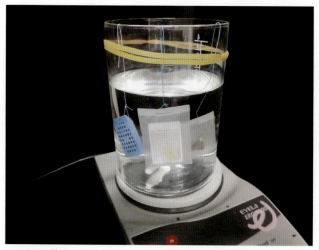

図2.4.5　脱灰
組織は糸で吊り下げ，脱灰液の中層に浮かせる。脱灰中は振盪器やスターラーを用いて撹拌する。酸性脱灰液を用いる場合には，蓋はしない。

2. 再脱灰

　脱灰不良の状態でFFPEブロックを作製してしまった場合（図2.4.7）などに行う。
　石灰化の程度が強く石灰成分が残っている場合には，再脱灰を行う。粗削りが可能な場合には表面脱灰を行う。

(1) 再脱灰
　パラフィン浸透と逆の操作で組織を親水化した後に脱灰を行う操作である。FFPEブロックを包埋センターのパラフィン槽に漬け，パラフィンを溶融させる。次いで，キシレンに浸漬する。撹拌しながら1〜2時間ごとに3回程度キシレンを交換し，パラフィンを除く。組織はキシレンで透徹されると透明感を示すため，中心部が白濁している場合にはパラ

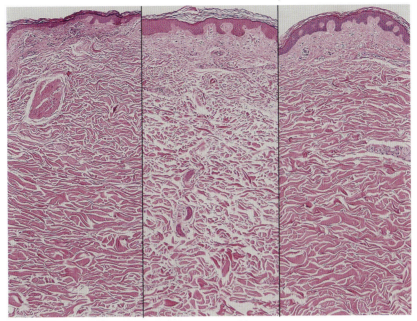

図 2.4.6　水洗と中和操作の影響（皮膚組織の HE 染色像）　×40
左：対照（未脱灰組織）。中央：10% 塩酸ホルマリン脱灰後に水洗した組織。組織が膨化し，膠原線維の間に隙間ができる。膠原線維を主体とする組織で顕著に見られる。右：10% 塩酸ホルマリン脱灰後に中和操作を行った組織。膠原線維が密に走行している。

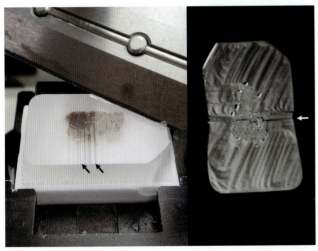

図 2.4.7　脱灰不良組織の薄切
左：FFPE ブロック表面にメス傷が見られる（➡）。右：薄切切片にも傷が付き，一部は切り離される（⇨）。

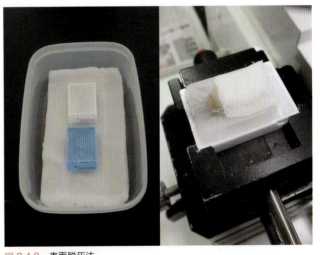

図 2.4.8　表面脱灰法
左：脱灰液を十分にしみ込ませたガーゼをタッパーに敷き，粗削り後の FFPE ブロックを薄切面が下になるように置く。右：薄切中の FFPE ブロックの表面に，脱灰液をしみ込ませたガーゼを置く。

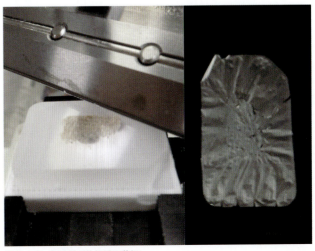

図 2.4.9　表面脱灰後組織の薄切
図 2.4.7 と同一の FFPE ブロックを 10% ギ酸で 4 時間表面脱灰してから薄切。メス傷は見られない。

フィンが残存している可能性がある。パラフィンの除去が完了したら，組織をエタノールに浸漬し，攪拌しながら 1〜2 時間ごとに 4〜5 回程度エタノールを交換する。その後，組織を 30 分程度流水水洗してから，脱灰操作を行う。

(2) 表面脱灰
　石灰化が軽度で粗削りが可能な場合に行う。まず，FFPE ブロックの粗削りを行い，組織を露出させる。脱灰液を十分にしみ込ませたガーゼの上に，FFPE ブロックの薄切面を下にして置き，組織に脱灰液が触れた状態で 3〜12 時間程度脱灰を行う。石灰化がごく軽度な場合や再度の粗削りを省略したい場合には，薄切中の FFPE ブロックの上に脱灰液をしみ込ませたガーゼを置き，1〜2 時間程度脱灰を行った後に薄切を行う（図 2.4.8，2.4.9）。

■2章　切り出しから薄切まで

脱灰液は中和操作を必要としないEDTAや有機酸を使用する。

3. 脱灰法と染色性

脱灰が標本の染色性に及ぼす影響は，脱灰法により異なる。とくに，塩酸や硝酸などの強酸を含む脱灰液は，鉄の溶失や免疫組織化学における陽性部位の減弱などを招く場合がある（図2.4.10，2.4.11）。また，プランク・リクロ液ではDNAの断片化により遺伝子検査に適した核酸の抽出は困難とされており，EDTAによる脱灰が推奨されている[6]。標本作製に急を要するかどうかや検査の用途などに応じて，脱灰法を使い分けることが重要である。

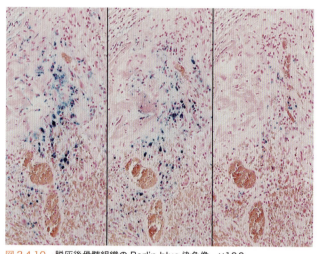

図2.4.10　脱灰後骨髄組織のBerlin blue染色像　×100
薄切切片を脱灰液で2時間処理。
左：10% EDTA。ヘモジデリンが青色に染色される。未脱灰（提示せず）と同等の染色像である。中央：10%ギ酸。10% EDTAと同等の染色像である。右：10%塩酸ホルマリン。染色性が著しく減弱する。

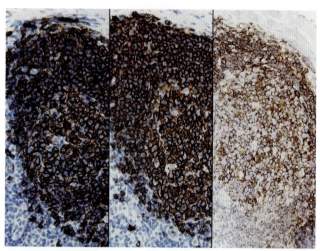

図2.4.11　6時間脱灰したリンパ節組織の免疫組織化学（CD20）染色像　×100
左：10% EDTA。Bリンパ球が褐色に染色される。未脱灰（提示せず）と同等の染色像である。中央：10%ギ酸。10% EDTAと比較して若干染色性が減弱する。右：10%塩酸ホルマリン。Bリンパ球および核の染色性が著しく減弱する。

Q 表面脱灰後の薄切における注意点は？

A 組織の種類により異なるが，各種脱灰液にて12時間の表面脱灰を行うと，脱灰されるFFPEブロック表面からの深さは，EDTAでは約100μm，クエン酸では約200μm，ギ酸では約500μmである（図2.4.12）。

ギ酸は脱灰速度に優れるが，時間の経過とともに組織が膨化するため，24時間以上は浸さない。また，FFPEブロック表面の組織が脱灰液を含んでいるため，切片の伸展時に組織が散らばったり，薄切ムラや染色性の低下などのアーチファクトが生じることもある。薄切時には，表面から十数μmを粗削りで慎重に取り除いた後に本削りを行う（図2.4.13～2.4.15）。

用語　ベルリン青（Berlin blue）染色，プランク・リクロ（Plank-Rychlo）液

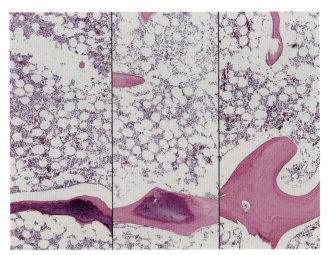

図 2.4.12　表面脱灰の効果　×40
椎骨組織を脱灰液で 4 時間表面脱灰し，50μm の粗削りを行った後の HE 染色像．
左：10% EDTA．骨梁中心部の大部分にヘマトキシリンで染色される石灰塩が残る．中央：8％クエン酸．骨梁中心部の一部に石灰塩が残る．右：10％ギ酸．骨梁全体がエオジン好性となり，石灰塩が除かれていることを示している．

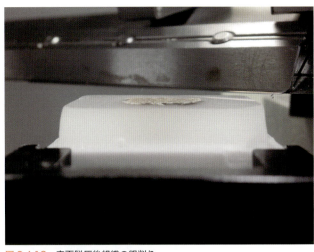

図 2.4.13　表面脱灰後組織の粗削り
ギ酸を用いた場合，組織表面が膨化し盛り上がるため，表面から十数μm を粗削りで取り除く．

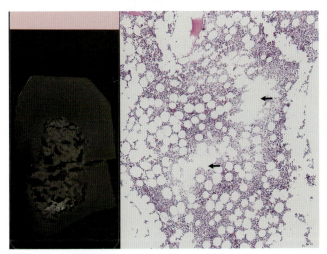

図 2.4.14　表面脱灰後標本の面出し直後の薄切切片　×40
図 2.4.12 と同一の標本．10％ギ酸で 4 時間表面脱灰．
左：伸展により薄切切片がバラバラに散る．右：HE 染色像．組織がバラバラになり，点状に薄切ムラが見られる（➡）．

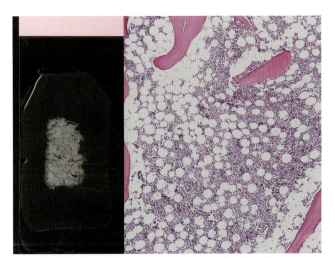

図 2.4.15　図 2.4.14 と同一標本の 50μm 粗削り後の薄切切片　×40
組織のアーチファクトは見られない．

［飯野瑞貴］

参考文献

1) 小守　昭：「脱灰の理論」，検査と技術 1976；4：897-900．
2) 実験病理組織技術研究会（編）：病理組織標本作製の理論，16-21，正明堂印刷株式会社 2008．
3) 茅野照雄：「歯の脱灰標本の作り方」，検査と技術 1987；15：727-732．
4) 中村光男：「脱灰」，検査と技術 1987；15：60-61．
5) 渡辺明朗：「脱灰の原理とポイント」，病理技術 2022；85：52-55．
6) 日本病理学会（編）：ゲノム研究用・診療用病理組織検体取扱い規程，111，羊土社，2019．

2.5 脱脂法

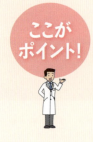

ここがポイント！

- 脂肪を多く含む組織は，標本作製時の薄切や伸展においてもろくバラバラになるため，あらかじめ脂肪を除く必要がある。
- 脂肪は有機溶剤に溶出しやすいので，脱脂にはさまざまな有機溶剤が用いられる。とくに中間剤が強い脱脂効果を示す。組織は 3 〜 4mm 厚に切り出し，包埋カセット内の薬液の入れ替わりをよくすることが重要である。

2.5.1 脱脂法の概論

1. 脱脂の目的

脱脂とは，組織中の脂肪を除く操作である。

単純脂質である中性脂肪が生体内に蓄えられたものを脂肪といい，有機溶剤に可溶性の物質である。組織中の脂肪はパラフィン包埋の過程で脱水剤や中間剤に溶出するが，乳腺など脂肪を多く含む組織では完全には溶出せず，残った脂肪は組織中に浸透したパラフィンに溶融してパラフィンの融点を下げる。この結果，FFPEブロックは薄切時に切片がもろくなるばかりでなく，伸展時にも切片がバラバラとなり（図2.5.1），標本作製の妨げとなる。したがって，組織中の脂肪はパラフィン浸透前に十分に除いておく必要がある。

通常脱脂は，脂肪を多く含む組織に対して行う。骨髄など脂肪が混在する硬組織の脱灰時に脂肪が脱灰液の浸透を妨げるため，脱灰の前に脱脂を行う。

2. 脱脂に用いる溶剤

脱脂には有機溶剤が用いられる。極性有機溶剤より無極性の方が脂肪の溶解性はよく，強い脱脂効果が得られる。すなわち，脱水剤のアルコールより中間剤のキシレンやクロロホルムの方が脱脂効果は強く，アルコールにおいては炭素数の多い方が脂肪の溶解性はよく，メタノールよりエタノール，さらにはイソプロパノールの方が脱脂効果が強い。

よって，脱脂を効果的に行うには中間剤を含む溶剤が適しており，脱脂力や組織への浸透性，アルコールやパラフィンとの溶解性に優れたクロロホルムが広く使用されてきた（表2.5.1）が，2014年11月に「特定化学物質障害予防規則等」が改正されて特定化学物質に分類されたことを受け，クロロホルムを使用しない方法や，自動包埋装置に組み込んで作業者の有機溶剤曝露を軽減する方法も検討されている。

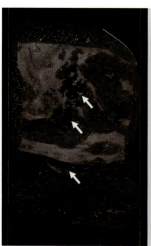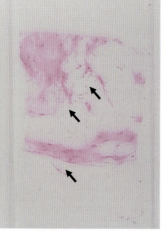

図 2.5.1 脱脂不良例
左：伸展後の薄切切片。もろくバラバラになる（⇨）。右：Hematoxylin-Eosin（HE）染色標本ルーペ像。組織に多数の隙間ができている（➡）。

用語 ヘマトキシリン・エオジン（Hematoxylin-Eosin；HE）染色

表 2.5.1　中間剤および脱脂液の種類

脱脂液	組成	備考
クロロホルム	クロロホルム	脱脂効果に優れる。 脱水後の組織は浮くため，組織の乾燥に注意する。 組織は溶剤の浸透とともに沈降する。
キシレン	キシレン	脱脂効果はクロロホルムに劣る。 メタノール脱水後の組織は沈み，エタノール脱水後の組織は浮く。
クロロホルム・アルコール	クロロホルム　1〜2容 エタノール　1容	脱脂効果に優れる。 脱水後の組織は浮くため，組織の乾燥に注意する。 エタノールの代わりにメタノールでもよい。
キシレン・アルコール	キシレン　1〜2容 エタノール　1容	自動包埋装置で脱脂を行う際に，アルコールの最終槽に用いる。 エタノールの代わりにメタノールでもよい。

2.5.2　脱脂の技術

1. 脱脂の手順

十分に固定されてから切り出された組織の脱脂を行った後に自動包埋装置でパラフィン浸透を行う方法（表2.5.2）と，自動包埋装置の薬液槽や浸漬時間を調整して脱脂も同時に行う方法がある（表2.5.3）。

いずれの方法においても，基本的な手技や注意点は同様である。

(1) 切り出し

切り出しは，脱脂の良否を決める最も重要な工程である。

ホルマリン固定された組織を3〜4mmの厚さに切り出す。組織片が大きく厚いと，脂肪の溶出が不十分になる。組織は包埋カセットや蓋との間に隙間ができる程度の大きさと厚さに切り出す（図2.5.2）。

(2) 脱水

脱水剤として用いられるアルコールは脂肪を溶解するが，組織への浸透性や脂肪の溶解度，組織構築などさまざまな因子がはたらき，脱水過程では十分な脱脂効果は得られない（図2.5.3〜2.5.5）。そのため脱水過程では，組織中の水分を十分に除き，脱脂効果の強い中間剤の浸透を助けることがおもな目的となる。

表 2.5.2　脱脂法（用手法）

操作	溶剤・機器	時間	備考
切り出し			組織の厚さは3〜4mm程度にする。
脱水	脱水剤	1〜2時間，4槽	浸漬中は撹拌する。 組織が大きい場合は長めに浸漬し，溶剤の交換回数も増やす。
脱脂	脱脂液	2〜6時間	浸漬中は撹拌し，溶剤が黄色を呈したら交換する。 組織の色調が無色透明になった時点で脱脂完了とする。
パラフィン浸透	自動包埋装置		キシレン槽もしくはエタノール槽から開始する。

表 2.5.3　脱脂を兼ねた自動包埋装置プログラム例

操作	溶剤	時間	温度	撹拌	加圧／減圧
脱水	エタノール1	3時間	40℃	○	○
	エタノール2	3時間	40℃	○	○
	エタノール3	3時間	40℃	○	○
	エタノール4	3時間	40℃	○	○
	エタノール5	3時間	40℃	○	○
	エタノール6	3時間	40℃	○	○
脱アルコール	キシレン1	6時間	40℃	○	○
	キシレン2	4時間	40℃	○	○
	キシレン3	4時間	40℃	○	○
パラフィン浸透	パラフィン1	3時間	65℃	○	—
	パラフィン2	2時間	65℃	○	—
	パラフィン3	2時間	65℃	○	○
	パラフィン4	2時間	65℃	○	○

※脱脂をより十分に行いたい場合は，エタノール5〜6をキシレン・アルコールに代える。

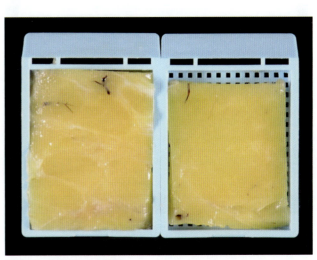

図 2.5.2　切り出しの肉眼像
左：不適切に切り出された組織（24×32×6mm）。包埋カセットと組織との間に隙間がほとんどなく，厚いため蓋と組織が密着する。
右：適切に切り出された組織（23×30×4mm）。包埋カセットと組織との間に隙間があり，蓋を閉めても密着しない。

メタノールは,エタノールやイソプロパノールより極性が強いため水となじみやすく,組織への浸透性に優れた脱水剤である。しかし,医薬用外劇物に指定されており人体に対する毒性を有し,アルカン系代替キシレンとの親和性も劣る。

(3) 脱脂

中間剤による処理が脱脂の重要な工程となる(図2.5.6,2.5.7)。脱脂には,キシレンやクロロホルムを単独,あるいはアルコールとの混合液(脱脂液)として用いる(表2.5.1)。

用手にて脱脂を行う際は,溶剤の揮発を防ぐためこまめに容器に蓋をする。また,組織が浮く場合は乾燥を防ぐためにガーゼなどで液面や組織面を覆う。

①温度

脂肪の一部は加温により液状化して溶解しやすい状態となるため,37〜40℃に加温すると,脱脂効果が向上する(表2.5.3)。

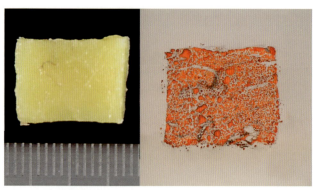

図2.5.3 脂肪の局在
約10mm角の乳腺脂肪組織の割面像。
左:肉眼像。組織は全体的に黄色調を呈している。
右:Sudan III染色像。脂肪がびまん性に赤橙色に染色されている。

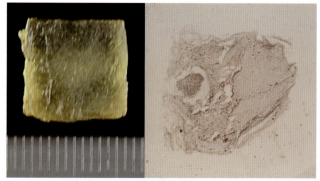

図2.5.6 中間剤による脱脂効果
約10mm角の乳腺脂肪組織の表2.5.3キシレン1における割面像。
左:肉眼像。組織は透徹され透明感が増す。組織は黄色調が消失し無色である。
右:Sudan III染色像。組織は染色されない。

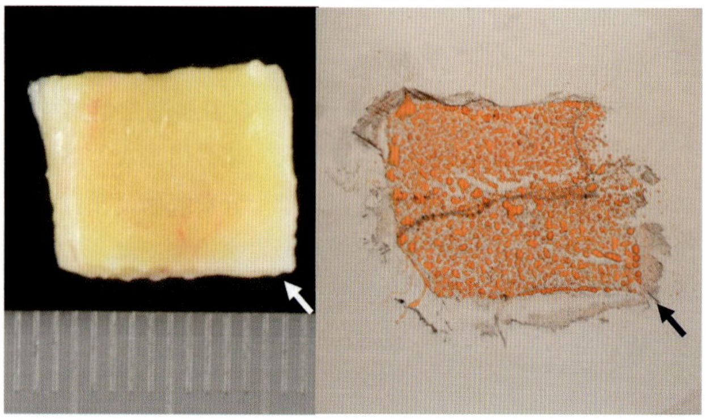

図2.5.4 脱水剤による脱脂効果右
約10mm角の乳腺脂肪組織の表2.5.3エタノール6における割面像。
左:肉眼像。組織表面(辺縁)から1mm程度は透明感のある白色(⇨)となるが,ほとんどは黄色調である。
右:Sudan III染色像。組織辺縁の染色性は消失し(➡),黄色調部分に一致して脂肪が赤橙色に染色されている。脱水剤にメタノールを使用しても同様の所見となる。

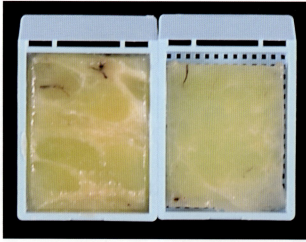

図2.5.5 脱水剤処理
図2.5.2と同一例の表2.5.3エタノール6における肉眼像。
左:不適切に切り出された組織。全体が黄色調を呈している。
右:適切に切り出された組織。辺縁は透明感のある白色であるが,中心部は黄色調を呈している。

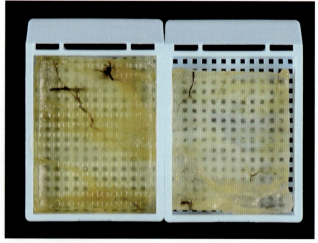

図2.5.7 中間剤処理
図2.5.2と同一例の表2.5.3キシレン1における肉眼像。
左:不適切に切り出された組織。内部に黄色調部分が残る。
右:適切に切り出された組織。透明感があり無色である。

用語 ズダン(Sudan)III染色

②溶剤

脱水剤や中間剤には組織中の水分や脂質が溶出するため，溶剤は組織に対して十分な量を用い，汚れたら適宜新しい溶剤に交換する。また，脱脂液は振盪器やマグネチックスターラーなどで攪拌し，組織周囲に常に新しい溶剤が触れるようにする。

③組織厚

組織を包埋カセットに密着させると，溶剤の入れ換わりが滞り脱脂効果が著しく低下する（図2.5.8, 2.5.9）。厚みのある組織は，3〜4mmの厚さにトリミングしてから脱脂を行う。

(4) 脱脂の完了

脂肪は本来無色であるが，ヒトではカロテンが含まれるため黄色調を呈する。脱脂により脂溶性色素のカロテンも溶出するため，組織は色調の変化をきたす。すなわち，組織の脱脂の程度と黄色調の消失は同様の挙動を示すことから（図2.5.3, 2.5.4, 2.5.6），組織の色調変化を脱脂の目安とみなして差し支えない。

組織が適切に切り出されていれば，中間剤や脱脂液中に2〜6時間浸漬することで脱脂はほぼ完了するが，厚く切り出されている場合には脱脂が遅延するため，組織の色調変化を確認しながら脱脂時間を調整する。

● 2. 再脱脂

包埋時および薄切時に脱脂不良によるパラフィン浸透不良が確認された場合に行う。

FFPEブロックの場合は，パラフィン槽でパラフィンを融解後，組織をキシレンへ浸漬し，1〜2時間ごとにキシレンを3〜4回交換して組織内のパラフィンの溶解と脱脂を行う（図2.5.10）。

再脱脂において，キシレン浸漬後の組織に白濁を認めた場合には脱水不良の可能性があるため，組織をさらにアルコールで2〜3時間脱水してから中間剤以降のパラフィン浸透操作を行う。

● 3. 精度管理

切り出し時には組織の厚さを3〜4mmにし，包埋カセット内に隙間ができるようにする。組織が厚く切り出された場合には，適切な厚さにトリミングしてから脱脂を行う。

脱脂に際しては，組織の黄色調が薄く変化したことを確認する。また，溶剤が黄色調を帯びてきたら，新しい溶剤と交換する。

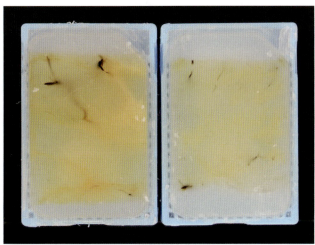

図2.5.8　パラフィン包埋
図2.5.2と同一例のFFPEブロックの肉眼像。
左：不適切に切り出された組織。内部に黄色でやや濁った部分が見られる。
右：適切に切り出された組織。透明感のある淡黄色を呈している。

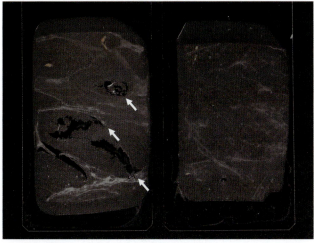

図2.5.9　薄切
図2.5.2と同一例の伸展後薄切切片の肉眼像。
左：不適切に切り出された組織の切片。脆く脱脂不良の状態である（⇨）。
右：適切に切り出された組織の切片。

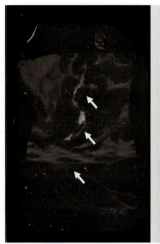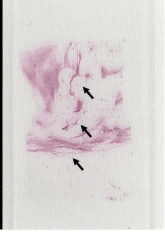

図2.5.10　再脱脂
図2.5.1と同一例の再脱脂標本。
左：伸展後の薄切切片。脱脂不良であった部分は消失している（⇨）。
右：HE染色標本ルーペ像。組織の隙間は消失している（➡）。

Q 脂肪（脂質）にはどのようなものがあるのか？

A 脂質は水に不溶で脂肪酸を含む生物由来の成分で，構成成分により単純脂質，複合脂質，誘導脂質などに分類される。

単純脂質はアルコールに脂肪酸がエステル結合したもので，エネルギーの貯蔵や組織の保護にはたらき，中性脂肪やロウ，セラミドが含まれる。中性脂肪は多価アルコールのグリセロールと脂肪酸からなるエステルで（図2.5.11），生体内に蓄えられたものが脂肪である。

複合脂質はリン酸や糖を含む脂質で，細胞膜の構成成分である。分子内にリン酸を含むリン脂質や糖を含む糖脂質に分類される。

誘導脂質は単純脂質や複合脂質の加水分解により生じる化合物で，脂肪酸やステロイド，カロテノイドなどが含まれる。

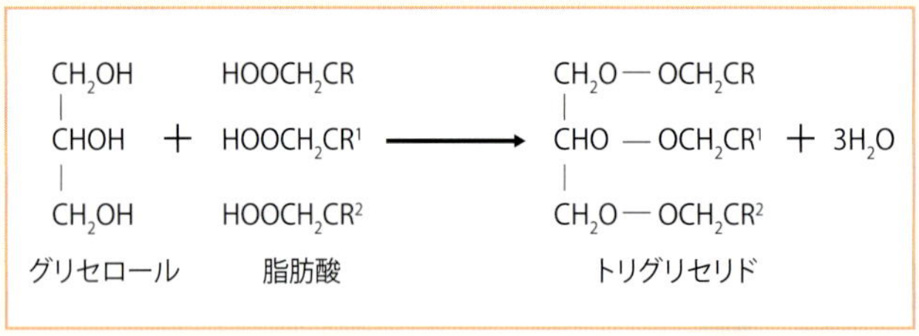

$$\begin{array}{c} CH_2OH \\ | \\ CHOH \\ | \\ CH_2OH \end{array} + \begin{array}{c} HOOCH_2CR \\ HOOCH_2CR^1 \\ HOOCH_2CR^2 \end{array} \longrightarrow \begin{array}{c} CH_2O-OCH_2CR \\ | \\ CHO-OCH_2CR^1 \\ | \\ CH_2O-OCH_2CR^2 \end{array} + 3H_2O$$

グリセロール　　　脂肪酸　　　　　　　　トリグリセリド

図2.5.11　中性脂肪の化学構造

［青木裕志］

2.6 包埋法

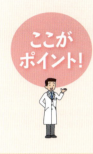

ここがポイント！
- 未固定の組織や固定された組織を薄切するには，適度の硬度と組織を支持する物質が必要なため包埋が不可欠である。
- 包埋法には，パラフィン包埋法，セロイジン包埋法，樹脂包埋法などがある。
- 各種包埋法に用いる包埋剤は，組織障害を起こさず，薄切後の染色性も阻害せず，容易に組織から除去できる物質で，組織内に浸透しなければならない。
- 包埋作業が検査結果に与える影響の大きさを理解する。
- 病理医にとって診断しやすく，臨床検査技師にとっては作業の精度・効率を高める工夫が重要。

2.6.1 目的

組織を生物顕微鏡で観察するには，組織を薄くして光が透過する必要がある。組織を薄く切るには適度の硬度が必要であり，そのためには，組織障害を起こさず，薄切後の染色性も阻害せず，容易に組織から除去できる適当な物質を組織内に浸透させる必要がある。この適当な物質を包埋剤という。包埋剤には，非親水性・非水溶性のパラフィン，セロイジン，エポキシ樹脂，親水性・水溶性のゼラチンなどがある。組織を薄切するためには包埋が必要不可欠な工程となる。

2.6.2 各種包埋法

1. パラフィン包埋

パラフィンは，飽和炭化水素の総称名である。包埋に使用されるものは，炭素数20～30，分子量300～500程度の炭化水素の混合物で，主成分はノルマルパラフィンである。

パラフィン包埋の利点は，薄い切片や連続切片を容易に作製できることである。さらに，FFPEブロックは，ほぼ永久的に保存が可能である。

パラフィン包埋の操作過程は，脱水・脱脂→中間剤→パラフィンの浸透→パラフィン包埋となる。

(1) 脱水

パラフィンは，疎水性の物質であるため組織内に浸透させるためには水分を除く必要がある。この操作を脱水という。また，脱水に使用する液を脱水剤という。脱水剤には，メタノール，エタノール，変性アルコールなどが用いられる。

組織の脱水過程は，第1槽から第5槽までアルコール槽があるならば第1槽から順に組織の脱水が進む。このように，組織中の水分をアルコールで希釈していく過程を段階希釈とよぶ。段階希釈を行うことで包埋に支障のないまでの水分除去が可能となる。中間剤およびパラフィン浸透の過程でも段階希釈により脱水剤や中間剤が包埋に支障のない程度にまで除去される（図2.6.1）。

(2) 脱脂

脂肪の多い組織は，脱水不良，中間剤の除去不良，パラフィンの浸透不良が起こりやすいため，先に脂肪を溶出させておく必要がある。この脂肪を溶出させる操作を脱脂という。脱脂に使用する液を脱脂剤という。脱脂剤には，エタノール・キシレン等量混合液，変性アルコール・キシレン等量混合液，エタノール・クロロホルム等量混合液，変性アルコール・クロロホルム等量混合液などが使用されている（図2.6.2）。なお，クロロホルムは作業環境の面から使用を控えたい（P68　2.5参照）。

(3) 中間剤

脱水剤を浸透させた組織にパラフィンを浸透させるには，脱水剤とパラフィンの両者に親和性のある溶液が必要

■2章　切り出しから薄切まで

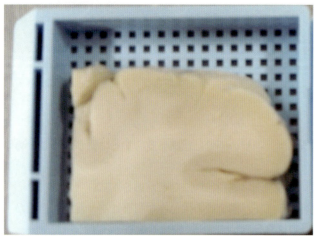

図2.6.1　脱水後の大脳
組織は白く，透明感はない。

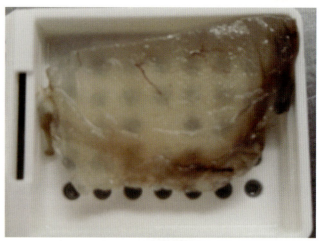

図2.6.2　エタノール・キシレン等量混合液による脱脂後の乳腺
黄色だった乳腺は，脂肪が溶出したため透明感のある乳腺となる。

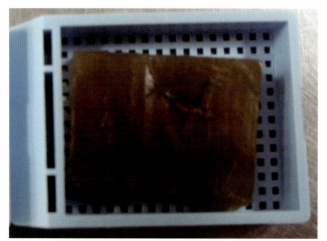

図2.6.3　中間剤の置換が良好な大脳
組織は飴色に変わる。アルコールから中間剤の置換が良好である。

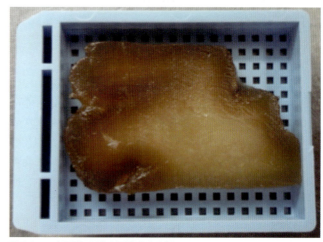

図2.6.4　中間剤の置換が不十分な大脳
組織は飴色と白く見える部位がある。白い部位は，アルコールから中間剤の置換が不十分である。原因は，中間剤の劣化，脱水不良，脱脂不良などが考えられる。

である。この溶液を中間剤という。中間剤は，脱水剤と親和性をもちパラフィンとも溶解する性質が求められる。中間剤には，キシレン，クロロホルム，ベンゼン，ツェーデル油などがあるが，現在では，キシレンが多くの施設で使用されている（図2.6.3，2.6.4）。

(4) パラフィンの浸透

中間剤後の組織は，溶融パラフィンに入れて浸透させる。現在市販されている包埋用パラフィンには，組織浸透促進のためジメチルスルホキシド（DMSO）やポリマーなどの高分子化合物を添加した製品もある。

(5) 自動包埋装置

脱水からパラフィン浸透までを自動的に行う器械を自動包埋装置という。現在では，ほとんどの施設で自動包埋装置が導入されている。自動包埋装置は，加温，加圧，減圧，撹拌を行う機能が備わっており，薬液の組織への浸透を促進する工夫がなされている（図2.6.5）。

①密閉式自動固定包埋装置

1つのレトルトに検体を入れ，液交換を行っていく装置である。使用する試薬の液量が多く浸透不良が生じにくい。密閉であるため検体の乾燥なども生じにくい（表2.6.1）。

②開放式自動包埋装置

検体が多数の薬液槽を移動していく装置である。使用する液量は密閉式に比べて少ない。このため液の交換頻度を多くする必要がある。検体が液槽を移動して包埋を行うため，外気に触れる時間が長く，装置トラブルや停電による検体の保護機能が密閉式自動固定包埋装置に比べて劣る。

病理診断を行う場合には，検体乾燥などのトラブルに注意する必要があるため密閉式自動固定包埋装置の使用を推

✎用語　ジメチルスルホキシド（dimethyl sulfoxide；DMSO）

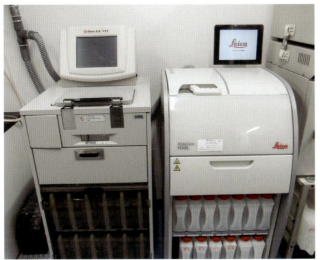

図 2.6.5　自動包埋装置
加温，加圧，減圧，攪拌の機能を備えており，組織へのパラフィン浸透を高めている。

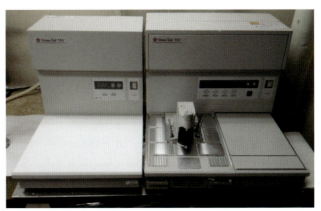

図 2.6.6　FFPE ブロック作製装置

表 2.6.1　14 槽の密閉式自動固定包埋装置による 14 時間プログラムの 1 例

槽番号	試薬	時間	減圧	温度(℃)	攪拌
1	エタノール	1	ON	37	ON
2	エタノール	1	ON	37	ON
3	エタノール	1	ON	37	ON
4	エタノール	1	ON	37	ON
5	エタノール	1	ON	37	ON
6	エタノール	1	ON	37	ON
7	エタノール	1	ON	37	ON
8	キシレン	1	ON	37	ON
9	キシレン	1	ON	37	ON
10	キシレン	1	ON	37	ON
11	パラフィン	1	OFF	64	ON
12	パラフィン	1	ON	64	ON
13	パラフィン	1	ON	64	ON
14	パラフィン	1	ON	64	ON

＊1 槽目に 10 〜 20％ホルマリン溶液を用いることも可能である。このとき，中性緩衝ホルマリンは使用しない。
＊時間や温度は必要に応じて調整する。

奨する。

　脱水剤や中間剤の入れ間違いは組織乾燥の原因になるので十分に注意する。液交換に際しては 1 人で行わず複数人で確認しながら行うとよい。液槽や薬液ボトルを色分けするのもよい。

(6) 包埋

　現在多くの施設では，FFPE ブロック作製装置を用いて行っている。検体加温槽，パラフィン溶解槽，ホットプレート，コールドプレート，包埋皿加温槽を備えている。検体加温槽に移動したカセットからピンセットを用いて組織を包埋皿に移し，均一に上から押さえつけてからパラフィンを加え，カセットを上に乗せてからさらにパラフィンを加えてコールドプレートで冷やしてパラフィンを固める（図 2.6.6）。

2. セロイジン包埋

　心臓や脳を全体として観察が必要な場合，非常に大きな切片を作製しなければならない。このような場合にセロイジン包埋が用いられる。セロイジン包埋の特徴は，①セロイジンの分子量が大きいため組織内の浸透が遅い，②包埋過程で加温の必要がないことである。以上の理由により組織の収縮および硬化が避けられる。欠点は，①FFPE 切片のように薄く薄切できない，②包埋までに時間がかかる，③費用が高くなる，など問題点もある。

(1) 脱水

　70％エタノール，80％エタノール，90％エタノール，無水エタノールと徐々に濃度を上昇させて無水エタノール・エーテル等量混合液に入れる。それぞれの液には 1 〜 2 週間くらい入れるが液交換を行うことに注意する。

(2) セロイジン浸透

　2％，4％，8％のセロイジン溶液に順次入れる。入れる時間は，小さい組織では 5 日間，大きい組織や緻密な組織では 1 週間以上が目安である。

　①セロイジン溶液の作製方法
　　1) セロイジンの塊を細かく切る。
　　2) ガーゼなどで覆って通風のよい場所で乾燥させる。
　　3) 乾燥させたセロイジンを 2％，4％，8％の割合で無水エタノール・エーテル等量混合液の中に溶かす。

(3) 包埋

　包埋皿に 8％セロイジンを入れてから組織を浸漬する。デシケータを使用し徐々にセロイジンを濃縮させる。セロイジンの容積が半分になったところで 70％エタノールに入れてセロイジンを硬化する。台木を使用して薄切する場合には，台木を付けて 70％エタノールに保存する。

■2章 切り出しから薄切まで

● 3. 樹脂包埋

骨の石灰化速度や無機塩の存在・分布などの情報を得るには，硬組織を脱灰せずに組織標本を作製しなければならない。そのために樹脂包埋法が用いられる。樹脂包埋法では，組織と同じ硬度や粘度の包埋剤を選択する必要がある。実際には，アクリル樹脂，エポキシ樹脂，スチレン樹脂などの合成樹脂が使用されている。なかでもアクリル樹脂は，非脱灰骨に硬度および粘度が近いので薄切が容易であるといわれている。アクリル樹脂には，疎水性のメチルメタクリレート樹脂（MMA）と親水性のグリコールメタクリレート樹脂（GMA）があり，目的に応じて使い分けている。硬い樹脂を薄切するには，硬組織用のミクロトームが必要で，タングステンカーバイト鋼などの硬い材質の替刃を使用する。

● 4. 精度管理

(1) 脱脂

脱脂を始めるときには，固定が十分であること，組織が厚すぎないことを確認する。

①脱脂不良FFPEブロックの対処方法

1) FFPEブロックを溶かす。
2) キシレンに入れる，15分3回。
3) エタノールに入れる，15分2回。
4) 脱脂液に入れる，一晩。
5) 自動包埋装置に入れる。

(2) 自動包埋装置

1) 各薬液槽の接続確認を行う。接続が不十分だと薬液の進行が止まる。
2) 各薬液槽の液量確認。液量が不足していると組織への浸透が不十分になり薄切に影響を及ぼす。
3) 脱水剤，中間剤，パラフィンは，定期的に交換する。劣化した脱水剤，中間剤，パラフィンを使用すると薄切に影響を及ぼす。

以上の点について，作業日誌で管理することが望まれる。

［山田範幸］

2.6.3 パラフィン包埋の実際

● 1. 包埋の重要性

FFPEブロックの状態を見ただけで，それが正しい包埋なのか確認することは困難である。染色標本が完成した後で誤りに気付いても，薄切時に消失した組織は二度と標本にすることはできず，診断の機会を逸失することになる。

包埋が診断にどのような影響を与えるか，とくに腫瘍性病変の検査においては重大な医療事故につながる可能性を意識しておかなくてはならない。たとえば生検では，良悪性の判定や病変範囲の把握を目的とするが，これらの包埋において，①患者取り違え，②他検体組織の混入，③採取部位の誤った紐付け，などが発生すると正しい病理診断ができず，不適切な治療が選択される可能性が高い。手術検体においても同様で，④切除断端部位の誤った紐付け，⑤病期判定に関連する部位の損失，などが患者の生活の質（QOL）に大きな影響を与える可能性を理解していなければならない。

● 2. 作業方法の変遷

古くは多数の検体を1枚の板状パラフィンに固め，それを検体ごとにブロック状に切り分け，検体番号を記した台木に接着する方法が実施されていたが，現在ではカセットシステムを用いる方法が広く普及している。この方法の利点はおもに2つ，簡便さと安全性である。とくに検体取り違えによる医療事故を防止する観点から，検体組織の取り出しから包埋皿への移動および検体情報を記した台座の装着が1対1でバッチ式に完結する利点は大きい。病理組織検査のための包埋作業には，カセットシステムの採用が強く推奨される。

● 3. 具体的方法

カセットシステムを用いた方法について作業上の要点と医療事故を防止するための注意点について述べる。

①基本操作

複数カセットの蓋を開き並行していくつもの包埋を行ってはならない。手順としては以下のように，

✎用語 メチルメタクリレート樹脂（methyl methacrylate；MMA），グリコールメタクリレート樹脂（glycidyl methacrylate；GMA），生活の質（quality of life；QOL）

76

1) カセットの蓋を開く
2) 包埋皿に組織を移動する
3) 台座となるカセットを包埋皿に乗せる。

という工程を1カセットずつ完結させることが重要であり，これを順守することで検体取り違えを回避することができる。また，検体組織に直接触れるピンセットは，検体が変わるたびに先端部分を拭き取るなどして，他検体の混入を防ぐことが必要である。さらに，パラフィンを固化させた後のブロック整形も重要なポイントである。FFPEブロックの一端を削り，左右非対称の形状にすることで組織の方向や複数組織の順番が正確に把握できるようになる。

材料ごとの注意点として生検に重点を置き解説する。

(1) 生検材料

検査の性質上，微小組織が複数個提出されることが少なくない。薄切時の組織損失や採取部位との紐付けに誤りが生じないことと，病理医が顕微鏡で観察する際のストレスを軽減させることのバランスを考慮するべきである。

(2) 手術材料

生検と手術材料の違いは切り出しにより検索面が意図的に作製されている点にある。そのため切り出された組織の検索目的を理解することが極めて重要で，作業の際は必要に応じて依頼情報や切り出し図を参照しなければならない。同時に肉眼的の観察能力も極めて重要となる。包埋を担当する技師は，検体をよく観察し，切り出し図と照合しながら検索面を正確に包埋しなければならない。

とくに注意を要するのは悪性腫瘍の場合である。手術は患者治療のために行われることから，病期判定に関わる多岐の項目について組織学的評価が必要となる。なかでも包埋の精度が影響を及ぼす評価項目としては，切除断端および深達度があげられる。誤った包埋が原因でこれらが評価できなかった場合，患者のQOLを著しく損なう可能性があることを理解しなければならない。

不適切な包埋として以下の事象が起こり得る。
1) 食道癌断端の口側と肛門側が包埋時に入れ替わり，誤った断端評価がなされた。
2) 胃癌最大深達度を想定した組織を漿膜面から薄切し，深達度評価不能となった。
3) 大腸癌肛門側断端の組織を粘膜面から薄切し，断端評価不能となった。
4) 子宮頸部円錐切除の組織を剥離面から薄切し，深部断端が評価不能となった。
5) 皮膚腫瘍を表皮側から薄切して病変を消失し，組織診断不能となった。

このような事態を回避するために作業上重要なのは，ブロックごとに検索目的を理解すること，肉眼的によく観察し組織の方向や病変の位置を正確に把握することである。

● 4. まとめ

以上で述べた包埋作業の精度を向上させるには，担当した包埋が適切だったのか自らの目で検証するのが有効である。HE標本で組織像を観察して，包埋時のイメージと一致しているか確認することを繰り返し，日々技術の向上に努める必要がある。

検査室ノート　大きさの異なる生検材料の包埋例

包埋の例として組織の大きさを ● 4mm, ● 3mm, ● 2mm と想定し複数箇所採取された場合について説明する。A, B, C, 3つのタイプから，状況に応じた方法を選択するとよい。

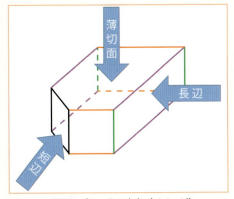

図 2.6.7　FFPEブロックの方向（イメージ）

A：採取部位ごとにブロックを作製する方法（図2.6.8）。
　長所：微小組織を消失してしまう可能性が低い。
　短所：標本数増加による作製効率の低下，観察時間の増加。

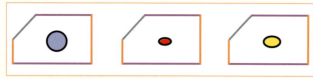

図2.6.8　Aタイプ薄切面から観察

B：大きさで深度を変え直線状に並べて1ブロックとする方法（図2.6.9，2.6.10）。
　長所：観察が容易で病理医のストレスが少ない。
　短所：深度調節が難しく技師の技量の差が表れる。

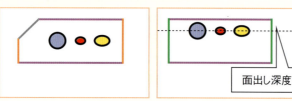

図2.6.9　Bタイプ（薄切面から観察）　　図2.6.10　Bタイプ側面（長辺から観察）

C：大きさで平面上の配置を変え1ブロックとする方法（図2.6.11〜2.6.13）。
　長所：Bに比べ技師による技量の差がほとんどない。
　短所：観察時の移動範囲が大きくストレスがある。

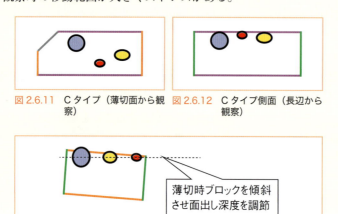

図2.6.11　Cタイプ（薄切面から観察）　　図2.6.12　Cタイプ側面（長辺から観察）

図2.6.13　Cタイプ側面（短辺から観察）

［古屋周一郎］

2.7 薄切法

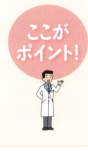

ここがポイント!

- 薄切はパラフィン包埋され適度な硬度をもつ組織をミクロトームで数μmの薄い組織片にする操作であり，得られた組織片を切片という。
- 切片の厚さは目的や行う染色に適するように調節する。
- 上手く薄切できないときは，その現象に合わせ対処する。
- 薄切が原因で起こる標本の状態を認識する。

採取された組織は標本作製により顕微鏡で観察できるようになり，その所見から病理診断が行われる。標本ができるまでには自動化あるいは手技で行われる多くの工程がある。薄切は手技であることから技術を要し標本の仕上がりに大きく影響する。切片の厚さは目的や行う染色に適切でなければならず（図2.7.1），薄く切る技術，厚く切る技術，連続で切る技術と薄切後の伸展・乾燥と標本像から薄切の対処法を解説する。

2.7.1 ミクロトームの種類

パラフィン包埋組織を薄切するミクロトームには大きく分けて滑走式と回転式がある。滑走式は滑走路上に替刃式ミクロトーム刀があり，前後に滑走させることにより装着した試料を薄切する形式である。回転式はハンドルを回転させることにより，ミクロトーム刀上を試料台が上下に動き，試料台がギアにより設定した厚さの分だけ前に出て，固定したミクロトーム刀で薄切する。切片はリボン状につながり連続切片の作製に向く。滑走式にはユング型，シャンツェ型，ライヘルト型があり，回転式にはミノー型がある。ユング型にはオイル式（図2.7.2左）とベアリング式（クロスローラーベアリング式）がある（図2.7.2右）。

オイル式ミクロトームの基本構造は，2本の滑走路があり，刀台を乗せる滑走路は水平で，試料台の滑走路には傾斜がついている。ミクロン送りにより試料台をのぼる方向へ移動させることで薄切面が上がり，目的とする厚さで薄切が行われる。滑走面にはオイルが塗布され，その上に刀台が乗っているため，硬い組織では刀台が浮き上がってしまう欠点がある。

ベアリング式ミクロトームの滑走路は可動部が2本のボールベアリングで挟み込む構造となっている。試料台の上下はギア式であり，薄切時のミクロン送りにより試料は，設定した厚さの分だけ機械的に上がり薄切される。

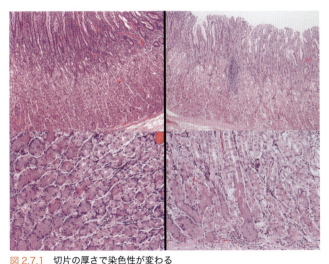

図2.7.1 切片の厚さで染色性が変わる
左）適正な厚さで胃底腺の好塩基性と好酸性細胞が染め分けられている。
右）切片が薄いため染色が淡く好塩基性と好酸性細胞が識別しにくい。

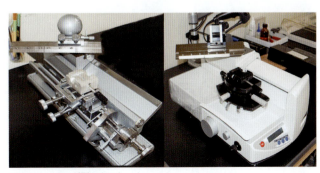

図2.7.2 ユング型ミクロトーム
左）オイル式：刀台と試料台が滑走路に乗っていて，どちらも前後に動く。試料台の滑走路は傾斜していることで，前方に進んだ分だけFFPEブロックの位置が上昇するしくみである。右）クロスローラーベアリング式：滑走面は見られず刀台は前後に，試料台は設定に応じて機械的または電子的に試料台を上昇させる。後者では使用に電源が必要である。

79

2.7.2　薄切の準備

1. ミクロトームの設定

　薄切には引き角と逃げ角の設定が重要である。使用するミクロトームの仕様により，引き角の変更はできるが，逃げ角は一定で調整できない場合もある。

- 引き角：滑走方向とミクロトーム刀が交わる角度で通常は45°に設定する。引き角が小さいほど切片の歪みは強くなるが，硬い組織で薄切しにくい場合には角度を変更してみる。
- 逃げ角：FFPEブロック表面とミクロトーム刀の下面がつくる角度で，角度が大きいと刃がブロックに食い込む，逆に小さいとブロックの表面と刃が擦れる状態になり薄切に影響する。通常は2～5°である（図2.7.3）。

2. 薄切を行う場所の環境

　薄切を行う環境が重要である。室温は年間を通じて28℃以下を保つこと，そして適正な湿度を保つことで支障なく薄切が可能となる。FFPEブロックを冷却後に薄切する場合も同様である。また，ミクロトームを設置する場所や作業台は振動しないこと，薄切に必要な器具機材を置くための十分なスペースがあり，エアコンや室内の吸排気設備，人の移動による気流の発生がないなどの環境を整える。また，パラフィンブロック面の観察は光の反射で確認するため，明るさやミクロトームと照明の位置関係にも注意する（図2.7.4）。

3. FFPEブロックのトリミング

　特殊染色の追加や病変の診断に連続切片を要する場合にはHE染色と同じ方向に揃える必要がある。方向をわかりやすくするためには，カット面のある包埋皿を用いるかFFPEブロックをナイフでトリミングする（図2.7.5）。トリミングは左上の角や生検など小さな組織の場合はスライドガラスへ複数枚の切片を載せることができる大きさになるようにする。薄切で刃が入り始めるブロック右上はパラフィンの余白が小さくならないように注意する。

4. ミクロトーム替刃とホルダー

　ミクロトーム替刃とホルダーは各種ある。ホルダーは替刃の固定がネジ式とワンタッチ式がある。ネジ式では数個あるネジの締め忘れに注意する。ホルダーに装着できる防振バーは骨などの硬い組織で発生するチャタリングを防止する。替刃のタイプには切れ味や耐久性を重視したものをはじめ刃角が22°と35°の種類がある。腎臓など薄い切片の作製には22°の刃角が小さい方が適している。刃角の大きなタイプは刃先の強度，耐久性に優れることから薄切抵抗の大きい組織，硬組織および厚い切片の作製に向いている。

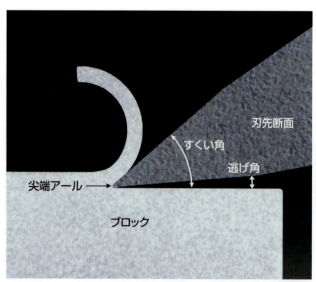

図2.7.3　先端アールと逃げ角・すくい角（イメージ図）
ミクロトーム替刃先端円形部の半径を先端アールとよび，値が小さいほど切れ味がよくなる。

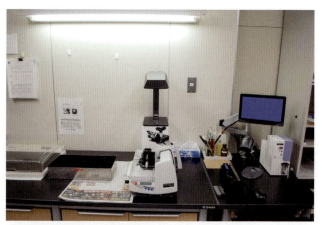

図2.7.4　ミクロトーム設置環境
薄切に病理システムのモニター，バーコードリーダー，スライド印字機などが設置されるようになり，十分なスペースと明るい場所で効率的に作業できるように配置する。壁のフックは切り出し図を確認しながら薄切できるように使用している。

用語　ヘマトキシリン・エオジン（Hematoxylin-Eosin；HE）染色

5. FFPEブロックの冷却

　FFPEブロックを冷却すると硬度が増し，薄切しやすくなる一方でFFPEブロックの温度変化により切片の厚さが一定しない原因にもなる。ミクロトームに装着する冷却機器では安定した温度を保つことが可能である。

　室温状態のFFPEブロックを荒削りし，面出しした後に冷却した場合は，収縮により本削りで全面が整うまでの削りが多くなる。また，氷の表面には時間の経過とともに水が溜まり，薄切面と長時間触れると組織がふやけることになる。

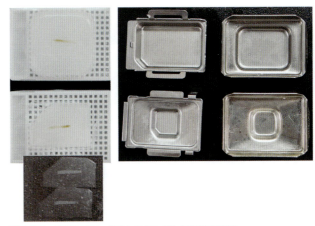

図2.7.5　FFPEブロックのトリミングと包埋皿の種類
切片の方向を目視しやすく，またスライドガラスへ複数枚載せることができるようにトリミングする。トリミングを兼ねた形状の包埋皿の使用が効率的である。

2.7.3　滑走式ミクロトームによる薄切法

1. 薄切に使用する器具の準備

1) 大筆：パラフィン屑を払う。
　　小筆：切片をスライドガラスに載せる，水に浮かべた切片の折れ曲がりやカーリング，気泡の処理
2) 水槽と伸展板の設置，薄切後のブロック入れ
3) 切片を水槽まで運ぶ小道具：各自の好みにより自作している場合が多く，素材も紙，木材，竹などが用いられる。また，柄付き針やピンセットを使用することもある。切片が破損せず，途中で落下することなく確実に移動できればよい。
4) 加湿機：切片がミクロトーム刀に付着する原因は薄切時に生じる静電気であり，静電気の発生を減少させるには加湿により湿度を保つことが効果的である。加湿の方法には，息かけや加湿機を用いる。FFPEブロックの膨張を抑さえ一定した厚さの切片を得るには加湿機の使用が推奨される。

2. 面出し（荒削り）

　組織をできるだけ減らさずに，全面が露出することを目的とする。面合わせはFFPEブロックとミクロトーム刀との間にできる影の長さを目安にすることがある（図2.7.6）。

　まず，粗動でのブロック面の荒削りでは，ブロックに刃が食い込まないように注意し，組織の面がある程度出てきたら削りすぎないように微動で行い，全面が出ていることを確認する。組織の凹凸や包埋の状態により面の出方は異なり，FFPEブロックを前後左右に傾ける調整をし，できるだけ面出しで組織を削らないようにする。面出しに限らず，特殊染色や免疫組織化学の追加に一度薄切したFFPEブロックの再薄切においても組織を削りすぎると検索の目的を達しない場合が生じる。また，包埋されている組織が薄い場合や微小なときは，粗動ではなく初めから微動で面出しを行い削りすぎによる組織の紛失を防止する。

3. 薄切（本削り）

　初めに面出しを一連の作業とし，後に薄切を行う場合と面出しを終えた直後にミクロトーム刀をスライドさせ刃の位置を変えて薄切するなどの手順がある。前者では個々のFFPEブロックの面出し完了まで削りの深さが異なることで，ブロックの位置を改めて調整しながら薄切を行う。後者では使用しているミクロトーム刀のクセもあり，位置の変更によりブロックに刃があたる場合があるので，少しブロックの位置を下げ，薄切し始めは注意する。

　面出しを終えたFFPEブロックの薄切面は荒削りにより凸凹の状態であるため，微動で少し削り整えたあと薄切する。整えが不十分な場合は「虫食い」状の標本となる（図2.7.7右）。

　薄切の滑走は一定の速度で行い，切片の切れ始めた部分を切片紙などに付着させる（図2.7.8）。切片を付着させることに気を取られ途中で滑走速度の変化や停止は「薄切ムラ」となる（図2.7.7左）。また，カセットに付いたパラフィンやカセットクランプに残ったパラフィンがFFPEブロックを不安定にすることで同様に薄切ムラの原因となる（図2.7.9）。また，ミクロトームのグリップをもつ位置にも注意する。上部をもつと自然に下方向に力がはたらくので下の部分をもち刀台の水平方向の動きを意識する（図2.7.10）。

■2章 切り出しから薄切まで

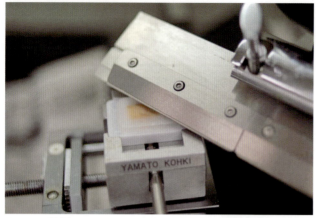

図2.7.6 面合わせ
FFPEブロックの面にミクロトーム刀の影を確認することで，FFPEブロックの高さと傾きを調整しやすくなる。

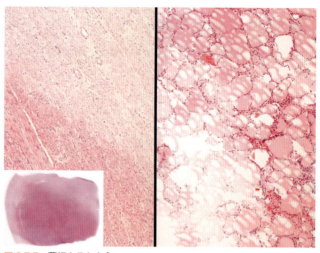

図2.7.7 薄切ムラと虫食い
左）FFPEブロック上でミクロトーム刀の速度を変えたり，止めたりすることが原因で薄切ムラとなる．薄切しにくい場合はFFPEブロックの薄切方向を変えてみる．右）荒削りから本削りで切片とする前には少し削り薄切面を整える必要があり，不十分な場合このように虫食い状になる。

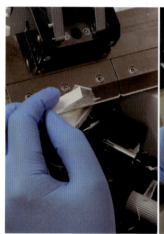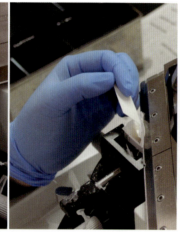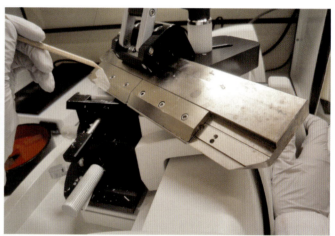

図2.7.8 切片の捕り方
切り始めの部分を水で濡らした切片紙（なめ紙）にくっつける．静電気の発生で切片紙にくっついてこないときは割り箸が有効である。

　試料台の固定や替刃のネジ締めが不十分なことで起こるチャタリングは，滑走速度が速い場合にも原因となる。

　薄切の環境にも注意し，FFPEブロック周囲の薄切で生じる削り屑は筆などで払い，きれいな状態で行い，前方滑走時に薄切面に「擦り付け」を防止する（図2.7.11）。

　薄切する組織によっては「ささくれ」になったり，薄切しにくい場合はブロックの位置を90°または180°変えて行う（図2.7.12）。

　薄切した切片は水に浮かべるが，連続切片の順番や切片の載せ間違いが生じない配慮が必要で，仕切りのある水槽を用いることが多い．切片は水に浮いている状態で，厚さやしわ，折れ曲がり，メス傷などを確認することができるので，状態のよい切片を選択する．また，切片を水に浮かべる際は切片の一端からゆっくり水に浮かべるように行い，切片下に気泡が入らないようにする．目立たない小さな気泡でも伸展時の加温で大きくなる。

(1) 薄い切片の作製法

　薄い切片を作製するには以下の方法がある。
1) FFPEブロックを冷却し，ミクロン送りしない状態で室温によりFFPEブロックが膨張する分で薄切する．滑走速度は速めに行う。
2) ミクロン送りせず，息かけによるFFPEブロックの膨張分のみで薄切する。
3) 切片の厚さを薄く設定して薄切する．この場合は加湿機の使用が効果的である。

(2) 厚い切片の作製法

　厚い切片を作製するためには，FFPEブロックを冷やさずに，息かけもしくは加湿機を用いて，滑走速度はゆっくり薄切する。

(3) 連続切片の作製法

　連続切片を作製する場合は，FFPEブロックの温度変化

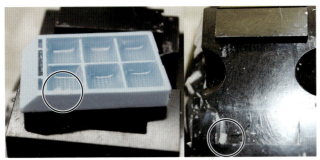

図 2.7.9　パラフィン固形物の影響
FFPE ブロックの裏側に付いたパラフィンは薄切面の傾斜やカセットクランプでの固定が不十分となり薄切ムラの原因ともなる。

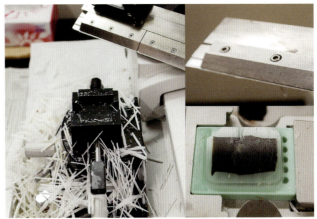

図 2.7.11　パラフィン屑の影響
FFPE ブロック周囲あるいはミクロトーム刀に付着したパラフィン屑をミクロトーム刀の移動で薄切面に擦り付けることがあるので気を付ける。薄切時に発生するパラフィン屑は大筆などで払い，常にブロック周囲をきれいにする。

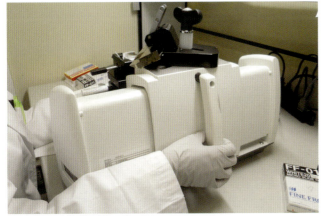

図 2.7.10　ミクロトーム持ち手の位置
上部を持つと自然に下方向に力がはたらくので下の部分を持ち刀台の水平方向の滑らかな動きを意識する。

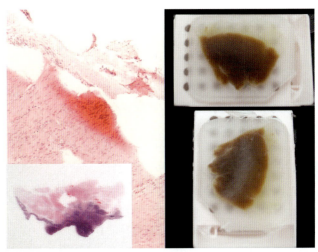

図 2.7.12　薄切面のささくれ
荒削りの際に組織が過剰に削れてしまうことや，本削りでも薄切面が白く毛羽立つ場合はブロックの方向を変えて行う。

と静電気の対策をする。ミクロトームに装着する冷却機器や加湿機の使用は安定した温度と湿度を効果的に保つことができる。

● 4. 伸展・乾燥

(1) 伸展

　FFPE 切片の伸展は加温することで薄切により，①生じたしわを伸ばす，②歪んだ形をもとに近い状態にする，③スライドガラスに接着させることが目的になる。伸展の影響は，①伸展不足，②過伸展，③気泡の発生，④切片の剝離，⑤高温では抗原性の減弱などがある。

　伸展の温度は包埋に使用しているパラフィンの融点より 10〜15℃低い温度が適温とされている。通常用いられるパラフィンは融点 58〜60℃であり伸展温度は 45〜50℃になる。
　加温の方法は，以下の 2 通り。
①伸展板法
　水に浮かべた切片をスライドガラスに拾い上げ伸展板に載せる。スライドガラスに伸展板の温度が均一に伝わるように伸展板上に水滴を載せその上にスライドガラスを置く。
②温浴法・湯伸ばし法

　水に浮かべた切片を一度スライドガラスに載せ，浴槽（ぬるま湯）に切片を再浮遊することで伸展する。加温により浴槽の壁に気泡が発生している場合は切片に付着する可能性があるため，筆などであらかじめ除去する。

(2) 伸展後の水抜き

　伸展後は切片とスライドガラスの間にある水を除去し過伸展を防止する。スライドガラスを立てて，流れてくる水をペーパータオルなどで吸い取る。切片の辺縁からスライドガラスに接着するので水が流れ出ない場合は組織のない部分を少し破り流出させる。

　温浴法・湯伸ばし法では切片が軟化しスライドガラスへの接着が早いので，水抜きまでスムーズに行う。

(3) 切片の乾燥

　乾燥は水分を完全に除去することを目的とし，パラフィンが溶けない温度で伸展板上あるいは孵卵器（37℃）を用

いる方法と，それよりも高温のパラフィン溶融器（65℃）で行う方法がある。そのほかに温度や時間設定のできるスライド乾燥機もある。高温で切片を乾燥させる場合はFFPEブロックが組織とパラフィンの余白が少ない場合，組織上に溶解したパラフィンが滴状になることがあり脱パラフィンに注意する（図2.7.13）。

乾燥を終えた時点で，切片の組織部分が白く透明感がない場合は染色工程で剝離する可能性が高い。

● 5. 薄切の確認事項

(1) 切れないとき
1) 刃を取り替える（刃の位置を変える）
2) FFPEブロックへの加湿は十分か
3) FFPEブロックの薄切方向を変える
4) 引き角を小さくしてみる
5) FFPEブロックを冷却する
6) ミクロトームの厚さ設定を確認する

(2) 切片にムラ・チャタリングが生じるとき
1) 滑走速度は一定か
2) 滑走速度が速すぎないか
3) FFPEブロックの薄切方向を変える
4) ミクロトームの試料台のロックは十分か
5) 刀ホルダーがしっかり固定されているか
6) 替刃を固定するネジの締め付けは十分か
7) カセットクランプのFFPEブロックの締め付けは十分か

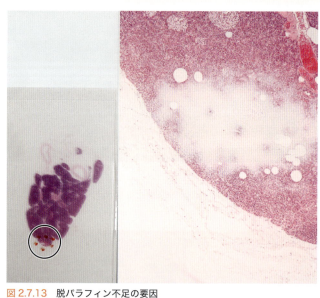

図2.7.13　脱パラフィン不足の要因
切片の乾燥を高温で行った場合に溶けたパラフィンが切片の組織上で滴状となることがある。この部分は脱パラフィンに時間を要するため脱パラフィン不足になることがある。防止には大きめの包埋皿を使用やFFPEブロックのトリミングでは組織からの余白が狭くならないようにする。

8) カセットまたはカセットクランプに固形状のパラフィンが付着していないか
9) FFPEブロックに気泡がないか

(3) 切片に傷ができるとき
1) 刃を取り替える（刃の位置を変える）
2) 筆，切片紙などを刃にあてていないか
3) FFPEブロックを表面脱灰する
4) ステープルが含まれる場合はラジオペンチなどで抜去する

［山田正人］

2.7.4　回転式ミクロトームによる薄切法

● 1. はじめに

滑走式ミクロトームは，固定された試料の上を水平方向にナイフが動くことにより薄切を行うが，回転式ミクロトーム（図2.7.14）は固定されたミクロトーム刀に対して試料が上下することで薄切を行う。ハンドルを回転させ試料台を上方に移動させると指定された厚さの分だけ試料台が前進する。試料台を下方に移動すると前進した分の厚さの切片を得ることができる（図2.7.15）。再び上方に移動し同じ動作を繰り返すことにより連続切片を得ることができる。また，薄切後の試料が上方に戻る際，試料台を後退させ，ミクロトーム刀との接触を避けるリトラクション機能が備わっている。

回転式ミクロトームの逃げ角は滑走式ミクロトーム同様2〜5°であるが，引き角は90°で滑走式ミクロトームの45°とは異なり，試料に対するミクロトーム刀の面は小さい。よって薄切時の抵抗は滑走式ミクロトームより大きくなる。しかし，レールの上を滑走させ不安定な状態でミクロトーム刀を前後させる滑走式ミクロトームに比べ，固定されたミクロトーム刀を用いる回転式ミクロトームの方が，薄切時のチャタリングは少ない。

回転式ミクロトームは試料が上下するストローク分だけの大きさの試料しか薄切を行うことができず，大型カセットの薄切は行えない。

● 2. 連続切片を得るための試料のトリミング

包埋皿を用いて組織を包埋し，冷却後にトリミングを行

う．場合によっては，包埋皿より取り外した試料の不必要なパラフィンを削り落とす．このとき，試料にミクロトーム刀が入る面（図2.7.16青線）と出る面（図2.7.16緑線）をミクロトーム刀に対して平行にすることで連続切片の作製が容易となるので，試料は正方形，あるいは長方形にトリミングを行う．図中の青線と緑線は，平行でないときは切片と切片がつながらず連続切片にはならない．できる限り試料の横幅（図2.7.16青線）は小さくし，薄切時の抵抗を少なくすると薄切が容易になる．また，試料の隅を一部斜めにトリミングすることにより（図2.7.16赤線），薄切時にリボン状の切片を筆やピンセットで切り離すことが容易になる．

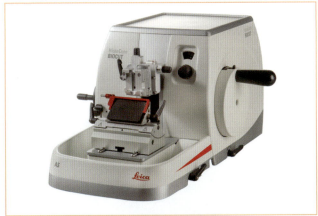

図2.7.14　回転式ミクロトーム
（Leica社より提供）

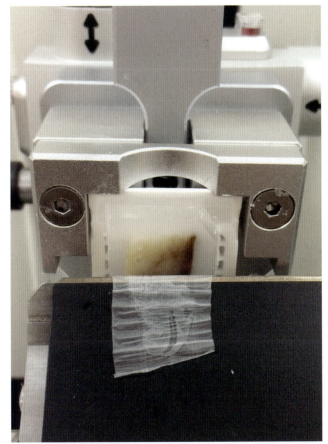

図2.7.15　薄切された切片

● 3. 面出し

滑走式ミクロトームでは試料台は水平に設置されているので，試料を固定したまま光の反射具合により面出し完了を確認できる．これに対し回転式ミクロトームでは試料台が垂直に設置されており，面出し完了の確認が難しい．削られてくるパラフィンを確認する，または試料を試料台より外して光に当てるなどして確認を行う．

滑走式ミクロトームのようにレール上を前後させる動作よりもホイールを回転させる動作の面出し作業の方が時間の短縮となる．

面出しが完了した試料は，加湿器などを用いて試料表面へ直接湿度を与えて静電気を防止し薄切する方法もあるが，時間がかかる．短時間で大量の試料を薄切する場合には試料をまとめて冷却した方がよい．包埋センターの冷却器でもよいが，試料に冷却と同時に湿度も与えられ薄切が容易となるためクラッシュアイスなどの氷を用いた方法もある．

薄切は室温で行うため冷却した試料は徐々に温度が上昇し，それに伴い膨張する．したがって薄切に時間がかかると，指定した厚さよりも若干厚い切片が得られるが，1枚ずつ切片の処理を行う滑走式ミクロトームよりも短時間で多数の切片が得られる回転式ミクロトームの方が試料の温度上昇による切片厚の変化は少ない．

● 4. 薄切

薄切で削られて出てくる切片を押さえるために乾いた筆を用いる．連続切片を切り取り移動するときは水で濡らした筆を用いる．回転式ミクロトームは右手でホイールを回すため乾いた筆は左手で持つ．左手は替刃ホルダーベースに軽く添えると安定し，細かな作業が可能になる．試料を

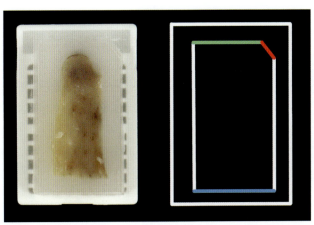

図2.7.16　試料のトリミング

冷却した場合は，試料表面が凹むので数回ホイールを回転させ再び面を整える。面がすべて出た後，ミクロトーム刃が入る面に削りかすがあれば乾いた筆で取り除く。また，替刃ホルダー上に削りかすがあればコンタミネーションの原因となるので確実に取り除く。ハンドルを回転し出てくる切片を乾いた筆などでカールしないように軽く押さえると，その次から出てくる切片からはリボン状となり連続切片として薄切を行うことができる（図2.7.17）。替刃ホルダー上で絡まないように連続切片を保持し，水で濡らした筆などを用いて必要枚数を連続切片より切り取るか，あるいは連続切片のまま水に浮かべた後に筆やピンセットで切り離す。

替刃は連続して用いると劣化し，切片の挫滅につながるため，交換するタイミングを逃さず，常に一定の切片を得るよう心がける。替刃に傷が入った場合には直ちに交換する。

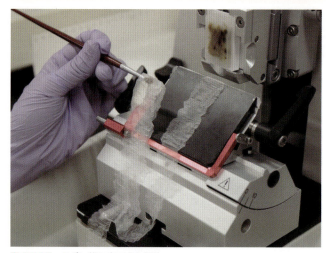

図2.7.17　リボン状に出てきた切片

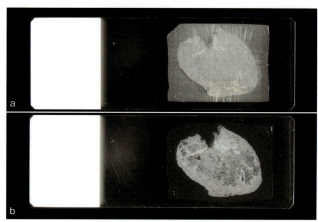

図2.7.18　FFPE切片の伸展

5. 伸展・乾燥

薄切したFFPE切片は収縮・変形している（図2.7.18a）。これを本来の大きさに戻すために伸展を行う。伸展は温度調節のできる伸展板あるいは温浴槽を用い，パラフィンの融点よりも低い温度で行い，パラフィンが軟化する温度（約48℃）がよい。スライドガラス上に水を載せ，その上に切片を置き伸展板にて伸展する方法もある。これは省スペースで作業が行え，検体取り違えの防止になる。パラフィンが伸びたら（図2.7.18b）余分な水を切り，伸展板にて完全に除去する。さらに熔融器などに入れ乾かすと，染色過程での剝離防止となる。

薄切，伸展，乾燥の工程すべてにおいて，スライドガラスと切片を浮かべる水には手指が触れないことが重要である。スライドガラスに手指が触れる，または水に手指が入ると扁平上皮細胞のコンタミネーションとなり，またスライドガラスを手指で触れると油分が付着し切片の剝離につながる。

6. がんゲノム検査における薄切

がんゲノム検査が多用される現代，数十枚単位で切片を作製する機会が増えている。生検材料など，腫瘍細胞の有核細胞割合が少ない場合には，さらに多数の標本枚数を必要とする。その際にも，一度に多数の切片を作製可能な回転式ミクロトームは有用である。

薄切時には，ガウン，マスク，手袋を着用し，核酸分解防止を講じる必要がある。また，手袋，ミクロトーム替刃，水槽を用いる際には水を検体ごとに新しいものに交換し，コンタミネーションの防止に努める。

7. 精度管理

指定した厚さのFFPE切片を作製することが重要である。前述したように，試料を冷却する場合には短時間で薄切を行い，試料温度に注意を払いながら，切片の厚さを均一にすることが大切である。

8. 回転式ミクロトームの利点

回転式ミクロトームの特徴は切片がリボン状の連続切片となることである。短時間に複数の切片が得られ，しかも連続切片なので薄切した切片の順番も管理しやすい。

一般に滑走式ミクロトームでの薄切技術の習得には時間がかかる。これは試料の上をナイフが通過する速度を一定にしなければ均一な厚さの切片を得ることはできないからである。これに対し回転式ミクロトームではホイールを回して薄切を行うため，誰が行ってもおおよそ同じ速度でホイールを回転させることができる。一定のホイール回転速度により，1切片内での厚さは均一となる。また，複数枚の切片を作製した場合には切片の厚さも均一となる。

また，薄切未経験者への技術指導は回転式ミクロトームの方が短時間で行え，凍結切片作製への移行もスムーズであるので，スタッフの入れ替わりにも対応しやすいと考えられる。

薄切を行う材料はさまざまであると思われるが，ミクロトームの特徴を踏まえ，それぞれの目的，施設に合った方法を選択し，精度の高い病理組織標本を作製することが重要である。

[小材和浩]

2.7.5　FFPE ブロックおよび未染色標本の保存

近年遺伝子検査を目的とした病理組織検体の利用や，研究および他施設へのコンサルテーションを目的とした未染色FFPE切片を保管し二次利用する機会がある。この遺伝子検査には特定の遺伝情報を標識発色させるFISH法や，次世代シークエンス（NGS）法に代表されるがんゲノム検査も身近な病理組織検査となっており，診断のみならずがんゲノム医療にも広く利用されるようになってきた[1]。これらの病理組織検体を使用した遺伝子検査は検体の質の保持が最も重要視されており，核酸やタンパク質などの質はプレアナリシス段階だけでなく，その後のFFPEブロック（以下ブロック）の保管や未染色標本の管理状況も影響を及ぼす。ゲノム診療で使用するブロックの保管は，室温でも可能だが多湿を避けた冷暗所が望ましいとされ，また遺伝子パネルで使用する場合はブロックの作製後3年以内のものを用いることが望ましい。核酸品質はブロック内で保管されている状況でも低下が進み，とくにRNA分子に対して顕著に断片化が進むことが知られている[2]。

ゲノム検査が普及しつつあるが，現在でも病理診断には免疫組織化学染色が一般的に行われており，切り置きした薄切切片を使用する場合，抗原性の失活に注意が必要になることがある[3〜5]。抗原性の失活は長期間保存した未染色標本を使用する場合，とくに核内抗原や細胞膜抗原などで低下しやすいとの報告もある（図2.7.19, 2.7.20）。

長期間保存した標本の抗原性低下の原因としては，露出した組織が外気に触れることによる酸化や温度，湿度などの保存環境による変化があげられる。このことは薄切し終えたままのブロック表面にも同様の状況が起こっており，薄切時にブロック表面の荒削りをやや深くすることで外気から遮断された組織面が削り出され回避することが可能となる。しかし近年のゲノム検査などでは求められる切片厚や必要とする標本枚数が多くなり[6,7]，病変部が小さな検体などの再薄切では極力荒削りでのロスを少なく仕上げることが求められる。短期間のうちに再薄切するブロックについては問題ないが，免疫組織化学染色においても中長期間保管したブロックを用いる場合は注意が必要となる[8]。

免疫組織化学染色で用いる標本においても，可能であれば染色直前にブロックを薄切することが望ましいが，他施設から借用したブロックの場合や，自施設のブロックであっても後日連続切片での評価が必要なときなどで未染色標本として保存することもある。

この項ではブロックおよび未染色標本の組織表面を保護するパラフィンコーティング法，および薄切した切片をガラスに貼り付けることなく変性が少ない低温で保管可能なFFPE切片保存シート法について紹介する。

● 1. パラフィンコーティング法

薄切したブロックの組織表面や未染色標本の表面をパラフィンでコーティングし，外気から遮断する方法である。

薄切後のブロック表面をコーティングする方法は，パラフィン包埋時に使用する包埋センターの平坦なホットプレート部を用いると簡単に行える（図2.7.21）。

またFFPE切片を貼り付けたスライドガラスをコーティングする方法には，溶けたパラフィン層に浸漬してコーティングする方法がある。しかしこの方法では，パラフィンがスライドガラス全体に厚くコーティングされるため，染色バスケットに入らないなど実用性に欠ける。そこでパラフィンコーティング専用機器（図2.7.22）を用いると，組織面だけに厚さ $10〜30\mu m$ の均一なパラフィンコーティングが可能である[9]。操作法が簡便で作業効率がよく，コーティング量が少なくて済むため，脱パラフィン用溶剤の消費が少なくて済む（図2.7.23）。また，パラフィンコーティングの範囲を任意に設定できるので，陽性対照の組織をスライドガラス下端に貼り付け，その部分だけをパラフィンコーティングすることができる。その後，検体の薄切切片をコーティングされていないところに載せれば，1枚のスライドガラスに薄切時期の違う陽性対照と検体を貼り付けることができ，染色枚数の軽減にもつながる[10]（図2.7.24）。

未染色標本の表面は，保存中や搬送中に物理的に傷が

📝**用語**　ホルマリン固定パラフィン包埋（formalin-fixed paraffin embedded：FFPE），蛍光 in situ ハイブリダイゼーション（fluorescence in situ hybridization；FISH），次世代シークエンス（next generation sequence；NGS）

2章 切り出しから薄切まで

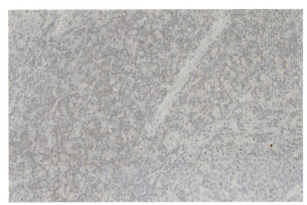

図 2.7.19　未コーティング，室温3カ月保存　抗CD4抗体染色 ×200

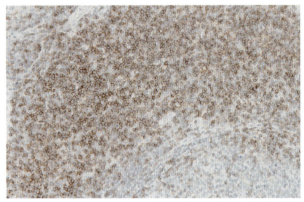

図 2.7.20　パラフィンコーティング，室温3カ月保存　抗CD4抗体染色 ×200

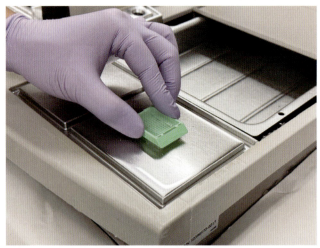

図 2.7.21　ブロックのパラフィンコーティング方法
包埋センターのホットプレート部に余分なパラフィンが残っている状態で行うことで，組織周囲のパラフィンを溶かすことなく組織面を保護することが可能となる。

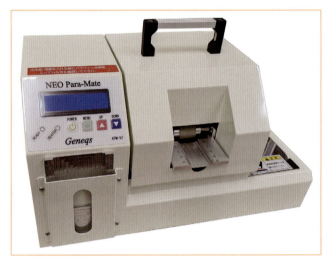

図 2.7.22　未染色標本のパラフィンコーティング専用機器

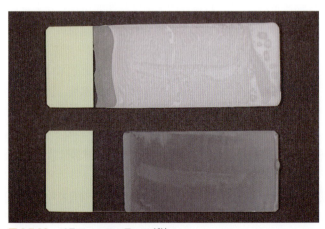

図 2.7.23　パラフィンコーティング法
上部はパラフィン槽に浸してコーティングしたため，厚く全周性にコーティングされている。下部はパラフィンコーティング専用機器を使用，切片側だけに薄く均一にコーティングされている。

入ってしまうことがあるが，パラフィンコーティングされていれば傷が入りづらく，切片表面保護の観点からも有効な方法である。パラフィンコーティングされた未染色標本は重ねて保存できるので，仕切りのないスライドケースやスライドガラスの空箱に詰めて保存しても組織切片に損傷を与えることが少ない。

● 2. パラフィンコーティングを用いる場合の注意点

パラフィンを用いてコーティングを行う場合，ほかの組織が混入するなどのコンタミネーションに留意する必要がある。コーティングで用いる機器やパラフィンにはコンタミネーションが起こらないよう常にきれいな状態で使用することが大切である。

ブロックのパラフィンコーティングに関しては，再薄切時にパラフィンコーティング層から切り始めるため組織に刃が入る前に多少の薄切面の角度調整が許容される反面，切り込み不足による面出し不良が生じてしまうことが注意点としてあげられる。

未染色標本のパラフィンコーティングでは，コーティン

用語　cluster of differentiation（CD）

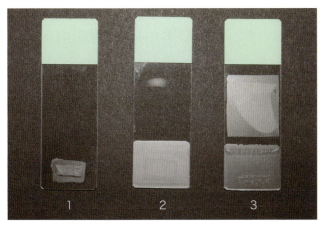

図 2.7.24　陽性対照標本の保存
1：陽性対照切片をスライド下端に貼り付け乾燥する。2：陽性対照組織だけパラフィンコーティングして保存する。3：使用時に検体切片を貼り付ける。

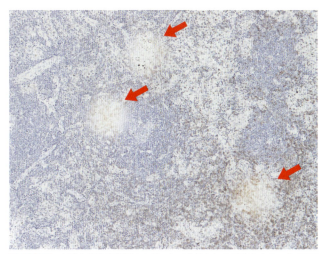

図 2.7.25　自動免疫染色装置（カバータイル法）による染色ムラ　抗CD3抗体染色　×40
脱パラフィン処理不良の影響でフロストの反対側（写真左側）のDABが発色せず，標本の所々にスポット状の染色ムラ（赤矢印）も見られる。

グが薄層であっても自動免疫染色装置の種類によって染色ムラ（図 2.7.25）や機器のメンテナンスが必要となることもある（図 2.7.26）。したがって自動染色装置を使用する場合は事前に用手での脱パラフィン処理を行い，脱パラフィンの状況確認をしながら操作を進めるなどの一手間が必要となる。

　ゲノム検査でコーティングした標本を用いる場合は，コーティングの厚さによって組織のシルエットが確認しづらくなりマクロダイセクションが困難になることや，その後の核酸精製時にカラムの目詰まりを起こし，得られる核酸の収量が低下する可能性があることも知っておく必要がある。またコーティングの有無にかかわらず室温でも3ヶ月以内であればDNAの品質に顕著な影響がないとの報告もある[2]。都度の薄切が望ましいが生検材料など小さな組織検体は，検体損失を最小限にするため診断用HE標本薄切時に切り置きをして運用することも有効な手段である。

● 3. FFPE切片保存シート法

　薄切したFFPE切片をセルロース濾紙に貼り付け，乾燥後チャック付きポリ袋などでできる限り空気を抜き4℃にて保存する方法である。現在では，スライドガラスの大きさに加工されたFFPE切片保存シートが販売されている（図 2.7.27）。染色する際には，保存シートからスライドガラスへの転写が必要になる。

　転写方法の手順としては，保存シートの切片側を下にして水槽に浮かべ，スライドガラスで保存シートごと掬い上げる。約10秒後に保存シートを剥がし，スライドガラスへ転写する。その後湯伸ばしを行い乾燥する[11]。転写後の組織切片は裏返しになる。すなわち，FFPE切片保存シート法を用いれば，ミラー標本の作製も容易につくることが

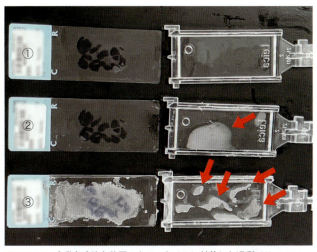

図 2.7.26　自動免疫染色装置のカバータイルに付着した過剰パラフィン
①未コート，②片面薄層コート，③両面浸漬コート。
パラフィンコートをしたままの染色では染色処理終了後にもかかわらずカバータイルに残留パラフィン（赤矢印）「が張り付いている。カバータイルを再使用する際に注意を要する。

できる。

　剥離防止用スライドガラスは経時的な劣化により，親水性や接着力が減少するが，FFPE切片保存シートを用いれば，染色時に新しいスライドガラスに転写するため問題にならない。また，スライドガラスを含まないため軽量かつ省スペースで済む。郵送する場合もスライドケースや緩衝材などの特別な梱包が必要なく，普通郵便で送付でき簡便かつ低コストである。

● 4. 精度管理

　病理組織標本は，FFPE切片作製後直ちに染色するのが望ましいが，直ちに染色できない場合や，将来の研究のた

📖 用語　3,3'-ジアミノベンジジン（3,3'-diaminobenzidine；DAB）

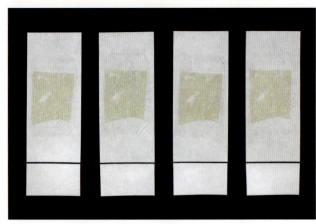
図 2.7.27　保存シートに貼り付けた FFPE 切片

めに保存や組織面を保護する必要がある。薄切後のブロック表面やパラフィン未染色標本は，保存期間，保存環境により，組織の損傷や抗原性低下などが生じ，免疫組織化学染色や遺伝子検査に悪影響を及ぼすため，上記の保存法などを用い，標本の質を担保することが重要である。

［佐藤浩司・原　稔晶］

参考文献

1) 南　優子：「病理とがんゲノム医療」，肺癌 2021；61：887-892.
2) 日本病理学会（編）：ゲノム研究用・診療用病理組織検体取扱い規程，羊土社，2019.
3) Jacobs TW et al.: "Loss of tumor marker: immunostaining intensity on stored paraffin slides of breast cancer", J Natl Cancer Inst 1996；88：1054-1059.
4) Bertheau P et al.: "Variability of immunohistochemical reactivity on stored paraffin slides", J Clin Pathol 1998；51：370-374.
5) 名倉　宏，他（編）：渡辺・中根 酵素抗体法改訂四版，学際企画，2002.
6) 中外製薬：FoundationOne® CDx がんゲノムプロファイルの特性，2024.
7) 谷田部恭，他（監）：Onco Guide™ NCC オンコパネルシステム 検体作製ガイド，シスメックス，2022.
8) 佐藤浩司：「ホルマリン固定パラフィン包埋（FFPE）検体の適切な作製・保管方法の留意点」，検査と技術 2020；48：604-607.
9) 河本陽子，他：「酵素抗体法に有用な未染標本保存法の検討」，病理と臨床 2010；28：673-677.
10) 五百部浩昭，他：「特集 知っておきたい！自動化時代の落とし穴 7. 自動免疫染色装置」，Medical Technology 2011；39：151-154.
11) 五十嵐久喜，椙村春彦：「技術講座 簡便かつ長期保存を可能にする薄切済み切片保存法の提案」，Medical Technology 2014；42：374-379.

2.8 凍結組織標本作製法

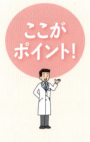

ここがポイント！
- 術中迅速病理組織診断や酵素組織化学，免疫組織化学に用いられる。
- 組織を速やかに凍結させる知識と技術を習得する。
- 凍結組織標本作製におけるアーチファクトの要因を理解する。
- 未固定の組織は「感染性がある」ものとして取り扱う。

2.8.1 凍結組織標本作製の概要

1. 種類と目的

(1) 種類

凍結組織標本作製には，新鮮組織を用いた術中迅速凍結組織標本作製法とホルマリン固定組織の凍結組織標本作製法がある。

(2) 目的

凍結組織標本作製の目的は，①病理組織標本作製を短時間で行うこと，②パラフィン標本作製過程のホルマリン固定や脱脂・脱水，パラフィン浸透などで溶出や消失する蛋白質や酵素，脂質などの検索である。術中迅速凍結組織診断や酵素組織化学，免疫組織化学，蛍光抗体法（腎生検，皮膚生検など），脂肪染色などに用いられる。

2. 標本作製時間

通常の病理組織標本は，ホルマリン固定（24～48時間）後にFFPEブロックを作製し，ミクロトームで薄切する。薄切片をスライドガラスに貼付し，染色工程を経てスライド標本が完成するまでに一定の時間を要する。一方，凍結組織標本の作製では，組織を凍結後，ただちにクリオスタット内で薄切し，スライドガラスに貼付して染色を行う。30分以内に組織標本が作製可能であり，術中迅速病理組織診断に用いられる。

3. 凍結標本の作製の実際

組織を包埋，凍結するために必要な器具を（図2.8.1）に示す。包埋皿に凍結組織切片作製用の包埋剤を少量入れ，採取された生の組織検体の薄切面が下になるようにして入れ，包埋剤を追加して凍結する。ホルマリン固定組織検体の場合は氷の結晶ができないようにHoltのガムスクロース液や10～30％ショ糖（スクロース）液に1～2晩浸漬して組織内水分を置換する前処理をして包埋，凍結する。その後，①超低温冷凍装置による凍結法，②ドライアイス・有機溶媒法，③液体窒素法，④クライオスプレー法，⑤クリオスタット内凍結法（図2.8.2）などで凍結し，約−20℃のクリオスタット庫内で，組織を約4～10μmの

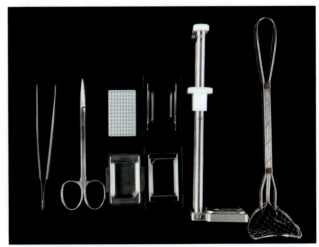

図 2.8.1 凍結標本作製に必要な器具
左からピンセット，ハサミ，台座，金属製包埋皿，プラスチック製包埋皿，凍結時浸漬用器具など。

厚さで薄切し，直ちにスライドガラスに貼り付け，迅速Hematoxylin-Eosin（HE）染色など必要な染色を行う。

4. 感染

通常ホルマリン固定された組織は，プリオン病を除けば感染の危険はないものとして扱うことができる。新鮮組織標本作製（術中迅速標本）では「生」の材料を扱うため，ウイルス，細菌などの感染には十分注意する必要がある。そのために，事前に患者の感染症の有無を確認しておく必要がある。

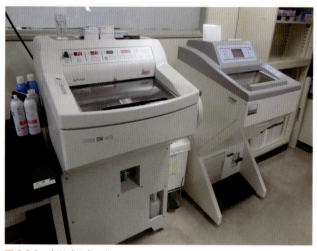

図 2.8.2 クリオスタット
結核が疑われる検体を薄切した後は，薄切作業を中止し，滅菌をする必要がある。そのため，クリオスタットは 2 台準備しておくことが望ましい。

2.8.2 凍結組織標本作製手順

1. 術中迅速凍結組織標本作製手順

(1) はじめに

精度の高い凍結切片の作製は凍結包埋組織ブロックを均一かつ完全に凍結させることが重要となる。本項では術中迅速凍結組織標本作製法について説明する。

(2) 目的[1)]

術中迅速診断では，手術中に採取された生の組織を凍結し，短時間で標本を作製して顕微鏡で病理診断を行い，結果を執刀医に報告する。おもな目的は，病変の進展範囲や切除断端の評価（切除範囲の決定），リンパ節転移や播種の有無の判定である。また，術前に病理診断ができなかった病変の良悪性判定や，悪性腫瘍の組織型判定（リンパ腫か転移性がんかなど）が求められることもある。凍結組織標本の品質は，術中迅速診断に大きく影響し，手術の進行や治療方針にも関わる。病理医と臨床検査技師が協力し，診断に適した標本を迅速に作製することが求められる。

(3) 検体提出

手術を担当する医師を含む医療スタッフには，次の点に留意し，適切な方法で検体を提出してもらう必要がある。
1) 目的の部位より確実に採取する。
2) 検体を乾燥させない（とくに微小検体の場合や，濾紙などに組織が貼付されている場合）。
3) 生理食塩水にそのまま浸さない。
4) 金属（ペッツ，クリップ）や縫合糸などは取り除く。

5) 不必要な脂肪は取り除く。
6) 患者氏名，科名，手術室などを明記する。
7) 検体名と採取部位，または検査目的を明記する。

感染防止および乾燥を防ぐために，検体は生理食塩水で湿らせたガーゼの上に載せ，シャーレなどに入れ密閉して提出してもらう。微小検体では，パラフィルムで検体を包むのも有効である。検体をそのまま生理食塩水に浸すと細胞が膨化変性し，アーチファクトが生じて不良標本の原因となるので注意する。

(4) 包埋・凍結の手順
①包埋
1) 包埋皿に少量の包埋剤を入れる。
   包埋皿は金属またはプラスチック製のものがある。金属製は熱伝導性にすぐれるが，使用後に消毒や洗浄が必要である。プラスチック製は安価であるが，アセトンでひび割れることがある。包埋皿がない場合はアルミホイルで型をつくり，包埋皿として使用することもできる。包埋剤は，界面活性剤や消毒剤入りのものが市販されている。
2) ろ紙などに組織が貼付されている場合，組織の薄切面を下面にして包埋皿に入れる（図 2.8.3）。
3) 組織の薄切面を固定し，包埋剤を追加する。
4) 検体番号を書いたラベルを付ける（同時に複数の部位や別の患者組織が提出された場合，または追加で検体提出された場合）。
5) 台座を付け，急速凍結する（図 2.8.4）。

用語 ヘマトキシリン・エオジン（Hematoxylin-Eosin；HE）染色

②凍結
◆注意点
- 凍結装置を用いて速やかに冷凍すること。
  氷結晶発生に影響する最大氷結晶生成温度帯（-5℃～-1℃の間）を素早く通過させ、アーチファクトを低減させる。
- 過冷却によるブロック硬化、ひび割れに注意。

◆凍結方法
- 超低温冷却装置：-75℃ぐらいまでの温度調節が可能である。
- ドライアイス・有機溶媒法：アセトン、イソペンタンなどの有機溶媒にドライアイスを入れて使用する。約-80℃まで冷却される。作業場の換気に十分に注意する必要がある。
- 液体窒素法：冷却温度は-196℃のため、過冷却の可能性があり、薄切時に注意を要する。
- 迅速凍結用スプレー法：凍結不良の場合の追加凍結に使用するとよいが、感染に注意する必要がある（瞬間的に強い風をピンポイントで吹き付けるため、感染源を吹き飛ばす可能性がある）。

(5) 包埋・凍結時の工夫
①脂肪の多い検体の凍結[2~4]
脂肪の多い組織は包埋剤が浸透しにくく薄切が困難なため、いろいろな対処方法が考案された。検体を凍結させる前に、①界面活性剤入りの包埋剤に長めに浸す、②さらに検体に針を刺し、包埋剤を浸透させる、③界面活性剤入り包埋剤をビニール袋に入れ、これに検体を入れて軽く揉む、などの方法がある。凍結標本で作製された組織像を図2.8.5に示す。

②小さな検体の凍結
小さな検体や白色の検体は、目視による確認が困難なことがある。ヘマトキシリンなどで着色しておくと、面出しや薄切の際の検体確認が容易になる。

③不良ブロックの修正
凍結操作による体積の膨張での薄切面の突出やひび割れは、冷媒に沈める前にまず下面（薄切面）を凍結させ、その後一気に全体を凍結することで防止できる。ひび割れが生じた場合は、その部分に包埋剤を塗り、再度凍結させる。突出した場合は包埋皿に少量の包埋剤を入れ、その上にブロックを入れて再び凍結を行う。プラスチック製の包埋皿の中心部は凍結時の膨張により突出しやすく、微小検体の場合、中心部を避けて包埋することも防止策の1つとなる。

(6) クリオスタットによる薄切
クリオスタットは庫内だけを冷却するタイプと、庫内と試料台を別々に冷却するタイプがある。脂肪の多い組織を薄切する場合には、試料台を冷却する機器の方が薄切しやすい。薄切はアンチロール板を使用する方法と、切片を刷毛などで引っ張りながら薄切する方法（図2.8.6）がある。

①庫内の温度
庫内は温度を-20℃前後にセットする。脂肪が多い組織の場合は温度をこれより低く（約-40℃ぐらい）セッ

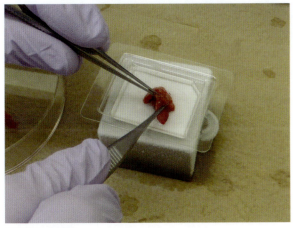

図2.8.3 包埋皿
少量の包埋剤を入れ、薄切面を凍結する。

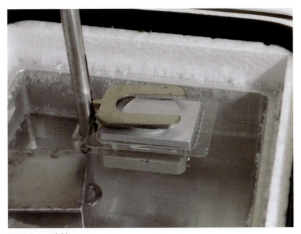

図2.8.4 凍結
包埋皿を台座に載せ、凍結装置内の冷媒に浸漬して急速冷凍する。

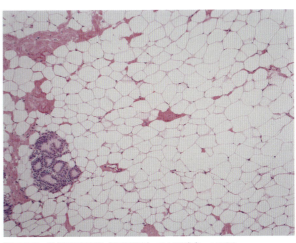

図2.8.5 乳腺脂肪組織（凍結標本）のHE染色 ×100

2章 切り出しから薄切まで

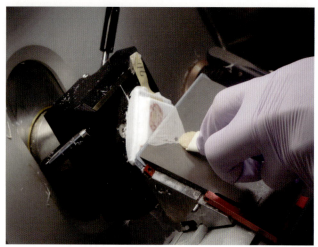

図 2.8.6 クリオスタットによる薄切の例
刷毛で切片の端を軽く引っ張り、伸ばしながら薄切する。

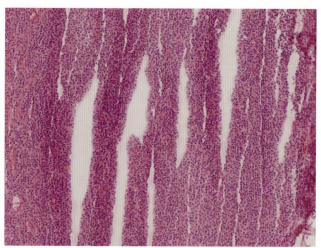

図 2.8.7 リンパ節のHE染色 ×100
過冷却のために生じたすだれ状のアーチファクト。

トすると薄切しやすい。

②切片の厚さ

4～10μm程度である。

③ブロックの温度

薄切に最適な温度が検体により異なるため、検体に応じた温度調整が重要である。温度が高いと組織が収縮し、低すぎるとすだれ状になる（図2.8.7）。

④替刃

カーボン入りの硬度を上げた替刃やフッ素樹脂でコーティングされた替刃など、凍結切片専用替刃が市販されているが、パラフィン包埋用のミクロトーム切片用の替刃でも薄切は可能である。

⑤薄切時の工夫

・脳や肝臓、リンパ節などの実質臓器：過冷却の場合はすだれ状になりやすいので、手袋を装着した親指でブロックを加温しながら、適切な温度に達した時点で薄切する（図2.8.8）。

・非常に脂肪の多い検体：迅速凍結用スプレーやドライアイスなどで刃を十分に冷却すると、切片が刃に貼り付くのを防ぐことができる。クライオフィルム法では、専用フィルムをブロック薄切面に貼り付け、検体にフィルムが貼り付いたままの状態で薄切し、染色まで行う方法である。やや時間とコストがかかるが、初心者でもきれいな標本が作製可能である。

・皮膚の薄切：表皮側から薄切すると、切片が折れ曲がり重なることがある。このような場合は、ブロックを回転させ、皮膚面を45°傾けて皮下組織側から薄切することで防止できる。

・センチネルリンパ節：乳癌の手術ではセンチネルリンパ節転移の有無により術式が変更される。微小転移（0.2～2mm）の検出を考慮し、2mm間隔での切り出しが推奨されている。

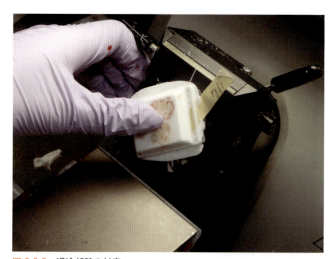

図 2.8.8 過冷却時の対応
過冷却になった場合は、薄切面に親指をあて、最適温度まで加温する。

(7) 固定および迅速HE染色

①固定

薄切切片の固定は通常、アルコール・ホルマリン液などで、約1分間固定する。切片が乾燥してしまうと、ヘマトキシリンの染色性が低下する。薄切した切片は、直ちにスライドガラスに貼り付け、固定液に入れる必要がある。

◆固定液

100%エタノール 45mL

ホルマリン原液 5mL

酢酸 0.2mL

②染色手順

1) アルコール・ホルマリン固定液　約1分
2) 水洗　10回出し入れ
3) マイヤーのヘマトキシリン　約1分
4) ぬるま湯で色出し　10回出し入れ
5) エオジン液　5回出し入れ
6) 軽く水洗
7) アルコール脱水、キシレン透徹、封入

(8) 感染対策

凍結組織標本作製では，未固定の新鮮材料を扱うため，ウイルスや細菌（結核菌などの病原体）による感染に十分注意する必要がある。手袋，N95マスクまたはサージカルマスク，エプロン，ゴーグルなどの防護具を着用し，バイオハザード対策を徹底する。検体処理は，術中迅速検査室など場所を限定し，安全キャビネット内で行う。クリーンベンチやドラフト設備を使用し，感染対策を徹底することが求められる。すべての検体を感染物とみなして作業することが重要である。また，クリオスタット内で迅速凍結用スプレーを使用すると感染源の飛沫・拡散のリスクがあるため，十分注意が必要である。特に結核は飛沫感染を起こすため，結核が疑われる検体の標本作製は原則として避ける。機器の滅菌方法は異なり，オゾン滅菌には約1時間，紫外線滅菌には約4時間を要する。万が一感染物に曝露した場合は，針刺し事故と同様に感染対策室へ速やかに報告する。

(9) 精度管理

①マニュアルの作成

作業工程，染色方法，使用試薬の調製，診断結果報告などについてマニュアルを策定し，すべての作業担当者が同じ工程で標本作製が行えるようにする。作業従事者は内容を熟知したうえで作業にあたる。

②染色性

診断を行うのは病理医であるため，染色性について病理医と十分検討し，診断しやすい固定方法や染色方法の選択が必要である。

③薄切面の確認

すべての検体について，正しい薄切面で標本作製する必要がある。薄切を担当する者は，凍結処理を行う前に，検体の大きさ，個数，標本作製面などを必ず確認する。また，できあがった標本は薄切担当者と病理医あるいは技師とで薄切面の確認，標本番号の確認を行う。

● 2. ホルマリン固定組織の凍結組織標本作製手順

(1) はじめに

ホルマリン固定組織の凍結切片作製については，凍結前の検体処理法が新鮮な検体と異なるが，凍結処理以降の操作は術中迅速凍結組織標本作製法と同じである。

(2) 凍結前処理

検体は2mm程度の厚さに切り出す。氷の結晶の生成を抑えるため，高張ショ糖液[5]または50％凍結組織切片作製用包埋剤水溶液に一晩浸した後に凍結を行う。

①高張ショ糖液

精製水70mL

アラビアゴム1g

ショ糖30g

チモール少量

1) 精製水にアラビアゴムを浮かべる。

2) ショ糖とチモールを加え溶解し，濾過して使用する。

(3) 薄切時の注意

組織がすでに固定されているためスライドガラスから剝がれやすい。スライドガラスは剝離防止剤コーティングスライドガラスを使用し，切片を貼り付けたあとは十分乾燥させる。

［大森康旨］

📖 参考文献

1) 徳永英博：「きれいな術中迅速凍結切片の作製方法」，Medical Technology 2015；43：493-498.

2) 大森康旨，他：「脂肪組織を含む凍結切片の作製法」，検査と技術 2002；30：1309-1313.

3) 田所　猛：「市中病院における術中迅速診断の標本作製と診断」，Histo-Logic Japan 2008；36（後期号）：4-5.

4) 松本慎二：「リンパ節（乳腺含む）における術中迅速の標本作製」，Histo-Logic Japan 2008；36（後期号）：9.

5) 春日　猛，松原　修（編）：「クリオスタットによる凍結切片標本作製法」，新編　臨床検査講座20　病理学／病理組織細胞学，271-273，医歯薬出版，1987.

3章　写真撮影技術

章目次

3.1：マクロ写真撮影……………………98

　3.1.1　マクロ写真撮影の概論

　3.1.2　マクロ写真撮影の各論

3.2：ミクロ写真撮影……………………105

　3.2.1　ミクロ写真撮影の概論

　3.2.2　ミクロ写真撮影技術

SUMMARY

　病理検査における写真撮影は，摘出検体の肉眼像の記録（マクロ写真撮影）や，病変部の顕微鏡観察像の記録（ミクロ写真撮影）をする手段として日常的に行われている重要な作業である。現在では，デジタルカメラによる撮影が主流となり，高機能なカメラにより比較的初心者でも簡単に撮影することができるようになった。デジタル画像の色調や強調具合などの加工も行えるようになったが，ありのままの所見を忠実に画像として反映させるためには，撮影機材や照明の方法あるいは，臓器の配置の仕方，背景色の選択方法などについても理解する必要がある。加えて，ミクロ写真撮影においては，顕微鏡観察の仕組みについても習得する必要がある。

　学会発表や論文投稿などにおいては，良好な画像を提示することで説明をよりわかりやすくすることができ，聴講者あるいは読者に印象付けることが可能となる。本章では，日常的に行われている撮影技術について，基礎的な撮影条件や注意点を解説する。

3.1 マクロ写真撮影

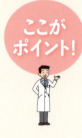

ここがポイント!

- 臓器のマクロ写真は，病理診断において重要な情報である。
- 撮影の目的を理解し，切り出し時などに確認した肉眼的所見をすべて撮影する。
- 撮影機材を知ることは，肉眼で見た臓器の特徴をそのまま写真に写し込む技術につながる。
- 臓器撮影装置のおもな機能は，均一照明，撮影距離の調整，背景色の指定である。
- 撮影機材は使い捨てできないために，適した感染対策を講じる必要がある。
- 撮影意図を適切に伝達するには，臓器配置のルールと構図が重要。
- 見やすくビジュアルポイントがわかりやすい写真とするには，露出とフォーカスが重要。
- 臓器の特徴を伝えるには，ホワイトバランスを調整して色調を正確に再現することが重要。

3.1.1　マクロ写真撮影の概論

1. はじめに

　本節でいうマクロ写真とは，臓器や組織片を被写体とした肉眼像の写真のことである。病理診断においては，対象臓器の肉眼的な所見もたいへん重要な情報であるため，切り出しなどの工程で確認した所見が，すべて残せるように撮影しなければならない。また，近年ではエビデンス（根拠）にもとづいた医療が求められており，生検を含むすべての組織検体の肉眼像を撮影することで工程管理としても活用され，病理技術における写真撮影の重要性が増している。これらの撮影は，病理検査を担当する臨床検査技師にとって，病理標本作製と同じ程度に重要な工程であり，目的を満たす高品質な写真を残す必要がある。

2. 撮影条件

臓器のマクロ写真のおもな用途をあげる。
- 肉眼所見の記録
- 切り出した箇所と枝番を付けたブロックの一致確認
- 腫瘍径の計測や腫瘍の浸潤具合のマッピング
- 病理診断を補って，臨床に伝達される情報
- 標本作製工程で用いる確認用ワークシート
- 工程管理を目的とした記録
- 診療外目的（学会発表や論文などの学術目的）

　このように，病理検査内や病理医だけではなく，臨床医や患者を含めた情報共有を目的とする。これらの本質は記録であり，撮影時に確認した臓器の特徴や所見をそのまま写真に残す必要がある。

　撮影対象となる臓器は立体であるが，写真は平面による表現となるため，特徴や所見のすべてを1枚の写真に収めることは困難である。また，提出された臓器には固定に伴う色調の変化や切り出しによる形状の変化が起こってしまうため，必要な写真は，工程を進める前に撮影しておかなければならない。それぞれの施設で，「この面を撮る」といった決め事があるだろうが，その面を撮る理由を十分に理解して，必要ならば追加して撮影する判断が重要である。(図3.1.1)。そして，撮影した写真には臓器の色調や

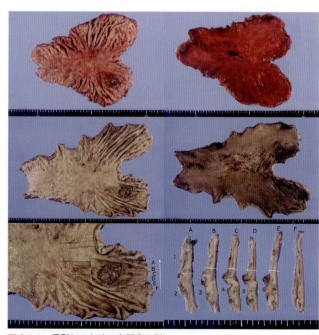

図3.1.1　撮影しておくべき写真の例

腫瘍境界などといった肉眼所見がすべて反映しているべきであり，これらの情報を満たさない場合には積極的に撮り直すことが重要である．

● 3. 必要な機材

マクロ写真の撮影に必要な機材は，カメラ（カメラ本体と写真レンズ），臓器撮影装置，スケールとスケール台，消毒液，清拭用のペーパーなどである．品質の高いマクロ写真を撮影するためにはデジタルカメラ，レンズ，臓器撮影装置の特徴を十分に理解して使用する必要がある．

(1) デジタルカメラ

感光部にCMOSセンサーなどの撮像素子を用いた市販のカメラを用いる．デジタルカメラの種類には，大きく分けてレンズ交換式の一眼（レフ）タイプ（以降，一眼型）と，レンズが本体と一体になっているコンパクト型がある（図3.1.2）．コンパクト型よりも一眼型の方がより高機能であるが，コンパクト型でもマクロ撮影に十分な機能を有している製品もある．各論で解説するホワイトバランスや露出調整など画質に関わる設定を細やかに調整できる機種を選択することで，より忠実に撮影対象を再現する写真撮影が可能になる．

また，部門端末と接続可能な機種を選ぶことで，データ移行に関わる手間をなくし，インシデントの発生確率を低くすることができる．

(2) カメラレンズ

コンパクト型では本体に付属するが，一眼型では本体と別に用意する必要があり，焦点距離（レンズの中心から像を結ぶまでの距離）がフィルム換算値で50mmのレンズや，接写ができるマクロレンズを用いる．焦点距離が容易に変えられるズームレンズもその利便性から有用であるが，焦点距離によってレンズを透過する光量が変化すること，球面収差が出やすいことを考慮する必要がある．

(3) ビデオカメラ

近年では，動画撮影に用いられるビデオカメラもマクロ撮影に利用されることがある．ビデオカメラにはウェブカメラのように非常に小さいものもあり，作業台周辺に容易に配置できるため利便性が高い．ただし，ビデオカメラの静止画撮影は，副次的機能であるので，接写が必要な小さな組織を撮影する場合などで，精細な描出が必要な撮影では十分な性能とはいいがたい．よって，写真の使用目的や撮影難度をふまえて，高性能なカメラとウェブカメラを使い分ける必要がある．

(4) 臓器撮影装置

臓器のマクロ写真撮影では，臓器撮影装置を撮影台として用いる．臓器撮影装置には，おもに3つの機能がある．

①照明の確保

撮影には十分な光量が必要なため，その確保が臓器撮影装置の最も重要な機能である．また，写真は，光と影を上手にコントロールすることが重要であり，光のあたり方次第で意図しない影ができる．そのため臓器撮影装置は，反射光（カメラ側から臓器を照らす）と透過光（臓器背面から照らす）の2つの照明灯が用意されている．これらの光の強さを調整して不必要な影を消す照明方法を無影照明とよぶ（図3.1.3）．臓器撮影装置の光源には，キセノンランプを用いて強い光を瞬間的に照射するフラッシュライト（ストロボ）型と，撮影用蛍光灯やLED灯を用いた定常光型の2種類がある．フラッシュライト型は，設置時のカメラ設定がやや難しい難点はあるが，一度設定すると明るさを意識せずに撮影ができ，血液など背景の汚れが映り込みにくいといったメリットがある．定常光型では，オート露出などカメラ任せの設定で撮影がしやすい反面，フラッシュライト型に比べ背景の

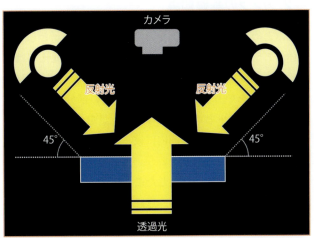

図3.1.3 無影照明のイメージ
反射光光源と透過光光源をこのように配置して撮影すると不必要な影ができにくい撮影が可能である．

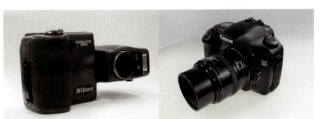

コンパクト型（レンズ一体型）　　一眼型（レンズ交換型）
図3.1.2 デジタルカメラの種類

用語 complementary metal oxide semiconductor（CMOS）

■3章　写真撮影技術

汚れを拾いやすい。現在では，導入のしやすさ，維持管理費の安さから定常光型が主流となっているようである。

②撮影距離の調整

撮影距離の調整は，写真に収める範囲を決めるために臓器とカメラの距離を調整する機能であり，通常，機種によって手動，自動が選べる。

③背景色の指定

臓器を観察しやすくするためには，背景色も重要となる。背景色については，各論で詳しく説明する。

4. 感染対策

固定前の臓器などでは感染の可能性が高いため，撮影環境には十分な感染対策を講じる必要がある。

カメラや撮影装置などの機材は，消毒液による清拭がおもな対策となる。しかし，カメラを含めた一般的な撮影機材は，消毒液による清拭を考慮していないため，金属やゴム，プラスチックなどの部品や塗装を傷める可能性がある。そのため，腐食されやすい部分やスイッチなど手が触れる部分を汚染させない対策もあわせて行う必要がある。

たとえば，フットスイッチでステージを昇降させて撮影距離の調整を行う，リモコンを用いてシャッターを切るなど，カメラ本体に触らずに撮影することが望ましい。さらに，カメラレンズのズームリングやレリーズなどに食品保存用のラップフィルムを巻く，撮影装置のステージ上にフィルムシートを用いるなど，汚れた部分を使い捨てできる環境を整えるとよい。

［中村広基］

3.1.2　マクロ写真撮影の各論

1. はじめに

臓器のマクロ撮影では，対象臓器の方向性など一定のルールに従って撮影することと，カメラなどの機材を使いこなす撮影技術が重要である。ルールを無視した写真は，撮影者が意図した情報を正しく伝達することができない。また，撮影者がカメラを使いこなせていないと，色調を再現できない写真や，明るさが不適正で写真上で観察し判断できない写真になり，診断などに不都合な影響が出る。このような写真は，記録や情報の伝達というマクロ写真の意義や目的を満たさない。撮影に臨む際には，上記の2つのポイントを十分に理解する。

2. カメラの基礎知識

読み進めるうえで，写真撮影で用いられる用語として被写体，ビジュアルポイント，構図という言葉を覚えてほしい。被写体は，撮影の対象となるもので，臓器撮影では，臓器のことをいう。被写体の強調したい部分のことをビジュアルポイントといい，被写体と背景を含めたすべての範囲を撮影範囲，撮影範囲内に被写体やビジュアルポイントを配置することを構図という。

近年カメラの性能が向上したことで，カメラ任せで撮影することが多い。そのため，意識することが減ってしまったが，写真は，カメラが取り込む光の量を示す露出，色調の再現に関わるホワイトバランス，写真の鮮明さに関わるフォーカス，鮮明に見える範囲を示す被写界深度を最適に

コントロールして撮影される。

これらのうち，露出は，シャッタースピード，絞り値，ISO感度の3要素の組み合わせで決定する。少々複雑であるため，まずは，これらの用語を解説する。

(1) シャッタースピード

シャッタースピード（SS）とは，カメラの受光部に光をあてる時間（秒）のことであり，露光時間ともいう。1秒を基準に$2^{(n-1)}$の値で変化し，1秒以下は分数で表記される。臓器撮影装置を使用した撮影では光量不足は起こりにくいが，暗い環境でSSが遅くなりすぎると，わずかなカメラの揺れの影響を受けてボケた写真になる。

(2) 絞り値

F値ともよばれ，レンズに備わっている絞り機構を介して通過する光の面積を表す値である。F値を大きくすることを「絞りを絞る」といい，レンズを通過する光の面積が小さくなる。つまり，SSを固定して絞りを絞ると受光部に届く光量が減少し写真は暗くなる。逆にF値を小さくすると絞り機構が開き，レンズを通過する光の面積が大きくなるため，写真は明るくなる（図3.1.4）。写真の明るさは，おもにSSとF値で調節する。同じ明るさを示すSSとF値の組み合わせは複数あり，SS 1/125，F値5.6で撮影された写真とSS 1/250，F値4の写真は同じ明るさを示す。

また，F値は光の量を調整するばかりでなく，被写体にカメラのフォーカスが合う深さの範囲（被写界深度）も変化させることができる。F値を大きくすると透過する光の

✎**用語**　シャッタースピード（shutter speed；SS），国際標準化機構（International Organization for Standardization；ISO）

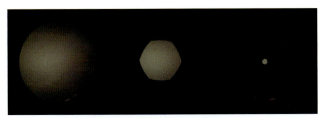

図3.1.4 F値による開口面積の違い
写真レンズを正面から撮影して絞りの状態を観察した写真。左からF値＝2.5, 5.0, 32。すなわち，F値が大きいほど光が通過する面積が小さくなる。

表3.1.1 調整する要素と露出の関係

露出（明るさ）	暗	明
SS	速	遅
F値	大	小
ISO感度	小	大

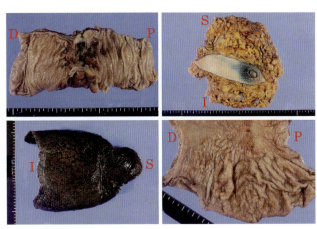

図3.1.5 臓器の配置とスケール挿入の位置
P：近位　D：遠位　S：上　I：下

量は減少するが，被写界深度は深くなりフォーカスが合う範囲を広く確保することができる。反対にF値を小さくすると透過する光の量は増大するが，被写界深度は浅くなり，フォーカスが合う範囲は狭くなる。以上のように，F値のおもな機能は，明るさと被写界深度の調節である。もうひとつ絞りには，解像度を上げる機能がある。低いF値（開放〜7くらいまで）では，球面収差やコマ収差，非点収差などが残存するが，F8〜16の間に絞ることでこれらを抑制することができる。さらに絞り込む(F22以上)とカメラレンズ内に入った光が回折現象を起こしてしまって，結像のシャープ感は低下する。

(3) ISO感度（イソ感度，アイソ感度）

カメラの受光部が光を受ける感度のことをいう。ISOの値を大きくすると高感度になり，暗い環境でも，SSやF値を変化させずに写真を明るく撮影できる。ただし，この場合写真の明るさと画質はトレードオフの関係となり，感度を上げるとノイズ発生の原因になり，写真の画質は粗くなる。

以上の3つの値の関係をまとめると，F値とISO感度が一定のときには，SSが速いほど光の量が減少し写真は暗くなる。SSとISO感度が一定のときには，F値が大きいほど光の量が減少し写真は暗くなる。SSとF値が一定のときには，ISOの値が大きいほど高感度となり写真は明るくなる（表3.1.1）。

(4) 画像ファイル

保存するデジタル画像のファイル形式は，JPEG形式で問題はない。なぜなら，現在発売されているデジタルカメラは，観察に十分な画質を有しており，多くのデジタル機器に対応していて汎用性が高いためである。

3. 臓器撮影の条件

(1) 臓器とスケールの配置

臓器を撮影する際の置き方には暗黙的なルールがある。肝臓や乳腺などは，写真の上部に頭側がくるように配置する。胃や腸などの消化管は，写真の右側に近位側（口側，OW，PWとよばれることもある）がくるように配置する。肺のように写真の長辺を上下方向として使用する場合には，右側に頭側を配置してもよい（図3.1.5左下）。写真からは臓器の大きさが判断できないため，スケールは必ず挿入する。挿入する位置は，遠位側，肛門側，末梢側，つまり写真の下や左側縁に整然と配置する。これは，スケールの挿入位置を決めておくことで，臓器の方向やどのように配置をしたかを暗黙的に示すことができるからである。また，スケールは，1mmと5mmピッチなど複数のスケールを用意して，撮影対象との距離や目盛りの精度をふまえて選択する。大きな手術材料の撮影では，カメラから遠くなり目盛りが識別困難になりやすいこと，高精度の測定をする必要性は低いことから，5mm間隔のスケールを用いる。逆の理由で，小さな検体や腫瘍割面の接写では1mm間隔のスケールを用いる。さらに，計測誤差を小さくする工夫として，カメラからの距離をビジュアルポイントと同じ位置（深さ）に配置するとよい。

(2) 構図の決定

被写体が整然と配置され，無駄な背景領域がない写真は，撮影者が意図したビジュアルポイントに視点を誘導しやすい。よって，撮影時には臓器の置き方に注意して無駄のない構図とするように心がける。

臓器撮影における構図決定は，撮影視野を縦横それぞれ3等分にして9個の小分画をイメージし，撮影範囲の区画や分画線に被写体がかかるように配置する。この「3分割

用語　joint photographic experts group（JPEG），口側（oral wedge；OW），近位側（proximal wedge；PW）

■3章 写真撮影技術

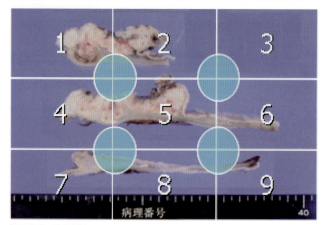

図3.1.6　3分割法

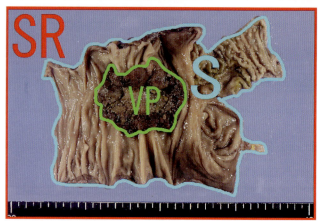

図3.1.7　日の丸構図
SR：撮影範囲　S：被写体　VP：ビジュアルポイント

法」を，構図を決定する際の目安とするとよい（図3.1.6）。また，3分割法の中央（図3.1.6の領域5）にビジュアルポイントを配置する構図を日の丸構図という。日の丸構図は，被写体が一塊となっている場合に多く用いられる（図3.1.7）。この構図ではカメラの露出やフォーカスが安定して得られることも特徴である。

構図の決定においては，被写体のみならず背景も重要なポイントとなる。背景の色調と面積で写真の雰囲気は大きく変化する。背景の色は，臓器撮影装置に付属するカラープレートなどを用いることにより変えられる。通常は，被写体と補色の関係にある背景色を選択することで，被写体が強調された見やすい写真になる。マクロ撮影では，血液（赤色），脂肪（黄色），固定後の腫瘍（白色）が被写体の色であり，それらの補色に近い青色や緑色が用いられることが多い。さらに背景の面積を，適切に確保すると安定感のある写真となる。背景を2割程度の面積になるように構図決定するとよい。

写真に写った臓器を観察する場合，写真全体を観察するため，にじみ出た血液や液体の跡，スケールの位置なども見られてしまう。撮影時には，背景を含めた撮影範囲全体に注意を払い構図を決定する。

● **4. フォーカスと被写界深度**

(1) フォーカスの合わせ方

被写体やビジュアルポイントにフォーカスが合っていない，ピンボケした写真は，詳細な観察に適さない。

カメラのオートフォーカス（AF）機能は，カメラに近い位置やコントラストの強い部分を優先してフォーカスを合わせてしまうため，臓器の撮影では，意図しない部分に対してフォーカスが合ってしまうことがある。AFで目的とした位置にフォーカスが合わないときは，フォーカスポ

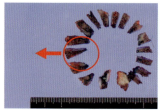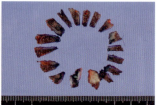

図3.1.8　フォーカスロックを用いた撮影
左：フォーカスロック前の配置　右：ロック後に適切な構図に移動させる

イントを撮影時に選ぶという方法で解決できる。最近では，カメラの液晶画面上でフォーカスを合わせたい場所をタッチすることで，その機能が簡単に使える機種が発売されている。この機能がない機種では，AFを解除してマニュアルでフォーカスを合わせて撮影する。これらの方法は，カメラとコンピューターを接続して，リモートアプリケーションを用いると，大画面でより簡単に行うことができる。もう1つの方法として，カメラのフォーカスロック機能を使った撮影方法もある。ピントを合わせたい部位にフォーカスを合わせてシャッター半押しの状態を維持し，適正な構図になるように臓器の位置をずらしてからシャッターを切るテクニックである（図3.1.8）。このテクニックは，カメラの性能が向上したことで通常の撮影ではほとんど使われなくなったが，覚えておくと撮影技術の幅が広がる。

(2) 絞りの設定

大きな子宮筋腫や卵巣腫瘍など高さのある被写体の撮影や，マクロ機能を使った近接撮影では，フォーカスが合う距離以外がボケてしまうことがある。

マクロ撮影では，1枚の写真中に最大限の情報量をもたせるため，パンフォーカス（deep focus）が基本になる。そのためカメラの絞りを絞って，被写界深度を深くとって撮影する。しかし，あまり極端に絞りすぎると写真のブレ

✏ **用語**　オートフォーカス（autofocus；AF）

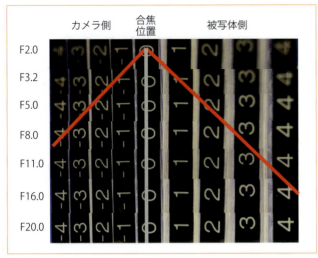

図 3.1.9　F値と被写界深度の関係
フォーカスを0cmの距離に合わせて撮影。この撮影距離ではF16付近で前後8cm程度の被写界深度が確保された。図中の線はおおよそ合焦している深さを示す。

の原因や，画質低下の原因になることがあるため，F値は8〜16で固定しておき，必要に応じてより大きくするとより高さのある被写体の撮影にも対応できるようになる（図3.1.9）。また，F値をはじめとしてカメラの設定を変えたときには，後から使う人のために元の値に戻しておくことを忘れてはならない。

5. 明るさの調整

光量過多の状態で撮影すると受光素子に検出範囲を上回る量の光があたるため，検出限界以上の光量があたった部分はすべて白色として認識される。これを「白トビ」という。図3.1.10上の胃癌症例の割面写真は，露出過多により白トビが生じている。この例のような写真では，腫瘍と筋層の境界が不鮮明であり，重要な情報がまったく残せない。露出過多の状態を露出オーバーといい，逆に過少露出の状態を露出アンダーという。どちらの場合でも，不適正な露出で撮影された写真では被写体の観察が難しくなるため，常に適正な露出で撮影を行う。

(1) 露出の調整

カメラには，被写体や構図内の明るさを自動的に感知して適正な露出となるように光量を調整する自動露出モード（プログラムオート露出モードや絞り優先露出モードなど）がある。これらを用いることで，平易に適切な露出を得ることができる。しかし，撮影範囲に黒色部分が多いと露出オーバーになりやすく，白色部分が多いと露出アンダーになる傾向があるため，適正な露出になるように露出補正機能を用いて調節しながら撮影を行う。

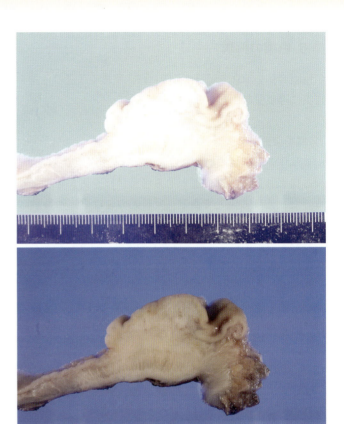

図 3.1.10　「白トビ」とその補正
上：明る過ぎて正常部位と腫瘍との境界が不明瞭。下：適正露出で撮影すると腫瘍の浸潤が確認できる。

(2) 照明方法による違い

臓器撮影装置の反射光光源には，左右から光源ランプの光を常にあてる定常灯型と，瞬間的にキセノン光を照射するフラッシュ型がある。定常灯型では露出優先モードによる撮影を行うことが多いが，前述のように安定した写真撮影には，撮影範囲の明暗の条件により露出補正が必要になるので撮った写真の露出変化は少ない。また，フラッシュによる強い光によって，背景の汚れや影が写り込みにくいメリットは大きい。定常灯型でも同様に固定して，露出変化が少ない撮影は可能であるが，汚れや映り込みは減弱しない。フラッシュ型ではSS，F値，およびISO値を固定して撮影する。

臓器撮影装置の光源の種類によって適したカメラの撮影モードがあり，定常光型の照明では，オートモードでの撮影で差し支えない。よりよい撮影を目指すならば，Avモード〔撮影者がF値（絞り値）のみ手動設定して露出制御をオートで行う〕やMモード（露出に関わる値をすべてマニュアルで設定する）を活用するとよい。フラッシュライト型ではMモード以外の撮影モードは使用できないが，露出設定を固定して撮影するため，簡単に一定した明るさの写真が撮影できるメリットがある。

■3章　写真撮影技術

● 6. 色調の再現

肉眼所見を写真で記録する際には，組織や腫瘍の色調を忠実に再現することも重要である。

(1) 撮影装置外の光源への対処

被写体の色調は照射された光の影響を強く受けるため，臓器撮影装置の外に光源がある場合には対処が必要になる。たとえば太陽光である。太陽光の色は季節や時間によって色が違うため，遮光する方が写真の色をコントロールしやすい。また，撮影装置近くの天井に蛍光灯がある場合には，蛍光灯の映り込みや蛍光灯の光色によって写真の色調が変わるなどの影響を受けるため，撮影装置に遮光天井や暗幕を設置する，撮影装置の上方の蛍光灯を消す，などの対処を行う。

(2) 色調の調整

デジタルカメラには，基準となる色の条件を変化させて写真の色調を変えるホワイトバランス（WB）という機能がある。WBの調整方法には，自動で行うオートホワイトバランス（AWB）と，撮影者が調節する方法がある。AWBは簡便ではあるが，条件によっては正しい色調を再現できないことがある（図3.1.11上）。臓器撮影装置を用いて撮影した際に，被写体が不自然な色調になる場合には，マニュアルでケルビン（K）値を指定して調整を行う。適切な環境に置かれた臓器撮影装置の光源は光量や色調が一定であるため，ケルビン値を固定すると毎回の撮影でWBを意識する必要がなくなる。筆者の場合は蛍光灯＋キセノン灯のスピードライト型臓器撮影装置を用いており，ほかの光源の影響もあるため6,900Kに設定している（図3.1.11下）。撮影条件に関しては撮影装置の販売会社などに相談するとよい。

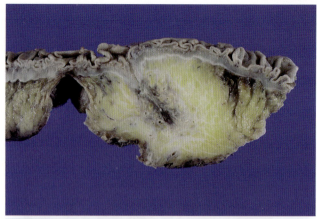
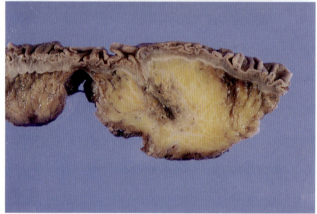

図3.1.11　AWBによる不自然な色調とその補正
上：被写体の中央にある脂肪の影響で，全体的に青系補正がかかっている。
下：WBを6,900Kに固定して撮影。

● 7. まとめ

近年，デジタルカメラの多機能化や高性能化により，撮影の失敗が減り，フルオートの撮影でも不都合が少ない写真が残せるようになった。しかし，十分な情報が得られる質のよい写真を撮影するには，撮影機材の特徴を理解して，それらの扱い方に習熟する必要があることに変わりはない。臓器のマクロ写真撮影は病理検査の重要な業務であることを意識し，撮影した意図が十分に伝わる写真を残していただきたい。

［中村広基］

用語　ホワイトバランス（white balance；WB），オートホワイトバランス（auto white balance；AWB）

3.2 ミクロ写真撮影

> **ここがポイント！**
> - 適正な顕微鏡写真を得るためには，顕微鏡の構造と機能を理解する。
> - デジタル撮影において，良好なカラーバランスを得るためには，PCモニターやプリンターの色調補正を確認する。写真撮影時，カラーバランスの見た目の調整が難しい場合は，ヒストグラムによる調整が参考となる。
> - デジタル撮影画像は，加工や複製が容易に可能であるが，写真の質の善し悪しは，過度な画像強調や色味補正は避け，ありのままを忠実に反映させることに尽きる。

3.2.1 ミクロ写真撮影の概論

1. はじめに

病理組織染色標本や細胞診染色標本を顕微鏡下で観察し，診断の根拠となる所見を画像として記録したり，教育的な資料や学会などのプレゼンテーション資料に使用するための顕微鏡写真撮影は，日常的に欠かせない作業の1つである。現在は，撮影装置やアプリケーションの最適化により自動撮影が可能となってきたが，適正な記録を残すためには，顕微鏡の能力を最大限活用できる正しい取扱い方と撮影方法を習得する必要がある。

本節では，顕微鏡の基礎知識を整理し，写真撮影における注意点を解説する。

2. 顕微鏡の歴史

われわれが普段使用している顕微鏡の歴史は古く，1590年（天正18年）にオランダの眼鏡職人ヤンセン父子（Janssen Hans & Sucharias）によって発明された（図3.2.1）[1,2]。その後，イギリスのロバートフック（Robert Hooke，1635～1703）が，1655年に対物レンズと接眼レンズを備えた「複式顕微鏡」を発明し，植物細胞などのイラスト図をまとめた顕微鏡図譜を発表し，生物学研究の第一歩を踏み出した。1827年には，イギリスのロバート・ブラウン（Robert Brown，1773～1858）が単式顕微鏡により花粉を観察し，花粉の中から流出した微粒子が振動している様子を「ブラウン運動」として発表している。細胞の観察によって核があることを見出し，「核」と命名したのもこのブラウンだとされている[1~3]。

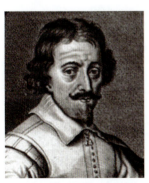

図3.2.1 ザハリアス・ヤンセン（1580～1638）
（Wikimedia Commons：https://commons.wikimedia.org/wiki/File:Zacharias.jpg より引用）

3. さまざまな顕微鏡

顕微鏡にはその使用目的と観察対象物によってさまざまな種類があり市販されている[1,2,4~6]。観察対象試料に照明をあてて，対物レンズと接眼レンズを介して拡大された像を観察する光学機器で，この照明が可視光線によるものを「光学顕微鏡」といい，電子線によるものが「電子顕微鏡」である。また，試料に対する照明の位置によって透過型顕微鏡と落射型顕微鏡に大別される。前者は，観察目的物に対して裏面から光をあて，透過した光により観察する原理で，後者は表面から光をあてて反射した光により観察するものである[1~6]。

一般的に用いられている生物顕微鏡のほかには，観察試料対象を立体的に観察することが可能な実体顕微鏡や金属顕微鏡などのほか，試料の大きさを測定する目的で用いられる測定顕微鏡などがある。さらに，接眼レンズを片方の眼だけで覗く単眼式と，両方の眼で観察する双眼式があるが，現在では市販されているそのほとんどが双眼式である。また，対物レンズの試料に対する位置により正立顕微鏡と倒立顕微鏡に分けられる。このほか，特殊な装置を付加機能として備え，観察原理が異なるものとして，位相差顕微鏡，共焦点レーザー走査型顕微鏡，偏光顕微鏡，蛍光顕微鏡などがあることも併せて覚えておきたい[3]。

105

本節における「顕微鏡」とは，病理組織染色標本などを均一光で照らし，光の透過あるいは反射を観察する明視野観察法による生物顕微鏡を指し，一般的な試料の観察に用いられているものである。

4. 顕微鏡各部の名称

現在市販されている顕微鏡は，年々改良を重ね長時間顕微鏡観察しても疲れを感じさせないパーツ配置となっている。正しく取り扱うためにも，取扱説明書を一読して各操作部の名称は共通用語として理解しておきたい[1~3]（図3.2.2）。

5. 対物レンズの種類と収差

光学系装置でレンズを通して試料を観察する際，光の屈折やレンズの形状によって得られる像に歪みやボケが生じたり，色がにじんだりする現象を収差とよび，おもにレンズの構成材料の波長ごとの屈折率差が原因となる「色収差」と，レンズの形状による単色収差である「ザイデルの5収差」に大きく分けられる[1~3]。

(1)「色収差」

レンズの材料（光学ガラス）は，光の波長によって屈折率（光が曲がる度合い）が異なる性質をもっている。このことから，レンズを通った光は1点に集約されず，その結果として観察像に色のズレや滲みが生じる。この現象を色収差とよび，各波長により奥行方向（光軸方向）にズレを生じる「軸上色収差」と，色の波長ごとに結像倍率が異なるために色の滲みなどを生じる「倍率色収差」とに分けられる[1~3]。

対物レンズには，これら色収差の補正程度により，①アクロマートレンズ，②アポクロマートレンズ，③プランアクロマートレンズ，④プランアポクロマートレンズなどがある。

これらの対物レンズの鏡胴面には多くの情報が明記されており（図3.2.3），レンズを正しく理解し，機能を最大限活用するために確認しておきたい。

①アクロマートレンズ（Ach）
　C線（赤色）とF線（青色）の2色に対しての色収差が補正されたレンズ。視野中心の光学性能を重視していることで周辺がぼけてしまうため撮影には不向き。

②アポクロマートレンズ（Apo）
　C線（赤色）とF線（青色）とD線（橙色）の可視光全域の色収差と残存収差を補正して解像度を高めたレンズ。

③プランアクロマートレンズ（Plan）
　C線（赤色）とF線（青色）の2色に対しての色収差

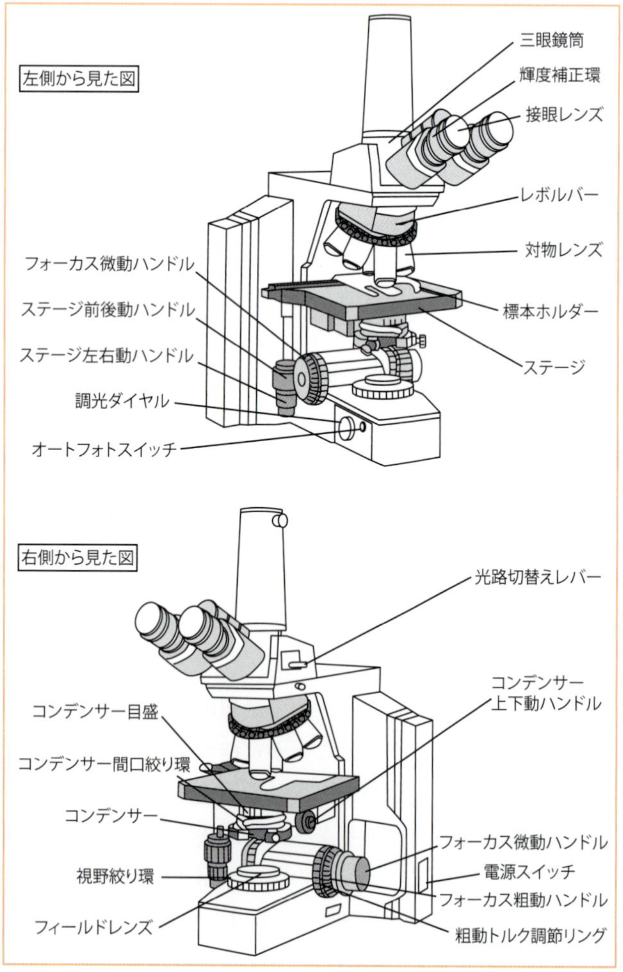

図3.2.2　顕微鏡操作部の名称
（日本顕微鏡工業会：「顕微鏡の機械的装置」，日本顕微鏡工業会HP，https://microscope.jp/knowledge/04.html より引用）

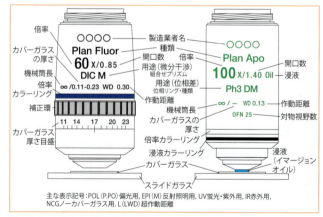

図3.2.3　対物レンズの機能情報
（日本顕微鏡工業会：「顕微鏡の基礎　2」，日本顕微鏡工業会HP，https://microscope.jp/knowledge/02.html より引用）

用語　アクロマート（achromat；Ach），アポクロマート（apochromat；Apo），プランアクロマート（plan-acromat；Plan），プランアポクロマート（plan-apochromat；PlanApo）

と像面湾曲収差が補正されたレンズ。視野の中心だけでなく，周辺間でピントが合い平坦な像が得られる。
④プランアポクロマートレンズ（PlanApo）
　C線（赤色）とF線（青色）とG線（紫色）の3色の色収差と像面湾曲収差が補正されたレンズ。開口数が大きく，分解能に優れ視野周辺まで収差が補正されているハイクラスで理想的な像を得ることができる。

(2)「ザイデル5収差」
　光学系機器において，点状の物体が点像の観察像として得られること，光軸に対して垂直な平面物体は平面な観察像として得られること，そして光軸に平面上の図形はそれと相似する像の図形として得られることが理想的な結像であると理解する。これらの理想像からずれを生じた場合に，そのずれの要因を，①球面収差，②コマ収差，③非点収差，④像面湾曲収差，⑤歪曲収差の5種類に分けて分析し対策することができる[3]。
　①球面収差
　　中心軸上の光がレンズに入射した場合，焦点の1点に集約されずに結像位置がずれる収差。レンズ自体が球面であるがゆえに発生する収差で，すべての収差の原因となる（図3.2.4）。
　②コマ収差
　　光軸外の1点を光源とする光がレンズに入射した際に，結像位置にずれが生じ，彗星のように光が尾を引いた像に見える（図3.2.5）。
　③非点収差
　　レンズの縦断面を通る光（M）と横断面を通る光（S）での焦点距離が異なるために発生する収差。軸外物の1点がレンズを通った後，1点になるべき像が互いに垂直な2本の線として結像する（図3.2.6）。
　④像面湾曲収差
　　点が点として結像しても，光軸に対して垂直な平面物体の像が平面として結像せずずれる収差。視野の中央付近と周辺部での焦点が合わない（図3.2.7）。
　⑤歪曲収差
　　方形の物体が方形に相似した像とならない収差。中心部が膨らむような歪みによって樽型に見えたり，中心部が収縮して糸巻き型になったり，両者を合わせた陣笠型の像をとる場合がある（図3.2.8）。

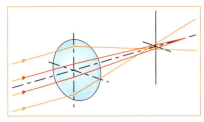

図 3.2.4　球面収差
（オリンパス株式会社：「顕微鏡の構成と仕様～対物レンズ～」，顕微鏡を学ぶ，https://www.olympus-lifescience.com/jp/support/learn/02/038 より引用）

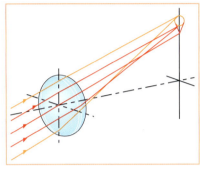

図 3.2.5　コマ収差
（オリンパス株式会社：「顕微鏡の構成と仕様～対物レンズ～」，顕微鏡を学ぶ，https://www.olympus-lifescience.com/jp/support/learn/02/038 より引用）

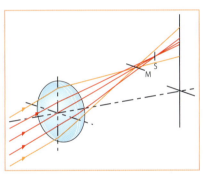

図 3.2.6　非点収差
（オリンパス株式会社：「顕微鏡の構成と仕様～対物レンズ～」，顕微鏡を学ぶ，https://www.olympus-lifescience.com/jp/support/learn/02/038 より引用）

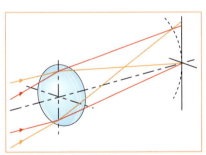

図 3.2.7　像面湾曲収差
（オリンパス株式会社：「顕微鏡の構成と仕様～対物レンズ～」，顕微鏡を学ぶ，https://www.olympus-lifescience.com/jp/support/learn/02/038 より引用）

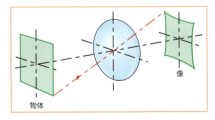

図 3.2.8　歪曲収差
（オリンパス株式会社：「顕微鏡の構成と仕様～対物レンズ～」，顕微鏡を学ぶ，https://www.olympus-lifescience.com/jp/support/learn/02/038 より引用）

用語　球面収差（spherical aberration），コマ収差（coma aberration），非点収差（astigmatism aberration），像面湾曲収差（curvature），歪曲収差（distortion）

■ 3章 写真撮影技術

● 6. 分解能と開口数

標本を観察して，細かな2点として識別できる顕微鏡の能力を「分解能」とよび，この識別可能な2点の距離が近いほど高分解能となる。また，十分な分解能を得るためには視野の明るさが十分であることが必要となる。対物レンズが光を多く集めることができる範囲を「開口数（NA）」といい，開口数が大きいほど多くの光を集めることができるため，分解能も高くなる[1~3]。

● 7. コンデンサー

コンデンサーの開口絞りを絞ることによって，コントラストと焦点深度を増大させることができる一方，明るさと分解能は低下する。開口絞りを対物レンズの開口数の70~80%となるように調整することで，良好な解像度を得ることが可能となる。

● 8. 顕微鏡の操作手順

1）電源スイッチを入れ，光源ランプを点灯させる。
2）接眼レンズを覗き，調光ダイヤルを回しながら視野の明るさを適度に調整する。
　※色温度フィルター（青）が光路にない場合は，挿入する。視野が明るすぎる場合には，減光（ND）フィルターを入れた後に調光する。
3）接眼レンズを覗き，左右のそれぞれの視野が1つになるように眼幅を調整する。
4）試料ステージに標本を置き，レボルバーを回し弱拡大（対物レンズ×10）で焦点を合わせる。対物レンズを変える場合には，レンズ鏡胴に触れずに必ずレボルバーを回してレンズ変換をする。
5）左右の接眼レンズ外環にある視度補正環が基準溝となるように調整を加える。
6）視野絞り調整環を回して，視野絞りを最小にする。視野絞り像が中心点からずれている場合や標本に結像されていない場合は，左右の芯出しネジを微調整して視野の中心に移動させる。さらに，コンデン

サー上下ハンドルで視野絞り像を標本面に結像させる。
7）標本を観察する際は，対物レンズの開口数に合わせてコンデンサーの開口絞りと視野絞りを調整すると適度なコントラストを得ることが可能となる。

● 9. 偏光顕微鏡観察法

病理組織検査において，生体内のアミロイド成分を証明する古典的な方法として，コンゴー赤染色で赤橙色の染色陽性像を確認し，さらに偏光顕微鏡下で緑色から黄色の複屈折を示すことを観察する際に用いられてきた（P172　5.4参照）。

偏光顕微鏡の構成は，通常の光学顕微鏡の構造に加え，染色標本を設置する試料ステージの上下に偏光子と検光子とよばれる2枚の偏光板を備え，目的物質の分子傾向や結晶構造を偏光状態の変化としてとらえ，観察することが可能な顕微鏡装置である。アミロイド成分の同定に古くから用いられてきた観察方法であるが，多くの施設では高性能な偏光顕微鏡を保有していないのが現状であり，簡易的な2枚の偏光板（ポラライザーとアナライザー）を用いて観察することが可能である[1~3]。

● 10. 蛍光顕微鏡観察法

蛍光顕微鏡は，光学顕微鏡の一種で観察対象物に蛍光色素や蛍光蛋白質を結合させた後に，高強度の励起光を照射することにより，試料内の観察対象物を強調して観察する方法である[1~3]。目的対象分子に励起光を当てると特定の波長を吸収し，その中の電子が励起状態となり，もとの基底状態に戻る過程で特定の波長の光（蛍光）を発する特性を利用して，組織内あるいは細胞内の構造や分子を，高感度カメラを介して観察する。目的とする特定の蛋白質のみ選択的に観察し解析できることが可能で，複数の蛍光標識を用いることにより，同時に複数の蛋白質の局在を観察することができる。病理組織検査においては，蛍光抗体法による腎糸球体観察や蛍光色素を標識物として用いたFISH法による遺伝子検索の際に用いられる。

3.2.2　ミクロ写真撮影技術

● 1. さまざまな顕微鏡写真撮影方法

古くは，銀塩フィルムを装填したアナログカメラを三眼

鏡筒部に設置して，標本をステージ上で移動して撮影箇所を観察し焦点を合わせ，シャッターボタンを押すことで撮影が完了されていた。デジタル技術が進んだ現代では，カ

✎**用語**　分解能（resolving power），開口数（numerical aperture；NA），減光（neutral density；ND）フィルター，コンゴー赤（Congo red），蛍光 *in situ* ハイブリダイゼーション（fluorescence *in situ* hybridization；FISH）

108

メラを通して得られる顕微鏡下観察像をCCD方式あるいはCMOS方式とよばれるイメージセンサーによりデジタル化して，PCモニター上に投影しデジタルカメラ用のアプリケーションソフトにより顕微鏡画像を簡単に記録することが可能となった[3〜6]。また，市販のデジタルカメラや携帯電話のカメラ機能を利用して接眼レンズから画像を撮影することも可能で，専用の簡易固定アダプターも市販されている。

2. 撮影の実際

(1) PCモニターおよびプリンターのカラー調整

デジタル投影するPCモニター側の設定不具合によって本来の組織染色の色調がモニター上で反映されないことがある。通常，モニターに付いている補正機能や付属ソフトにより最適化することで改善される。また，印刷出力する場合には，インク残量の確認やプリンターヘッドのクリーニングを行った後に，プリンターのICCプロファイルより色設定の補正を確認する。

(2) 画像サイズ

プレゼンテーションソフトに画像を取り込んで使用する際，ファイルサイズに比例してきれいな画像が得られるものではない。投影するプロジェクターの表示解像度にもよるが，画像のサイズの目安として1024×768ピクセルの解像度で調整する。過度に大きな画像をいくつものスライドに貼付して使用する場合には，その膨大な画像情報量によってPC動作に負担をかけることもあるので注意する。

(3) 光源の種類と色温度（カラーバランス）補正

光源の色味を温度にたとえて表現したものが色温度で，単位をケルビン（K）とよぶ。光源がタングステン光の場合の色温度は，3,200Kとなり赤味の帯びた画像となる。

一方，顕微鏡画像は太陽光と同じ色調で観察するので，その色温度は5,600Kほどとなる。通常，光源にはハロゲンランプが用いられ，その指定電圧は9Vである。近年では，光源寿命の長いLED光源が一般的となっている。

特殊染色や細胞診材料などの写真撮影では，さまざまな色調が混じり合い，オート設定ではそれぞれの特徴所見を反映した均質な色調を表現することが難しい場合がある。その際，アプリケーションソフトで，R（赤）・G（緑）・B（青）の調整をし，最も顕微鏡下でバランスよく見える色調に補正する必要がある。カラーバランスの異なった肝臓組織のHE染色像と各々の撮影条件でのR（赤）・G（緑）・

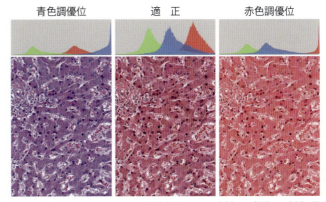

図 3.2.9 カラーバランス：HE染色標本でのR（赤）G（緑）B（青）差による色調変化
上段は，各画像における「カラーヒストグラム」。適正画像ではRGB 3色の高さと幅がほぼ同じ山なりを示す。

B（青）の優位色調をカラーヒストグラムとして画像上段に示す（図3.2.9）。青色調が優位な際は，ヒストグラムでも青の山が右側に高いピークを示し，赤色調優位では赤の山がスパイク状にピークを示していることがわかる。

(4) ホワイトバランス補正

光源の種類によって適正な色合いが得られるように，白いものをより白と認識させるための補正。通常は，カメラ自体やカメラをコントロールするアプリケーションソフトのオートホワイトバランス機能によって補正されるが，写真撮影前に標本中の切片や細胞成分のない箇所を観察したうえで，手動でホワイトバランス補正を行う。

(5) コントラストと明るさ調整

前述したコンデンサーの開口絞りによるコントラスト調整のほかに，写真撮影アプリケーションソフトによって簡単にコントラストと明るさを調整することが可能である。この場合，カラーバランス同様に過度なコントラスト補正や明るさ調整を避け，本来の形態像を反映させることに専念する。コントラストを強くかけた場合には，構成する色調が2極化されるため，中間色が低下し，ぎらついた画像となり，逆にコントラストの低下した画像では中間色のみの画像となり，ぼやけた画像となる（図3.2.10）。

一方，明るさ調整によって明るさを増した場合には，一見シャープな印象を与えるが，とくにモニター上やスライド投影により観察する場合，輪郭が白くぼやけて詳細な観察が不可能となる。反対に明るさが不足した画像では，メリハリのない画像仕上がりとなる（図3.2.11）。

📝**用語** charge coupled device（CCD），complementary metal oxide semiconductor（CMOS），international color controller（ICC），ケルビン（kelvin；K），ヘマトキシリン・エオジン（Hematoxylin-Eosin；HE）染色

3章　写真撮影技術

参考情報
＊写真撮影のコツ

プレゼンテーション資料として組織所見や細胞診所見を撮影する際のいくつかの注意点をあげる。
1) 組織構成成分の大きさを論ずる場合は，視野中にスケールを入れて撮影するか，スケール機能がない場合には，対象となる正常細胞（赤血球や炎症細胞）などを目的とする組織成分の視野内に入れて撮影する（正常細胞がスケールの代わりとなる）。
2) カラーや明るさの自動補正機能が備わっているカメラで撮影する際，とくに染色性に偏りのあるところを避け，バランスの取れた箇所で調整し，AE (auto exposure) ロックをかけて，露光を固定して撮影すると撮影箇所によって色調バランスと露光が一定となる。
3) 周囲組織との関連性を提示したい場合は，弱拡大（必要に応じてルーペ像）と強拡大を組み合わせて提示する。

3. おわりに

　顕微鏡の取扱いの基礎とデジタルカメラによるミクロ写真撮影について要約した。各施設の写真撮影装置の機能や付属アプリケーションソフトによって写真撮影方法が異なり，画像の色の好みの個人差もあり，統一性の難しいところである。画像によって組織や細胞所見などの形態学を論ずる場合，所見そのものの色味や輪郭が忠実に反映されていなければならない。写真の質の良し悪しは，過度な画像強調や色味補正は避け，ありのままを忠実に反映することに尽きる。

［東　　　学］

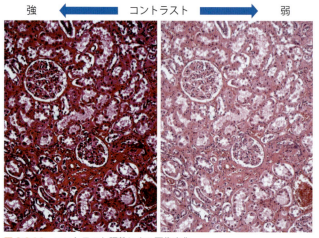

図 3.2.10　コントラスト調整による画像変化
コントラストを強くかけると（写真左）中間色がなくなりぎらついた像となり，逆にコントラストが弱い（写真右）とぼやけた画像となる。

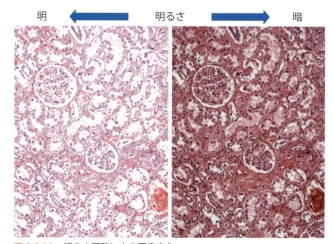

図 3.2.11　明るさ調整による画像変化
画像が明るい場合（写真左）は輪郭がぼやけ，暗い画像の場合（写真右）はメリハリのない印象となる。

検査室ノート　LED光源顕微鏡

　LEDとは，light emitting diodeの略称で，発光ダイオードを意味するものである。寿命が長いことからランプ交換頻度が軽減され，低発熱であり長時間の顕微鏡観察に適する。以前まで顕微鏡光源に主として使用されてきたハロゲンランプ光源による観察時の色温度は，3,000〜3,400K程度で，太陽光条件下により標本を観察する際には，色温度変換フィルターを必要とする。これに対しLED光源による顕微鏡では，色温度調整を必要とせず，高輝度で対物レンズを換えても視野の明るさが一定であるなどの試料観察に優位な特徴を有する。

用語　自動露出（auto exposure；AE）

📖 参考文献

1) KEYENCE：「基本構造と原理」，顕微鏡入門ガイド，KEYENCE HP，https://www.keyence.co.jp/ss/products/microscope/beginner/study/principle.jsp.（2024.9.9 アクセス）

2) 日本顕微鏡工業会：「顕微鏡の歴史」，日本顕微鏡工業会 HP，https://microscope.jp/history/03.html.（2024.9.6 アクセス）

3) 野島　博（編）：顕微鏡の使い方ノート はじめての観察からイメージングの応用まで，羊土社，2011.

4) 株式会社ニコンソリューションズ：「顕微鏡の基礎知識」，株式会社ニコンソリューションズ HP，：https://www.microscope.healthcare.nikon.com/ja/resources/basic-knowledge.（2024.9.10 アクセス）

5) ナノフォトン株式会社：「光学顕微鏡のきほん」，ナノフォトン株式会社 HP，https://www.nanophoton.jp/lecture-room/microscope/microscopy.（2023.12.12 アクセス）

6) オリンパス株式会社：「顕微鏡を学ぶ」，オリンパス株式会社 HP，https://www.olympus-lifescience.com/ja/support/learn/.（2023.12.12 アクセス）

4章 染色法総論

章目次

4.1：染色法の概論 ……………………… 114

4.2：脱パラフィン処理 ……………… 121

4.3：脱水・透徹・封入 …………… 123

4.4：自動染色装置 ……………………… 125

SUMMARY

　病理組織学的検査では，患者の病変部から採取された組織検体をもとに臨床検査技師が標本作製し，病理医が光学顕微鏡で観察し病理組織学的に診断が行われる。顕微鏡で詳細な組織像を観察するためには，色素などを用いて染色し組織標本を可視化する必要がある。

　病理組織染色法は，細胞や組織構築がもつ成分と色素の化学的結合能や拡散透過能により可視化することを目的とする。

　染色とは組織成分と色素の吸着であり，色素が組織に吸着する機構は，共有結合，イオン結合，配位結合，ファンデルワールス結合などの化学結合が主体をなしている。

　正しい病理診断のためには，観察しやすい適切な染色標本が必須である。それゆえ，臨床検査技師は，染色工程はもちろん，脱パラフィン処理，脱水，透徹，封入の各工程の目的と原理を十分に理解し確実に行わなければならない。

　本章では，業務の効率化や作業の標準化，安全管理を目的に導入されている自動染色装置の有用性や精度管理についても解説する。

4章 染色法総論

4.1 染色法の概論

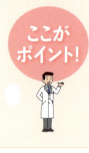

ここがポイント！
- 染色とはホルマリン固定組織成分と色素の吸着である。
- 多くの色素は有機化合物であり，化学的吸着と物理的吸着の両者をもつ。
- 染色に用いる器具の名称を覚え，使用法を熟知する。
- 管理された試薬と染色工程を管理することで染色の品質評価が可能になる。

1.「染色する」とは

たとえば，容器に赤い色素の水溶液がある。この溶液中にパラフィン包埋薄切切片脱パラフィン標本を一定時間入れてから取り出すと，組織切片は赤く着色する。十分に水洗を行っても着色が変わらないとき，つまり色素が薄切切片の組織中にとどまる現象を染色という。この状態は，染色液中の色素が組織片に移行したわけであり，したがって染色液の色素の濃度は時間とともに減少することになる。染まるということについて，もう少し詳しくみてみると，色素はその水溶性基が水分子と水和することで水に溶ける。

一方，組織も蛋白質などの親水基に水和が起こり膨潤する。色素は，水を伴ったまま組織表面に向かって拡散し，表面に達すればそこで互いに水和水を放出して線維や球状蛋白質の表面に吸着を起こし，さらに時間が経つと内部へ拡散が行われ染色が完成する。

水溶媒の染色液はその液中に組織，色素，水以外にも助剤，電解質，酸が存在することが多い。このため，これらの物質の水や組織への拡散，水と組織の相互作用を考慮すると，非常に多くの拡散，相互作用が存在する。染まるという現象が生じる場合には色素と組織の間の相互作用が最も重要である。物質間に相互作用が生じているということは，それらの間に何らかの結合が生じていることであるから，染まるということは「色素と組織の間に結合を生じる」ということであるといえる。

病理組織染色では，核や細胞質をはじめ結合線維（膠原線維，弾性線維など），炭化水素（糖類），脂肪，蛋白質，核酸，生体色素，無機物，アミロイド，神経内分泌物質（分泌顆粒や細胞小器官），微生物，骨，神経などが染色の対象となる。これらの多くの物質を染める結合や反応は，有機・無機化学，組織化学および分子生物学にもとづくものである。ゆえに染色を行う際には，その原理をよく理解したうえで行う必要がある。

2. 色素の吸着

色素が組織に吸着する機構は，相互作用として表され化学結合が主体をなす。化学結合には以下のものが含まれる。

(1) 水素結合

水素原子と非共有電子対をもつ原子の結合をいう。芳香環をプロトン受容体とするπ型水素結合も存在する。合成染料はすべて芳香族化合物であるからπ型水素結合の関与がおおいに考えられる。

(2) イオン結合

陽イオンと陰イオンが静電力（クーロン力）で引き合って相互に結合する。Na^+Cl^-のように陽イオンと陰イオンが結合する。

(3) ファンデルワールス力

分子間の最低限の相互作用をする力による結合。ファンデルワールス力には3つの力があげられる。①双極子間の配向効果（距離rの3乗に逆比例する）。②分極性分子の誘起効果（r^6に逆比例する）。③分子内の電子運動の量子力学的相互作用（分散効果）（r^6に逆比例する）。①，②は極性ファンデルワールス力，③は非極性ファンデルワールス力といわれ，吸着現象において意外に大きな寄与をしてい

用語 ファンデルワールス力（van der Waals force）

ることが多い。

(4) 共有結合
2つの電子を2つの原子が共有することにより生じる結合。ハロゲン分子（Cl_2, Br_2, I_2, F_2），酸素分子，窒素分子，水分子，アンモニア分子などがその例である。色素や線維などの有機化合物の分子内における結合もこれである。

(5) 配位結合，錯塩
中心金属となり得る物質のd電子（d軌道の電子）に対して非共有電子対をもつ配位子が配位したもの。錯化合物や錯塩を形成する。

● 3. 色素の発色
色素は，可視光の吸収や放出により物体に色を与えるものとされている。実際には，吸収や放出した光に対して物質の粒子による散乱，反射，屈折，干渉などの現象が加わり，色素を単純に扱うことは難しい。

色素が色を有するということの本態は，以前には，発色団と助色団によるとされたが，現在では色を一括で扱うことはできず，原理的考察は多岐にわたる。

病理組織染色において一般的と考えられる色素に関して解説する。病理組織染色では，色素を用いた染色や金属原子を用いた錯体形成による染色が用いられ，これらは分子軌道論，配位子場理論により発色が説明される。

● 4. 色素と組織成分との各種結合
組織成分と色素の間には，染色を行った際の何らかの結合が生じる。これらの結合は特定の色素-組織成分に特有である。つまり，組織内のイオン性反応基-イオン性色素系ではイオン結合が主体となり，非イオン性反応基-イオン性色素あるいは非イオン性色素系では水素結合やイオン結合が主としてはたらいている。また，反応系色素（反応染色系）では共有結合がはたらく。しかし，実際にはこれらの結合が単独で行われているわけではなく，複数の結合がはたらいて染色が成り立っていることが多い。かつては，結合に対して大きさ（分子量）のみ，水素結合のみあるいは非極性ファンデルワールス結合のみで説明しようとしたが，今日では複数の機序による結合が同時に起こっていると考えられている。ただし，反応染色系では共有結合だけを考えればよい。

(1) 水素結合
D, F, Wをそれぞれ染料，線維，水の単分子とすると，染色では図4.1.1のような工程が繰り返されていると考えられる。

また，線維-色素によく見られるX-H...Y基を示す（図4.1.2）。

たとえば，色素が直接吸着する染色の場合，組織の水酸基がプロトン供与および受容基として，またアゾ色素のアミノ基がプロトン供与および受容基として作用する。

(2) イオン結合
組織成分，色素の一方が酸性基，他方が塩基性基を有する場合はイオン結合の一種である造塩結合が生じる。その際に塩基としてはたらく物質は必ず非共有電子対を有していなければならない。すなわち，N, O, P, S, As, Seなどが関与しなくてはならない。生じる結合はアンモニウム，オキソニウム，ホスホニウム，スルホニウムなどの結合である

```
1) …―W―W―W―W―…＝W＋…W―W―W―
                              会合水の解離
2) 4*nD＝(…―D―D―D―D―…)ₙ  染料の会合

                    Wₘ Wₘ Wₘ Wₘ
                    |  |  |  |
3) (―F―F―F―F―)ₙ＋4*ₘₙW＝(―F―F―F―F―)ₙ
                              線維の水和
4) D＋nW⇌D―Wₙ  染料の水和

                    D  D  D  D
                    |  |  |  |
5) 4*nD＋(―F―F―F―F―)ₙ⇌(―F―F―F―F―)ₙ
                              染着
```
*式中の4という数字に意味はない

図4.1.1　染色の工程
1)～5)の現象を繰り返して染色が進行する。

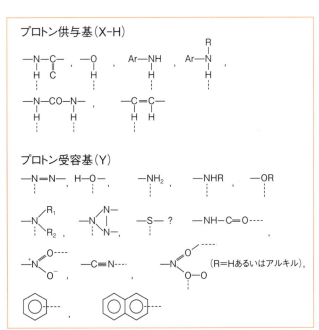

図4.1.2　線維-色素によく見られるX-H…Y基

る。組織成分（線維や蛋白質）-色素系では現在のところアンモニウムイオン結合およびスルホニウム結合が主をなし，次のようなケースが考えられる。

1) $F-NH_2 + HO_3S-D \rightarrow F-NH_3^+ {}^-O_3S-D$
2) $F-NH_2 + HO_2C-D \rightarrow F-NH_3^+ {}^-O_2C-D$
3) $F-COOH + H_2N-D \rightarrow F-COO^- {}^+H_3N-D$
4) $F-SO_3H + H_2N-D \rightarrow F-SO_3^- {}^+H_3N-D$
  （F：線維，蛋白質，D：色素）

このうち，1），2）は酸性色素による線維，蛋白質の染色，3），4）は塩基性色素による組織成分による染色である。

(3) ファンデルワールス力

組織染色ではファンデルワールス力，とくに非極性ファンデルワールス力が重要な役割をもつ。非極性ファンデルワールス力，すなわち分散力は被吸着体の原子と吸着分子との相互作用である。この力は距離の6乗に逆比例するため，最大の効果を発揮するためには両者の距離を近づける必要がある。この相互作用は色素や組織成分の親水-疎水性が問題になる。

色素や組織成分の相互作用は，
1) 組織成分の疎水-親水性
2) 色素の疎水-親水性
3) 色素表面と組織成分表面の密着性
4) 組織成分の色素に対する受け入れやすさ

に影響される。また，この相互作用は分子量との関連も強く，疎水部の大きさは分子間相互作用の強さと比例する（図4.1.3）。つまり，疎水性の部分が多い大きな色素分子はファンデルワールス力が大きいことを示している。

酸性色素の吸着には，組織成分の疎水性と色素の疎水部が吸着することで着色される。これはファンデルワールス力によるものである。

(4) 共有結合

共有結合は，共有結合を形成する化学反応を利用した染色（組織化学）で認められる。PAS反応でのSchiff試薬のアルデヒドに対する吸着反応やBerlin blue染色などの吸着発色機構があげられる。これらの詳細については各項を参照のこと。

①分子軌道論による共役二重結合

原子の共有結合には電子1個ずつが相互作用する単結合，2個ずつが相互作用する二重結合，3個ずつが相互作用する三重結合がある。単結合では$C + C \rightarrow C-C$…(A)，二重結合では$C + C \rightarrow C=C$ …(B) といったように結合が増える。これを量子化された分子軌道法で表すと図4.1.4のようになり単結合はσ結合，二重結合はσ結合＋π結合からなる。最も簡単な炭素＝炭素二重結合化合物のエチレンは波長193nmの紫外線を吸収する。波長の吸収はπ結合により生じる。2つ以上の二重結合が単結合と交互に結合することを共役するという。二重結合が共役した長い炭素鎖をもつ色素ではπ結合が共鳴し，非局在化するためにπ結合の結合エネルギーが小さくなり長波長の光を吸収するようになる。これにより，分子が色を呈するようになるのである。

(5) 配位結合 （図4.1.5，4.1.6）

錯体の多くは色をもつという性質がある。正八面体錯体の場合について図4.1.5に示すように正八面体ではZ軸に2つ，Z軸に垂直な平面に4つの配位子をもつことができる。

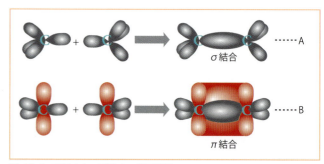

図4.1.4　単結合と二重結合の分子軌道

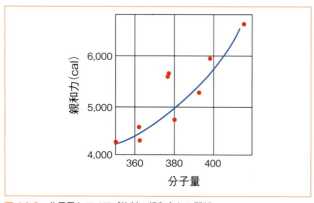

図4.1.3　分子量とモノアゾ染料の親和力との関係
（黒木宣彦；解説　染色の化学 改訂版，槇書店，1987より）

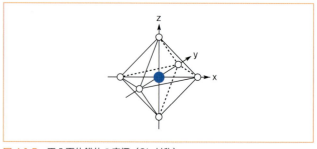

図4.1.5　正八面体錯体の座標（Oh対称）
○：配位子　●：中心金属イオン
（木村 優：溶液内の錯体化学入門，26，共立出版，1991より引用）

用語　過ヨウ素酸シッフ（periodic acid Schiff；PAS）反応，ベルリン青（Berlin blue）染色

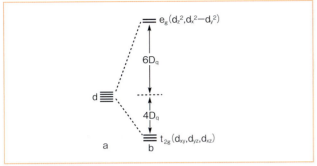

図 4.1.6　正八面体錯体の結晶場（配位子）による中心金属イオンの d 軌道のエネルギー準位の分裂
a. 配位子の存在しない場合の金属イオンのd軌道のエネルギーは皆等しい（五重縮重）。
b. 座標軸（図4.1.5参照）上に6個の配位子を配置した場合には，三重縮重のt_{2g}と二重縮重のe_gの2つに分裂する。
（木村　優：溶液内の錯体化学入門, 26, 共立出版, 1991より引用）

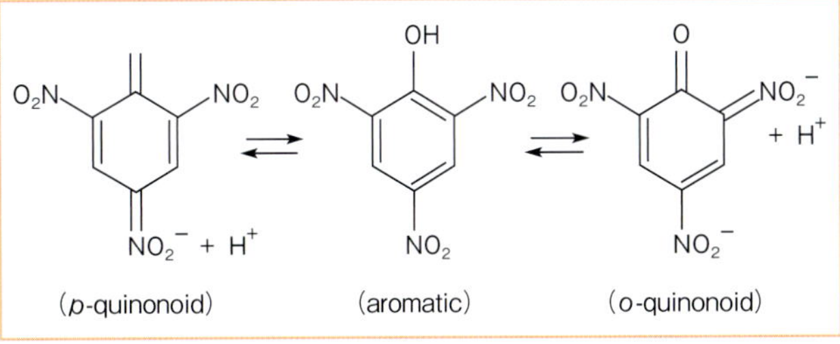

図 4.1.7　ピクリン酸

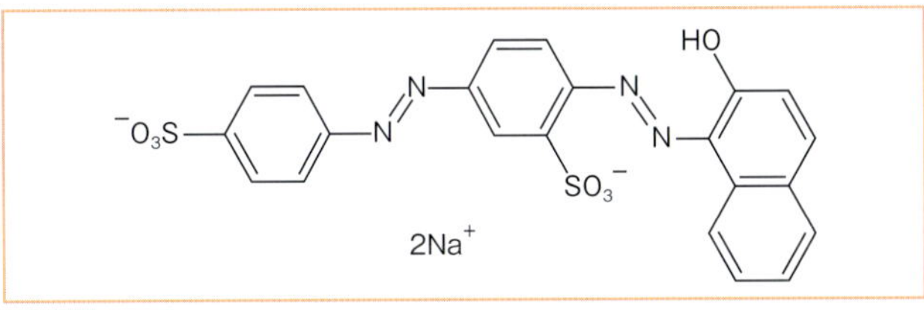

図 4.1.8　ビーブリッヒスカーレット

図 4.1.9　コンゴー赤

配位子がない状態での中心金属イオンのd軌道（図4.1.6）は5重に縮重していてエネルギー差はない。ところが図4.1.5に示す3つの座標軸に6個の配位子が配置されるとd軌道は低エネルギー準位（e_g）と高エネルギー準位（t_{2g}）に分かれる。これが配位子場または結晶場における分裂である。通常の状態ではこの低いエネルギー準位から電子を満たしているが，光を吸収すると励起され高いエネルギー準位にシフトする。光を吸収して電子はいったん高い準位の軌道に上がるが，通常，熱エネルギーとしてエネルギーを失いもとに戻る。この光の吸収によって錯体は色をもつのである。

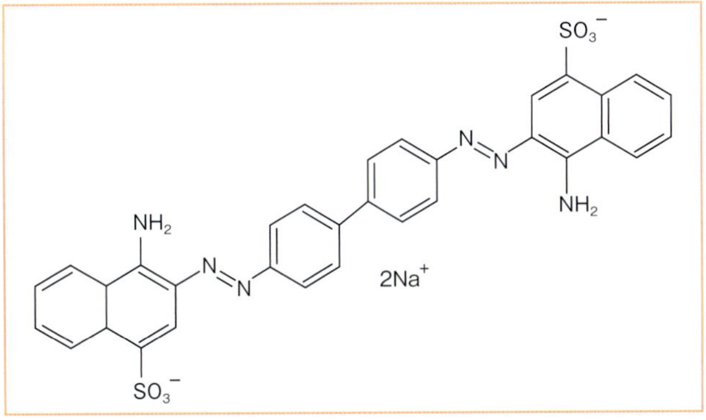

● 5. 色素の種類

色素には多くの種類が存在するが病理組織染色で用いられる代表的なものを示す。

(1) ニトロ色素

ニトロ基は，色素の発色基団としても置換基としてもはたらくことができる。

① ピクリン酸（図4.1.7）

ブアン固定液をはじめとしたピクリン酸系固定液に用いられる。染色ではvan Gieson染色で用いられる。水に可溶（1.3％）であり，エタノールに対しては水よりも可溶であるために長時間エタノールに入れると脱色する。キシレンにはあまり溶けず，短時間で脱色されることはない。

(2) アゾ色素（アニオン）

比較的単純なアゾ色素はオレンジGである。オレンジGは結合線維染色で赤血球を染める役割をし，細胞診では細胞質や赤血球を染める。水に非常に可溶であるがエタノールには水ほどの可溶性はない。

① ビーブリッヒスカーレット（図4.1.8）

水には可溶であるがエタノールにはあまり溶けない。azan染色やMasson染色の赤色の代わりに用いられることがある。アゾカルミンGや酸性フクシンに比べて深い赤色に染まる。

(3) 直接アゾ色素

① コンゴー赤（図4.1.9）

この色素はエタノールよりも水によく溶解する。水には約3～5％溶解する。エタノールには0.1～0.7％と難溶である。pH3以下になると青色に変化する。amyloid染色に用いられる。

このテトラキスアゾ色素の長い分子は，コラーゲンの線維性分子に沿って整列，吸着し赤色に染色する。偏光顕微鏡では，複屈折でⅠ型コラーゲン TypeⅠとⅢ型コラーゲンTypeⅢを区別することができる。Ⅰ型コラーゲンは黄-オレンジの複屈折を示し，Ⅲ型コラーゲンは

用語　配位子場（ligand field），結晶場（crystal field），共鳴混成（resonance hybrid），ピクリン酸（picric acid），ワン・ギーソン（van Gieson）染色，ビーブリッヒスカーレット（biebrich scarlet），マッソン（Masson）染色，酸性フクシン（acid fuchsine），コンゴー赤（Congo red）

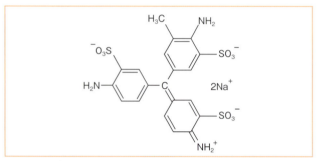

図 4.1.10 塩基性フクシン：パラローズアニリン

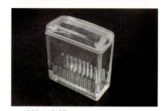 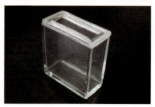

図 4.1.13 染色容器①　ヒダ付き容器　ヒダなし容器

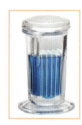

図 4.1.14 染色容器②

図 4.1.11 酸フクシン

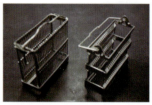

図 4.1.15 染色バスケット

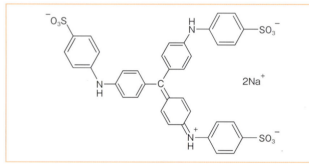

図 4.1.12 アニリン青

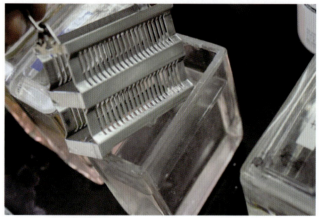

図 4.1.16 液切り風景

緑の複屈折が観察される。

(4) アミノトリアリルメタン色素
①フクシン
フクシンはトリフェニルメタンを基本骨格とする赤紫色の色素である。ベンゼン環にアミノ基（塩基性）を有する塩基性フクシン（図 4.1.10）とスルホン基（酸性）を有する酸性フクシン（図 4.1.11）に大別される。
②その他
アニリン青は，water blue と methyl blue を混合した色素として販売されていることが多い（図 4.1.12）。アニリン青の代わりにメチル青を用いても問題ない。

6. 染色の実際

(1) 染色に用いる器具
①染色容器：ドーゼ，バット
ドーゼとはドイツ語で蓋付き広口瓶を指す。バットは英語で液体を入れるための大きな口の開いた容器を指す。ヒダのある容器はスライドガラスを個別に入れる必要があり，染色かごを使用することはできない。ヒダのない容器は，染色かごを用いて染色を行うことが可能である。

容量は，ヒダ付き容器（100mL 程度），ヒダなし容器（150mL 程度）で調整すると具合がよい（図 4.1.13）。

また，少ない枚数を染めるときには Coplin jar（丸

用語　パラローズアニリン（pararosaniline），アニリン青（aniline blue），ドーゼ（dose），バット（vat）

ドーゼとよばれることが多い）で染色を行う。容量は50mL以下である（図4.1.14）。

②染色バスケット，染色かご

染色ムラが防止でき同一条件で多数を染色することができる（図4.1.15）。液の持ち越しが多くなるので液切りを十分に行う必要がある（図4.1.16）。

無機金属を証明する染色では，ヒダ付き容器を使い金属製のかごを用いてはいけない。

③ピンセット

スライドガラスを移動させるときに使用する。ガラスをつまみ上げる前に先端をよく拭いてから使用する。液を拭き取らないと持ち越しが生じて染色ムラを誘発するので注意する。

鍍銀染色で金属ピンセットを用いても問題はない。

④ピペット

特殊染色技術ではあまり高精度の容量器を用いる必要はない。

⑤手袋

染色を行うときはラテックスやニトリル製でパウダーフリーの検査用手袋を使用する。

(2) 試薬調整

①メスシリンダー

図4.1.17にメスシリンダーを示す。

②撹拌

容器にパラフィルムをかけて転倒混和やマグネチックスターラー，ミキサーおよびモーター式撹拌棒などの撹拌機器を用いると便利である（図4.1.18）。その他，振とう機，回転振とう機，超音波発振機による撹拌方法がある。

③濾過

◆濾紙の種類

濾紙の選択は目的に応じて適切な紙質のものを選ぶ（表4.1.1）。

◆自然濾過

漏斗に折り畳んだ濾紙を入れ，濾紙の中に溶液を入れて重力によって濾過する（図4.1.19）。

◆吸引濾過

磁製のヌッチェ（ブッフナー漏斗）と吸引瓶（サクション瓶）を用いる。

短時間で細かい目の濾紙を使った濾過ができる（図4.1.20）。

(3) 基本操作

①染色操作

染色容器に切片を入れ，10～15回上下あるいは左右に往復し，染色液をガラスになじませるように撹拌する。乱暴に扱うとガラスの破損につながるので注意する。

②流水水洗

色素が流れ落ちる程度の流量で行う。流速が速すぎると脱色や切片剥がれの要因になる。

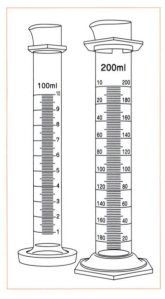

図4.1.17　メスシリンダー

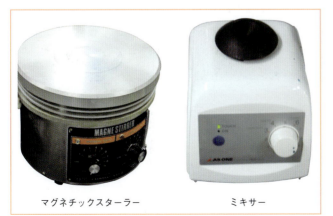

図4.1.18　撹拌機器（マグネチックスターラー／ミキサー）

表4.1.1　濾紙の種類

	区分	No.	沪水速度比	用途（灰分mg/枚）
定性	一般定性用	1	10	学生実験など
	標準定性用	2	8	減圧に使用可
定量	簡易定量用	3	5	工業分析など　(0.4)
	迅速定量用	5A	11	濾過速度が速い(0.09)
	一般定量用	5B	3	学生実験など　(0.09)
	$BaSO_4$用	5C	1	微細胞沈殿用　(0.09)
	標準定量用	6	2	(0.06)
	高級定量用	7	3	最高級品　(0.02)
			使用限度	
円筒	セルロース製	84	120°	有機溶剤による抽出
	ガラス繊維	86(R)	500°	腐食性液による抽出／煙道排ガス分析用
	シリカガラス製	88RH	1,000°	煙道排ガス分析用

No. は東洋濾紙の製品番号を示した。
（化学同人編集部（編）：新版 続・実験を安全に行うために，化学同人，1987より引用）

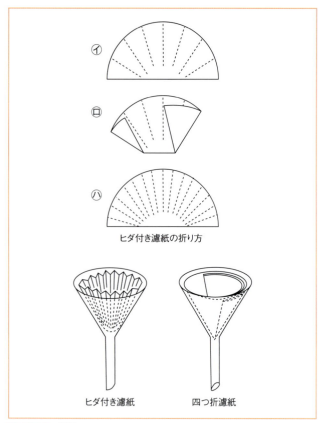

図 4.1.19　濾紙

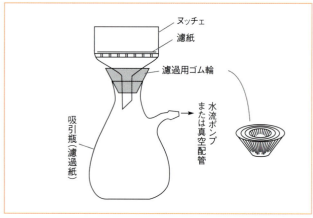

図 4.1.20　吸引濾過

● 7. 精度管理

　組織染色は，現在数多くの染色があり，それらの亜法も数多く存在しているのが現状である．このような状況をふまえて，今後の染色技術に重要なことは，①試薬の管理，②工程の管理があげられる．

　①試薬の管理とは，使用する染色試薬の品質管理のことである．染色とは試薬作製と染色工程に分けることができる．試薬の作製は，施設間差が生じやすく精度管理の対象になりやすい．また，試薬の保障も重要であり自家製の試薬では一定の品質を保障することは難しい．よって，精度管理を考えた場合には，製品として販売されている試薬を用いることが重要になる．品質が保障された試薬を用いて染色を行うことは染色における統一化の一助になる．

　②工程の管理とは，染色方法を統一化することで染色の均一化とエラーの原因を推測できる．これらが進むことで染色の標準化がなされ品質の管理と評価が可能となる．

〔磯崎　勝〕

4.2 脱パラフィン処理

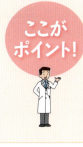

ここがポイント!
- 薄切後の組織は必ずパラフィンが浸透しているため，パラフィンを完全に除去する必要がある。
- 脱パラフィンの速度は，キシレンの純度や環境温度などに左右されるため，操作する際は組織を確認することが必要である。
- パラフィン除去不良は染色ムラの原因となる。

1. 操作手順

薄切乾燥後のすべての標本はパラフィンが浸透しているために，水溶性やアルコール溶液性で作製されている染色液をはじいてしまう。そのため，非アルコール性で非親水性のパラフィンを完全に溶解除去する必要がある。その操作を脱パラフィンという。

脱パラフィン操作に用いる有機溶剤はキシレン，さらにキシレンを除去するための操作には，キシレンと水に親和性のある純アルコールが一般的に使用される。

脱パラフィンにはキシレン系列2～3槽，純アルコール系列2～3槽，希釈したアルコール系列1～2槽，水洗槽を準備する。操作は順次，各槽へスライドガラスを浸漬させ行っていく。次の槽に移す際，必ずスライドガラスを上下に動かして溶液をなじませることやパラフィンが取り除かれているかを確認しながら行うことが大切である。パラフィンを完全に除去し，キシレンとアルコールを取り除き親水させて脱パラフィン操作が完了する（図4.2.1）。

水溶性の染色液のとき，組織がアルコールで馴染んでいると染色されない，染色液が使えなくなってしまうなど影響が出る。そのため親水は，組織のアルコールを完全に取り除く操作のことである。染色種によっては親水操作を行わない場合もある。たとえば，最初の染色液がアルコールで調製されているelastica van Gieson（EVG）染色のレゾルシン・フクシン液などがあげられる。

液槽の交換は後述するトラブルを防ぐためにも，適宜交換する必要がある。これは脱パラフィン処理の精度管理にもつながる。使用回数や標本枚数および切片の厚さにより交換の頻度は異なる。週1度，使用頻度によっては週2度以上の交換を定期的に実施することが大切である。交換はキシレン系列と純アルコール系列の最初の槽を捨て，順次繰り上げる落第方式で十分である。誤って水分が混入したキシレンについては脱パラフィン不良の原因になるため，必ず交換しなければならない。

2. トラブルシューティング

(1) パラフィン除去不良

パラフィン除去不良の染色標本は，パラフィンの残った部位が染色液と反応せず，染色ムラが生じる。再染色は色の濃淡がついてしまうので，薄切からやり直すこととなる。

パラフィン除去はキシレンの純度，環境温度，切片の厚さや操作時間が影響する。未使用のキシレンはパラフィン溶解能力が高く，時間も速い。枚数を重ね，繰り返し使用するごとに，溶液内のパラフィン濃度が高くなるため，溶解能力は低下する。キシレン槽の次のアルコール槽に白いパラフィン屑が見られることがあり，パラフィン溶解能力が明らかに低下していることの証である。環境温度によっても左右され，室温が高い場合には速くパラフィンが溶解されるが，室温の低い場合にはパラフィン除去不良になることがあり，通常の時間よりも長く浸漬することやキシレンを温めることが必要となる。切片が厚くなるにつれ時間

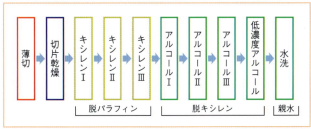

図4.2.1 脱パラフィンの操作工程例

用語 エラスティカ・ワン・ギーソン（elastica van Gieson；EVG）染色

4 染色法総論

がかかる傾向にあるため，厚さに応じた操作が必要となる。操作にかける時間が長くなれば確実にパラフィンは除去できるため，パラフィン除去不良は解消される。

また，長期間薄切切片を保存した場合には，切片が完全に乾燥しキシレンとのなじみが悪くなるため，時間をかけて脱パラフィン操作を行うことがよい。

(2) キシレン除去不良

水洗槽にスライドガラスを入れた際，水やスライドガラスが白濁する場合，組織にパラフィンやキシレンが残っているため，再度脱パラフィン操作をやり直さなければならない。

(3) 組織破損

スライドガラスから組織切片が剥がれるような破損は，純アルコールから一気に親水することや薄切後の乾燥不足が原因である。脱パラフィンの最後に希釈したアルコールに通すことで解消され，また，十分に切片を乾燥させることが重要である。

(4) 長時間の脱パラフィン操作における注意

時間を長くすることにより，多くの染色には影響はないとされている。しかし，Ziehl-Neelsen染色では，目的物である抗酸菌の細胞壁にミコール酸とよばれる脂質が含まれるために，長時間の脱パラフィン操作で検出率が低下するなどの報告があり注意が必要である[1]。キシレンを用いた操作では，スライドガラスを静置せずに上下に動かし，

手早く簡潔に行うことが要求される。

● 3. キシレンの毒性とキシレン代替品

キシレンは広く普及しているが，引火性や揮発性の高さおよび人体への毒性が知られている第二種有機溶剤であり，保護具を着用し，健康診断時には代謝物として尿中のメチル馬尿酸の測定が必要である。また，劇物に指定されており有害な化学物質であることも把握しなくてはならない。このため，キシレンに代わる製品が広まりつつあり，脂肪族炭化水素を主成分とした製品やd-リモネンを主成分とした製品などがある。キシレンと比較してこれらの製品は低毒性や引火性が低く，特定化学物質の環境への排出量の把握及び管理の改善の促進に関する法律（PRTR法）に該当しない，毒物及び劇物取締法の規制を受けないなどの長所がある。短所としては高価格でパラフィンに対する溶解率が低いために時間がかかる[2]。その時間は製品によって異なるが，約1.3〜1.5倍と報告があり，操作時にはパラフィン除去不良にならないよう注意が必要である。

● 4. 免疫組織化学染色における脱パラフィン操作

免疫組織化学染色では脱パラフィン操作から行える自動免疫染色装置がある。また，脱パラフィン，親水処理，賦活化を同時に行う専用溶液がある。その場合には脱パラフィン操作は必要ない。

[島田直樹]

📝 **用語** チール・ネルゼン（Ziehl-Neelsen）染色，特定化学物質の環境への排出量の把握等及び管理の改善の促進に関する法律（Pollutant Release and Transfer Register；PRTR法）

📖 **参考文献**

1) 新美佐保，他：「各種脱パラフィン溶剤による抗酸菌検出率の検討」，医学検査 2008；57：26-29.
2) 音羽裕子，他：「病理組織標本作製過程で用いられる溶剤としてのHemo-Deの有用性に対する評価」，衛生検査 1987；36：1401-1405.

4.3 脱水・透徹・封入

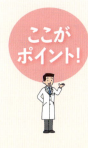

ここがポイント！

- 水分の持ち込みは封入後の標本退色の最大要因である。アルコール脱水系列の最終槽に水分を持ち込まないことが肝要である。
- 透徹で使用するキシレンは劣化状態が見た目で判別しにくいので使用枚数などを目安に定期的に交換する。
- アルコール，キシレンとも代替製品が市販されている。環境・費用対効果を検討し導入を考えるとよい。
- 自動封入装置を使用する場合は，メーカー指定の封入剤を使用し，粘度，残量などに留意する。

1. 脱水

　脱水は組織切片から水分を完全に取り除く操作である。脱水系列は80%程度のアルコールから順次高い濃度のアルコールを用い，最終層には水分が含まれない純アルコールを用いる。全部で4〜5槽ほど用意した方がよい。きっちり80%，90%と希釈系列をつくる必要はなく，液の交換時に落第方式で最も低濃度のアルコールを廃棄し，最終槽は常に新しいアルコールを用意する。また脱水槽の蓋を開けたままにしておくとアルコールの蒸発を引き起こすだけではなく，空気中の水分も吸収してしまうので使用時以外は蓋を閉めておくことが肝要である。使用頻度が少ない場合でも染色のたびに最終槽のアルコールを新調することを勧める。

　脱水過程は染色の分別を兼ねている場合が多い。低濃度のアルコールほど分別作用が大きいので，低濃度では短く，濃度が上がるに従って時間をかけるようにする。さらに脱水過程での過度な分別を避けたいならば，高濃度のアルコールから脱水を始めるか，脱水力の強いアルコール（イソプロピルアルコールなど）を使用する。

　脱水剤としてはエタノールが最もよく利用されているが，酒税法の適用外となる病理用（変性）エタノールを利用することでコストが削減できる。メタノールはエタノールよりも安価で脱水力は強いが毒性も強いので使用しない方がよい。

参考情報

モレキュラーシーブ（molecular sieve）

　一般に無水アルコールとよばれているものは99.5vol%以上のアルコールである。したがって最大0.5%の水を含むことになる。またアルコールは吸湿性があり空気中の水分を取り込み，瓶・缶の開封直後から水分含量は上昇する。標本作製後に頻繁に脱水不良を起こす場合，最終槽のアルコール濃度が低下していることが原因になるので可能な限り含水量を減らす必要がある。脱水不良が多発するような場合にはモレキュラーシーブ（結晶性ゼオライト）を使用するとよい。アルコール用には3A，キシレン用には4Aを使用する。

病理用アルコール（エタノール）

　市販用アルコールには，経済産業省の事前許可が必要な一般アルコールと，許可は必要ないが酒税が課税される特定（試薬用）アルコールがある。
　メーカーによっては，病理用アルコールとして無税で許可が必要ないアルコールを販売している。これは変性アルコールであり，メタノールやイソプロピルアルコールを10%程度添加して飲用に転用不可としたアルコールである。標本の脱水に用いるには問題はないので安価な病理用（変性）アルコールの導入を考えてほしい。

2. 透徹

　透徹は組織切片中のアルコールをキシレンに置き換える操作である。3槽程度，各5分以上浸漬する。キシレンは改正労働安全衛生法により規制対象物に指定され，管理濃度は50ppm以下である。十分な換気設備のある場所で使用したい。価格は高いがより毒性の低い代替キシレンも各社より販売されているので，脱水剤や後述する封入剤との相性を検討して導入を検討したい。

　キシレンはあまり色素を溶出しないが，elastica van Gieson（EVG）染色で使用するピクリン酸はキシレンに溶

用語 エラスティカ・ワン・ギーソン（elastica van Gieson；EVG）染色

123

■ 4　染色法総論

出する。ピクリン酸はヘマトキシリンなどのほかの色素を退色させるのでEVG染色では脱水・透徹は独自の系列を用いることが肝要である。

● 3.　封入

　封入とはキシレンで完全に透徹した組織切片に封入剤を使ってカバーガラスで覆い永久標本にする操作である。封入剤の粘度が高いほど空気の混入は少なくなるが，いったん入った気泡は出にくくなる。出にくい気泡はあまり無理をして押し出すよりも，キシレンに浸けカバーガラスを外し，再度封入操作からやり直した方が賢明である。

　各社からさまざまな封入剤が販売されているが，透徹剤にキシレンを想定しているので，代替キシレンなどを使っている場合には馴染みが悪い場合がある。メーカーに問い合わせるか，自身で検討していただきたい。

　自動封入装置を使用する場合はメーカー指定の封入剤・カバーガラスを使用する。また封入剤は粘度の指定を順守し，空気の吸い込みを防ぐため残量にも気を配ることが肝要である。

参考情報

水溶性封入剤による封入技術

　脂肪染色のようにアルコールで溶出する色素を含んだ標本を封入する場合には水溶性封入剤を用いる。染色・水洗の後，脱水など経ず直接封入操作を行う。水溶性封入剤には自家調整可能なグリセリンゼラチンなどがあるが，封入剤は硬化しづらいため，カバーガラス周囲をマニキュアなどで被って，乾燥を防ぐ必要がある。各社から高分子ポリマーを主剤とする硬化タイプの水溶性封入剤が市販されている。こちらの方が通常の非水溶性封入剤と同様な感覚で使用できるので使いやすい。

● 4.　脱水・透徹・封入の精度管理

　脱水・透徹・封入の精度管理の基本は，使用する薬剤の管理である。使用する液剤の劣化は見た目でわかりづらい場合もあるので，定期的な交換を行う。湿気などを取り込まないよう，使用時以外は液槽に蓋をしておくなど心がけてほしい。

　自動封入装置ではとくに封入剤の管理に気を配ってほしい。

［三井秀昭］

4.4 自動染色装置

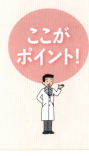

ここがポイント！
- 作業動線を考えた機器設置をする。
- 効率かつ薬液コンタミネーション防止に配慮した槽配置を行う。
- 的確な薬液交換時期の見極めと日常的な染色評価による精度管理を行う。
- スライドガラスに記載されたバーコードと，自動染色装置を連携させることで染色状況のトレーサビリティが実現できる。

1. 自動染色装置の有用性

　自動染色装置の有用性として，①染色性の安定化，②作業効率の向上，③試薬管理の簡便化があげられる。手作業で染色する場合には，染色を行うスタッフによって，同じ試薬を使用していても若干の染色性の違いが出てくる場合があるが，自動染色装置を使用することで，安定した染色結果を得ることが可能となる。これは染色性の精度管理を行ううえで有用であると考える。また，染色を自動化することで，効率的に染色を進めることができるほか，染色にかかるマンパワーをほかの業務にあてることも可能となり，病理検査室の業務全体の効率化に貢献する。さらに，自動染色装置によっては，試薬の使用期限を順守するよう，期限が過ぎた試薬が使えないようになっている機器もある。また，銀液やDABなどの発がん性の廃液が独立したボトルに分別される機器もあり，試薬管理の面でも有用性が高い。

2. 自動染色装置の分類

　自動染色装置では，Hematoxylin-Eosin（HE）染色のほか，Papanicolaou染色や特殊染色，免疫染色，ISH法などを行うことが可能である。自動染色装置の染色方法は，浸漬式と滴下式の2つに大きく分類することができる。

(1) 浸漬式

　浸漬式は，染色かごをアームで持ち上げ，各染色槽に振盪動作を加えながら自動移動させる方式である（図4.4.1）。染色時間の設定をはじめ，脱パラフィンや各染色槽の浸漬時間・浸漬回数，乾燥時間，染色槽の配置などにも柔軟に対応できる機種もあり，各々の施設で独自のプロトコールに設定可能である。また，これに応じて室温で対応できるものや染色工程の少ない特殊染色なども設定可能である。浸漬式の利点として，大量の検体スライドガラスがバッチ処理可能であり依頼の多い染色を中心に導入すれば作業効

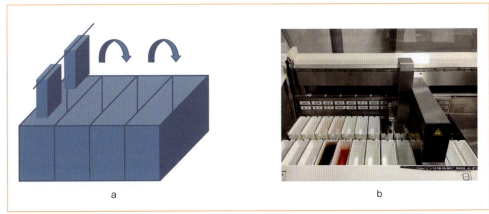

図4.4.1　自動染色装置（浸漬式）
a. 浸漬式の模式図　b. 自動染色装置の試薬槽（Papanicolaou染色の例）

用語　3,3'-ジアミノベンジジン（3,3'-diaminobenzidine；DAB），ヘマトキシリン・エオジン（Hematoxylin-Eosin；HE）染色，パパニコロウ（Papanicolaou）染色

4 染色法総論

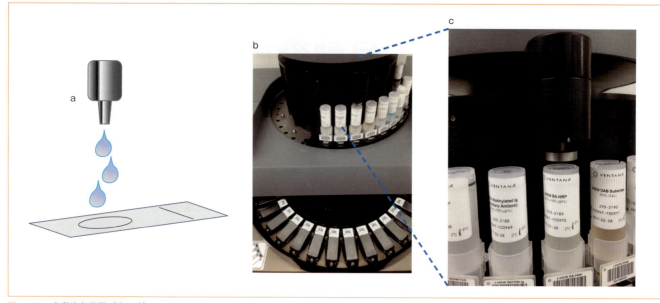

図 4.4.2　自動染色装置（滴下式）
a．滴下式の模式図　b．自動免疫染色装置　c．試薬部分の拡大：試薬上部をアームで押し，下に並んだ検体スライドガラス上へ滴下される

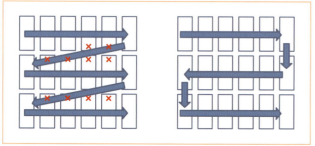

図 4.4.3　染色槽の考え方
a．別槽への液だれ混入リスクがある配置　b．安全で効率よく液だれ混入リスクがなくなる配置

率の向上にもつながる。

(2) 滴下式

滴下式は特殊染色や免疫染色に多く利用されている。滴下式は，検体スライドガラス上に試薬滴口が自動で移動し，検体上に試薬を滴下する方式である（図4.4.2）。機器によっては，キャピラリーの中で試薬を反応させるものや，スライドカバーを動かすことで試薬を攪拌し反応させるものなどがある。自動免疫染色装置や特殊染色装置などが滴下式である。免疫染色や特殊染色は，染色時間や染色温度，洗浄工程の精度が重要であり，良好な染色標本を作製するためにはそれらの管理は必要不可欠である。近年，自動免疫染色装置ではスライドヒーターの導入により脱パラフィンや酵素賦活処理も可能であるため，作業効率および染色精度の向上がはかられている。さらには，in situ ハイブリダイゼーション（in situ hybridization；ISH）法や蛍光 in situ ハイブリダイゼーション（fluorescence in situ hybridization；FISH）法，多重免疫染色などの繊細な作業が求められる染色に対しても自動化が可能になり，日常病理業務に遺伝子検査の導入も受け入れやすくなってきた。

● 3. 薬液槽配置の考え方

HE染色を例に染色槽配置の基本的な考え方を示す（図4.4.3）。液だれによる染色槽のコンタミネーションを防ぐために染色槽の配置を考慮しなければならない。染色かごが次槽の上部を通過しないようにプログラミングし，効率かつ安全に次槽へ移動するように注意が必要である。

● 4. 染色時間の考え方

標準的な各染色槽の浸漬時間・HE染色プロトコールを表4.4.1に示す（脱パラフィン工程の詳細は，P121　4.2を参照）。自動染色装置導入直後は，標準的なプロトコールで色合いを確認し，その後，検討を加えて自施設病理医の好みで設定してもよい。また，薬液交換時にも染色性の変化に注意を払い，再設定が必要になるかもしれない（HE染色の詳細は，P130　5.1参照）。

● 5. 精度管理

標準化を進めるには，あらゆる工程の自動化が進むことが理想である。自動染色装置は，設置後の移動が容易に行えないため，設置場所や作業動線を考えた設置にも考慮が

用語　in situ ハイブリダイゼーション（in situ hybridization；ISH），蛍光 in situ ハイブリダイゼーション（fluorescence in situ hybridization；FISH）

表 4.4.1 標準的な HE 染色プロトコール

染色順	工程	染色液・試薬	染色時間(分)
1	脱パラフィン	キシレン	2
2		キシレン	2
3		キシレン	2
4		エタノール	2
5		エタノール	2
6		70％エタノール	2
7	染色	水洗	2
8		ヘマトキシリン	5
9		水洗	5
10		脱色分別	適宜
11		水洗	5
12		エオジン	5
13		水洗	1
14	脱水	エタノール	5
15		エタノール	5
16		エタノール	5
17		エタノール	5
18		エタノール	5
19	透徹	キシレン	5
20		キシレン	5
21		キシレン	5
22		キシレン	5

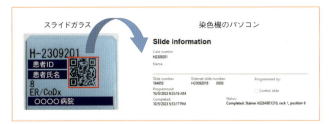

図 4.4.4 染色状況のトレーサビリティ
染色後，スライドガラスに記載されたバーコードを読み込ませると，いつ，どの機械の，どのポジションで，どのように染色されたのか，ログを確認することができる。

必要である．また，機器の精度管理をはじめ試薬などの精度管理は，あくまでも最低限の業務であり，日々の保守や点検，清掃を怠ってはならない．試薬管理もバーコード管理される自動染色装置であっても，試薬排出口の詰まりや機器の動作範囲内に障害物などがあれば当然不良標本が生じる．いつも使用しているわれわれが一番に機器の不調や不具合に気付き，つど改善していくことが自動化における最も大切な精度管理と考える．自動染色装置であれば，ミスが起こることはあり得ない，という考え方は危険である．浸漬式の自動染色装置では染色槽の配置間違えや，滴下式の自動染色装置では装置内での抗体のクロスコンタミネーションや試薬の滴下エラーなど，自動染色装置とはいえ，できあがった標本に対しては染色性の確認が必要である．スライドガラスに記載されたバーコードは，染色状況のトレーサビリティが実現できる．バーコードを読み取り，染色を行うことができる装置では，染色後にバーコードを読ませると，染色状況を確認することができる（図4.4.4）．

　HE染色を例に精度管理向上の考えを述べる．各施設で日ごとに染色標本枚数が異なると思われる．必然的に各薬液槽の薬液劣化に差が生じることになり，染色性に影響が出てくることが懸念される．これらを補うため，日々の染色性の確認や，自施設で染色枚数の上限を設定し，薬液交換頻度を自在に変える工夫をすることで染色の安定化がはかれると考える．また，病理医と密にコミュニケーションをとることが大切で，染色標本の評価をともに行い施設内の精度管理を定期的に行うことが精度管理向上につながる．

［村田佳彦］

5章　一般染色各論

章目次

5.1：Hematoxylin - Eosin 染色 ·········· 130
　5.1.1　目的と原理
　5.1.2　HE 染色
　5.1.3　精度管理

5.2：結合組織染色 ··········· 136
　5.2.1　膠原線維染色の概論
　5.2.2　膠原線維
　5.2.3　弾性線維
　5.2.4　細網線維

5.3：多糖類染色 ··········· 151
　5.3.1　糖質の概論
　5.3.2　グリコーゲン

5.4：アミロイド染色 ··········· 172
　5.4.1　アミロイド染色の概論
　5.4.2　アミロイドの染色法

5.5：核酸染色 ··········· 180
　5.5.1　核酸染色の概論
　5.5.2　DNA，RNA の染色法

5.6：線維素染色 ··········· 187
　5.6.1　線維素染色の概論
　5.6.2　リンタングステン酸ヘマトキシリン染色法

5.7：脂肪染色 ··········· 190
　5.7.1　脂肪染色の概論
　5.7.2　固定後組織の凍結切片作製
　5.7.3　各種脂肪染色法

5.8：無機物質の染色 ··········· 198
　5.8.1　無機物質染色の概論
　5.8.2　鉄染色法
　5.8.3　カルシウムの染色法（Kossa 反応）
　5.8.4　銅染色法

5.9：生体内色素の染色 ··········· 206
　5.9.1　生体内色素染色の概論
　5.9.2　メラニン色素の染色（Masson-Fontana 染色）
　5.9.3　消耗性色素の染色法
　5.9.4　胆汁色素の染色法（ホール法）

5.10：内分泌細胞の染色 ··········· 213
　5.10.1　内分泌細胞染色の概論
　5.10.2　内分泌細胞の染色法

5.11：病原体染色 ··········· 219
　5.11.1　組織内病原体染色の概論
　5.11.2　組織内病原体の染色法

5.12：血液組織標本染色 ··········· 233
　5.12.1　Romanowsky 染色法の概論
　5.12.2　各種 Romanowsky 染色法

5.13：神経組織染色 ··········· 238
　5.13.1　神経組織染色の概論
　5.13.2　Nissl 染色法
　5.13.3　Klüver-Barrera 染色法
　5.13.4　Bodian 染色 - 石川変法
　5.13.5　Holzer 染色法
　5.13.6　リンタングステン酸ヘマトキシリン染色法

SUMMARY

　病理組織染色法は，病理診断を行うためには欠かすことができない技術である。病理技術では一般染色としてヘマトキシリン・エオジン(HE)染色が広く用いられ，ヘマトキシリンで核を青紫色に染め，その他の部位をエオジンでピンク色に染める。HE 染色は，ヘマトキシリン染色とエオジン染色の重染色であるため染色のバランスが重要となる。病理診断では，HE 染色以外にも，目的の物質を染めるための染色（特殊染色）がある。目的の物質は多岐にわたり，膠原線維をはじめとする細胞外マトリクスや細菌，真菌をはじめとする病原体，炭化水素や無機物質などがある。これらを染める機序は，化学的なエビデンスに基づいて開発されたものや経験的に染まることを発見した技法などさまざまである。また，多くの研究者が染色技術の改良を行い，現在の染色方法が確立している。近年では，病理技術における染色の精度管理や標準化が重要視されており，全国的な染色の均質化への取り組みも行われている。組織染色では基本となる工程を忠実に行う工程管理が精度管理を行ううえで重要であるが，一方で染色の原理を正しく理解し実践することが現在の病理技術者には求められている。

5.1 Hematoxylin-Eosin 染色

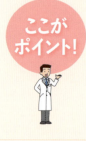

ここがポイント！
- ヘマトキシリンは，保存や使用中においても酸化が進行する。
- ヘマトキシリンに染色される成分には，核や酸性粘液多糖類，腺房細胞，形質細胞の細層質などがある。
- エオジンは，組織成分を濃淡のある赤橙色に染め分ける。
- HE 染色は，染色態度が経時的に変化するため内部精度管理が重要である。

5.1.1 目的と原理

1. 目的

Hematoxylin-Eosin 染色（HE 染色）は，細胞核をヘマトキシリンで青紫色に，細胞質をエオジンで赤橙色に染め分ける単純な染色法であるが，そこから得られる情報量は非常に多く，病理診断においてはなくてはならない染色法になっている。

HE 染色の歴史は古く，1863 年に Waldeyer がヘマトキシリンを生物試料に対して利用したことに始まり，1865 年には Bohrmer が媒染剤を用いた現在の原型となるヘマトキシリンの処方を考案し，1891 年には Mayer の処方が発表された。エオジンとの重染色法としては，1878 年に Busch が発表し，その後数々の改良が重ねられ現在の染色法に至っている。

2. 原理

(1) ヘマトキシリン

ヘマトキシリンは，南米に生育するマメ科植物の *Hematoxylon campechianum*（ヘマトキシロン・カンペチアナム）の心材に含まれており（図 5.1.1）心材のチップを抽出して精製される。

ヘマトキシリンは可視部に極大吸収をもたず，無色ないし白色の結晶であるが，酸化により可視部に極大吸収をもつ橙色のヘマテインへと変化する（図 5.1.2）。さらに，媒染剤を添加することでヘマテイン金属レーキ（以下，レーキ）が生成する（図 5.1.3）。レーキは正（＋）に荷電するため，負（－）に荷電するリン酸基やカルボキシル基を含む組織成分とイオン結合し，青紫色に染色する。

(2) 酸化剤

ヘマトキシリンを過剰酸化することなく，ヘマテインへと変化させることが重要である。多くの処方では，ヨウ素酸ナトリウムが用いられるが，Weigert の処方では，媒染剤の塩化第二鉄が酸化剤としてもはたらく。

理論上，ヘマトキシリン 1g を酸化するのに必要なヨウ素酸ナトリウム量は 0.205g である。過剰な酸化を避けるには，ヘマトキシリンに対する酸化剤の量は多すぎてはならない。市販のヘマトキシリンは，保存中に酸化されて生

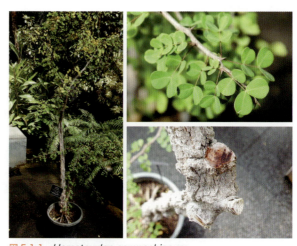

図 5.1.1 *Hematoxylon campechianum*
Hematoxylon campechianum は，枝に棘があり，ハート形の葉をもち，黄色い花をつける熱帯アメリカ原産のマメ科の植物である。枝の切り口は酸化されて褐色に変化している。

用語 ヘマトキシリン・エオジン（Hematoxylin-Eosin；HE）染色

5.1 | Hematoxylin-Eosin 染色

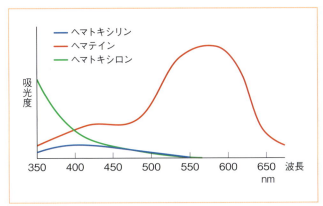

図 5.1.2　ヘマトキシリンの酸化生成物と極大吸収
ヘマトキシリンは，酸化により可視部に極大吸収をもつヘマテインへと変化する。ヘマテインはさらに酸化されるとヘマトキシロン，ヘマトキシリン酸へと変化し，再び可視部の極大吸収が失われる。

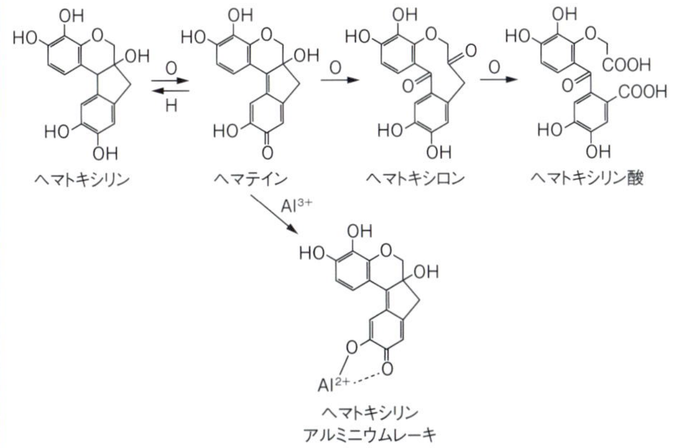

図 5.1.3　ヘマトキシリンの酸化とレーキ形成

表 5.1.1　Mayer ヘマトキシリンの調整過程の変化

状態	ヘマトキシリン	ヘマテイン	レーキ	ヘマトキシリン染色液
添加	ヘマトキシリン	ヨウ素酸ナトリウム	カリウムミョウバン	クエン酸 抱水クロラール
溶液	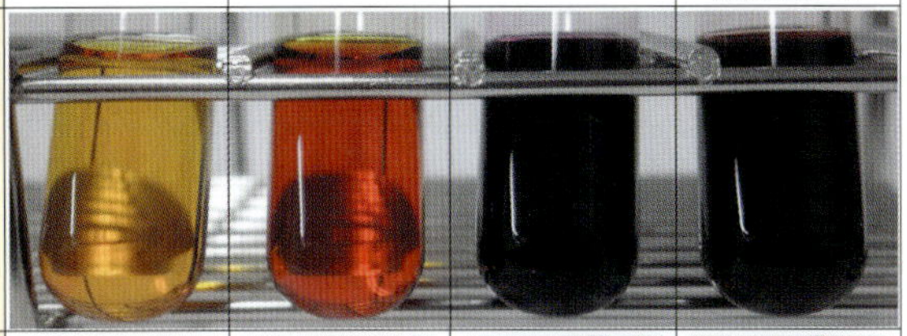			
染色	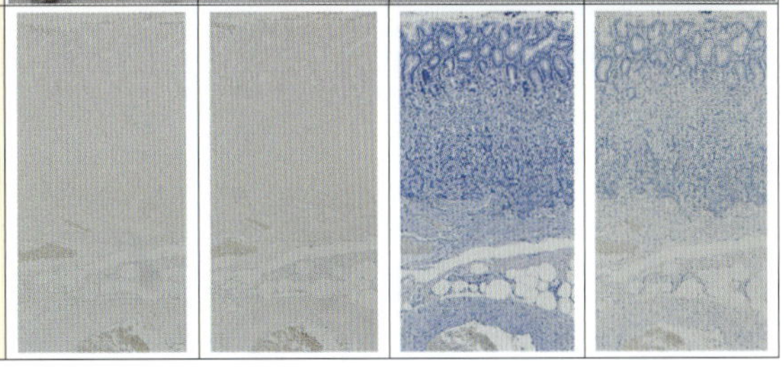			

上：染色液の状態。ヘマトキシリンに試薬を添加していくと，溶液の色調が変化する。下：上の溶液で染色した胃の標本。ヘマトキシリンとヘマテインでは染色されない。レーキ（pH2.7）で染色されるが退行性を示す。クエン酸を加え pH 調整（pH2.4）することで進行性の染色液となる。
Mayer の処方において，クエン酸の添加前（pH2.7 前後）では退行性の染色結果を示すが，クエン酸添加後（pH2.4 前後）には進行性となる。

じたヘマテインを含む（粉末が黄色調）ため，染色液の耐久性が悪い場合は，酸化剤の量を減ずるか，half-oxidized ヘマトキシリンなど，酸化剤に対してヘマトキシリン量が多い処方を用いるとよい。

(3) 媒染剤

ヘマテインは，組織成分と結合できる官能基をもたないため，2価ないし3価の金属イオンを生じる媒染剤を添加することでレーキを生成する。

媒染剤に用いる金属の種類によってレーキの性状も異なる。アルミニウム（Al^{3+}）は，色調が青紫色で，細胞質の蛋白質にやや結合し難い性質をもつ。一方，鉄（Fe^{3+}）は，色調が暗褐色で，組織成分と強く結合する性質をもったため，酸を多く用いる染色法のヘマトキシリン染色液の処方に利用される。

(4) 酸

ヘマトキシリン染色液への酸の添加は，pHを変化させ，生体の官能基に作用し，レーキが結合する生体部位の選択性に影響する。

レーキと結合する生体の官能基は，細胞質のカルボキシル基（-COOH），核のリン酸基（=PO$_4$H），酸性粘液多糖類の硫酸基（-SO$_4$H）があげられる。pH2.8では，いずれの官能基もイオン化するためレーキと結合できるが（退行性），pH2.4では，カルボキシル基はイオン化しないため，核や酸性粘液多糖類が結合する（進行性）（表5.1.1）。

(5) 保存剤

ヘマトキシリン染色液の安定性を目的に，保存剤としてグリセリンや抱水クロラール，エチレングリコールなどが添加される。これらの物質は，染色液中のカビの発生や色素の沈殿を防ぎ，自体が酸化されることでヘマトキシリンの過剰酸化を抑制する効果をもつ。

(6) 分別

細胞質などの過剰な染色（共染）を酸で脱色する操作である。酸から生じた水素イオン（H$^+$）が，組織の官能基に結合していたレーキと交換することで脱色される（図5.1.4）。0.25～1%濃度に塩酸を加えた水溶液（塩酸水）もしくは70%エタノール溶液（塩酸アルコール）を用いる。塩酸の濃度が高いほど，同じ塩酸濃度であれば水溶液の方が水素イオン濃度は高くなるため脱色力は強くなる。

(7) 色出し

ヘマトキシリン染色後の標本上に残存する水素イオンを

✎ 用語　水素イオン指数（potential of hydrogen；pH）

5章 一般染色各論

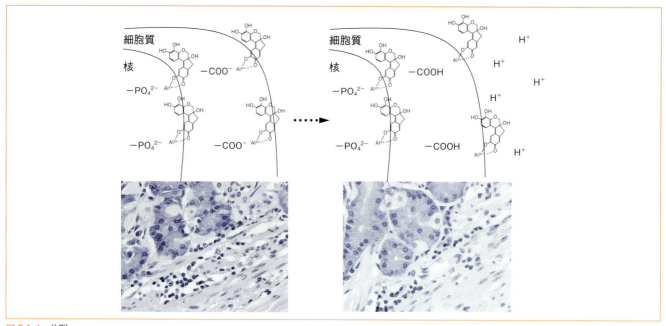

図 5.1.4 分別
左：分別前の状態。核以外の成分にヘマトキシリンが結合している。下図では筋線維に共染が見られる。右：分別後の状態。酸（水素イオン）によって、細胞質に結合したヘマトキシリンが除かれる。下図では筋線維の共染が脱色されている。

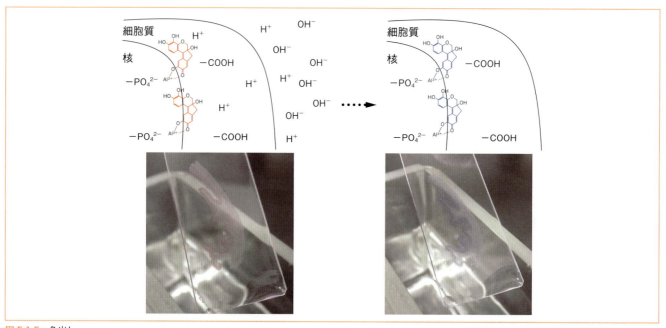

図 5.1.5 色出し
左：色出し前の状態。組織周囲には水素イオンが存在する。ヘマトキシリンは赤紫色を呈する。右：色出し後の状態。組織周囲の水素イオンは取り除かれる。ヘマトキシリンは青紫色を呈する。

図 5.1.6 エオジンとエリスロシン
エオジンとエリスロシンは類似した構造をもち、エオジンと混合して使用する処方もある。

除去する操作である。水素イオンは、後の退色の原因にもつながるため、流水による洗浄やアルカリでの中和により除去する。ヘマトキシリンはpH指示薬としてもはたらき、酸性から中性・アルカリ性へと変化することで、色調は赤褐色から濃青色へと変化し、エオジンとのコントラストのよい標本が得られる（図5.1.5）。

(8) エオジン

分子内に臭素をもつ酸性色素（蛍光色素）で、市販のエオジンYには臭素数の異なるエオジンが混在しており色調の変化をもたらしている（図5.1.6）。

エオジンYは水溶性エオジン（水溶解度：44.2%、エタノール溶解度：約1%）とよばれ、水溶液もしくは60〜80%アルコールで希釈した溶液として使用される。一方、エオジンY水溶液に酸を加えて生じた沈殿物（エオジンY

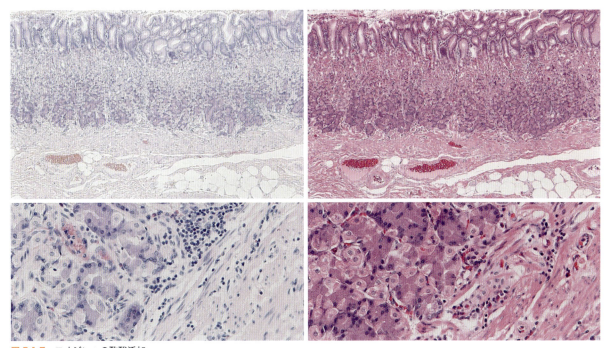

図5.1.7　エオジンへの酢酸添加
左：酢酸添加前のエオジンアルコール溶液。エオジンの染色性は非常に弱い。右：酢酸添加後のエオジンアルコール溶液。細胞質や結合組織が染色される。

free acid）は，エタノールに溶解するためアルコール溶性エオジン（水溶解度：0.08%，エタノール溶解度：1%）とよばれ，アルコール溶液として使用される。水溶性エオジンは，水溶液中で負に荷電するため，正に荷電する蛋白質のアミノ基（-NH$_2$）とイオン結合し，赤橙色に染色する。アルコール溶性エオジンは，ファンデルワールス力などの親和性が染色に関与すると考えられている。

水溶性エオジンの染色液には酢酸（酸＝水素イオン）が添加される。蛋白質を構成するアミノ酸は両性電解質とよばれ，分子内に正荷電（アミノ基）と負荷電（カルボキシル基）の官能基をもつ。生体の蛋白質を構成するアミノ酸は，等電点（pH4.6〜6.5）より酸性側では正荷電が優位になるため，負荷電の酸性色素に染色されやすく（図5.1.7），アルカリ側では負荷電が優位になるため染まりにくくなる。

5.1.2　HE染色

● 1. 試薬の調整

(1) Mayerヘマトキシリン

進行性ヘマトキシリンで，核が美しい青紫色に染色されるため，HE染色のほか，特殊染色の後染色など広く使用される。

ヘマトキシリン 1g [*1]
ヨウ素ナトリウム 200mg [*1]
カリウムミョウバン12水和物 50g
抱水クロラール 50g
クエン酸2水和物 1g
蒸留水 1,000mL

① ヘマトキシリンを100mLの蒸留水に溶解する。溶けにくい場合は，10mLのエタノールで溶解してから90mLの蒸留水を加える。
② ヨウ素酸ナトリウムを50mLの蒸留水で溶解する。
③ カリウムミョウバン（硫酸カリウムアルミニウム）を200〜300mLの蒸留水に溶解する。
④ 抱水クロラールを200〜300mLの蒸留水で溶解する。
⑤ クエン酸を50mLの蒸留水で溶解する。
⑥ 2Lのフラスコに①と②を入れ十分に混和する。さらに攪拌しながら③，④，⑤，残りの蒸留水を加える（表5.1.1）。
⑦ 密栓できる褐色瓶に入れ数日間放置し，ヘマトキシリンを十分に酸化してから使用する。

> **参考情報**
>
> *1：2倍，3倍Mayerは，Mayerの処方でヘマトキシリンとヨウ素酸ナトリウムの量を2倍（2gと400mg），3倍（3gと600mg）に増やして作製する。
> half - oxidizedヘマトキシリンは，2倍，3倍Mayerの処方でヨウ素酸ナトリウムの量を半分（2g/200mg，3g/300mg）に減らして作製する。

(2) Carrazziヘマトキシリン

退行性のヘマトキシリンで，薄い切片などで核を濃く染色する場合に使用される。

ヘマトキシリン 1g[*2]
ヨウ素ナトリウム 200mg
カリウムミョウバン 12水和物 50g
グリセリン 200mL
蒸留水 800mL

① ヘマトキシリンを100mLの蒸留水に溶解する。溶けにくい場合は，10mLのエタノールで溶解してから90mLの蒸留水を加える。
② ヨウ素酸ナトリウムを50mLの蒸留水で溶解する。
③ カリウムミョウバン（硫酸カリウムアルミニウム）を200～300mLの蒸留水に溶解する。
④ 2Lのフラスコに①と②を入れ十分に混和する。さらに攪拌しながら③，グリセリン，残りの蒸留水を加える。
⑤ 密栓できる褐色瓶に入れ数日間放置し，ヘマトキシリンを十分に酸化してから使用する。

(3) エオジンアルコール溶液

組織成分が，さまざまな程度の赤橙色に染色される。

1) 1%エオジン保存液
   ① エオジンY 1gを蒸留水100mLに溶解する。
   ② 密栓できる褐色瓶に入れ遮光して保管する。
2) エオジンアルコール溶液（使用液）
   ① 1%エオジン保存液と，80%エタノールで4～6倍希釈する。
   ② ①100mLに対し，氷酢酸0.5mLを加えて混和する。

(4) エオジン水溶液

エオジンアルコールよりも濃く染色されるため，薄い切片などで細胞質をより濃く染色する場合に使用される。しかし，染色時間が長いとヘマトキシリンの脱色も少なからず生じる。

① エオジンY 0.2gを蒸留水100mLに溶解する。[*3]
② エオジン水溶液100mLに対し，氷酢酸50μL（スポイトで2滴）を加えて混和する。

> **参考情報**
> *2：2倍，3倍Carrazziは，Carrazziの処方でヘマトキシリンとヨウ素酸ナトリウムの量を2倍（2gと400mg），3倍（3gと600mg）に増やして作製する。
> *3：水溶性エオジンは，①の状態で保管（遮光）することも可能である。

● 2. 染色手順

① 脱パラフィン，親水操作[*4]
② 流水水洗　1分（切片の撥水がなくなるまで）
③ 蒸留水水洗　30秒
④ ヘマトキシリン液　5～15分
⑤ 流水水洗　30秒（余分な色素を落とす）
⑥ 色出し液　1分
⑦ 流水水洗　5分（染色性がよければ操作⑩へ）[*5, 6]
⑧ 分別液　2，3回上下[*7]
⑨ 流水水洗　30秒（操作⑥へ）
⑩ 蒸留水水洗　30秒
⑪ エオジン液　1～3分
⑫ 80%エタノール　30秒[*8]
⑬ 100%エタノール　各1～3分　5槽[*9]
⑭ 透徹，封入

> **参考情報**
> *4：液槽の移動時は液を切り，次槽への持ち込みを防ぐ。槽の移動後はかごを上下し十分になじませる。湿度が高い時期は，染色中の吸湿に配慮する。
> *5：顕微鏡にて核の染色性と膠原線維や筋線維への共染を確認する。染色性が薄い場合は，操作③から再度核染色を行い，ヘマトキシリンの時間は染色の程度に応じて調整する。染色性が濃い場合は分別（操作⑧⑨）を行う（図5.1.8）。
> *6：水道水はpHが一定しないことと，含まれる塩素による漂白にも注意を払う。
> *7：操作⑧⑨は省略可能である。
> *8：水溶性エオジンを用いた場合は脱色されやすいので時間を調整する。省略可能である。
> *9：肉眼（もしくは顕微鏡）にて標本の染色性を確認しながら時間を調整する。操作⑫⑬でエオジンの色調（濃淡）を整える（図5.1.9）。

● 3. 染色態度（図5.1.10）

核：濃青紫色

細胞質，膠原線維：赤橙色（やや薄い）

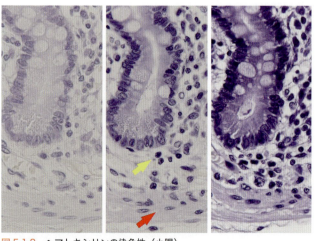

図5.1.8　ヘマトキシリンの染色性（小腸）
左：淡染。リンパ球の核が薄い。中：適正。リンパ球の核（→）が濃く染色され，筋線維（→）は染色されないか，ごく薄く色づく程度。右：過染。筋線維が染色されて共染の状態。

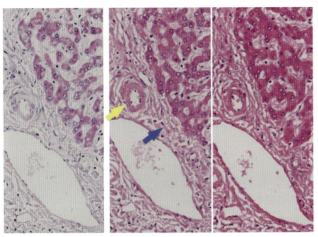

図5.1.9 エオジンの染色性（肝臓）
左：分別過剰。膠原線維などのエオジンが脱色されている。中：適正。膠原線維（→）と筋線維（→）で色調の濃淡が見られる。右：分別不良。全体的に濃く染色され、膠原線維と筋線維で色調の濃淡が不明瞭である。

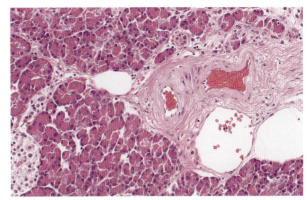

図5.1.10 HE染色像（膵臓）
核や腺房細胞の好塩基性成分が青紫色に、赤血球や筋線維、膠原線維はさまざまな程度の赤橙色に染色される。

筋線維：鮮紅色
石灰化，軟骨など：カルシウムの残存程度により青紫色

（脱灰後は赤橙色）
形質細胞，胃底腺主細胞，膵臓・唾液腺腺房細胞（基底側）：青紫色

5.1.3 精度管理

● 1. 染色に影響を及ぼす因子

(1) 固定
　固定不良の箇所においては，核の染色性が薄く青白色に染まる場合がある。中性緩衝ホルマリンは固定速度が遅いため，撹拌や割入れなど良好な固定が得られるよう注意を払う。

(2) 脱灰
　無機酸を用いた脱灰法（液）では，核の染色性が悪く，エオジン好性の染色結果となる。染色への影響の少ない中性脱灰液の使用を検討する。

(3) 標本作製法手順および保管
　ヘマトキシリンは，酸の除去（色出し）の不足や水分の残存により，色調は赤褐色～退色する。エオジンは，脱水不足と標本に光をあて続けると退色する。各染色操作を確実に行うことと，染色後の標本は遮光して保管することが重要である。

● 2. 染色標本の評価

　ヘマトキシリンの染色性の評価は，核の濃淡と共染の有無に加え，好塩基性の成分が正しく染色されていることを確認する必要がある。エオジンは，赤血球，筋線維，膠原線維の濃淡があることが望ましい（図5.1.10）。それらを評価するコントロール標本には，胃（胃底腺）や膵臓，唾液腺などが適する。生体材料の取扱いに制限がある場合は，動物（ブタ）由来の組織も実用可能である。

　自動染色装置などで染色を行う場合は，使用頻度や染色枚数に応じてコントロール標本の実施頻度を定める。コントロール標本は顕微鏡観察だけでなく，過去の標本も並べて比較することで，染色液の劣化の傾向を読み取ることも可能である。

　精度管理においては，標本の染色性のみならず，染色液の汚れや沈殿の有無の観察も重要であることはいうまでもない。

［青木裕志］

5.2 結合組織染色

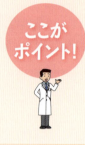

ここがポイント!
- 結合組織を構成する線維には膠原線維，細網線維，弾性線維がある。
- 結合組織を染色するときは染分けが適切であることに留意する。
- 染色の原理を理解して染色を行うことが重要である。
- 記載されている各種染色の方法を遵守して行うことが重要である。

5.2.1 膠原線維染色の概論

●ポイント!
- 膠原線維は細胞外マトリックスからなる。
- 線維状蛋白質であるコラーゲンが重要である。
- 線維を染める色素は酸性色素が用いられる。

● 1. はじめに

組織は，細胞だけでできているわけではなく，その体積における相当部分は細胞外空間であり，大部分が細胞外マトリックスとよばれる巨大分子の複雑な網目構造によって満たされている。これは，周囲の細胞が分泌した多糖類と蛋白質が集合して網目構造を形成したものである。細胞外マトリックスである結合組織は脊椎動物の身体の枠組みをつくっているもので，その量は器官によって異なる。たとえば，皮膚や骨には多くの結合組織が含まれるが，脳や脊髄には少量しか存在しない。

細胞外マトリックスは，以前は生物活性などをもたない単なる物理的な支持物質であると考えられていたが，近年では細胞の行動，すなわち発生，移動，増殖，形態，代謝などで能動的で複雑な役割を果たしていることが明らかになっている。

細胞外マトリックスを構成する巨大分子は，マトリックス内の細胞（結合組織では大部分が線維芽細胞）から分泌される。マトリックスの巨大分子には大別して，①グリコサミノグリカン（GAG）類とよばれる多糖類。これは，蛋白質と結合してプロテオグリカンの形で存在する。②線維状蛋白質。これは，構造性のもの（たとえばコラーゲンやエラスチン）と接着性のもの（たとえばフィブロネクチンやラミニン）の2種類がある。組織染色ではコラーゲンやエラスチンのような線維状蛋白質を染めることが多い（表5.2.1）。

コラーゲンは，あらゆる多細胞動物に見られる線維状蛋白質である。おもに結合組織細胞から分泌され，最も大量に存在する蛋白質である。コラーゲンは，堅固な三本鎖らせん構造をしている。α鎖とよばれるコラーゲン・ポリペプチド鎖の3本が規則的ならせん構造をとる。コラーゲンではプロリンとグリシンがとくに多く，両残基ともに安定な3本らせんの形成に重要である。よく解明されているコラーゲンにはⅠ，Ⅱ，ⅢおよびⅣ型がある。Ⅰ，Ⅱ，Ⅲ型は，結合組織のコラーゲンの主要なもので，細胞外に分泌されてから規則的に束ねられてコラーゲン原線維となる。Ⅳ型コラーゲン分子は，基底層に限って見られるもので原線維ではなくシート状の網目構造をつくり構成されている。基底膜は，中央部の緻密層，それを挟む内外の疎水層からなる。

エラスチンは，皮膚，血管，肺など剛性（引っ張り強さ）とともに弾性が必要な組織の細胞外マトリックスとして網状の弾性線維に含まれる。弾性線維の主成分であるエラスチンは，疎水性が高く糖鎖をもたないアミノ酸残基からなる。

用語 細胞外マトリックス（extracellular matrix），結合組織（connective tissue），グリコサミノグリカン（glycosaminoglycan；GAG），コラーゲン（collagen），エラスチン（elastin），緻密層（lamina densa），内疎水層（lamina rara interna），外疎水層（lamina rara externa），弾性線維（elastic fiber）

5.2 | 結合組織染色

表 5.2.1 　細胞外マトリックスの主要な蛋白質

細胞外マトリックスの主要な蛋白質			
分子	型	通常の分布	機能
アグレカン	プロテオグリカン	軟骨	水和，Ⅱ型コラーゲンの枠組みの膨化
軟骨基質蛋白質	糖蛋白質	関節以外の軟骨	コラーゲンを架橋
Ⅰ型コラーゲン	原線維	骨，腱，靭帯，皮膚	伸展強度
Ⅱ型コラーゲン	原線維	軟骨，眼房水	伸展強度，圧迫に対する抵抗
Ⅲ型コラーゲン	細網原線維	腺，免疫組織，皮膚，血管	格子様支持，順応
Ⅳ型コラーゲン	網目構造	基底板	支持，細胞遊走
Ⅷ型コラーゲン	格子	デスメ膜（眼球角膜）	伸展強度
Ⅹ型コラーゲン	格子	胎児軟骨	初期の骨形成
デコリン	プロテオグリカン	骨，腱，靭帯，皮膚	コラーゲンを架橋
エラスチン	原線維ネットワーク	多くの支持組織	弾性，反動性
フィブリリン	微細線維，プロテオグリカン	弾性線維とともに分布	足場
フィブリノゲン	血漿蛋白質	血漿	フィブリン塊
フィブロネクチン	糖蛋白質	細胞外マトリックスに広範に	接着，細胞遊走
ラミニン	糖蛋白質	基底板	発達，分化
オステオカルシン	基質，蛋白質，糖蛋白質	骨，歯	結晶化調節
von Willebrand 因子	糖蛋白質	血漿	血小板と血管の接着

細胞外マトリックスの主要な蛋白質のいくつかの通常の分布と機能。

(Ayad S *et al.* : The extrancellular matrix factsbook. Academic Press ,1994 を基に作成)

● 2. コラーゲンの染色

　コラーゲンを染めるための色素で最も重要なものは，酸性染料である。酸性色素の大部分は，スルホン酸ナトリウム塩であり水溶性である。これにより，コラーゲンを染める機構は，酸性色素が酸性下でアニオンとしてはたらき，組織のカチオンであるアミノ基などにイオン結合する。また，そのような吸着機構とは別に色素の疎水性部分による水素結合ないしファンデルワールス力によって吸着する2つの機構がある。酸性色素の溶媒が，酸性に保たれているのには色素および組織のアミノ酸残基のイオン性を高める理由がある。

　膠原線維の染色方法には，Masson trichrome（MT）染色，azan 染色，van Gieson 染色が有名であり，ヘテロポリ酸を使った染め分け機構を用いる染色では膠原線維をアニリン青やメチル青の代わりにライト緑を用いた Masson-

表 5.2.2 　染色法と染色部位

組織 ＼ 染色	van Gieson	Masson trichrome	azan	PTAH	PAS
筋肉	黄	赤	赤	青	＋
膠原線維	赤	青	青	橙赤	＋
弾性線維	黄	青～赤	青～赤	赤茶	－
細網線維	黄	青	青	赤茶	＋＋
基底膜	黄	青	青	赤	＋＋＋
骨様組織	赤	青	青	赤	＋
軟骨組織	赤～黄	青～赤	青～赤		＋＋
フィブリン	黄	赤	赤	青	＋／－

Goldner 染色などがある。

　細網線維についてはアンモニア銀液を用いて染色する鍍銀染色が用いられる。

　弾性線維については，Verhoeff 染色，resorcin-fuchsin 染色，methyl/ethyl violet 染色，aldehyde fuchsin 染色，Victoria blue 染色などがある（表5.2.2）。

［磯崎　勝］

5.2.2 　膠原線維

5.2.2.1 　azan 染色法

● ポイント！

- アゾカルミンGは，できるだけ新しいものを使用すると染まりがよい。
- 酸化剤は使用しない。

- 流水水洗やリンタングステン酸水溶液には赤色の脱色効果があるのでアニリン・アルコールや酢酸アルコールは使用しない。

● 1. 目的

　azan 染色は，AZocarmin ＋ ANiline blue を染色に使うことから AZ-AN 染色とよばれる。染色性は，アニリン青

用語　マッソン・トリクローム（Masson trichrome；MT）染色，ワン・ギーソン（van Gieson）染色，アニリン青（aniline blue），メチル青（methyl blue），マッソン・ゴルドナー（Masson-Goldner）染色，レゾルシン・フクシン（resorcin-fuchsin）染色，メチル／エチル紫（methyl/ethyl violet）染色，アルデヒド・フクシン（aldehyde fuchsin）染色，ビクトリア青（Victoria blue）染色

5章　一般染色各論

で膠原線維や細網線維を青く染め，赤血球をオレンジ色，そしてそれ以外を赤く染めるコントラストの強い美しい染色法の1つである．また，MT染色と同様にはっきりとした染め分けがなされる染色法である．

2. 染色原理

azan染色の染色原理は，Baker（1958年）やHorobin（1982，1988年）による分子量の違いによる染め分け論やPuchtlerとIsler（1958年）によるヘテロポリ酸の媒染説，EverettとMiller（1974年）のイオン性の結合と非イオン性の結合理論など多くが発表されているが，明確に原理を解明するまでには至っていない．この染色の染め分けにはリンタングステン酸（PTA）やリンモリブデン酸（PMA）といったヘテロポリ酸が深く関与していることは明確である．ヘテロポリ酸を作用させると，図5.2.1に示すように選択性のある染色になる．このことは，PTAやPMAはアニリン青などの膠原線維に対して色素吸着に選択性をもたせる作用がある．

また，色素の分子構造からアニリン青やライト緑といったトリフェニルメタンを骨格とした色素分子は疎水性が強いため膠原線維などの疎水性の強い部分に吸着し，それ以外の部分はヘテロポリ酸が吸着する．ヘテロポリ酸とアニリン青は，結合しないため化学的な結合部位はヘテロポリ酸によりマスクされ膠原線維の疎水部とアニリン青の疎水性で吸着し染色されると考えられる．

3. 染色方法

(1) 試薬の調整

1） 0.25％オレンジG水溶液
　　オレンジG 0.25g
　　精製水100mLに溶解
　　酢酸3～4滴（75～100mL）を加える
2） アゾカルミンG液
　　アゾカルミンG 0.1g
　　精製水100mL
　　酢酸1mL
3） 5％PTA水溶液
　　PTA 5g
　　精製水100mL
4） アニリン青・オレンジG液
　　アニリン青 0.5g
　　（オレンジG 2g）
　　精製水100mL
　　酢酸8mL
　　この液を精製水で2～4倍に希釈して使用する．

(2) 染色手順

① 脱パラフィン，流水水洗，精製水
② 流水水洗
③ 0.25％オレンジG水溶液　5分
④ 軽く水洗
⑤ 0.1％アゾカルミンG液　20～30分
⑥ 流水水洗　1～5分
⑦ PTA水溶液　15～60分
⑧ 流水水洗
⑨ アニリン青またはアニリン青・オレンジG液　3～10分
⑩ アルコールで洗浄または軽く精製水水洗後アルコールで洗浄
⑪ アルコール脱水，キシレン透徹，封入

(3) 染色態度 (図5.2.2)

膠原線維：濃い青色

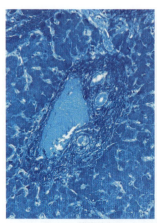
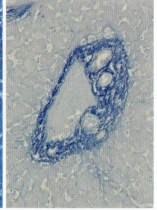

アニリン青単染色　　　　PTA処理後アニリン青
図 5.2.1　PTAの染め分け効果　×100

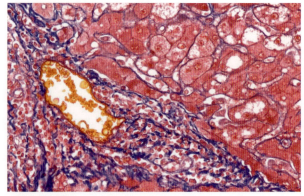

図 5.2.2　肝臓グリソン鞘　azan染色　×200
肝細胞や核を赤く，膠原線維や細網線維を青く，赤血球をオレンジ色に染める．

用語　リンタングステン酸（phosphotungstic acid；PTA），リンモリブデン酸（phosphomolybdic acid；PMA）

細網線維：青色
核：濃い赤色
細胞質：赤色
線維素：赤橙色
赤血球：オレンジ色〜赤色

● 4. 精度管理

　膠原線維を選択的に青く染める染色法であり，赤色とのコントラストが重要である。長時間固定された組織では，ホルマリンによる蛋白質の疎水化が進み赤色が着色しにくくなる。そのような検体を染める場合には，赤色色素をビーブリッヒスカーレットなど着色力の強い色素に変更するとよい。アゾカルミンG色素は，赤血球に共染するものもあるので，過染に注意する。染色かごによる一括染色も可能である。

　近年のアニリン青色素は，水に対する溶解性や染色性がよい。アニリン青で染色した後のアルコールにはブタノールやイソプロピルアルコールを使う必要はない。

[磯崎　勝]

5.2.2.2　Masson's trichrome 染色法

●ポイント！

- 膠原線維をアニリン青で青色に，それ以外を赤色に染める。
- 核を鉄ヘマトキシリンで黒紫色に染めることがazan染色と異なる。
- 過固定の臓器では，赤色が染まりにくく青色が強く染まるので注意する。
- アニリン青の代わりにライト緑を用いたゴルドナー変法（Goldner変法）もある。

● 1. 原理と目的

　マッソントリクローム（Masson trichrome：MT）染色は，Masson（1929年）が考案した。この染色は，核をヘマトキシリンで黒紫色，細胞質を酸性フクシン，ポンソー・キリジン，アゾフロキシンで赤色，膠原線維をアニリン青で青色の3色に染め分ける染色である。この染色の原理については諸説あるが，色素ではないリンタングステン酸やリンモリブデン酸といったヘテロポリ酸を用いていることから，酸性色素と蛋白質の化学的親和性（イオン結合）や分子量による染め分けなどの要因であると考えられている。MT染色は，腎生検に使用されることが多く，と

くに糸球体に沈着する免疫複合体やそれらの蛋白質の確認に用いられている。第1媒染剤にはアゾカルミンGの吸着を保持し染色性を増強する役目はあるが，重クロム酸カリウムが使用されているため，必要に応じて使用することが望ましい。

● 2. 染色方法

(1) 試薬の調整

1) 第1媒染剤：10%重クロム酸カリウム水溶液と10%トリクロロ酢酸水溶液の等量混合液
2) ワイゲルトの鉄ヘマトキシリン（用時作製が望ましい）
   I液：ヘマトキシリン1g，95%エタノール100mL
   II液：塩化第二鉄2g，精製水95mL，濃塩酸1mL
   I液とII液を等量混合し使用する。
3) 第2媒染剤：2.5%リンタングステン酸水溶液と2.5%リンモリブデン酸水溶液の等量混合液
4) 0.75%オレンジG液：オレンジG 0.75g，精製水100mL，酢酸0.1〜0.15mL（2〜3滴）
5) Masson液：ポンソー・キシリジン0.6g，酸フクシン0.2g，アゾフロキシン0.1g，精製水500mL，酢酸1.0mL
6) アニリン青液：アニリン青0.4g，精製水100mL，酢酸8mL。精製水で2〜3倍希釈した液を使用する。
7) リンタングステン酸液：2.5%リンタングステン酸水溶液

(2) 染色手順

①脱パラフィン，流水水洗，精製水
②第1媒染*1　10〜40分
③流水水洗　5分，精製水
④鉄ヘマトキシリン*2　10分
⑤軽く水洗，必要に応じて分別（1%塩酸エタノールで1〜2回上下する程度）
⑥流水水洗　5分
⑦第2媒染*3　30〜60秒
⑧流水水洗　5分，精製水
⑨0.75%オレンジG液　1〜3分
⑩1%酢酸水 I・II　軽く洗う
⑪Masson液*4　20〜30分
⑫1%酢酸水 I・II　軽く洗う
⑬2.5%リンタングステン酸水溶液*5　7〜15分
⑭1%酢酸水 I・II　軽く洗う
⑮アニリン青液*6　2〜20分
⑯1%酢酸水 I・II　軽く洗う
⑰エタノール*7 I・II・III
⑱透徹，封入

5章 一般染色各論

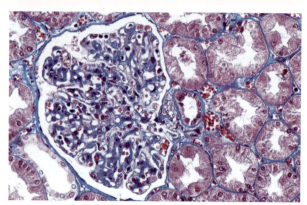

図 5.2.3　マッソントリクローム染色　×100

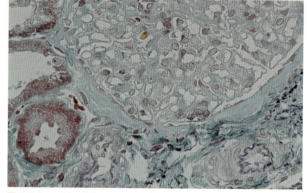

図 5.2.4　エラスチカ・マッソンゴルドナー法　×200

> **参考情報**
> *1：第1媒染剤は，原法に記載はなく本邦で開発された技法である。使用液の処理問題から必要に応じて使用することが望ましい。
> *2：鉄ヘマトキシリンは，組織への吸着が強く酸による解離も少ない。
> *3：第2媒染剤は，後から染める酸フクシンやアニリン青が核に吸着するのを阻害する作用がある。
> *4：赤色が染まりにくい場合には，Masson液にスカーレットなど，疎水性の強い色素を混ぜてもよい。
> 　ビーブリッヒスカーレットを用いた液：ビーブリッヒスカーレット 2.25g，酸フクシン 0.25g，酢酸 2.5mL，精製水 250mL
> *5：リンタングステン酸の後の流水水洗は，短時間で行う。この水洗が長いと，アニリン青が共染する。
> *6：2分間隔程度に1%酢酸水で洗浄し，鏡検しながら染まり具合を決める。
> *7：アニリン青はエタノールで青色が落ちるので，それを見越してやや濃く染めるのがよい。

(3) 染色態度（図5.2.3）
　核：黒紫～赤紫色
　膠原線維・細網線維：青色
　線維素，免疫複合体：赤色～赤橙色
　細胞質，弾性線維：赤色
　粘液：青色
　細胞質内顆粒：青色（好塩基性），赤色（好酸性）
　赤血球：橙色

3. elastica-Masson Goldner 法

　MT染色を改良し，弾性線維を黒紫色に染め膠原線維を緑色に染める染色である。腫瘍細胞の血管侵襲，弾性線維の断裂，臓器の線維化などが併せて確認できる。エラスチカ・ワン・ギーソン（elastica van Gieson）染色と比較して，退色しにくい利点がある。

(1) 試薬の調整
　ライト緑液：ライトグリーンSF 0.2g，酢酸 0.2mL，精製水 100mL

(2) 染色手順
　①脱パラフィン後，流水水洗，精製水
　②第1媒染剤　60分
　③流水水洗　5分，精製水
　④ワイゲルト・レゾルシン・フクシン　90分
　⑤1%塩酸アルコール　30秒
　⑥流水水洗　5分，精製水
　⑦MT染色の染色手順の④～⑭の操作を行う
　⑧ライト緑液　5～15分
　⑨軽く水洗
　⑩1%酢酸水　数回上下
　⑪脱水，透徹，封入

(3) 染色態度（図5.2.4）
　核：黒紫～赤紫色
　膠原線維・細網線維：青緑色～緑色
　弾性線維：黒紫色
　細胞質：淡赤色～紫赤色
　赤血球：橙色

4. 精度管理

　各液の劣化が染色性に大きく影響する。各染色液や試薬の水溶液は有効期限を決めて液を新調することが望ましい。また，これらの染色は切片の厚さによって染色性が変わるため，薄切技術の精度も重要となる。

［磯崎　勝］

5.2.3 弾性線維

5.2.3.1 Victoria blue-HE染色法

● ポイント！

- 弾性線維染色では前処理は不要であるが、HBs抗原の証明では必要である。
- 十分に熟成されたビクトリア青液を使用する。または市販品を用いる。
- ビクトリア青液後の分別操作は、鏡検しながら染色態度をチェックする。
- 分別操作後の流水水洗は長めに行う。
- HBs抗原を染色する場合には、必ず対照標本を同時に染色する。

● 1. 目的

ビクトリア青（Victoria blue；VB）染色は、弾性線維の染色方法として簡便であり、日常染色として利用する施設も多い。HE染色との重染色（VB-HE染色）が可能であることから、血管病変における弾性線維の変化やがんの脈管侵襲の有無を同時に評価可能である。とくにがん細胞の脈管侵襲は、血行性転移や予後を推定するための重要な因子であるため、弾性線維の染色法としてVB-HE染色は非常に有用な染色法といえる[3~6]。

肝臓のHBs抗原陽性細胞の証明法としても知られているが[7]、現在では血清学的および遺伝子学的に調べられることが多い。HBs抗原を染色するには、前処理として酸化（0.5%過マンガン酸カリウム）、還元（2%シュウ酸）を行うが、弾性線維を目的にした場合には不要である。

また、VB染色により間質浸潤の有無に関しても確認できるため、早期肝細胞癌の診断にも有用である[8]（図5.2.5、5.2.6）。

● 2. 染色原理

ビクトリア青はオルシアンから合成された赤褐色結晶で、水に不溶性、エタノールには可溶性の塩基性色素である。ビクトリア青は弾性線維の主成分であるエラスチンやコンドロイチン硫酸に結合性を有している。また、染色機序が弾性線維の染色法でもあるアルデヒドフクシンと類似した反応形式と考えられている[9]。さらに、弾性線維染色に用いられるレゾルシン・フクシンの特徴を考慮すると、物理的要素、ファンデルワールス力、疎水結合が染色に関与していると推察される[10]。しかし、本法の原理については諸説があり、現在でも不明な点が多い。

● 3. 染色方法

(1) 対象

　ホルマリン固定、FFPE切片3μm

(2) 試薬の調整

　①ビクトリア青液

　　精製水200mL
　　デキストリン0.5g
　　ビクトリア青2g
　　レゾルシン4g*1

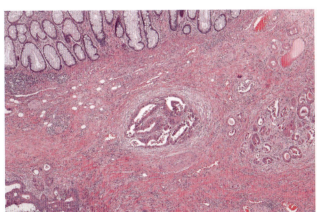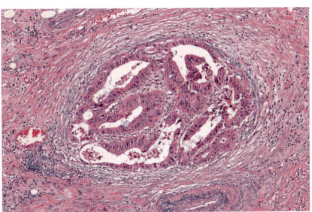

図5.2.5　HE染色とVB-HE染色
大腸癌症例のHE染色を左の図に示す。癌細胞の間質浸潤は明らかであるが、静脈侵襲の有無は評価しにくい（×100）。右図は同一症例のVB-HE染色である。弾性線維が青く染色されることで、静脈侵襲が容易に確認できる。VB-HE染色が静脈侵襲の評価に有用であることがわかる（×200）。

✎ 用語　ビクトリア青-ヘマトキシリン・エオジン（Victoria blue-Hematoxylin and Eosin；VB-HE）、B型肝炎表面（hepatitis B surface；HBs）抗原、早期肝細胞がん（early hepatocellular carcinoma）

5章 一般染色各論

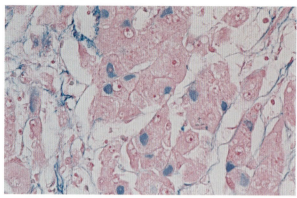

図5.2.6 肝細胞癌（HBs抗原陽性）症例 VB染色 ×400
癌細胞の細胞質内封入体が青色に染色されている。後染色にはケルンエヒトロートを用いた。

29％塩化第二鉄液25mL

1) 精製水200mLにデキストリン0.5g、ビクトリア青2g、レゾルシン4gを加え、混合液を徐々に加温し沸騰させる。これにあらかじめ沸騰させておいた29％塩化第二鉄液25mLを加え、さらに3分間沸騰させる。
2) 室温で自然冷却。冷却後濾過し、その残渣を濾紙とともに恒温器（約50〜60℃）に入れて完全に乾燥させる*2。
3) 乾燥した色素を400mLの70％エタノールに溶かす。完全に溶解してから、濃塩酸4mLとフェノール6mL（液状フェノール6.7mLでも可）を加える*3。
4) 濃青色の染色液は作製後2〜3週間、室温で十分に熟成させてから使用する。調整後の染色液は約1年間は安定である*4。

参考情報

*1：レゾルシンは、光や酸素などの影響で酸化するとピンク色に変色する。変色したレゾルシンを使用した場合は、染色不良となる。よって、変色していない白色のものを使用することが重要である[3]。
*2：残渣の乾燥が不完全であると染色性が低下する。
*3：乾燥した色素はできる限り回収する。
*4：熟成させないと染色性は得られない。

(3) VB-HE染色の手順

1) 脱パラフィン
2) 親水操作：100％エタノール、70％エタノールから直接ビクトリア青液へ浸漬させる。
3) ビクトリア青液 1時間〜1晩*5
4) 70％エタノールで分別 数回*6
5) 流水水洗 5分*7
6) 精製水
7) HE染色*8
8) 脱水、透徹、封入

参考情報

*5：染色性が安定していれば、1時間程度で弾性線維に良好な染色性が得られる。また、タイトボックスなどの密閉できる容器を使用することで、一度に多量の切片を染色することが可能である。
*6：背景が脱色されるまで70％エタノールで十分に分別を行う（染色ドーゼ3槽以上）。分別時間が長すぎても染色結果に影響はほとんどない。
*7：ビクトリア青液が酸性溶液であるため、核内蛋白質が酸性に傾き、ヘマトキシリンに染まりにくくなると考えられ、流水水洗を十分に行うことが重要である。
*8：脱パラフィン不要で、ヘマトキシリンから開始する。

(4) HBs抗原の染色手順

1) 脱パラフィン
2) 親水操作
3) 流水水洗 5分、精製水 数秒
4) 酸化液：0.5％過マンガン酸カリウム水溶液 15分
5) 流水水洗 5分、精製水 数秒
6) 還元液：2％シュウ酸 2分*9
7) 流水水洗 5分、精製水 数秒
8) ビクトリア青液 1晩*10
9) 70％エタノールで分別 数回
10) 流水水洗 5分、精製水 数秒
11) 後染色：ケルンエヒトロート液 5分
12) 流水水洗
13) 脱水、透徹、封入

参考情報

*9：酸化液後の切片は褐色を呈している。還元液で切片が白色になるまで行う。
*10：HBs抗原の染色では、染色時間を1晩にすることで、良好な染色結果が得られる。

(5) 染色態度

核：濃青紫色
弾性線維、HBs抗原：青色
細胞質、支持組織、筋組織：赤〜桃色
赤血球：鮮紅色

● 4. 精度管理

ビクトリア青液の自家調整では、試薬のロット間差や染色液作製者により、染色性に差が生じる。よって、精度管理の観点からも、安定した市販試薬の使用を推奨する。試薬の管理については、開封日、有効期限を記載したラベルを容器に添付し、定期的に試薬交換する。交換した際は交換日も記載することで品質管理がよりなされる。

試薬を自家調整している施設では、試薬の管理が重要である。試薬の保管方法や使用期限を厳守し、溶液の作製日

を容器に記載し，遮光して保管する。

ビクトリア青液は調整後，約1年間は安定であるが，染色性は毎回確認する必要がある。具体的には，ビクトリア青液に浸漬後70％エタノールにて分別しながら，顕微鏡にて目的物質の染色性を毎回確認することである。分別操作で染色性の低下が確認された場合，試薬を新調し，未染色標本あるいは再薄切した標本で，再度染色を行うことが望ましい。

ビクトリア青液はエタノールを溶媒とした染色液であるため，揮発しやすい。タイトボックスなどの密閉できる容器を使用することで，長期にわたり液量を保てる。しかしながら，切片を浸漬する際は，確実に浸かっていることを確認する。浸かっていない場合は，新液を注ぎ足す。

HBs抗原の染色に用いる酸化液，還元液はなるべく新しい液を用いる。1週間以上経った古い液を使用すると，染色不良や共染を起こす可能性がある。

弾性線維の染色ではコントロール切片は不要であるが，HBs抗原の染色には必ず陽性コントロール標本も一緒に染色を行うこと。

［小山田裕行］

5.2.3.2　elastica van Gieson 染色法

●ポイント！

- ワイゲルトのレゾルシン・フクシン染色とワン・ギーソン（van Gieson）染色の重染色である。
- レゾルシン・フクシンが共染するときは，染色時間で対応する。
- レゾルシン・フクシン染色液は染色枚数や経時変化により染色性が低下するので注意する。
- van Gieson染色の色合いは酸性フクシンの濃度で決まる。

● 1. はじめに

弾性線維は，バイオポリマーであるエラスチンとともにフィブリリンとよばれる微小線維によって構成される。これら2つの成分は水とともに線維に弾性を与え，動脈の壁，腸間膜，筋腱膜など弾性を必要としている場所に見られる。弾性線維の主成分であるエラスチンは疎水性が高い。

● 2. 染色原理

(1) レゾルシン・フクシン液

レゾルシン・フクシンの染色原理は，明確には解明されていない。しかし，弾性線維が疎水性を示す物質であることから，線維と色素の間に生じる結合は非イオン性であり疎水相互作用（ファンデルワールス力）が強く関与しているものと考えられる。また，染色の主体をなす塩基性フクシンは，レゾルシンを必要とせずに弾性線維を選択的に染色する性質がある。このため，弾性線維を染め出すための主要な原理は，アルコール溶液中における弾性線維の疎水化の向上と塩基性フクシンとの間に生じる疎水相互作用によって弾性線維に対する染色性が発揮されるものと推察される。

染色液に含まれるレゾルシンは，塩基性フクシンとの親和性が高く，染色液中では塩基性フクシン・レゾルシン複合体を形成し，その疎水性色素団を大きくする媒染作用があると考えられる。前田変法が黒紫色に染まるのは鉄ヘマトキシリンやワン・ギーソン液が共染するためである。

(2) ワン・ギーソン液

ワン・ギーソン液は酸性フクシンとピクリン酸の混合液である。酸性フクシン色素の基本となる分子骨格はトリフェニルメタン構造である。トリフェニルメタンは，疎水性でありベンゼン環のπ電子による疎水性質をもつ。この疎水性質は線維の疎水部に強く吸着する性質がある。

ピクリン酸は組織中の蛋白質アミノ基や無機金属と反応しピクラートを形成する。ピクリン酸が化学的に蛋白質に吸着することで反応基は不活性となり，酸性フクシンの化学的な結合基をマスクすることから疎水相互作用の吸着機構のみがはたらくようになる。これにより膠原線維のような疎水性部を多く含む線維成分に対して酸性フクシンが吸着すると考えられる。

● 3. 染色方法

(1) 対象

ホルマリン固定，FFPE切片3～5μm

(2) 試薬の調整

①ワイゲルトのレゾルシン・フクシン液
- ・塩基性フクシン：酸性フクシンと間違えないように。
- ・レゾルシン：レゾルシノールともよばれる無色の結晶。白色の純粋なものを使用する。
- ・29％塩化第二鉄水溶液

✎ **用語**　ファンデルワールス（Van der Waals）力，エラスティカ・ワン・ギーソン（elastica van Gieson；EVG）染色

◆色素結晶作製方法
①蒸発皿に精製水100mLに塩基性フクシンを1g入れ弱火で完全に溶解する。
②レゾルシンを2.5g加え強火で攪拌しながら15分間加温溶解する。このとき，液量はおよそ1/2量に濃縮される。
③濃縮された溶液に29%塩化第二鉄液を加え5分間強く攪拌する。その後，弱火で15分間加熱する。
④加熱した溶液を室温で放置する。放置後，表面に褐紫色のぎらぎらした結晶が現れる。
⑤この液を濾紙で濾過し残渣物を得る。この状態で残渣物に水を流して塩基性フクシンの紫色が出なくなるまでよく洗う（水溶性の結晶を可能な限り除去する）。
⑥濾紙とともに残渣物を恒温器で乾燥して残渣物である結晶を集める。

◆原液作製方法
・レゾルシン・フクシンの色素粉末0.2gを2%塩酸純エタノール20mLに完全に溶解する。
・2%塩酸純エタノール：塩酸2mLに純エタノール98mLを加えて混和

◆染色液作製方法
・1%塩酸アルコール：塩酸1mLに70%エタノール99mLを加えて混和
・原液20mLに1%塩酸70%エタノール溶液を加えて100〜120mLとする。

②鉄ヘマトキシリン液
・I液：ヘマトキシリン1gを95%エタノールに溶解する。
・II液：塩化第二鉄・六水和物2gを精製水95mLに溶解後塩酸1mLを添加する。

I液とII液を等量混合後，よく攪拌して染色液とする。染色液は繰り返し使用可能である。使用時に調整すると核の染色性は安定する。

③ワン・ギーソン液
・飽和ピクリン酸100mL
・1%酸性フクシン液10〜15mL

ピクリン酸およそ2gを精製水100mLに溶解する。酸性フクシン1gを精製水100mLに溶解し1%溶液とする。微量の秤量ができれば酸性フクシン0.15gを精製水15mL溶解してもかまわない。

④ピクロシリウスレッド液
・飽和ピクリン酸100mL
・1%シリウスレッドF3B 3〜5mL

シリウスレッドF3B 1gを精製水100mLあるいはシリウスレッドF3B 0.1gを精製水10mLに溶解する。

(3) 染色手順
①脱パラフィン，水洗
②ワイゲルトのレゾルシン・フクシン液[1,2]　40分〜
③1%塩酸アルコールで分別[3]
④流水水洗
⑤鉄ヘマトキシリン液　5〜10分
⑥流水水洗
⑦1%塩酸アルコールで分別
⑧流水水洗，色出し　5〜10分
⑨ワン・ギーソン液あるいはピクロシリウスレッド液　5〜10分
⑩水洗（余分な染色液を落とす程度）
⑪脱水，透徹，封入

参考情報
*1：レゾルシン・フクシン液は，弾性線維のみならず粘液や軟骨も染色する。とくに粘液への共染が目立つときには染色時間を短くするなどの調整を行う。
*2：レゾルシン・フクシン液は，時間とともに染色性が減弱するため，古くなっても染色液の継ぎ足し補充は行わず新調すること。
*3：この時点で背景が白く抜け，弾性線維がしっかり染色されているか鏡検して確認すること。

(4) 染色態度（図5.2.7）
弾性線維，弾性板：黒紫色
膠原線維：赤色
筋線維，細胞質：黄色
核：黒褐色
赤血球：黄色

● 4. 精度管理

レゾルシン・フクシン液による弾性線維の染まり具合の確認は，組織内コントロールとして血管の弾性線維が黒紫色に濃く染まっていれば問題ない。レゾルシン・フクシン染色液は，時間の経過や使用頻度とともに染色性が弱くな

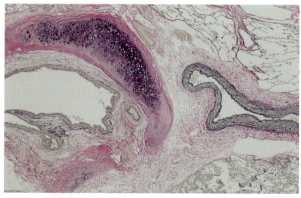

図5.2.7　肺細胞　EVG染色　×40

るので一定のサイクルで交換し管理するとよい。自家調整の液は、共染が少なく安価に調整できるが、調整に時間を要すること、コツがあることなど、安定した染色性を管理することが難しい。

精度管理を重視する場合には、品質管理された調整済みの染色液を用いることが推奨される。製品の品質管理がな

された染色液を用いて行うことが、この染色の標準化には重要である。また染色液の開封日および有効期限を記載したラベルを容器に添付し、定期的に試薬交換する。交換した際は交換日も記載することで品質管理がよりなされる。

[小山田裕行]

5.2.4　細網線維

5.2.4.1　鍍銀染色法

● ポイント！

- 染色前に必ずコントロール標本として肝、脾、リンパ節などの細網線維が多く存在し、よく染まる切片を用意しこれと同時に染色して、染色状態や非特異的な銀粒子の沈着などのチェックをしながら実施することが大切である。
- 非上皮性腫瘍を染色する場合は、確定診断された肉腫標本を並行して用いてもよい。最終的に鍍銀染色の染色態度を観察する場合、共染、銀顆粒の有無や細網線維と膠原線維との鑑別ができているかなど確認する。

● 1. 目的

膠原線維は、細胞形態やアミノ酸の組織および物理的性質から4種の型に分類される。細網線維（レチクリン）はそのなかで亜型であるコラーゲンtypeIIIであり、膠原線維の細線維の小束で、疎性結合組織の中に混在する。上皮や内皮下の基底膜、肝、腎、脾、リンパ節、胸腺、扁桃腺、骨髄および脂肪組織などの網状構築として広く分布している。また、細かく分枝した網目ないし格子状を形成していることから格子線維ともよばれる。細網線維は、組織の骨格ともいうべき線維であり、肝や脾を代表するように多くの細胞は細網線維に支えられながら増生しているといっても過言ではない。細網線維は、色素を利用したHE染色やほかの結合組織染色法では、明確に染め分けることは難しい。アルカリ存在下で銀アンモニア錯体が細網線維に吸着する性質を利用した鍍銀法により、初めて特徴的に染め分けられ、銀に対する親和性が高いところから好銀線維ともよばれている。よって鍍銀染色法は、細網線維の臓器内での構築や線維と細胞の関係などを明らかにするだけではなく、HE染色では悪性腫瘍が上皮由来の腫瘍か非上皮性か

の区別がつきにくい場合などにも、その診断意義を発揮する。とくに非上皮性腫瘍のなかでも軟部肉腫は、上皮性腫瘍と比較し発生頻度は少ないが、間葉系組織の幹細胞から発生するといわれ、その発生由来組織より分化度も加わりさまざまな形態をとり、未分化〜低分化の肉腫では病理診断に難渋することが多い。鍍銀染色法では、線維の太さ、パターン、腫瘍細胞と基底膜との関係、および腫瘍細胞と血管との関係などの鍍銀像の所見が病理診断に役立っている。ここでは、渡辺の鍍銀法に準じた方法について述べる。

● 2. 原理

細網線維の好銀性を利用し、銀錯体を細網線維に沈着させ、還元液へ処理後、銀粒子の塊をつくらせ、その塊が適当な大きさであると黒色に見え、小さいと赤〜褐色にしか見えないという原理を利用したものといわれている。基本的に、酸化―還元・脱色―媒染（増感）―鍍銀―還元―分別―置換・調色―定着の手順から成立っている。

● 3. 染色方法

(1) 試薬の調整

1) アンモニア銀液
- 10%硝酸銀水溶液5mL
- 4%水酸化カリウム水溶液5滴
- アンモニア水（28%）
- 精製水
  - ①三角フラスコに10%硝酸銀5mLに4%水酸化カリウム水溶液をスポイトで5滴加え、フラスコをよく振り、混合する（黒褐色の酸化銀の細かい沈殿物顆粒ができる）[*1]。
  - ②①を攪拌しながらアンモニア水をスポイトで1滴ずつ滴下する。
  - ③黒褐色の沈殿物（銀顆粒）の色が薄くなってきたら、滴下スピードを落とし微量の銀顆粒が残っている状

✍ **用語**　細網線維（レチクリン）（reticular fiber）、非上皮性腫瘍（non epithelial tumor）、上皮性腫瘍（epithelial tumor）

5章　一般染色各論

態で滴下を止める[*2]。

④パラフィルムで密閉し5分間静止する。

⑤銀液が透明になったら精製水を加え100mLにして使用液とする[*3]。

参考情報

[*1]：鍍銀染色の成功・不成功は，アンモニア銀液の調製にかかっている。アンモニア銀液は使用のつど新たに調整し，試薬は良質で新鮮なものを用いる。水酸化カリウム（ナトリウム）水溶液は，空気中で放置すると炭酸ナトリウムとなるのでこちらも毎回新調したものを用いる。

[*2]：良好な結果を得るためには，鍍銀液中のアンモニアとアルカリの量を適当な割合に保つことが大切である。とくにアンモニアの量が過剰にならないように（細顆粒の酸化銀の沈殿を数個残す）万全の注意を払うことが大切である。

[*3]：使用後，鍍銀液を放置すると雷銀が生成して危険である。速やかに塩酸や塩化ナトリウム水溶液を加え塩化銀沈殿物として保存し，廃棄処理は専門業者に委託した方が安全である。直接，下水道に流してはいけない。

2）還元液

・ホルマリン原液0.5mL

・2%鉄ミョウバン水溶液1mL

・精製水48.5mL

（注：この液は染色手順10のときに作製する）

3）0.5%過マンガン酸カリウム水溶液

5%の原液を調整しておき使用時に希釈するとよい。

4）2%シュウ酸水溶液

5〜6回反復使用可能。

5）2%鉄ミョウバン水溶液

鉄ミョウバンは紫色を帯びた結晶状の新しいものを使用する。10%の原液を調製しておき使用時に希釈するとよい。

6）0.2%塩化金水溶液

市販の1gの塩化金酸（テトラクロロ金酸）の黄色結晶の入ったカプセルを褐色瓶に入れ（カプセルはよく洗浄・乾燥する），振って割り，精製水で0.2%の濃度にして使用する。化学的には塩化金とは異なる化学物質であるので注意する。

7）酸性硬膜液

写真用酸性硬膜液を5〜20倍に希釈して使用する。

(2)染色手順

1）前処理　10%中性緩衝ホルマリン固定
　　　　　　パラフィン包埋

2）薄切　7〜8µmで薄切

3）脱パラフィン　キシレン・アルコール

4）洗浄　流水水洗　3分，精製水　3分

5）酸化　0.5%過マンガン酸カリウム水溶液　5分[*4]

6）洗浄　流水水洗　3分，精製水　3分

7）還元　2%シュウ酸水溶液　5分[*5]

8）洗浄　流水水洗　3分，精製水　3分

9）媒染（増感）　2%鉄ミョウバン水溶液　1分[*6]

10）洗浄　流水水洗　3分，精製水　3分[*7]

11）鍍銀　アンモニア銀液　5分[*8]

12）分別　100%アルコール　1秒[*9]

13）還元　還元液　1分[*10]

14）洗浄　流水水洗　3分，精製水　3分[*11]

15）置換・調色　0.2%塩化金水溶液[*12]，流水水洗　3分，精製水　3分，2%シュウ酸水溶液　15分〜一晩

16）洗浄　流水水洗　3分，精製水　3分

17）定着　酸性硬膜液　1分[*13]

18）後処理　流水水洗・脱水・透徹・封入[*14]

参考情報

[*4]：酸化液に入れると切片は褐色になる。処理時間が短いと細い線維がよく染まるが，核や細胞質の共染もある。長ければ共染は少ないが細い線維が染まりにくい。組織の種類によって酸化時間を加減する。

[*5]：切片の褐色調を完全に落とす。

[*6]：ここでは組織が膨化して剥離しやすくなるので，媒染時間は1分を超えないように注意する。

[*7]：水洗を十分に行った後精製水を通し，媒染成分や水道水成分を次の鍍銀液に持ち込まないように注意する。

[*8]：鍍銀中は，パラフィルムで密栓しておくか二重蓋をしておく。切片は黄褐色調となる。

[*9]：素早く通すことが大切である。毎回新しいものを使用することが望ましい。

[*10]：還元液に入れた切片は，1分間は染色ムラの原因となるので動かさないこと。

[*11]：十分に水洗した後，必ず精製水を通し塩化金水溶液を汚さないように注意する。

[*12]：塩化金水溶液には15分以上入れておけるので，ここで時間調整をすることができる。1晩置くと色に深味が加わり，仕上がりが一段と美しくなる。

[*13]：成書のチオ硫酸ナトリウムでは剥がれやすいので，写真用の酸性硬膜液を希釈して使用する。

[*14]：十分に流水水洗後，必要に応じケルンエヒトロートやヘマトキシリンで核染色する。封入操作では，切片をキシロール中に長く放置すると剥離しやすくなるので注意する。

(3)染色態度　（図5.2.8）

細胞核：黒色〜エンジ色

細網線維：黒色

膠原線維：赤褐色〜褐色調

赤血球：明るいエンジ色，細胞質：薄紫色

● **4. 精度管理**

　一般的にホルマリンで固定するが，ツェンカー液，ヘリー液などの固定液で固定した標本は必ずヨード化脱ヨード化を行い，精製水で十分洗って染色する。成書によって切片の厚さは異なるが，細網線維の構築を観察するには厚い方がよい。

　切片の貼り付け，スライドは清潔なスライドガラスを使

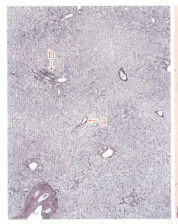
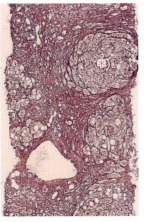

図 5.2.8 肝臓 ×100 左：HE 染色，右：鍍銀法
左は正常の構築像を保っている組織像である。中央に中心静脈（a）をもち，グリソン鞘（b）によって取り囲まれ，肝小葉を構成している。グリソン鞘の膠原線維が褐色調に，類洞壁の細網線維が黒色に染め分けられ，その構築がよくわかる。右はC型肝炎ウイルス感染による肝硬変で，増生した結合組織のなかで，膠原線維は褐色調に，細網線維は黒色に鍍銀され，偽小葉（＊）内の類洞や肝細胞索が不規則に配列しているのがわかる。

用する。比較的剝がれやすい骨標本などでは，コーティングスライドなどを用いると剝離を防止できる。鍍銀染色に使用するガラス器具類は実験器具用洗剤などであらかじめよく洗浄した後，さらに精製水ですすいで使用する。

水洗，すすぎに使用する水は精製水（脱イオン水）でもよいが水質管理に十分注意する。

［磯崎　勝］

5.2.4.2　PAM 染色法

● ポイント！

- 腎疾患におけるPAM染色は，HE染色の補助的な特殊染色として糸球体基底膜，メサンギウム基質，スパイク病変，血管病変などの変化が明瞭に染色され重要な情報を提供してくれる。
- コラーゲンが黒色に染色されるため，赤紫色に染色されるPAS反応よりも基底膜などが明瞭に染色される。
- PAM染色の精度管理で重要な因子は，$2\mu m$以下の薄い切片とメセナミン銀の鍍銀である。

● **1. 染色の意義**

腎疾患の染色ではHE染色，PAS反応，MT染色，EVG染色とともにPAM染色が行われている。HE染色は腎臓全体の把握に適しており総合的な情報を提供してくれるが，病変の詳細な情報を得ることは困難である。PAM染色は糸球体基底膜，メサンギウム基質，スパイク病変，血管病変などの変化が明瞭に染色されるため，HE染色の補助特殊染色として重要な情報を提供してくれる。さらに電子顕微鏡の染色としても応用可能で，光学顕微鏡的な所見と電子顕微鏡的な所見とを併せて病変の観察を行うことが可能となる[21]。

● **2. 目的と原理**

(1) 目的

PAM染色は，1953年にJonesにより腎糸球体の鍍銀法として考案された[22]。糸球体基底膜以外にも凝固壊死巣内の細網線維，生体内色素，真菌や細菌の細胞壁，老人斑やアルツハイマー神経原線維変化なども染色することができる。その後，矢島により考案された矢島変法がわが国では腎糸球体基底膜染色法として頻繁に用いられている[23,24]。

PAM染色は鍍銀に熟練を要してきたが，チオセミカルバジド処理を用いたPAM染色の開発により安定した染色結果を得ることができるようになった[25,26]。

(2) 原理

過ヨウ素酸の酸化で得られたアルデヒド基にメセナミン銀錯体を作用させる方法である。これ以外にも，分子荷電の物理吸着反応も関係すると考えられている[21]。

一方，チオセミカルバジドを使用したPAM染色は，過ヨウ素酸酸化で生じたアルデヒド基にチオセミカルバジドのヒドラジン基が反応し，もう一方のチオセミカルバジド基がメセナミン銀に反応する[24,25]。

● **3. 染色方法**

試薬調製に使用する水は，精製水やMilli-Q®などを使用する。使用する器具はよく洗浄し，最後は必ず精製水を通してから使用する。これを怠ると，銀液が混濁し非特異的な銀粒子の沈着原因となる。PAM染色にはメセナミン銀液作製と染色手順において多くの変法がある。われわれの施設で使用している試薬と染色手順を示す。

(1) 試薬の調整

①0.5％過ヨウ素酸水溶液

　過ヨウ素酸 0.5g

　精製水 100mL

②0.5％チオセミカルバジド水溶液

　チオセミカルバジド 0.5g

　精製水 100mL

用語　肝硬変（liver cirrhosis），過ヨウ素酸メセナミン銀（periodic acid-methenamine-silver；PAM）染色

■5章　一般染色各論

③3%メセナミン水溶液[*1,2]

　メセナミン3g

　精製水100mL

④5%硝酸銀水溶液[*3]

　硝酸銀5g

　精製水100mL

⑤5%ホウ砂水溶液[*4]

　ホウ砂5g

　精製水100mL

⑥メセナミン銀液[*5~8]

　3%メセナミン液25mL

　5%硝酸銀水溶液2.5mL

　精製水20mL

　5%ホウ砂水溶液2.5mL

　100mL容量の三角フラスコに，3%メセナミン液2.5mLを入れて，攪拌しながら5%硝酸銀水溶液を2.5mL加える。最初は白濁するがすぐに透明となる。これに精製水20mLと5%ホウ砂水溶液を2.5mL加えてよく攪拌し使用液とする。

⑦4%中性ホルマリン水溶液[*9]

　中性ホルマリン原液4mL

　精製水100mL

⑧0.2%塩化金水溶液

　塩化金0.2g

　精製水100mL

⑨ジョーンズ補強液[*9]

　2%シュウ酸水溶液50mL

　ホルマリン原液0.5mL

⑩定着液[*10]

　5%チオ硫酸ナトリウム水溶液（チオ硫酸ナトリウム5g，精製水10mL）

参考情報

*1 ：メセナミンはウロトロピンなど別名がある。

*2 ：3%メセナミン液は褐色瓶に入れ，室温で保存する。

*3 ：5%硝酸銀水溶液は褐色瓶に入れ，室温で保存する。

*4 ：5%ホウ砂水溶液は，溶解後室温保存すると試薬が再結晶化するので，褐色瓶に密閉して37℃の孵卵器に保存する。

*5 ：3%メセナミン液，5%硝酸銀水溶液，5%ホウ砂水溶液はstock溶液として保存できるが，これらを混合したメセナミン銀液は使用時調整とする。

*6 ：メセナミン銀液にゼラチンを添加する方法も報告されている[27]。非特異的な銀粒子の沈着やスライドガラスへの銀鏡反応を防止することができる。

*7 ：ゼラチンをメセナミン銀液に加える際には，1%ゼラチン水溶液0.5mLを50mLのメセナミン銀液に加える。

*8 ：この点，チオセミカルバジド処理を行うとゼラチン添加の必要はない。ゼラチンを加えたメセナミン銀液を用いても何ら問題はない。

*9 ：染色手順においてこの操作を省略しても問題ないので，試薬を作製しなくともよい。

*10：定着液として，市販の写真用硬膜定着剤を5倍に希釈して使用した方が5%チオ硫酸ナトリム水溶液よりもきれいで切片の剥離が少ない。

(2)染色手順[*11]

1）脱パラフィン[*12]

2）流水水洗

3）0.5%過ヨウ素酸水溶液　15分

4）流水水洗

5）0.5%チオセミカルバジド水溶液　5分[*13~17]

6）流水水洗後，精製水水洗[*18]

7）メセナミン銀液60~65℃　約30分[*19~22]

8）精製水水洗

9）4%中性ホルマリン水溶液　3秒[*9]

10）精製水水洗

11）0.2%塩化金水溶液　5分

12）流水水洗

13）ジョーンズ補強液　1分[*9]

14）流水水洗

15）2%チオ硫酸ナトリム水溶液または酸性硬膜定着液　5分[*23]

16）流水水洗　5分

17）精製水水洗

18）HE染色[*24]

19）脱水・透徹・封入[*25]

参考情報

*11：中性緩衝ホルマリンやカルノア，ブアン，ヘリーなど昇汞を含んだ固定液がよいが，ホルマリン固定でも十分な染色性を得ることが可能である。

*12：十分に脱パラフィンを行うこと。脱パラフィンが不十分であるとスライドガラスに残ったパラフィンが鍍銀される。

*13：過ヨウ素酸酸化後にチオセミカルバジド処理を行うと鍍銀効果が向上して，銀液の反応時間が短縮される。これによって，非特異的な銀粒子沈着が防止できるようになる[25,26]。

*14：チオセミカルバジド処理を行わなくてもよいが，鍍銀時間が長くなり染色バットやスライドガラスへの非特異的銀粒子の沈着，鍍銀反応の停止時の判断が難しくなる。

*15：チオセミカルバジド処理するとグリコーゲンなどが強く染色されてくる。

*16：5分間以上処理すると銀反応の過染色の原因となるので注意する。

*17：チオセミカルバジドは劇物および危険物であり，試薬管理や使用時・使用後は毒物及び劇物取締法に則って管理および使用すること。

*18：十分に水道水から精製水へ置換すること。水道水が残っているとメセナミン銀液が白濁する。

*19：銀液を事前に温めておくことで反応時間を短縮することができる。長時間の事前加温は過剰な銀鏡反応の原因となるので，切片を入れる前約10分程度とするとよい。チオセミカルバジド処理を行った際には事前加温は必要ない。

*20：チオセミカルバジド処理を行うと恒温槽設定温度60℃で

は約30分で鍍銀が終了する。チオセミカルバジド処理を行わないと鍍銀終了時間が延長され、約40～60分で染色される。

*21：メセナミン銀染色の加温時間（反応時間）がこの染色上最も重要な点であり、染色性の優劣に影響する。反応時間はメセナミン銀液の組成や反応温度、事前の銀液加温の有無などにより施設間で変わってくる。このため、染色途中で標本を鏡検して染まり具合を確認しながら終了するのがポイントである。一例として、10分以降5分間おきに顕微鏡下にて染色態度を確認しながら反応を終了するとよい。

*22：PAM染色の良し悪しの結果に大きな影響を及ぼすのが、鍍銀反応の終点である。染色中の標本で糸球体の染色性を確認しながら、小動脈の中膜平滑筋細胞を探し出し、層状配列する平滑筋の籠目構造が明瞭に染め出されていて糸球体基底膜が黒色に染色されるまで反応を行う[28]。

*23：酸性硬膜定着液は銀染色時の定着剤としてきれいな銀染色に仕上がるが、2％チオ硫酸ナトリム水溶液で代用可能である。

*24：p130 5.1参照。PAM染色用に薄切した切片は2μmと切片が薄いので、ヘマトキシリン核染色やエオジン染色は通常のHE染色よりも染色時間をやや長めに行う。

*25：キシレン中に長時間置いておくと銀粒子が溶出する場合もあるので透徹後は速やかに封入すること。

(3) 染色態度（図5.2.9～5.2.12）

核：青藍色

糸球体基底膜、メサンギウム細胞、メサンギウム基質、尿細管基底膜、細網線維：黒色

膠原線維：黒褐色

細胞質：桃色～橙赤色

赤血球：桃色～橙赤色

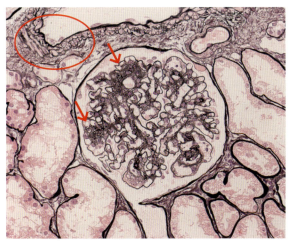

図5.2.9 糖尿病性糸球体腎炎 チオセミカルバジド処理後のPAM染色 ×200
メサンギウム細胞の増殖とメサンギウム基質の増加が明瞭に観察され（→）、糸球体基底膜はもちろんであるが血管中膜平滑筋細胞が籠目状に黒く染色されている（○）。

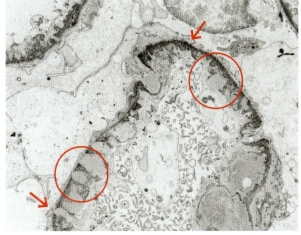

図5.2.11 膜性腎症 電子顕微鏡標本のPAM染色 ×1,000
上皮細胞側の基底膜（→）に沈着物が認められる。沈着物（○）はPAM染色で染まらないので白く抜けて見える。

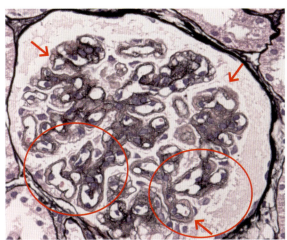

図5.2.10 膜性増殖性糸球体腎炎 PAM染色 ×400
沈着物（→）とメサンギウム細胞嵌入による二重化（○）が見られる。

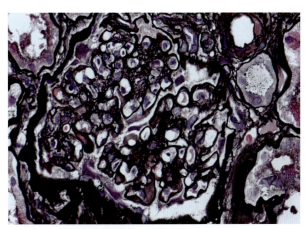

図5.2.12 PAM染色不良標本 （膜性腎症）×400
切片が厚くて過剰な鍍銀反応により、糸球体基底膜やメサンギウム基質の観察が不明瞭であり、沈着物病変の把握ができない。

■ 5章　一般染色各論

● 4. 精度管理

PAM染色の精度管理で重要な因子は2μm以下の薄い切片と，メセナミン銀の鍍銀である。

厚い切片や過剰な鍍銀や鍍銀不足では糸球体基底膜の状態や沈着物の有無，メサンギウム基質の状態などが観察できない[22, 29]。

※標本作製時の注意点

FFPEブロック作製中の脱水・透徹過程で中間剤のキシレンが組織内に残留すると薄切時に組織が陥没して2μm以下の薄い切片や腎生検に必要な連続切片の薄切が困難となる[29]。

[阿部　仁]

✎ 用語　メサンギウム細胞嵌入（mesangial interposition）

📖 参考文献

1) Suvarna S et al.: "Bancroft's Theory and practice of histological techniques -seventh edition", 203-212, Churchill Livingstone, 2008.

2) 水口國雄（編）：最新 染色法のすべて，12-20，医歯薬出版，2011.

3) 島方嵩明，他：「ビクトリア青染色，ビクトリア青・HE染色」，染色法のすべて，水口國雄（編），17-20，医歯薬出版，2021.

4) 横川和子，他：「ビクトリアブルー――H・E染色―H・E染色標本で癌の血管侵襲を観察するためのくふう」，臨床検査 1983；27：571-572.

5) 大腸癌研究会（編）：大腸癌取扱い規約 第9版，金原出版，2018.

6) 日本胃癌学会（編）：胃癌取扱い規約 第15版，金原出版，2017.

7) 林湯都子，打越敏之：「7. 組織内病原体の日常染色法　d）HBs抗原の証明　ビクトリア青染色」，検査と技術 2001；29：780-781.

8) 金　守良，他：「ビクトリアブルー染色による stromal（portal tract）invasion が診断に有用であった早期HCC の1症例」，Liver Cancer 2012；18：61-71.

9) 山本　寛，他：「ビクトリア青を用いた硫酸化ムコ物質の染色」，医学検査 1999；48：1589-1593.

10) 渡辺明朗，廣井禎之：「色素の化学 第4回 弾性線維染色」，Medical Technology 2000；28：1497-1499.

11) 稲生富三：日常検査で行う病理組織顕微鏡標本の作り方，近代出版，1982.

12) 福田種男：病理組織標本作製の理論，実験病理組織研究会，正明堂印刷，2008.

13) 石川喜美男，他：病理組織標本染色法シリーズ NO.6　細網線維（好銀線維）鍍銀染色，1-7，関東化学，1980.

14) 石川喜美男，他：「臨床検査の標準化　病理組織検査の標準化の考え方と現状」，医学検査 1991：40：巻頭ページ，1759-1771.

15) 水口國雄，他：Medical Technology 別冊，カラー版　組織アトラス―正常と病変，医歯薬出版，1994.

16) 石川喜美男，他：「How to 組織イメージング　第1回〜第7回」，和光純薬時報，2000 〜 2002.

17) 藤田尚男，藤田恒夫：標準組織学総論 第4版，医学書院，2008.

18) 石川喜美男，他：「非上皮性腫瘍における病理組織学的診断へのアプローチ」，医学検査 2004；53：1342-1354.

19) 石川喜美男，他：「非上皮性腫瘍の免疫組織染色」，検査と技術 2007；35：23-30.

20) 石川喜美男，他：「技術講座　特殊染色のコツと鏡検ポイント　第3回銀染色」，Medical Technology 2010；38：489-496.

21) 阿部　仁：「特殊染色のコツと鏡検のポイント　PASM-HE 染色」，Medical Technology 2010；38：389-397.

22) Jones DB: "Glomerulonephritis", Am J Path 1953；29：33-51.

23) 矢島権八：「糸球体の過ヨウ素酸メテナミン銀染色法」，臨床検査 1976；20：14.

24) 矢島権八：「PAM 染色」，Medical Technology 1977；5：1041.

25) Hayashi I et al.: "Thiosemicarbazide used after periodic acid makes methenamine silver staining of renal glomerular basement membrane faster and cleaner", Stain Technol 1989；64：185-190.

26) 林　勇：「チオセミカルバジドを用いた過ヨウ素酸メセナミン銀液（TSC-PAM）染色」，サクラファインテックジャパンホームページ，標本道場 病理関連技術・情報　2006，http//www.sakura-finetek.com/doujou/technical_menu.html.

27) 田口勝二，他：「PAM（Periodic Acid-Methenamine silver）染色の安定化のための検討」，医学検査 2009；58：1007-1011.

28) 日本腎臓学会，腎病理診断標準化委員会（編）：「腎生検標本の取り扱い方―固定法および染色法」，腎生検病理診断標準化への指針，65-87，東京医学社，2005.

29) 阿部　仁，廣井禎之：「ホルマリン固定・パラフィン切片作製の技術　3）腎組織」，Medical Technology 2011；39：788-794.

5.3 多糖類染色

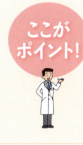

ここがポイント！
- 糖類あるいは炭水化物は糖で構成され，多糖類や粘液はこのなかに含まれる。
- 糖質の分類を確認し生体での局在を理解する。
- 粘液に対する特殊染色の原理を理解する。
- 腫瘍が産生する粘液の染め分けが理解できるようになることが重要である。

5.3.1 糖質の概論

● 1. はじめに

　糖質は，病理技術（染色）の分野では単糖，多糖類，あるいは粘液（糖蛋白質）など独立した分類として扱われたが，これらはすべて糖で構成されており，糖質あるいは炭水化物といった大きな枠として扱われる。

　糖質は，単純糖質と複合糖質に分類される（表5.3.1）。一般的に，PAS反応やAlcian blue染色といった特殊染色技法を用いて粘液あるいは糖質を染め出している。これらは，単純に糖類を染め出しているものと考えてよい。また，腫瘍マーカーや免疫組織化学で抗原とされる物質のなかには糖蛋白質がある。

● 2. 単純糖質

(1) 単糖類（図5.3.1）

　単糖（モノサッカライド）とはこれ以上加水分解されない最小単位の糖をいい，これらが組み合わさって複雑な構造（糖鎖）をつくり出す。この複雑さが生体反応の巧妙な複雑さを担っているともいえる。また，これらにはL体とD体があり，糖構造をさらに複雑にしている。

表 5.3.1　糖質の分類

単純糖質	複合糖質
・単糖類 　グルコース 　マンノース 　ガラクトース	・結合組織複合糖質 　プロテオグリカン 　ヒアルロン酸 ・粘液 　中性粘液 　シアロムチン 　スルホムチン
・オリゴ糖類（少糖） 　スクロース 　マルトース	・その他の糖蛋白質 　膜蛋白質 　細胞 　レセプター（受容体） 　細胞接着分子 　血液型抗原
・多糖類 　グリコーゲン 　スターチ	・糖脂質 　セレブロシド 　ガングリオシド

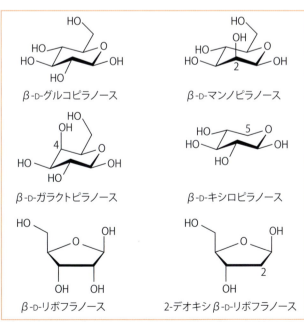

図 5.3.1　単糖類の分子構造

用語　炭水化物（carbohydrates），過ヨウ素酸シッフ（periodic acid schiff；PAS）反応，アルシアン青（Alcian blue）染色

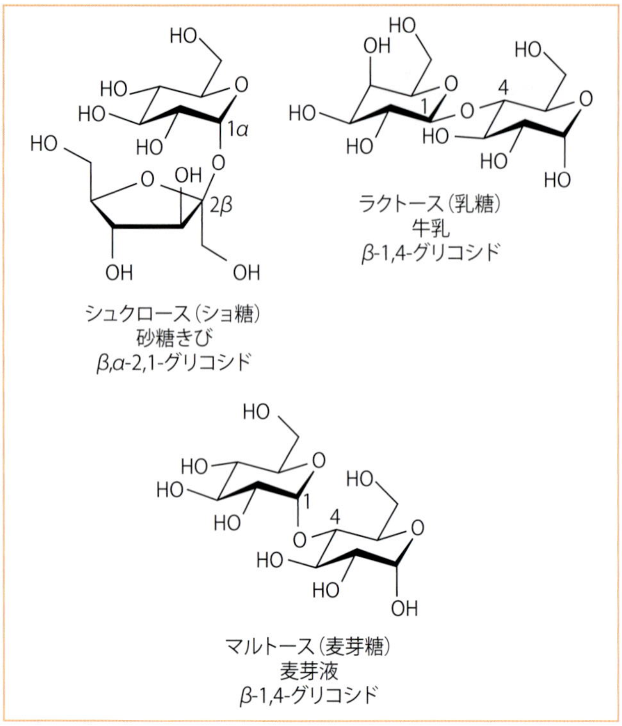

図 5.3.2 少糖類の分子構造

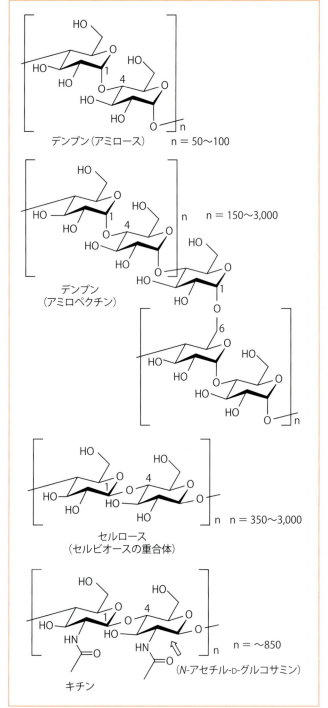

図 5.3.3 多糖類の分子構造

(2) オリゴ糖類（図5.3.2）

天然のオリゴ糖（少糖類）の多くは加水分解で2分子の単糖を生じる二糖類，すなわち1つの単糖分子のヘミアセタール性水酸基にもう1つの単糖分子がグリコシド結合したものである。

(3) 多糖類（図5.3.3）

多糖類（ポリサッカライド）には生体の構造維持やエネルギーの貯蔵物質となるものがある。多糖類は多くの単糖分子がグリコシド結合でつながったものであり，酸処理または酵素の作用により単糖またはその誘導体に加水分解される。

①貯蔵多糖類

デンプンは高等植物の貯蔵のためのアミロースとアミロペクチンからなるホモ多糖である。アミロースはD-グルコースがα-1,4結合で直鎖状につながる多糖で，白色半透明を示す。水中では，らせん構造となり，内部にヨウ素が入り込み青色を呈する。アミロペクチンは枝分かれした多糖であり，グルコースの比較的短いα-1,4鎖（約30個）がα-1,6結合で別のグルコースと結合し，ヨウ素で紫色または赤色を呈する。動物の貯蔵多糖はグリコーゲンであり，アミロペクチンと同様に枝分かれした構造である。グリコーゲンもアミロペクチンと同様に，α-アミラーゼやβ-アミラーゼで加水分解すればグルコース，マルトース，限界デキストリンになる。

②構造多糖類

自然界に最も多く存在する有機物であり，植物の細胞壁に存在する。セルロースは，D-グルコースがβ-1,4結合で直線状につながったホモ多糖である。デンプン分子がコイル状を呈するのに対してセルロース分子は直線状に並び，互いに水素結合して強い繊維になる。

表 5.3.2　グリコサミノグリカン（酸性ムコ多糖）の構成成分と分布

グリコサミノグリカン	おもな構成成分	分布
ヒアルロン酸（ヒアルロナン）	[グルクロン酸-N-アセチルグルコサミン]$_n$	臍帯，皮膚，関節液，硝子体
コンドロイチン	[グルクロン酸-N-アセチルガラクトサミン]$_n$	角膜
コンドロイチン4-硫酸（コンドロイチン硫酸A）	[グルクロン酸-N-アセチルガラクトサミン4-硫酸]$_n$	軟骨
コンドロイチン6-硫酸（コンドロイチン硫酸C）	[グルクロン酸-N-アセチルガラクトサミン6-硫酸]$_n$	軟骨，骨，腱，皮膚
デルマタン硫酸（コンドロイチン硫酸B）	[L-イズロン酸-N-アセチルガラクトサミン4-硫酸]$_n$	皮膚，腱，心臓弁，大動脈
ヘパリン	[グルクロン酸，または，L-イズロン酸2-硫酸-{N-アセチルグルコサミン，または，N-スルホグルコサミン6-硫酸}]$_n$	肝臓，小腸
ヘパラン硫酸		腎臓，肺，肝臓の細胞膜
ケラタン硫酸	[ガラクトース-N-アセチルグルコサミン6-硫酸]$_n$	角膜，軟骨

[　]は二糖の繰り返し単位を示し，n は多数連鎖することを示す。

［林典夫，廣野治子（監修），野口正人，五十嵐和彦（編集）：シンプル生化学改訂第 7 版，31，2020 より引用］

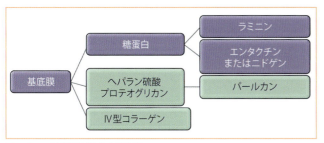

図 5.3.4　基底膜を構成する物質

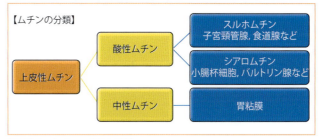

図 5.3.5　ムチンの分類と機能

3. 複合糖質

(1) プロテオグリカン

プロテオグリカンは，多くの糖鎖が結合した糖蛋白質の一種である。ヒアルロン酸以外のグリコサミノグリカン（GAG）が蛋白質と結合して（表5.3.2），プロテオグリカンを形成している。典型的なプロテオグリカンは，1つの核となるコア蛋白質に，1本，あるいは多数のグリコサミノグリカン鎖が結合している。グリコサミノグリカン鎖は，長く，分岐していない糖鎖であり，硫酸基やウロン酸といった酸により負に荷電している。プロテオグリカンは動物の細胞外マトリックスや細胞表面に存在し，ヒアルロン酸やコラーゲンなどの線維質のマトリックス蛋白質と複合体を形成する。

基底膜を構成する成分には，IV型コラーゲン，ラミニン，ヘパラン硫酸プロテオグリカン（パールカン），エンタクチンなどがある（図5.3.4）。ラミニンとエンタクチンは糖蛋白質，パールカンはプロテオグリカンであり，これらの物質がIV型コラーゲンの網目構造に入り込んでいるために，基底膜はPAS反応に陽性を示すものと考えられている。

(2) ムチン

ムチンは，動物の上皮細胞などから分泌される粘液の主成分と考えられてきた粘性物質であり，粘素と訳されることもある。植物にも含まれるほか，一部の菌類も分泌する。分子量100～1,000万の，糖を多量に含む糖蛋白質（粘液糖蛋白質）の混合物であり，細胞の保護や潤滑物質としての役割を担っている。

ムチンはアポムチンとよばれるコア蛋白質が，無数の糖鎖によって修飾されてできた巨大分子の総称である。コア蛋白質の主要領域は大半がセリンかトレオニンからなる10～80残基のペプチドの繰り返し構造であり，このセリンまたはトレオニンの水酸基に対し，糖鎖の還元末端のN-アセチルガラクトサミンがα-O-グリコシド結合（ムチン型結合）により結合している。

上皮細胞などが産生する分泌型ムチンと，疎水性の膜貫通部位をもち，細胞膜に結合した状態で存在する膜結合型ムチンがある。上皮性ムチンには酸性ムチンと中性ムチンがあり，酸性ムチンはスルホムチン（子宮頸管腺，食道腺，気管支杯細胞）とシアロムチン（小腸杯細胞，バルトリン腺，気管支腺）に分かれる（図5.3.5）。

ムチンのコア蛋白はMUCと総称されており，発見順に番号が付けられている。細胞膜を構成する糖蛋白質や糖脂質の糖の部分に結合した細胞凝集，細胞分裂の誘発などを起こす物質をレクチンという。

用語　グリコサミノグリカン（glycosaminoglycan；GAG），ムチン（mucin）

4. その他の糖蛋白

(1) 膜蛋白質

細胞または細胞小器官などの生体膜に付着している蛋白質分子を膜蛋白質という。蛋白質全体の半分以上が膜と関係しており，膜との関係の強さによって2つに分けられる。

① 内在性膜蛋白質

常に膜に付着している蛋白質であり，引き離すにはラウリル硫酸ナトリウムなどの界面活性剤，または非極性溶媒を必要とする。

② 表在性膜蛋白質

疎水性相互作用，静電相互作用など共有結合以外の力によって，脂質二重層や内在性膜蛋白質と一時的に結合している蛋白質である。

5. 腫瘍マーカーと糖鎖

糖鎖にはがんに特異的に発現するものがあり，それらの測定が腫瘍マーカーとして用いられている。

CA19-9とSLXは，シアリルLe（ルイス）グループの糖鎖抗原である。CA19-9ではシアリルLea抗原（sLea）を，SLXではシアリルLex抗原（sLex）を，それぞれ測定している。

[山下和也]

5.3.2 グリコーゲン

5.3.2.1 PAS反応

● ポイント！

- PAS反応はグリコーゲンとSchiff試薬の吸着反応による。
- PAS反応は粘液，膠原線維，腎糸球体基底膜，真菌の染色に用いられる。

● 1. はじめに

PAS反応は炭水化物や糖質を染めるための方法であり，1946年にMcManusにより組織化学に用いられ現在に至る。多糖類のグリコール基を過ヨウ素酸で，酸化し生じたアルデヒドにSchiff試薬が吸着することで，赤紫色に発色する原理である。

原法ではSchiff試薬の後は水洗することになっているが，わが国では亜硫酸水で処理する手法が一般的である。亜硫酸水には，過剰に発色したパラローズアニリンを無色化しロイコパラローズアニリンにする作用がある。

● 2. 過ヨウ素酸の特徴

(1) 過ヨウ素酸の種類（図5.3.6）

1833年に，AmmermullerとMagnusにより初めてつくられた。遊離の酸として存在するのは，オルト過ヨウ素酸とメタ過ヨウ素酸のみである。

① オルト過ヨウ素酸（H_5IO_6）

分子量227.94，水に易溶，エタノールとエーテルには微溶。水溶液中では八面体形分子と$H^+ + ClO_4^- + 2H_2O$との平衡が考えられている。

② メタ過ヨウ素酸（HIO_4）

分子量191，強酸化剤であり，水溶液中ではオルト過ヨウ素酸と同様の性質を示す。

(2) 化学的性質

オルト過ヨウ素酸は無色の吸湿性の結晶であり，強い酸化作用を示す。過ヨウ素酸は「過」が付くが過酸ではない。

図5.3.6のように，過ヨウ素酸はヨウ素（I）を中心としてOやOHが取り巻くように結合する構造を有する。I＝Oの二重結合は，水溶液中では水と反応しI-OHに変化する。すなわち，メタ過ヨウ素酸もオルト過ヨウ素酸も，水溶液中ではともにオルト過ヨウ素酸の構造で水和していると考えられている。よって，どちらを用いても問題はない。

① オルト過ヨウ素酸

OH基が5つ存在し，それらによって水和する。最大

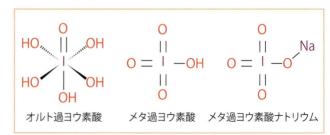

図5.3.6　過ヨウ素酸の分子構造

✎ **用語**　シアリルLea抗原（sialyl Lewis A；sLea），シアリルLex抗原（sialyl Lewis X；sLex）

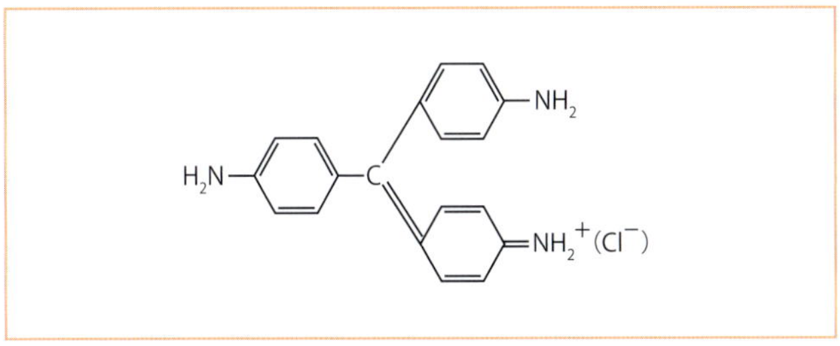

図 5.3.7　パラローズアニリンの分子構造

の水和数であるため「オルト*1」という接頭辞が付く。
② メタ過ヨウ素酸
　OH基は1つで，通常ナトリウム塩の形で存在する。-O-Naの部分が水溶液中ではイオン化し，その他の酸素の二重結合水と反応しOH基となる。これによってオルト過ヨウ素酸と同じ状態になる。

参考情報
*1：「オルト」と「メタ」という表記について
　酸素酸の区別に用いられる接頭辞。酸性酸化物の水和によって得られる酸素酸のなかで，水和度が最も高いものをオルト酸といい，メソ酸，メタ酸の順に水和度が低くなる。簡単にいうと，過ヨウ素酸分子がもつ酸素の数と考えてもよい。酸素は水分子と水素結合するので，酸素が多いものほど水との親和性が高い。

● 3. パラローズアニリンの特徴

　パラローズアニリンは，トリフェニルメタンを骨格として中心のメタンと結合する3つのベンゼン環と，それらのパラ位にアミノ基が結合する構造を有する（図5.3.7）。塩基性色素であり，545nm付近に最大吸収波長を有する。類似の色素にニューフクシンといわれる塩基性フクシンがあり，パラローズアニリンとの大きな違いは，3つのベンゼン環のメタ位にメチル基を有することである。
　パラローズアニリンの分子構造は，3つのベンゼン環のうちの1つがほかと異なる方向を示し，その3つのベンゼンのうちの1つがキノンに変化することで鮮やかな赤紫色を呈する。

● 4. 過ヨウ素酸による酸化

　1,2-グリコール，2-アミノアルコール，α-ジケトン，α-ヒドロキシケトンが過ヨウ素酸またはメタ過ヨウ素酸ナトリウムと反応して炭素–炭素結合を酸化的に開裂させる反応（マラプラード反応，1928年）がPAS反応の原理とされているが，不明な点も多い。
　図5.3.8のように，過ヨウ素酸のヨウ素（I）による結合を介して電子の移動が生じる。その移動によりヨウ素のもつ電子が電子対を形成しながら移動する。この反応は一方

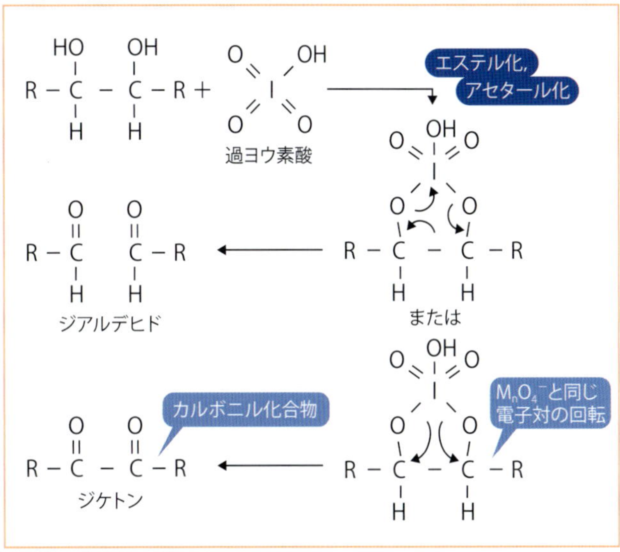

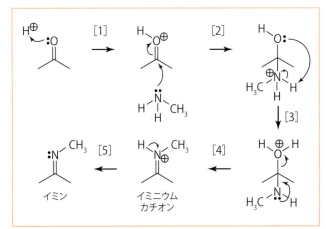

図 5.3.8　過ヨウ素酸による酸化の経路

図 5.3.9　一級アミンとアルデヒド/ケトンの反応

向性に進むが，実際に炭素–炭素結合の切断が生じているかどうかは不明である。

● 5. PAS反応の実際

(1) Schiff試薬と酸化部位との反応
　酸化により生じたアルデヒドやケトンに対して，パラローズアニリンのアミノ基が結合しイミンを形成する（図5.3.9）。イミンの形成により電子遷移が起こり，ロイコパラローズアニリン（無色）がパラローズアニリン（赤～赤紫色）に変化する。

(2) 試薬の調製
① 0.5%過ヨウ素酸水溶液
　過ヨウ素酸 0.5g
　精製水 100mL
② Schiff液
　LillieのコールドSchiff試薬（1%）

パラローズアニリン1g
メタ重亜硫酸ナトリウム1.9g
0.15N塩酸100mL

マグネチックスターラーを用いて室温で溶解する。麦黄色になった溶液に0.5%になるよう活性炭を加えて混和し濾過すると，透明な液体が得られる。密栓して冷蔵庫で保存する。

③亜硫酸水
10%亜硫酸水素ナトリウム水溶液6mL
1mol/L塩酸水6mL
精製水100mL

(3) 染色手順

1) 脱パラフィン，水洗，精製水
2) 0.5%過ヨウ素酸水溶液　5～10分
3) 軽く水洗，精製水
4) Schiff試薬　10～15分[*2]
5) 亜硫酸水で3回洗浄　各3分
6) 流水水洗　5～15分
7) ヘマトキシリンで核染色　1～2分
8) 水洗
9) アルコール脱水，キシレン透徹，封入

参考情報
＊2：Schiff試薬は室温に戻してから使用すること。

(4) 染色態度（図5.3.10, 5.3.11）
ムチンと糖類が赤紫色に染まる。

6. 精度管理

(1) 影響因子
過ヨウ素酸溶液の劣化によるアルデヒド基の露出が不十分になると染色性が落ちるため，交換頻度を高めるとよい。

Schiff試薬は室温に戻してから使用し，液の着色がないものを使用する。また，亜硫酸ガスの揮発が進んだ液では，過染する。Schiff試薬反応後の亜硫酸水による洗浄は，わが国の特徴的な手技で，亜硫酸により吸着した塩基性フクシンの一部をロイコ体に変化させ呈色を抑制する効果をもち，余剰な反応が起こりにくい。海外ではSchiff反応後に流水水洗する技法の記載が多く，この技法で行うと全体的に過染する。

Schiff試薬は色素の溶解方法と色素量を変えたコールドシッフがある。これは，腎組織などの薄い切片や，酸化時間の短い迅速診断に用いる。

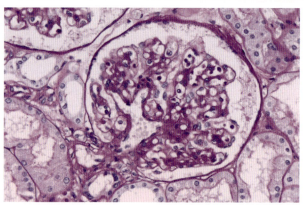

図5.3.10　腎糸球体基底膜のPAS反応画像
Ⅳ型コラーゲンが染色されている。

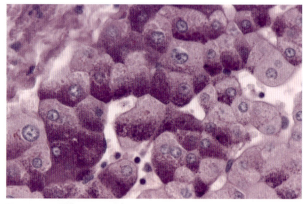

図5.3.11　肝臓のPAS反応
糖質が染色されている。

(2) ポイント
精度管理に用いるコントロールは，グリコーゲンを保有することが確認された肝組織，中性粘液をもつ胃被覆上皮，尋常な腎糸球体を有する腎組織を用いる。

腎糸球体組織は通常切片厚みが2～2.5μmと薄く保つ。

5.3.2.2　high iron diamine-Alcian blue (pH2.5) 重染色法

ポイント！

- 上皮や結合・支持組織に存在する酸性ムコ物質（スルホムチンとシアロムチン）を特異的に染色する。
- 混合ジアミン溶液は用時調製する。染色液のpHやイオン強度が特異性の鍵である。
- 精度管理には，陽性コントロールの選択と適正な固定時間の標本の使用が重要である。

1. 目的と原理

(1) 目的
高鉄ジアミン (high iron diamine；HID) 染色は，ムチ

ンの組織化学的分類において感度と特異度が高く，光学顕微鏡，電子顕微鏡に利用される。おもに高鉄ジアミン-アルシアン青（HID-Alcian blue；HID-AB）重染色により，酸性ムチンの硫酸基の有無が鑑別され，硫酸化ムチン（スルホムチン；Su-M）は黒色に，非硫酸化ムチン（シアロムチン；Si）は青色に染まる[1,2]。酸性ムチンの分布は，非上皮のグリコサミノグリカン，上皮性粘液（ムチン型糖蛋白質）ならびに血清型糖蛋白質と広い。

染色によるムチンの分類[1]は，糖残基の違いによる化学反応にもとづくが，コア蛋白質の遺伝子座の特定や抗体（MUC1～22）の出現から，分泌型（ゲル形成型と非ゲル型）と膜結合型に分類される[3]。上皮性粘液は分泌型（ゲル形成型MUC2，5AC，5B，6，9；非ゲル型MUC7，20）で，その機能は，粘液形成により炎症，感染，汚染物などの刺激から上皮を守ることである。非病変部大腸のHID-AB重染色（過ヨウ素酸未処理）結果は，右半結腸側ではSu-M（HID：黒紫色）が，直腸ではSi（AB：青緑色）が優位となる傾向がある（図5.3.12）。

炎症やがんの周囲ではSiの増加とSu-Mの減少・欠如が起きることがHID染色により発見された[4]。隣り合う腸陰窩粘液も個々に異なり，膜結合型は疾病における細胞相互作用に関与し，糖蛋白質によるがん化予知や腫瘍・炎症の新薬開発が進んでいる。

(2) 原理

ジアミンは単独でも酸化され塩基性陽イオン染料としてはたらき，糖残基の近接水酸基を検出する方法として，過ヨウ素酸の酸化処理後に用いられてきた[1]。N,N-ジメチル-p-フェニレンジアミン単染色では黄色調に染まり，N,N-ジメチル-m-フェニレンジアミンでは，ほかの塩基性色素と組み合わせ色素結合の阻害を見る。非共有電子対の安定化が異なるために呈色調差が生じると類推される。さらに，混合ジアミン法（低鉄ジアミンがlow iron diamine；LID，高鉄ジアミンがHID）では，N,N-ジメチル-m-フェニレンジアミンとN,N-ジメチル-p-フェニレンジアミンの塩化水素酸塩の混合物と塩化第二鉄が混合直後から継続的な酸化・重合で色素官能基を生じ，カチオン性の塩基性色素として，Su-Mの硫酸基（-SO$_3$H）アニオンと結合し黒紫色に染まると類推される（図5.3.13）[5]。

HID染色液はpH1.5～1.7で硫酸基のみと反応し，酸化温度，鉄・塩酸・ナトリウム濃度などのpKaが染色特異性を決定する[2]。LID染色液とAB染色液もpH1.0では硫酸基のみと反応し，pH2.4ではSiやウロン酸のカルボキシル基（-COOH）と反応する性質で，pH2.5では一致してSu-MとSiの両者を染める。したがってHID-AB重染色で

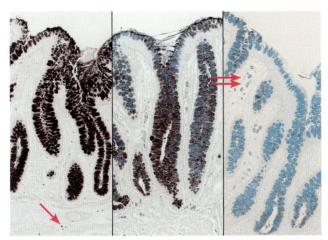

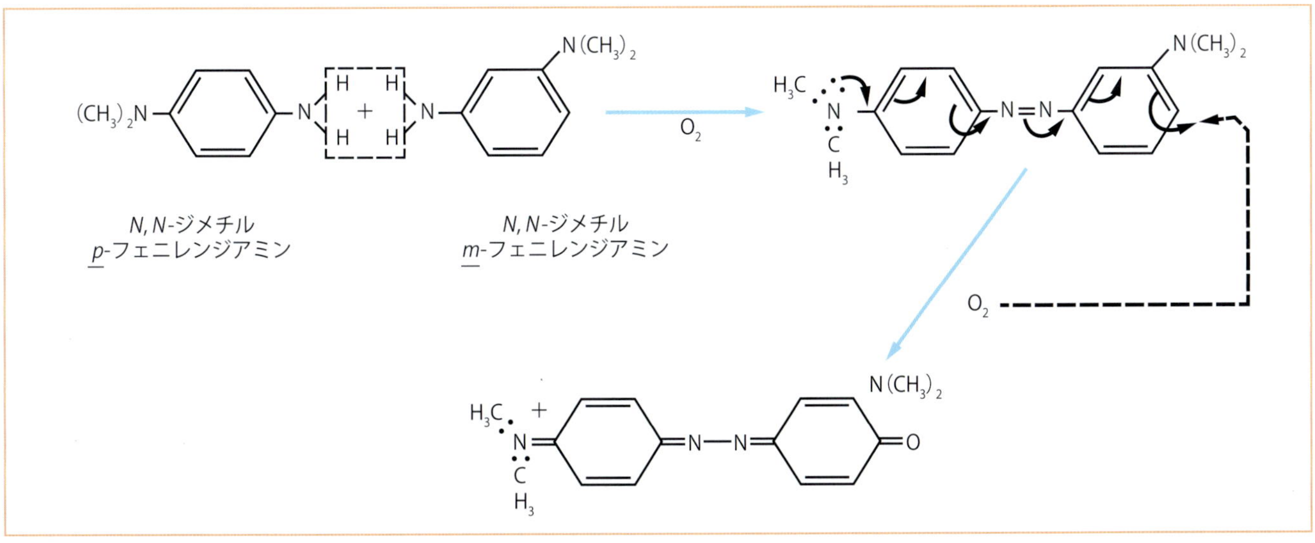

図5.3.12　盲腸，S状結腸，直腸のHID-AB重染色　×250
粘膜上皮の杯細胞粘液が陽性を示す。盲腸（左）では黒紫色にSu-Mが優位に，直腸（右）では青緑色にSiが優位に，S状結腸（中央）では両者が混在し染め分けられている。肥満細胞は黒く（→），メラノーシスの組織球は青緑色（⇒）に染色される。

図5.3.13　重合の過程
(Lev R et al.: "A histochemical comparison of human epithelial mucins in normal and hypersecretory states including pancreatic cystic fibrosis", Am J Path 1965；46：23-45 より引用)

用語　高鉄ジアミン-アルシアン青（high iron diamine-Alcian blue；HID-AB），スルホムチン（sulfomucin；Su-M），シアロムチン（sialomucin；Si）

■5章　一般染色各論

は，HID染色が先にSu-Mを選択的に染色し，硫酸基との反応が弱いAB（pH2.5）が残存するSiと結合し染め分けられる[2,5]。

● 2. 染色方法

(1) 試薬の調整

①3％酢酸

酢酸3mLを精製水97mLに溶解する。

②アルシアン青染色液pH2.5

3％酢酸水100mLにアルシアン青8GX 1gを加え，マグネチックスターラーで約30分撹拌溶解後，粉性用濾紙（保持粒子径5μm）で吸引濾過を行う。

③5％塩酸水溶液（以下5％塩酸水）50mLの作製

塩化第二鉄の秤量前に5％塩酸水を先に準備する。

精製水43.2mLに塩酸6.95mLをゆっくり滴下，混和する。濃塩酸は36％溶液であり，5％にするには1.39倍する必要がある。

④A液：40％塩化第二鉄・塩酸溶液の作製

1）100mLビーカーに秤量した無水塩化鉄（Ⅲ）を入れる。[*4]

2）溶解熱対策として氷や保冷材でビーカーを囲み，冷却しながら調製する。

3）25mLの5％塩酸水で溶解し，5％塩酸水で全量50mLとする。[*5]

参考情報

*4：塩化鉄（Ⅲ）は六水和物が溶解しやすいため，1.67倍＝33.4g（六水和物重量を換算）を使用してもよい。無水では塊を砕いてから20gを秤量する。含水・無水に関係なく吸湿性と腐食性が強いため，金属製の器具を避け，手早く作業する。

*5：放冷して濾過し，褐色瓶に保存する。加水分解でFe(OH)₃様の不溶性沈殿物が生じ濃度低下を起こすため，保存は2週間までが推奨されるが，暗所1年保存でも染色性に変化を認めないことも多い。

⑤HID染色液の調製

N,N-ジメチル-m-フェニレンジアミンを120mg，N,N-ジメチル-p-フェニレンジアミン塩酸塩を20mg秤量し，精製水50mLを加え撹拌溶解して「B液」（用時調製）とする。

別容器に上述の「A液」1.6mLを入れ，そこに「B液」50mLを勢いよく流し込み混和させた後，濾過（粉性用濾紙（保持粒子径5μm））して染色液とし，ただちに使用する。

(2) 染色手順

4μmFFPE切片を使用。金属イオンの流出による非特異的反応を起こさないように金属かごは使用しないこと。

1）脱パラフィン，親水操作，流水水洗，精製水を通す

2）HID染色液に入れ常温（23℃など。可能な限り一定温度）15～20時間浸漬[5]（目安17時間：16：00→翌朝9：00）

3）流水水洗で色素を洗い落とし染色性を確認（黒茶色）

4）3％酢酸水を通してAB（pH2.5）染色液で常温10分間染色し，3％酢酸水で洗い，染色性を確認（青・青緑・黒紫とムコ物質の種類によりさまざまな色調）する。コントロールを目安に30分まで延長可能である。それ以上は間質の静電結合が増加し共染する。3％酢酸水を通して流水水洗

5）アルコール脱水，透徹，封入を行う

(3) 染色態度

①HID陽性部位：黒～黒紫色

・上皮性粘液のSu-M（唾液腺，気道，子宮腟部の粘液腺，固有食道腺，膵管上皮，回腸から直腸の杯細胞）。

・非上皮性粘液［肥満細胞，組織球，骨，軟骨，皮膚，動脈などのコンドロイチン硫酸（A～E），ヘパリン，ヘパラン硫酸，ケラタン硫酸］。

②AB（pH2.5）陽性部位：青緑色（アクアマリンブルー）

上皮性粘液のSi（十二指腸～空腸の吸収上皮と杯細胞，2型肺胞上皮，乳腺導管上皮）。

非上皮組織のヒアルロン酸（臍帯，硝子体，靭帯，結合組織）。

● 3. 精度管理

(1) 影響因子

ジアミンは，塩酸塩粉末を用いるためロット差と劣化が非特異的な反応に影響する。paraは白色調が変色すると染まらない。良質なロットは粉末を冷凍保存する（使用時は常温に戻し開蓋）。試薬換算に注意する。少量のHID染色液に水道水を入れ，黒色から青黒色に変化すれば品質は良好である。ABは，酢酸の揮発，加水などによるpH変化に注意する。

切片は5枚/50mLの比率とし入れ過ぎない。糖は酸化により容易に塩基性色素と反応するので，酸化剤を使用する重染色は最後に行う（例HID→AB→PAS）。調製17時間後の染色液は，3時間でも染色が可能であるが，調製から20時間を超えた染色液は染色性が失われているため，適正な処理時間が重要である。

(2) ポイント

陽性コントロールは，唾液腺や左半結腸でSu-MとSiの両方が染色されることを確認した標本を選択する。目的に合ったコントロール（腸，軟骨，臍帯，皮膚）を選ぶ。必ず被検標本と同時に染色を行う。長期間ホルマリンで放置

された組織は陽性コントロールとして用いない。

鏡検でそれぞれの染め分けが正しいことを確認する。肥満細胞は必ず陽性となる。大腸は隣り合う腺陰窩でも発現が異なり，がんは陰性が多く，病変により変化する。

[山下和也]

5.3.2.3　Alcian blue 染色法

●ポイント!

・Alcian blue（AB）染色は，酸性ムコ物質を検出する簡便な染色法として用いられる。
・代表的な染色方法として Alcian blue（pH2.5）染色法と Alcian blue（pH1.0）染色法がある。AB（pH2.5）染色法はカルボキシル基と硫酸基を，AB（pH1.0）染色法は硫酸基のみを検出する。
・病理診断では AB（pH2.5）染色は，AB（pH2.5）-PAS重染色法として実施することが多い。その場合，AB（pH2.5）染色法を先に行い，PAS反応を後で行う。

AB染色は，上皮性粘液細胞が分泌するムチンや間質組織の構成成分であるプロテオグリカンなどの，酸性ムコ物質の検出を目的とする染色方法である。本法は当初 Steedman[6] がムチンの染色に用いた方法を，Mowry[7] や Scott[8] らが組織化学的染色方法として確立したものである。染色方法としては，染色液の水素イオン濃度をpH2.5またはpH1.0に調製して用いる方法[7]と，段階的に電解質濃度を調製して用いる方法[8]があるが，ここでは手技の簡単な AB（pH2.5）染色法，AB（pH1.0）染色法，AB（pH2.5）-PAS重染色法について解説する。

● 1. AB（pH2.5）染色法および AB（pH1.0）染色法

(1)目的

酸性ムコ物質（ムチンおよびプロテオグリカン）を検出する。

(2)染色原理

アルシアン青色素は，色素分子にイソチオウロニウム基（オニウム基）を4個有するフタロシアニン系塩基性色素（図5.3.14）で，水溶液中では陽イオン化し，組織中の陰性荷電と静電結合する。調製液がpH2.5の場合は，上皮性酸性ムチンや間質構成成分のプロテオグリカンの酸性基

（カルボキシル基および硫酸基）は陰イオン化され，アルシアン青色素のオニウム基と静電結合する。一方，調製液がpH1.0では，組織中のカルボキシル基を陰イオン化できないため，イオン化できる硫酸基のみがアルシアン青色素と静電結合する[9]。AB染色の調製液の違いによる染色特性は，水素イオン濃度に基づく。染色特性については表5.3.3にまとめた。また，臨界電解質濃度に基づく染色法に関しては文献8，10を参照されたい。

参考情報

＊固定について

通常，AB染色およびPAS反応が必要となる病理材料のほとんどは，上皮性細胞が分泌するムチンを証明することとなるので，10〜20%ホルマリン固定液（緩衝あるいは非緩衝）で十分対応できる。間質に存在するプロテオグリカンの検出や同定を必要とする場合は，ホルマリン液を含め，アルコール液やブアン液などによる固定法を選択する必要がある[11]。

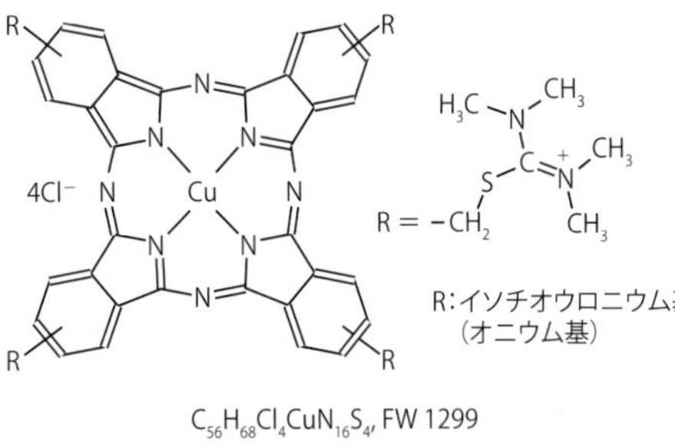

図 5.3.14　アルシアン青の分子構造
(Horobin RW, Kiernan JA : Conn's Biological Stains, 10th ed, 53-66, 2002)

表 5.3.3　アルシアン青溶液の染色特性

	おもな被染色物質	pH2.5	pH1.0
上皮性ムチン	中性ムチン	−	−
	Si	+	−
	Su-M	+	+
プロテオグリカン（グリコサミノグリカン#）	コンドロイチン硫酸	+	+
	デルマタン硫酸	+	+
	ヘパラン硫酸	+	+
	ケラタン硫酸	+	+
	ヒアルロン酸	+	−

＋：陽性
−：陰性
#プロテオグリカンの糖鎖をグリコサミノグリカンという。コンドロイチン硫酸，デルマタン硫酸，ヘパラン硫酸，ケラタン硫酸，ヒアルロン酸が含まれる。
(Suvarna SK et al : "12. Carbohydrate, Alcian blue", Bancroft's Theory and Practice of Histological Techniques, 7th ed, Churchill Livingstone, 224-225, 2013, table12-4 を改変)

✏️**用語**　アルシアン青（Alcian blue；AB）染色

■ 5章　一般染色各論

(3)染色方法

①AB（pH2.5）染色法

◆試薬の調製

・3%酢酸水

酢酸3mLを精製水97mLに希釈する。

・1%AB染色液（pH2.5）

3%酢酸水溶液100mLに1gのアルシアン青8GX（8GS）[*1]をマグネチックスターラーで30分撹拌しながら溶解し，濾過する。

・ヌクレアファストレッド染色液

ヌクレアファストレッド　0.1g

硫酸アルミニウム　5g

精製水　100mL

硫酸アルミニウムを精製水に溶解し，ヌクレアファストレッドを加えて煮沸溶解後，室温で冷却し濾過して使用液とする。

◆染色手順

1）脱パラフィン

2）水洗　3分

3）3%酢酸水　3分[*2]

4）AB染色液（pH2.5）　30分[*3]

5）3%酢酸水　3回[*4]

6）水洗　3分

7）必要に応じてヌクレアファストレッドで核染色　3分[*5]

8）水洗（軽く洗い流す程度）

9）脱水，透徹，封入

②AB（pH1.0）染色法

◆試薬の調製

・0.1mol/L塩酸水

濃塩酸8.4mLに精製水を加えて1,000mLにする。

・1%AB染色液（pH1.0）

0.1mol/L塩酸水100mLにアルシアン青8GX（8GS）1gをマグネチックスターラーで30分撹拌しながら溶解し，濾過する。

◆染色手順

1）脱パラフィン

2）水洗　3分

3）0.1mol/L塩酸水　3分[*6]

4）AB染色液（pH1.0）　30分[*7]

5）0.1mol/L塩酸水　3回[*8]

6）水洗　3分

7）必要に応じてヌクレアファストレッドで核染色　3分[*9]

8）水洗（軽く洗い流す程度）

9）脱水，透徹，封入

参考情報

*1：アルシアン青8Gには8GX，8GSなどがあるが，組織染色用にはアルシアン青8GXが利用しやすい[9]。

*2：AB（pH2.5）染色液のpHを保つために必要である[12]。

*3：冷蔵保存の場合は室温に戻してから使用する[12]。

*4：非特異的染色を防ぐために必要。酢酸水からABの色調がなくなったら流水洗する[12]。

*5：後染色はABとのコントラストがよいヌクレアファストレッドを用いることが多いが，厳密な組織化学的検討では染色結果への影響を考えて行わない[12]。

*6：AB（pH1.0）染色液のpHを保つために必要である[12]。

*7：冷蔵保存の場合は室温に戻してから使用する[12]。

*8：非特異的染色を防ぐために必要。0.1mol/L塩酸水からABの色調がなくなったら流水洗する[12]。

*9：後染色はABとのコントラストがよいヌクレアファストレッドを用いることが多いが，厳密な組織化学的検討では染色結果への影響を考えると行わないほうがよい[12]。

(4)染色態度[12]（表5.3.4，図5.3.15）

①AB（pH2.5）染色

酸性ムコ物質である酸性糖蛋白質（Si，Su-M）およびプロテオグリカン（ヒアルロン酸，コンドロイチン硫酸，ヘパラン硫酸，ケラタン硫酸）が青色に染色される。

②AB（pH1.0）染色

酸性ムコ物質のうち，Su-Mとプロテオグリカンが青色に染色される。

本方法はP156　5.3.2.2で述べられているHID染色と特異性が類似している（図5.3.16）。

● 2. AB（pH2.5）-PAS重染色

(1)目的

AB（pH2.5）-PAS重染色は，ムチン産生の有無やプロテオグリカンの存在などを同一切片上で観察する方法である（表5.3.5）。その染色結果は，組織化学的性質を客観的に反映したもので，病理診断においてはHE染色とともに利

表5.3.4　AB染色のヒト細胞陽性部位

唾液腺	導管上皮，粘液細胞
食道	粘液腺
十二指腸	吸収上皮，杯細胞
小腸	吸収上皮，杯細胞
大腸	吸収上皮，杯細胞
気道	気管支腺毛上皮，杯細胞，2型肺胞上皮
膵管	上皮表面，膵頭部膵管粘液腺
胆管・胆囊	上皮表面，粘液腺
乳腺	導管上皮
子宮	頸管円柱上皮，頸管粘膜腺，内膜被覆上皮，腺上皮管腔面
間葉系組織	臍帯，結合組織，軟骨，滑膜，心弁膜，大動脈壁，椎間板

※下線はAB（1.0）染色では陰性となる。

5.3 | 多糖類染色

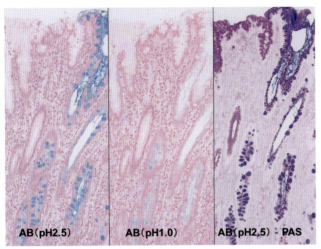

胃：正常表層粘液細胞は中性粘液をもつので，AB（pH2.5），AB（pH1.0）で（−），PASで（+）となる。腸上皮化生はAB（pH2.5）で（+），AB（pH1.0）で（−）～（+）。

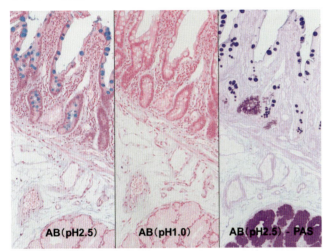

十二指腸：正常十二指腸杯細胞はAB（pH2.5）のみで（+），ブルンナー腺は中性粘液をもつのでPASで（+）。

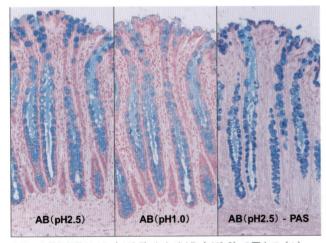

大腸：大腸杯細胞はAB（pH2.5）およびAB（pH1.0）の両方で（+）。

図 5.3.15 AB（pH2.5）染色，AB（pH1.0）染色，およびAB（pH2.5）-PAS 重染色　×100

用価値の高い染色法の1つとなっている。たとえば，上皮系腫瘍で腺癌が疑われる場合の消化管生検，気管支鏡生検，子宮頸部生検などではHE染色標本とともに作製され

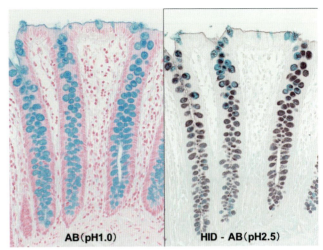

図 5.3.16　AB（pH1.0）染色とHID染色の比較　×200
AB（pH1.0）では，HID-AB（pH2.5）で黒紫色に染色されている部位に一致して染まる。

る。また，印環細胞癌の転移，浸潤の有無の確認，クリプトコックス（*Cryptococcosis*）菌体の検出にも利用されている[12]。

(2) 原理

アルシアン青（pH2.5）染色液による酸性ムコ物質の検出とPAS反応による近接水酸基の検出を同一切片上で重染色する。アルシアン青（pH2.5）染色液によりカルボキシル基と硫酸基を，PAS反応により近接水酸基を検出する。

染色手順は分子量の小さいアルシアン青色素を先に酸性ムコ物質の酸性基に結合させ，続いて過ヨウ素酸酸化で生じたアルデヒド基に分子品の大きなSchiff試薬を反応させる。

(3) 染色手順[*1]

①脱パラフィン
②流水水洗　3分
③3%酢酸水　3分
④アルシアン青染色液（pH2.5）　30分
⑤3%酢酸水　3回
⑥水洗　10分
⑦1%過ヨウ素酸液　10分
⑧水洗　3分
⑨脱イオン水　2～3回交換
⑩Schiff試薬　10分
⑪亜硫酸水　3分ずつ3回
⑫水洗　5分
⑬ヘマトキシリン液で軽く核染[*2]
⑭水洗（色出し）　5～10分
⑮脱水，透徹，封入

用語　ヘマトキシリン・エオジン（Hematoxylin-Eosin；HE）染色

■ 5章　一般染色各論

表5.3.5　ムチンの組織化学的検出法

検出方法の分類		検出方法	検出基	検出
糖鎖を標的とした化学反応に基づく方法	近接水酸基を検出する方法	PAS反応	近接水酸基(-CHOH-CHOH-)	中性ムチン(酸性基を有しない)酸性ムチン(シアロムチン, スルホムチン)
		GOS反応	ガラクトース	中性ムチン
		MOS反応	シアル酸(C8-9の近接水酸基)	シアロムチン
		アルカリ水解-PAS反応	シアル酸(8-O-acetyl-N-acetylNANA)	
	酸性基を検出する方法	アルシアンブルーpH2.5	カルボキシル基(-COOH)・硫酸基(-SO₃H)	酸性ムチン(シアロムチン, スルホムチン)
		アルシアンブルーpH1.0 High iron diamine(HID)	硫酸基(-SO₃H)	
糖ないしは糖鎖結合性のレクチンまたは抗体を利用する方法	レクチンを利用する方法	標識レクチン法	糖残基のC-3,4位の水酸基	レクチンは糖残基のC-3, C-4位の水酸基(配位の違いをも認識)
		コンカナバリンAパラドックス染色(PCS)	コンカナバリンA反応性(α-マンノース>α-グルコース)	Ⅰ型ムチン, Ⅱ型ムチン, Ⅲ型ムチン, 不安定Ⅲ型ムチン
	糖鎖に対する抗体を利用する方法	免疫染色	糖鎖抗原	特異糖鎖
コア蛋白に対する特異抗体を用いる方法	コア蛋白のアミノ酸配列の違いによって分類されるコア蛋白の種類を鑑別する方法	免疫染色	コア蛋白(ペプチド鎖)	コア蛋白:MUC3, MUC4, MUC2, MUC5AC, MUC5B, MUC6, MUC7など約20種類

(プロテオグリカンは除く)

(羽山正義, 太田浩良:「粘液の組織化学」, Medical Technology 2023 ; 51 : 1140 より引用)

＊1)　染色手順について:一般的に重染色では最初に行う染色特性は, そのまま再現されるが, 後続の染色特性は制約されるため分子量の小さなアルシアン青染色を先に行い, 続いて分子量の大きなSchiff試薬を反応させるという手順で行うべきである。厳密な組織化学的な検討を行う場合は, 重染色とともに隣接切片を用いてそれぞれの単染色を行い比較する必要がある[13]。

＊2)　AB(pH2.5)-PAS重染色では, 後染色にヘマトキシリン染色を行う施設が多いようだが, 微量に存在するムチンやプロテオグリカンの有無を観察する場合は行わない方がよい。

その他, 本染色法の注意点については, P154 5.3.2.1, P159　5.3.2.3 ●1も参照すること。

(4)染色態度

SiおよびSu-Mなどが混在する部位では, 近接水酸基と酸性基の比率により赤紫から青色の色調を示す。中性多糖はPAS反応のみの色調, プロテオグリカンはAB染色のみの色調となる。また, クリプトコックスの細胞壁はPAS反応で赤く染色され, 莢膜はAB(pH2.5)で青く染まる。

● 3. 精度管理

(1)アルシアン青色素について

アルシアン青色素は, メーカーやロットにより染色強度が若干異なることがあるため, メーカーを変更した場合やロットが変わった場合は, 染色結果を確認する必要がある(●4参照)。

(2)AB染色液の管理

①AB染色液は冷蔵保存し, 使用時に室温に戻す。

②AB染色液に切片を入れる場合は, AB染色液のpHの上昇による共染が起こらないようにする。染色液と同じ溶媒に切片を浸けてなじませる。AB(pH2.5)染色の場合は3%酢酸水, AB(pH1.0)染色の場合は0.1N塩酸水を用いる。染色後もそれぞれの溶媒を用いて切片上の色素を洗い落とす。

③AB染色時間の過剰な延長を避ける。

AB(pH2.5)染色では, 染色時間の延長とともに核のPO_4^-と静電結合して核を淡く染色する。この現象は非特異反応ではないことが証明されている[14, 15]。また, この現象は熱処理を用いた抗原賦活化を伴う免疫染色の後にAB(pH2.5)にて重染色を行うと, より顕著に観察される[16]。

④AB染色液は適切な時期に交換する。

染色液は使用回数を重ねるほど酢酸水(塩酸水)がもち込まれるとともに組織の酸性基に色素分子が奪われ, 液中のアルシアン青色素の濃度が希釈されるため, 染色頻度に応じて染色液を更新する必要がある。AB染色は, HE染色や, 他の熟練を要する特殊染色とは異なり, 組織化学的方法であるため, 適切な試薬, 指定されたpHに調製した染色液を用いて行えば, 手技的には特別な工夫の必要がない方法である。

● 4. 染色後の標本の評価

病理組織検査の中では, AB(pH2.5)-PAS重染色を行うことが多いが, アルシアン青色素を新しく購入した場合, とくに今までと異なるメーカーの試薬を用いる場合, あるいは同じメーカーであってもロット番号が異なる場合は, まずAB単染色にて, その特異性, 染色性をチェックすることが望まれる。

AB(pH2.5)染色の場合, 陽性対照として大腸粘膜や十二指腸粘膜などを, 陰性対照として正常胃粘膜や十二指腸のブルンナー腺を染色し, 確実に陽性, 陰性となること

✎用語　ガラクトースオキシダーゼシッフ(galactose oxidase Sehiff ; GOS)反応, mild oxidation Schiff(MOS)反応, コンカナバリンAパラドックス染色(paradoxical concanavalin A staining ; PCS)

を確認する。

AB（pH1.0）染色の場合，Su-Mを多く含有する大腸粘膜を陽性対照とし，十二指腸粘膜などを陰性対照とする。

AB（pH2.5）染色の場合は，さらに核がアルシアン青に染色されていないことも確認する必要がある。

［百瀬正信］

5.3.2.4　toluidine blue 染色法（異染色性）

●ポイント

- toluidine blue染色でメタクロマジーを確認することにより，クロモトロープ物質を検出することができる。
- トルイジン青溶液のpHを変化させることで，スルホムチンとシアロムチンの分類が可能である。
- toluidine blue染色は，固定や薄切切片の厚さ，染色手順など，さまざまな因子により染色態度が異なる点を考慮する。

● 1. 目的と原理

(1) 目的

toluidine blue染色は，塩基性チアジン系色素のトルイジン青を用いた染色法で，組織内の負（-）荷電部位である硫酸基（酸性ムコ物質：スルホムチン）やカルボキシル基（細胞質，酸性ムコ物質：シアロムチン），リン酸基（核）とイオン結合して染色する。特殊染色に限らず電子顕微鏡や超生体染色など，その用途は幅広い。トルイジン青はメタクロマジー（異染性／異調性）を示す特殊な性質をもち，酸性ムコ物質を含む粘液や肥満細胞などの検出に用いられる。

(2) 原理

①メタクロマジー

メタクロマジー（異染性）は，色素本来とは異なった色調に染まる現象を指し，色素本来の色調に染まるオルトクロマジー（正染性）とは区別される。メタクロマジーの現象は，1875年にRanvier, Cornil, Jŭrgens, Heschlによって別々に観察され，その後1877年にEhrlichが"metachromatique"という形容詞を，1888年にPaneth が初めて"metachromasie"の語句を使ったとされている[17]。

メタクロマジーのメカニズムは諸説あるが，特定の性質をもった色素（メタクロマジー性色素）と組織側の構造（クロモトロープ物質）が合わさって生じるとする説が有力である。

メタクロマジー性色素は塩基性色素，酸性色素，ラック性色素で観察されるが（表5.3.6），赤色の色素は色調の変化が，わかり難く，酸性色素とラック性色素の反応メカニズムと意義は十分に解明されていない。また，類似の現象として，中性脂肪を赤色に染めるナイル青は，保存中の酸化生成物のナイル赤により，アミロイドを紫色に染めるヨードグリーンは，混入したメチル紫によるものであり，これらはアロクロマジーとよばれる。クロモトロープ物質は，負（-）荷電の官能基（酸性官能基）が一定間隔で繰り返される構造をもつ物質で，コンドロイチン硫酸やヘパリン，ヒアルロン酸などの酸性ムコ物質などがあげられる[18]。

酸性ムコ物質の酸性官能基に，メタクロマジー性色素（以降は塩基性色素を指す）がイオン結合してポリマー状に並ぶと，色素同士に疎水結合やファンデルワールス力，さらに水分子を取り込んだ水素結合が生じることにより，メタクロマジー性色素の極大吸収は原色の波長より短波長側に移動するため，その補色（肉眼で見える色）は青色から紫色へと変化する（図5.3.17，5.3.18）。メタクロマジーは，色素濃度（色素側の要素）や酸性官能基同士の距離（クロモトロープ物質側の要素）などにより強さが変化する。コンドロイチン硫酸は酸性官能基の間隔が狭い（4Å）ため，間隔が広い（10.3Å）ヒアルロン酸に比べ強く観察される[17]（図5.3.19，5.3.20）。

②染色液のpH

メタクロマジー性色素が結合する酸性官能基は，pHによってイオン化の状態が変化する。pH7.0では硫酸基やカルボキシル基はイオン化するため色素が結合するが，クロモトロープ物質以外の酸性官能基にも結合するため，背景が青く濃く染まる傾向にある。pH2.5ではカルボキシル基はイオン化しにくいため，硫酸基を有する酸性ムコ物質がメタクロマジーを示す（図5.3.21）。

表5.3.6　メタクロマジー性色素

性状	分類	色素名
塩基性色素	チアジン系	トルイジン青 アズール チオニン
	アジン系	サフラニン ニュートラル赤
	オキサジン系	ニューメチレン青
	トリアリルメタン系	メチル紫
酸性色素	ゴンゴー赤群	コンゴ赤
	その他	エリスロシン

📝 用語　メタクロマジー（異染性／異調性, metachromasy），オルトクロマジー（正染性, orthochromasy），メタクロマジー性色素（couleurs metachromatiques），クロモトロープ物質（substances chromotropes），アロクロマジー（allochromasie）

5章 一般染色各論

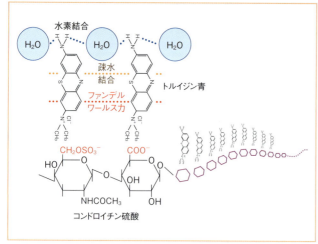

図 5.3.17 メタクロマジー性色素の結合
メタクロマジー性色素がポリマー状に並ぶと，色素同士に疎水結合やファンデルワールス力，水分子を取り込んだ水素結合が生じる。

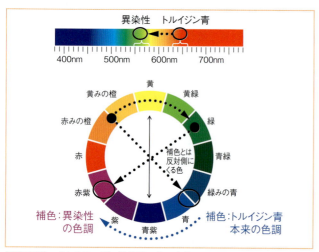

図 5.3.18 メタクロマジー性色素の色の変化
上）極大吸収の移動。極大吸収が原色の波長より短波長側に移動する。
下）補色を表す色相環。原色の波長の変化により，補色は青色から紫色へと変わる。

pH4.1ではpH7.0と比較して酸性官能基のイオン化が若干抑制されるため，クロモトロープ物質以外（背景）の染色が抑えられ，観察しやすくなる（図5.3.22）。

● 2. 染色方法

(1) toluidine blue 染色法

①試薬の調製

・トルイジン青溶液
  トルイジン青 0.05〜0.5g
  蒸留水 100mL *1

参考情報

*1：蒸留水はpH4.4〜5.3で変動する。そのときのpHによって染色性に若干の差が生じる可能性がある。

②染色手順

1) 脱パラフィン，親水操作
2) 流水水洗，蒸留水水洗

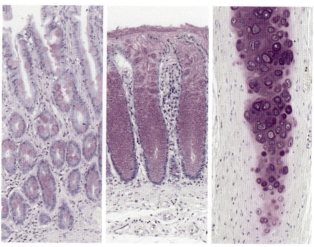

図 5.3.19 Step3 の染色像
左から小腸杯細胞（シアロムチン），大腸杯細胞（シアロムチン＋スルホムチン），気管支軟骨（スルホムチン）。酸性ムコ物質が赤紫色に染色される。

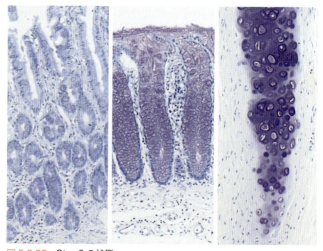

図 5.3.20 Step6 の状態
脱水操作を経ると全体的に色調が薄く，青味がかり，シアロムチンではメタクロマジーがやや不明瞭となる。

3) トルイジン青溶液 10〜30分 *2
4) 切片上の染色液を濾紙で除く *3
5) 脱水 3〜5秒，4槽 *4
6) 透徹，封入

参考情報

*2：10分程度で十分に染色される。
*3：続く脱水操作を素早く行うために，重ねた濾紙の上にスライドガラスを重ねて染色液（水分）を除く。
*4：切片を上下しながら素早く行う。
*2〜*4は大野変法も同様である。

③染色態度（図5.3.19, 5.3.20）

核：青色
酸性ムコ物質，肥満細胞顆粒：赤紫色

(2) toluidine blue 染色法（大野変法）

染色液のpHを変化させることで，染色対象の同定を行う方法である。

①試薬の調製

◆マッキルベイン緩衝液
　A液　0.1mol/Lクエン酸水溶液
　　　　クエン酸1水和物（210.14g/mol）2.1g
　　　　蒸留水100mL
　B液　0.2mol/Lリン酸水素二ナトリウム保存液
　　　　リン酸水素二ナトリウム（141.96g/mol）2.84g＊5）
　　　　蒸留水100mL
◆トルイジン青溶液
　A液とB液を混合し，所定のpHのトルイジン青溶液を調整する（表5.3.7）。

②染色手順
1）脱パラフィン，親水操作
2）流水水洗
3）トルイジン青水溶液　10〜30分
4）切片上の染色液を濾紙で除く
5）脱水　3〜5秒，4槽
6）透徹，封入

参考情報
＊5：水和物を利用する場合は，次式で容量（x）を計算して調整する。
　　　x＝2.84×（141.96＋a×18）/141.96
　　　a：水和物の数（2水和物であればa＝2）

③染色態度
表5.3.8，5.3.9，図5.3.21〜5.3.23を参考とする。

● 3. 精度管理

(1) 固定条件
10〜20％中性緩衝ホルマリンでも検出可能であるが，酸性ムコ物質は水に溶出しやすいため長期間の固定は避ける。水を含まない固定液（Carnoy液，エタノール固定液）の使用が望ましい。また，酸性ムコ物質と不溶性の塩を形成する硝酸鉛や第4級アンモニウム塩が添加されたLillieの固定液（硝酸鉛：8g，ホルマリン原液：10mL，蒸留水：10mL，エタノール：80mL），Williams ＆ Jacksonの固定液（ホルマリン原液：10mL，蒸留水：90mL，塩化セチルピリジニウム：0.5g）なども使用可能である。

(2) 薄切切片
クロモトロープの密度（量）は，メタクロマジーの強さに影響するため，薄切切片の厚さは一定にする必要がある（図5.3.24）。

(3) 脱水時間
長時間の脱水により脱色が進み，とくにシアロムチンのメタクロマジーが不明瞭となる。また，脱水不良は標本保管中の退色の原因となる。脱水操作は短時間で確実に行うことが重要である（図5.3.25）。

(4) 染色における精度管理
染色の評価は既知のコントロール標本もしくは染色標本中の陽性物質を染色対照とする。メタクロマジーの有無については，反応が強く現れるスルホムチンが観察しやすいが，染色操作の不備に伴う微細な変化はシアロムチンが適する。日々の内部精度管理においては，管理の目的に適したコントロール材料を選択することが望ましい。

表5.3.7　トルイジン青液（大野変法）の調製

	A液	B液	トルイジン青
pH2.5	95.0mL	5.0mL	0.05g
pH4.1	60.0mL	40.0mL	0.05g
pH7.0	17.5mL	82.5mL	0.05g

表5.3.8　酸性ムコ物質の染色（メタクロマジー）強度

	酸性官能基	pH2.5	pH4.1	pH7.0
コンドロイチン硫酸	SO₄H	＋	＋＋	＋＋＋
ヒアルロン酸	COOH	－	＋	＋＋

表5.3.9　背景の染色強度

	酸性官能基	pH2.5	pH4.1	pH7.0
細胞核	SO₄H	＋	＋＋	＋＋＋
組織蛋白質	COOH	－	＋	＋＋

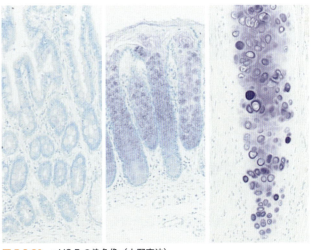

図5.3.21　pH2.5の染色像（大野変法）
シアロムチンは陰性で，スルホムチンは弱陽性となる。

5章　一般染色各論

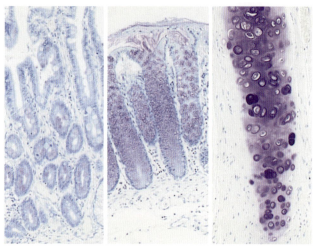

図 5.3.22　pH4.1 の染色像（大野変法）
シアロムチンは弱陽性で，スルホムチンは陽性となる．背景の染色は少なく明瞭に観察できる．

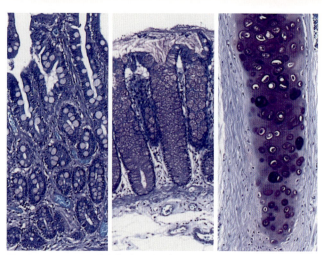

図 5.3.23　pH7.0 の染色像（大野変法）
シアロムチンは陽性でスルホムチンは強陽性である．背景が濃く染色され，陽性部位とのコントラストは悪い．

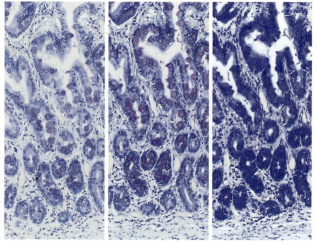

図 5.3.24　薄切切片の厚さによる染色像
左から 2，4，6μm．小腸のシアロムチンは 4μm で観察が容易である．

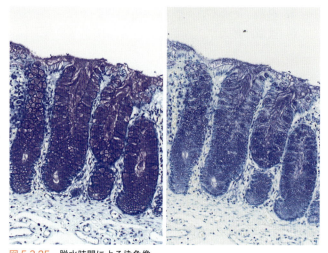

図 5.3.25　脱水時間による染色像
左）各槽 3 秒の脱水操作．大腸のスルホムチンが紫色に染色され，メタクロマジーを示す．右）各槽 2 分の脱水操作．色調はやや薄く，メタクロマジーも十分に確認できない．

［青木裕志］

5.3.2.5　colloidal iron 染色法

●ポイント！

- Alcian blue 染色と同様に酸性ムコ多糖類を染め出す染色法である．
- colloidal iron 染色は，弱酸性多糖類でも明瞭に染め出すことができる．中皮腫などの染色に有用である．

● 1. 目的と原理

(1) 目的
組織内に含まれる酸性ムコ多糖類を染め出すことを目的

とする．酸性ムコ多糖類には，結合組織に含まれるヒアルロン酸，軟骨基質に含まれるムコイチン硫酸やコンドロイチン硫酸，肥満細胞に含まれるヘパリン，消化管から分泌される粘液などがある．アルシアン青と同様な染色性を示すが，アルシアン青より鋭敏な反応を呈する．

酸性ムコ多糖の検出のために 1946 年 Hale によって最初に報告された．その後を多くの改良法が報告されている（Müller，1955年；Rinehart&Abul-Haj，1951年；Mowry，1958年）が，いずれも負に荷電したカルボキシル基および硫酸基と正に荷電したコロイド鉄の結合反応にもとづいた技術である[19]．

(2) 原理
塩化鉄（Ⅲ）溶液を高温で加水分解すると，生成した水

用語　コロイド鉄（colloidal iron）染色

酸化鉄（Ⅲ）が凝集してコロイド溶液が得られる。生成したコロイド粒子は，Fe(OH)$_3$の一部が脱水縮合によりつながったような構造をしていると考えられている[20]。

コロイドとなる粒子サイズは10^{-7}〜10^{-5}cmであり，それ以上大きくなると沈殿する。コロイド鉄原液作製で，塩化第二鉄液を少しずつ加えるのは，このためである。

酸性ムコ多糖類は陰性荷電を有する重合体であり，コロイド鉄粒子が陽性荷電をもつことを利用して両者を結合させ，後にBerlin blue染色を行うことで青く発色させる[21]。

● 2. 染色方法

(1) 試薬の調製（Müller-Mowry法）

1) コロイド鉄原液の作り方

500mLの三角フラスコに精製水250mLを入れて沸騰させ，この中に29％塩化第二鉄液4.4mL（または塩化鉄（Ⅲ）六水和物（塩化第二鉄）2.73gを4.4mLの水に溶解したもの）を沸騰を保つように少量ずつ加え，液全体が暗赤色に変色するまで沸騰撹拌する。液が暗赤色に変色したら加熱をやめ室温まで冷やす（図5.3.26）。

この保存液をそのままコロイド鉄原液として使用することができる。また，室温保管が可能である[*1]。

参考情報

*1：コロイド鉄保存液の透析をしてもよい。コロイド粒子は透析膜を透過できない大きさであるが，未反応の鉄イオンや反応によって遊離した酸を蒸留水側に排出する効果がある。透析を行うには，蒸留水に漬けて柔らかくした透析チューブに，コロイド鉄保存液をいくつかに小分けした後蒸留水中に静置する。24時間透析の間に蒸留水を2回交換する。また，保存液を濾過してもよい。粒子状物質（コロイド鉄生成の際に大きくなってしまった粒子）を除去する効果がある。濾過する場合は目の細かい濾紙を使用する。

・colloidal iron染色液（使用時調製）
　コロイド鉄原液20mL
　精製水15mL
　氷酢酸5mL
・12％酢酸水溶液
・ベルリン青染色液（フェロシアン化カリウム-塩酸溶液）（使用時調製）
　2％フェロシアン化カリウム液1容
　1％塩酸1容

(2) 染色手順

1) 脱パラフィン，脱キシレン後，流水水洗し精製水に移す[*1]

2) 12％酢酸水溶液に浸す　30秒程度
3) colloidal iron染色液　1時間
4) 12％酢酸水溶液で4回洗う　各々3分[*2]
5) ベルリン青染色液　20分[*3]
6) 流水水洗　5分
7) 精製水水洗
8) 核染色[*4]
9) 水洗，脱水，透徹，封入

参考情報

*1：重クロム酸カリウムを含む固定液では，酸性ムコ多糖類を酸化しコロイド鉄との結合を抑制するため使用しない。スライドガラスに貼る場合，卵白グリセリンは使用しない方がよい。使用する場合は，できるだけ薄くのばすようにする。
*2：余分なコロイド鉄を除去し共染を防ぐ。
*3：ベルリン青染色液に30分以上浸漬すると共染を起こしやすい。
*4：ケルンエヒトロート液などで染色する。また，目的に応じて，PAS反応やvan Gieson染色なども利用可能である。

(3) 染色態度

酸性ムコ多糖類：青色（図5.3.27〜5.3.29）

● 3. 精度管理

Berlin blue染色を利用しているため，組織が吸着した「コロイド鉄（陽性）」と生体内に既存の「Berlin blue染色陽性物質（偽陽性）」の双方が青色を呈する。診断に使用する際には陰性コントロールが必要で，もう1枚の切片からBerlin blue染色標本を作製して偽陽性物質の有無を把握する。

本染色は鉄反応を利用しており，鉄のコンタミネーションを避けるため使用器具は精製水で洗ってから使用する。

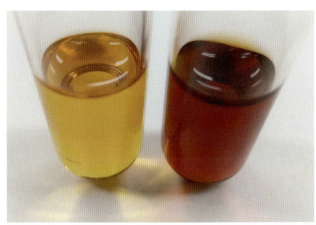

図5.3.26　左：塩化鉄水溶液，右：暗赤色のコロイド鉄原液

用語　ベルリン青（Berlin blue）染色

5章 一般染色各論

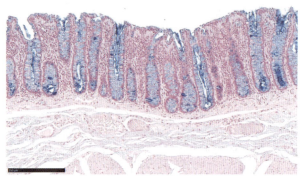

図 5.3.27 大腸
粘膜の杯細胞が青く染色されている。目盛り 250μm

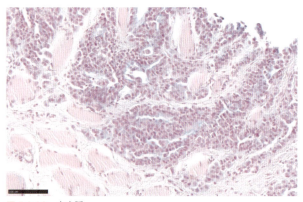

図 5.3.28 中皮腫
pH2.5 アルシアン青染色。目盛り 100μm

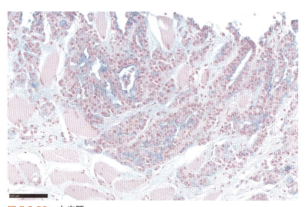

図 5.3.29 中皮腫
コロイド鉄染色は，図 5.3.28 に比べて明瞭である。目盛り 100μm

[渡邉俊宏]

5.3.2.6 酵素消化法

● ポイント！

- 糖質に特異性を示す酵素は多数知られているが，病理診断で利用される酵素は，ジアスターゼ（α-アミラーゼ）などごく一部である。
- 酵素消化法は，組織切片上にて対象となる酵素基質とし

てのグリコーゲンやムコ物質を証明する方法であり，酵素消化後PAS反応やAB（pH2.5）染色などの染色性の消失または減弱をコントロール切片と比較して同定する。

糖質に特異性を示す酵素は多数知られているが，病理診断に利用される酵素は，ジアスターゼ（α-アミラーゼ），シアリダーゼ，ヒアルロニダーゼ，コンドロイチナーゼなどである。さらに，今日では糖質関連の抗体の開発により，これらを用いた酵素消化法はそれほど応用されなくなっている。本書では，比較的病理診断に用いられる機会があるジアスターゼやヒアルロニダーゼを用いた消化法を中心に述べる。

● 1. α-アミラーゼによるグリコーゲンの同定法——

PAS反応は，グリコーゲンや糖蛋白質などが陽性となる。診断上ムチンとグリコーゲンを厳密に区別する必要がある場合に，グリコーゲン消化法が用いられる。この場合の酵素液としてはα-アミラーゼが用いられる。α-アミラーゼはグリコーゲンのグリコシド結合を加水分解し，水溶性のマルトースへの分解を触媒する。最終的にPAS反応の前に組織切片からグリコーゲンが除去される。マルトジアスターゼもα-アミラーゼとβ-アミラーゼを含み，同じ目的で用いられる[22]。また，組織技術者によっては，簡便な方法として唾液による消化を行うこともある[23]*1。

(1) 試薬の調製

- α-アミラーゼ溶液
  α-アミラーゼ100mgを0.1mol/Lリン酸緩衝液（pH7.0）10mLに溶解し，必要量を準備する。

(2) 染色手順

1) 切片は消化試験用切片と酵素処理を行わない対照切片の2枚を用意し，脱パラフィン後水洗する。[注1]
2) 消化試験用は，湿潤箱中で37℃，1時間α-アミラーゼ溶液を反応させる。対照切片は酵素を含まないリン酸緩衝液（37℃）に入れておく。唾液を用いる場合は湿潤箱中で37℃，10分反応させる。
3) 対照切片と消化試験用の切片を水洗する。[注2]
4) PAS反応を行う。
注1) 検査対象となる切片のほかに，酵素の性能を検証するために陽性コントロールが必要となり，各々につき，消化試験用切片と酸素処理を行わない対照切片を準備する必要がある。α-アミラーゼ（ジアスターゼ）の場合，肝臓がよいコントロールとなるが，通常のホルマリン固定の手術材料の場合はグリコーゲンの保存状態にムラがあるので選択

には注意を要する。
注2）唾液消化の場合，あらかじめスライドガラス上の唾液を直接洗い流してから水洗する。唾液の粘液成分が残るとPAS反応後にガラスが汚くなりやすい。

(3) 染色態度

対照切片と比較して，消化処理後PAS反応を行い消失した部分がグリコーゲンである（図5.3.30）。

> **参考情報**
> *1：グリコーゲンを保持するために利用されるセロイジン膜被覆法は，アミラーゼ活性を抑制するため，本法に用いることはできない[25,26]。
> セロイジン膜被覆法：切片を脱パラフィンし，最終槽の純アルコールに入れた後，0.5〜1.0％のセロイジン液（無水アルコールと無水エーテルの等量混合液）に2〜3分浸漬し，取り出して垂直に立てて乾燥させる。次いで70％アルコールに2〜3分浸漬してセロイジン膜を硬化させ，水洗して染色に移る。本法はグリコーゲンを組織中に保持する目的のほか，切片の剝離防止などさまざまな目的にも応用可能である。
> 赤痢アメーバ（*Entamoeba histolytica*）：虫体は豊富なグリコーゲンを含有するためPAS反応陽性となり，ジアスターゼ（α-アミラーゼ）消化により陰性化する。

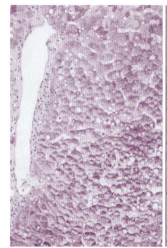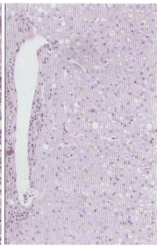

図5.3.30　肝臓の染色像
左：PAS反応　×100
　　肝細胞のグリコーゲン顆粒がPAS陽性となっている。固定液の浸透方向にグリコーゲン顆粒が偏在している。
右：ジアスターゼ消化-PAS反応　×100
　　ジアスターゼ（唾液）消化 37℃，10分により，肝細胞のグリコーゲンが消失した。

● 2. 酵素消化法による酸性ムコ物質の同定法

(1) 目的
酵素の基質特異性を利用して，各種酸性ムコ物質を識別する。

(2) 原理
各種酸性ムコ物質に対応する酵素で消化し，アルシアン青などの塩基性色素で染色し，その染色性の減弱の程度からそれぞれの酸性ムコ物質を鑑別する。酵素消化を行わない対照切片と比較して染色性の減弱あるいは消失が見られれば，その酵素に対応する基質がその酸性ムコ物質の種類として同定される。消化後には通常AB（pH2.5）染色を行うが，colloidal iron染色も利用できる[23]。

(3) シアリダーゼ消化法
シアリダーゼ（ノイラミニダーゼ）には*Vibrio choleraeyo*，*Streptococcus perfringens*，*Arthrobacter ureafaciens*などに由来するものがあり，SpicerとWarrenにより組織化学に導入された[25]。この酵素はシアル酸や糖蛋白質からシアル酸部分の末端を開裂させる[22,26]。

① 試薬の調製
・シアリダーゼ溶液

*Arthrobacter ureafaciens*由来のノイラミニダーゼを，1U/mLとなるように0.01mol/Lトリス-塩酸緩衝液（pH6.0）に溶解する。注1）

注1）*Vibrio choleraeyo*由来のシアリダーゼでは，4mmol/LのCa^{2+}を加える[24]。

② 染色手順
1) 切片は消化試験用切片と酵素処理を行わない対照切片の2枚を用意し，脱パラフィン後水洗する。
2) 消化試験用切片は，湿潤箱中で37℃，4〜8時間シアリダーゼを反応させる。対照切片は，酵素を含まないトリス-塩酸緩衝液（37℃）に入れておく。注2）
3) 水洗後，AB（pH2.5）染色あるいはcolloidal iron染色を行う。

注2）市販の生化学分析用特製試薬（凍結乾燥品）は，精製水で1U/mLとなるように溶解するだけで使用可能である[24]。

3) 染色態度
対照切片と比較して，消化試験で染色性が減弱または消失した部分がシアル酸を含む粘液である。

(4) ヒアルロニダーゼ消化法
ヒアルロニダーゼは，ヒアルロン酸のグリコシド結合，あるいは酵素の由来によってはグリコサミノグリカンのグリコシド結合を開裂する。一般に用いられるウシ睾丸由来のヒアルロニダーゼは，ヒアルロン酸だけでなく，コンドロイチン硫酸のグリコシド結合にも作用する。
*Streptomyces*由来のヒアルロニダーゼもヒアルロン酸の

用語　トリス（ヒドロキシメチル）アミノメタン〔tris (hydroxymethyl) aminomethane；TRIS〕

同定に用いられており，ウシ睾丸ヒアルロニダーゼよりもより選択的にヒアルロン酸に作用する[22,27]。

① 試薬の調製

◆ ヒアルロニダーゼ溶液[23,24]

・ウシ睾丸ヒアルロニダーゼ溶液

ウシ睾丸由来のヒアルロニダーゼを，2,000U/mLとなるように0.1mol/L塩化ナトリウム添加0.05mol/L酢酸緩衝液（pH5.0）に溶解する。

・Streptomycesヒアルロニダーゼ溶液

Streptomyces由来のヒアルロニダーゼを，100U/mLとなるように0.1mol/Lリン酸緩衝液（pH5.0）に溶解する。

② 染色手順

1) 切片は消化試験用切片と酵素処理を行わない対照切片の2枚を用意し，脱パラフィン後水洗する。[注]

2) ウシ睾丸ヒアルロニダーゼの場合，消化試験用切片は湿潤箱中で37℃，2～4時間，酵素液と反応させる。対照切片は，酵素を含まない酢酸緩衝液（37℃）に入れておく。

Streptomycesヒアルロニダーゼの場合，消化試験用切片は湿潤箱中で37℃，6～12時間，酵素液と反応させる。対照切片は，酵素を含まないリン酸緩衝液（37℃）に入れておく。

3) 水洗後，AB（pH2.5）染色あるいはコロイド鉄染色を行う。

注) 検査対象となる切片のほかに，酵素の性能を検証するための陽性コントロールが必要となる。ヒアルロニダーゼの場合，臍帯がよいコントロールとなる。臍帯はヒアルロン酸に富むワルトン膠様質を含んでいる[22]。

③ 染色態度

ウシ睾丸ヒアルロニダーゼはヒアルロン酸ならびにコンドロイチン硫酸AおよびCを水解し，Streptomycesヒアルロニダーゼはヒアルロン酸を選択的に水解するので，対照切片と比較して染色性が減弱あるいは消失した部分が，それらの酵素基質を含む部分である（図5.3.31）。

ほかにコンドロイチナーゼABC消化法，コンドロイチナーゼAC消化法などがあるが，対照切片と消化試験切片の扱い方，塩基性色素による染色法ならびに評価法はヒアルロニダーゼ消化法と同様に考えればよい。以下に消化条件のみ記載する。

(5) コンドロイチナーゼABC消化法[23,24]

Proteus vulgaris由来のコンドロイチナーゼABCを，1～2U/mLとなるように0.1mol/Lトリス-塩酸緩衝液pH7.4で溶解し，37℃，1～4時間反応させる。

(6) コンドロイチナーゼAC消化法[23,24]

Flavobacterium heparinum由来のコンドロイチナーゼACを，1～2U/mLとなるように0.1mol/Lトリス-塩酸緩衝液pH7.4で溶解し，37℃，1～4時間反応させる。

3. 精度管理

(1) 酵素活性

酵素の保存状態によっては試薬ビンに記載されている活性値が低下する可能性があるので，試薬の添付書に記載されている保存条件を守る。また，酵素溶液を必要量ごとにチューブに分注しディープフリーザーに保管するのもよい。消化法を実施する際には，陽性コントロールを用いて酵素の性能を確認することが重要である。

(2) 固定

研究用のサンプルであれば，糖質の保存に適した固定液をあらかじめ選択しておくことも可能であるが，病理診断用の組織ではホルマリン固定が前提となるため，目的とするグリコーゲンや酸性ムコ物質が流出する可能性は否定できない[28]。

(3) 切片の厚さ

酵素消化法による対象糖質の検出は，酵素液を作用させた切片と作用させない切片の染色性を比較し，作用させた切片の染色性の減弱または消失により判断するので，比較する切片の厚さが等しいことが正しい判断につながる。

［百瀬正信］

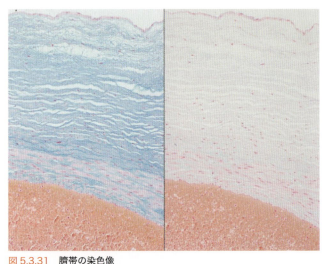

図5.3.31　臍帯の染色像
左：AB（pH2.5）染色　×100
　　ヒアルロン酸に富むワルトン膠様質がAB（pH2.5）で強く染まっている。
右：ヒアルロニダーゼ消化（ウシ睾丸由来）-AB（pH2.5）染色　×100
　　ヒアルロニダーゼ消化によりワルトン膠様質の染色性が減弱した。

📖 参考文献

1) Spicer SS："Diamine methods for differentiating mucosubstances histochemically", J Histochem Cytochem 1965；13：211-234.

2) Reid PE et al.："The histochemical specificity of High Iron Diamine-Alcian Blue", Histochemical Journal 1989；21：501-504.

3) Behera SK et al.："Exploring the role and diversity of mucins in health and disease with special insight into non-communicable diseases", Glycoconjugate Journal 2015；32（8）：575-613.

4) Filipe MI："The value of a study of the mucosubstances in rectal biopsies from patients with carcinoma of the rectum and lower sigmoid in the diagnosis of premalignant mucosa", J Clin Pathol 1972；25（2）：123-128.

5) Lev R et al.："A histochemical comparison of human epithelial mucins in normal and hypersecretory states including pancreatic cystic fibrosis", Am J Path 1965；46：23-45.

6) Steedman HF："Alcian blue 8GS：a stain for mucin", Quart J Micr Sci 1950；91：477.

7) Mowry RW："Alcian blue techniques for the histochemical study of acid carbohydrates", J Histochem Cytochem 1956；4：407.

8) Scott JE, Dorling J："Differential staining of acid glycosaminoglycans（mucopolysaccharides）by Alcian blue in salt solution", Histochemie 1956；5：221-233.

9) Suvarna SK et al.："12. Carbohydrate, Alcian blue", Bancroft's Theory and Practice of Histological Techniques, 7th ed, Churchill Livingstone, 224-225, 2013.

10) 勝山 努, 小野謙三：「糖質の組織化学」, 病理技術マニュアル4 病理組織化学とその技術, 369-398, 日本病理学会（編）, 医歯薬出版, 1986.

11) 羽山正義, 他：「効果的な組織固定の実際と染色態度（第1回 糖質）」, Medical Technology 2002；30（11）：1301-1307.

12) 羽山正義, 他：「アルシアン青染色」, Medical Technology 別冊 最新 染色法のすべて, 143-150, 水口國雄（編）, 医歯薬出版, 2011.

13) 勝山 努, 小野謙三：「糖質の組織化学」, 病理技術マニュアル4 病理組織化学とその技術, 369-398, 日本病理学会（編）, 医歯薬出版, 1986.

14) Carson FL, Hladik C："CHAPTER7 Carbohydrates and Amyloid", Histotechnology a Self-Instructional Text, 3rd ed, 145-146, American Society for Clinical Pathology Press, 2009.

15) Horobin RW, Kiernan JA："5. Mechanisms of biologial staining", Conn's Biological Stains, 10th ed, 53-66, BIOS scientific Publishers Ltd, 2002.

16) 新井慎平, 他：「再考―抗原賦活化がムコ物質の組織化学的染色法に及ぼす影響について」, 病理技術 2011；74（1）：6-11.

17) 実験病理組織技術研究会（編）：病理組織標本作製の理論, 実験病理組織技術研究会, 2008.

18) Lison L（著）, 今泉正（訳）：組織化学および細胞化学：理論と方法 増訂版, 白水社, 1961.

19) Suvarna SK et al.："13. Carbohydrates. Colloidal iron", Bancroft's Theory and Practice of Histological techniques, 8th ed, 187-188, Elsevier Limited, 2019.

20) 妻木貴雄：「3-3 コロイド溶液」, 総合的研究化学〔化学基礎・化学〕, 147-151, 旺文社, 2012.

21) 林 勇, 他：「コロイド鉄染色」, Medical Technology 別冊 最新 染色法のすべて, 151-152, 水口國雄（編）, 医歯薬出版, 2011.

22) Suvarna SK et al.："12. Carbohydrates. Enzymatic digestion techniques", Bancroft's Theory and Practice of Histological Techniques 7th ed, 231-233, 2013.

23) 羽山正義, 他：「PAS 反応」, Medical Technology 別冊 最新 染色法のすべて, 136-143, 水口國雄（編）, 医歯薬出版, 2011.

24) 勝山 努, 小野謙三：「糖質の組織化学」, 病理技術マニュアル4 病理組織化学とその技術, 369-405, 日本病理学会（編）, 医歯薬出版, 1986.

25) Spicer SS, Warren L：J Histochem Cytochem 1960；8：135.

26) Drzeniek R："Substrate specificity of neuraminidase", Histochemical Journal 1973；5：271-290.

27) Meyer K, Rapport MM："Hyaluronidases", Advances in Enzymology 1952；13：199-236.

28) 羽山正義, 他：「効果的な組織固定の実際と染色態度（第1回 糖質）」, Medical Technology 2002；30（11）：1301-1307.

5.4 アミロイド染色

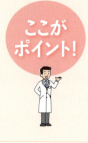

ここがポイント！

- アミロイドは細胞外に沈着する好酸性無構造物質である。
- アミロイドは色素を用いた方法（アミロイド染色法），偏光法，免疫組織化学，電子顕微鏡で証明される。
- アミロイド染色法にはcongo red染色，direct fast scarlet（DFS）染色，Methyl violet染色，tioflabin T染色などがある。
- congo red染色，DFS染色は，偏光顕微鏡にて緑色の複屈折（偏光）を確認する。

5.4.1 アミロイド染色の概論

●ポイント！

- アミロイドは細胞外に沈着する好酸性無構造物質である。
- コンゴ赤（congo red）染色で橙色に染色され，偏光顕微鏡では緑色の複屈折（偏光）を示す。
- 電子顕微鏡では幅7～13nmの枝分かれのない線維構造が観察される。
- X線回析ではβ pleated sheet構造を示す。
- アミロイドーシスは，アミロイド線維の沈着によりさまざまな臓器障害を引き起こす疾患群である。

● 1. アミロイドについて

アミロイドはSchleidenによる造語で，"デンプン様"（デンプンamylum + 様oid）を意味している。Virchowが臓器に沈着した，ろう状変性物質に植物のヨウ素デンプン反応を応用し，陽性反応が得られたことから提唱された。Virchowはデンプンよりもセルロースに近い物質として一種の多糖類と見なしたが，抽出法の発展により構成成分が明らかとなったアミロイドの沈着した肝臓および脾臓では，非常に高い割合で窒素を産出している。それがきっかけでアミロイドの大部分は蛋白質が占め，約1～5％はムコ多糖を含むことがわかった。アミロイドはさまざまな基礎疾患のもとに発生し，さまざまなアミロイド前駆蛋白が蓄積，重合して不溶性のアミロイド線維が形成される。アミロイド線維の沈着によりさまざまな臓器障害を引き起こす疾患群をアミロイドーシスとよぶ。

アミロイド前駆蛋白質は，現在30種類以上が同定され，個々の前駆蛋白のアミノ酸配列は著しく異なるにもかかわらず共通の特徴をもつ。

アミロイドは，HE染色では細胞外に沈着する好酸性無構造物質として観察される（図5.4.1）。アミロイドの定義は，①congo red染色では橙赤色に染色され，偏光下で淡黄緑色の複屈折を示す。②電顕的には，直径8～10nmの細線維として観察される。細線維は，2.5nmの隙間で隔てられた2本のフィラメントが1,000Å周期で二重らせん構造

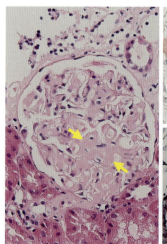
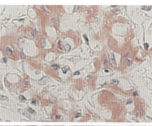
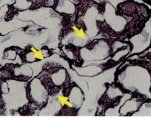

図5.4.1　アミロイド（腎臓）
左）HE染色。メサンギウム領域と基底膜に好酸性無構造物質（矢印）が沈着する。右上）congo red染色。アミロイドが橙赤色に染色される。右下）PAM染色。糸球体基底膜の上皮細胞側に束状構造物（spicula：矢印）を認める。

用語 コンゴ赤（congo red），ダイレクトファストスカーレット（direct fast scarlet；DFS）染色，アミロイド（amyloid），ヘマトキシリン・エオジン（Hematoxylin - Eosin；HE）染色，アミロイドーシス（amyloidosis），過ヨウ素酸メセナミン銀（periodic acid-methenamine-silver；PAM）染色

表 5.4.1　アミロイドーシスの分類

全身性アミロイドーシス

	アミロイド蛋白	アミロイド前駆蛋白	アミロイドーシス臨床病型
遺伝性	ATTRv	トランスサイレチン（変異型）	遺伝性トランスサイレチンアミロイドーシス（旧：家族性アミロイドポリニューロパチー）
	Agel	ゲルソリン（変異型）	遺伝性ゲルソリンアミロイドーシス
	AApoA I	アポリポ蛋白 A-I（変異型）	遺伝性アポリポ蛋白 A-I アミロイドーシス
	AApoA II	アポリポ蛋白 A-II（変異型）	遺伝性アポリポ蛋白 A-II アミロイドーシス
	AApoC II	アポリポ蛋白 C-II（変異型）	遺伝性アポリポ蛋白 C-II アミロイドーシス
	AApoC III	アポリポ蛋白 C-III（変異型）	遺伝性アポリポ蛋白 C-III アミロイドーシス
	ALys	リゾチーム（変異型）	遺伝性リゾチームアミロイドーシス
	AFib	フィブリノーゲンα鎖（変異型）	遺伝性フィブリノーゲンアミロイドーシス
	ACys	シスタチン C（変異型）	遺伝性シスタチン C アミロイドーシス
	$A\beta_2M$	β_2ミクログロブリン（変異型）	遺伝性β_2ミクログロブリンアミロイドーシス
	APrP	プリオン蛋白（変異型）	遺伝性全身性 PrP アミロイドーシス
非遺伝性	ATTRwt	トランスサイレチン（野生型）	野生型トランスサイレチンアミロイドーシス（旧：老人性全身性アミロイドーシス）
	AL	免疫グロブリン L 鎖	AL アミロイドーシス
	AH	免疫グロブリン H 鎖	AH アミロイドーシス
	AA	血清アミロイド A	AA アミロイドーシス
	$A\beta_2M$	β_2ミクログロブリン	透析関連アミロイドーシス

限局性アミロイドーシス

	アミロイド蛋白	アミロイド前駆蛋白	アミロイドーシス臨床病型
脳	$A\beta$	$A\beta$前駆蛋白質（野生型，変異型）	Alzheimer 病，脳アミロイドアンギオパチー
	APrP	プリオン蛋白（野生型，変異型）	Creutzfeldt-Jakob 病
	ACys	シスタチン C（変異型）	遺伝性脳アミロイドアンギオパチー
	ABri	ABri 前駆蛋白質（変異型）	家族性英国型認知症
	ADan	ADan 前駆蛋白質（変異型）	家族性デンマーク型認知症
内分泌	ACal	プロカルシトニン	甲状腺髄様癌に関連
	AIAPP	アミリン	II 型糖尿病に関連
	AANP	ANP（心房性ナトリウム利尿ペプチド）	限局性心房アミロイドーシス
	APro	プロラクチン	プロラクチン産生腫瘍
角膜	ALac	ラクトフェリン	角膜アミロイドーシス
	AKer	ケラトエピセリン	角膜アミロイドーシス
他	AMed	ラクトアドヘリン	大動脈中膜アミロイドーシス
	AIns	インスリン	インスリンアミロイドーシス（医原性）
	AL	免疫グロブリン L 鎖	限局性結節性アミロイドーシス

（日本循環器学会，他（編）：2020 年版 心アミロイドーシス診療ガイドライン，10，2020. より引用）

局性アミロイドーシスに大別される。さらにアミロイド蛋白や前駆体蛋白の違いにより細分類され，これまでに発生機序が異なるさまざまなアミロイドーシスが同定されている（**表5.4.1**）[1]。

3. アミロイドーシスの診断

アミロイドーシスの確定診断には組織生検が施行される。全身性アミロイドーシスの場合，アミロイドは腎や消化管で高率に検出され，検出感度は劣るが腹壁脂肪でも検索は可能である。検体採取の安全性は，より侵襲の少ない点で，消化管や腹壁脂肪からの生検が優れている。アミロイドの沈着は消化管のなかでも小腸に多く，血管壁に沈着する頻度が高いため，検体を採取する際には，粘膜下層を含むことが重要である。

組織生検にてアミロイドが確認されると，病型診断のために特異抗体を用いた免疫組織化学染色が施行され，アミロイドの種類を検索する。遺伝性アミロイドーシスでは，さらに遺伝子検査が行われる。

近年，新しい病理診断法として，免疫組織化学によるアミロイド蛋白同定困難症例に対する質量分析法の実施がガイドラインなどで推奨されているが[2]，設備や特殊な抗体などの準備は必ずしも容易ではない。厚生労働省研究費補助金難治性疾患政策研究事業アミロイドーシスに関する調査研究班では，アミロイドーシス病型診断コンサルテーション窓口を研究班ホームページに開設しており，診断困難例に対し，免疫組織化学や質量分析などによる診断支援を受けることも可能である[3]。

[青木裕志]

を構成し，アミロイド線維はほぼ直線的で枝分かれがない。③X線回析ではβpleated sheet構造を示す。

2. アミロイドーシス

アミロイドーシスは，1975年に厚生省特定疾患に指定された難病で，アミロイドが体内のさまざまな臓器に沈着する状態を示す。徐々に臓器の実質が置換されることにより，臓器は機能不全に陥る。アミロイドーシスを呈した臓器は硬く肥大し，割面はろう状に変性する。

アミロイドーシスは，アミロイドの沈着が全身諸臓器に及ぶ全身性アミロイドーシスと，特定の臓器に限局する限

4. 染色法

アミロイドの検出にはcongo red染色をはじめ，methyl violet染色，tioflabin T染色，皮膚アミロイドーシスに利用されるdirect fast scarlet（DFS）染色[4]などを用いることが可能であるが，アミロイドの定義に即したcongo red染色にて橙赤色の染色と，偏光下の緑色複屈折で確認することが原則となる。従来から実施されていた過マンガン酸カリウム処理によるアミロイドA（AA）と非AAの鑑別法は，判断に熟練を要し誤認が多いためガイドライン上では推奨されていない[5]。

用語　β_2-ミクログロブリン由来のアミロイド（amyloid originating from β_2-microglobulin；$A\beta_2M$），免疫グロブリンL鎖由来のアミロイド（amyloid light chain；AL），免疫グロブリンH鎖由来のアミロイド（amyloid heavy chain；AH），アミロイドA（amyloid A；AA），βアミロイド（amyloid β；$A\beta$）

5.4.2 アミロイドの染色法

5.4.2.1 Congo red 染色法

● **ポイント！**

- 野生型ATTRアミロイドーシス（老人性全身性アミロイドーシス）の治療薬が登場して注目されてきている。
- 共染しやすい染色であり，共染が起こると診断に影響を与える可能性があることを認識しておく。
- 心筋細胞間に沈着した野生型ATTRアミロイドはCongo redの染色性が弱いので，注意が必要である。
- 皮膚アミロイドはCongo redの染色性が弱いことが多く，後述のDFS染色を推奨する。
- Congo red染色で陽性であった場合，免疫組織化学（IHC）染色などでアミロイド蛋白の同定が可能である（図5.4.2，5.4.3）。
- FFPE切片は，通常よりやや厚めの4〜6μmで薄切するとよい。

- 原則として陽性対照切片とともに染色する。
- Congo redの色素は，メーカーやロットによって色や染色の強さ，共染の程度が異なる。

● **1. 目的**

アミロイドは線維状の不溶性蛋白質であり，HE染色では薄いピンク色に染まり（図5.4.4），Congo red染色で橙赤色に染色される（図5.4.5）。Congo red染色は，組織へのアミロイドの沈着の証明をする最も一般的な方法である。

● **2. 原理**

Congo redは，sodium diphenyl diazobis-d-naphthylamine sulfonateの酸性アニリン性色素であり，アミロイドに強く吸着する[6]。アミロイドはX線解析によるとβ-シート構造をとっており，このひだ状のシート構造の間にCongo redの分子が規則正しく結合すると考えられている[7]。

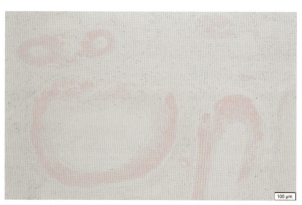

図5.4.2　Aλ型アミロイド沈着胆嚢　ピリジンCongo red染色　×100
アミロイドがピンク色に染まっている。

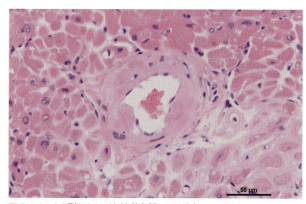

図5.4.4　Aλ型アミロイド沈着心臓　HE染色　×200
HE染色標本でアミロイドは薄いピンク色に染まるが，これのみでアミロイドの鑑別は困難である。

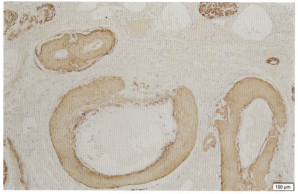

図5.4.3　Aλ型アミロイド沈着胆嚢　抗λ鎖抗体IHC染色　×100
アミロイドが抗λ鎖抗体で染まっていることから，Aλ蛋白の沈着と判定される。

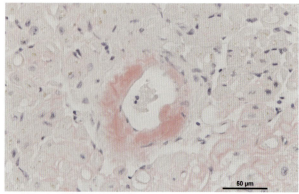

図5.4.5　Aλ型アミロイド沈着心臓　ピリジンCongo red染色　×200
血管壁および心筋細胞間に沈着したアミロイドが橙赤色に染色されている。

用語　アミロイドとして沈着したトランスサイレチン（transthyretin amyloid protein；ATTR），免疫組織化学（immunohistochemistry；IHC）

3. 染色方法

方法や用いる試薬が違う，3種類の方法を紹介する。

(1) アルカリCongo red染色法（図5.4.6）

①試薬の調製

◆Congo red染色液
Congo red 0.2g
塩化ナトリウム1g
80％エタノール100mL
0.1％水酸化ナトリウム水溶液1mL

・80％エタノール100mLにCongo red 0.2gを完全に溶解させ，塩化ナトリウム1gを加えて一晩攪拌する。
・攪拌後濾過し，0.1％水酸化ナトリウム水溶液1mLを加えて使用する。

◆媒染液
塩化ナトリウム3g
80％エタノール100mL
0.1％水酸化ナトリウム水溶液1mL

・80％エタノール100mLに塩化ナトリウム3gを加え一晩攪拌後濾過し保存液とする。
・濾液に0.1％水酸化ナトリウム水溶液1mLを加え使用する。

◆マイヤーのヘマトキシリン液

②染色手順

1) 脱パラフィン，親水操作
2) マイヤーのヘマトキシリン液2分*1
3) 流水水洗　10分
4) 80％エタノール　10回
5) 媒染液　20分*2
6) Congo red染色液　20分
7) 脱水，透徹，封入

参考情報

*1：ヘマトキシリンの色味は薄めの方がCongo redの微妙な染色を観察しやすい。これは以降紹介する染色法でも同様である。

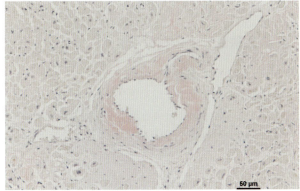

図5.4.6　Aλ型アミロイド沈着心臓　アルカリCongo red染色　×100

*2：染色性低下を避けるため，なるべく媒染液を次の染色液に持ち越さないようにする。

(2) ピリジンCongo red染色法（図5.4.7）

共染の低減を主眼に置いた染色法であり，靱帯・腱など，結合組織が多い標本での染色にとりわけ有用である。

塩化ナトリウムが染色性・共染を低減させ，ピリジンが染色部位を増強させる効果をもつ。媒染時間，染色時間，分別回数で染まり方の調節が可能である。

一度条件が決まれば，不確定要素が少なく比較的安定した染色結果が得られる。

染色液，媒染液ともに直射日光を避けた常温で長期保存可能であるが，染色するごとに少しずつ染色性や効果が落ちていくことに留意する。

ピリジン原液使用時は手袋を着用し，直接肌につかないようにする。

①試薬の調製

◆Congo red染色液

粉末からの調製法(a)に加え，武藤化学社製1％コンゴー赤液を用いた調製法(b)も紹介する。*3

(a)粉末を用いた調製
Congo red 0.2g
塩化ナトリウム1g
80％エタノール100mL
ピリジン1mL

・80％エタノール100mLにCongo red 0.2gを完全に溶解させ，塩化ナトリウム1gを加えて一晩攪拌する。
・攪拌後ピリジン1mLを加え濾過する。

(b)武藤化学社製1％コンゴー赤液を用いた調製
武藤化学社製1％コンゴー赤液5mL
塩化ナトリウム2g
100％エタノール80mL
精製水15mL
ピリジン1mL

・100％エタノール80mL，精製水15mL，1％コンゴー赤液5mLを混和し均一化したら、塩化ナトリウム2gを加えて一晩攪拌する。
・攪拌後ピリジン1mLを加え濾過する。

◆媒染液・分別液*4
塩化ナトリウム3g
80％エタノール100mL
ピリジン1mL

・80％エタノール100mLに塩化ナトリウム3gを加え一晩攪拌後濾過し保存液とする。
・濾液にピリジン1mLを加え使用する。

◆マイヤーのヘマトキシリン液

5章　一般染色各論

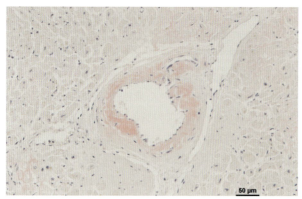

図5.4.7　Aλ型アミロイド沈着心臓　ピリジンCongo red染色　×100

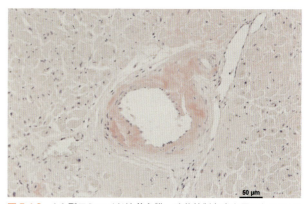

図5.4.8　Aλ型アミロイド沈着心臓　武藤社製色素を用いたCongo red染色　×100

②染色手順
1) 脱パラフィン，親水操作
2) マイヤーのヘマトキシリン液　2分
3) 軽く水洗
4) 80％エタノール　10回
5) 媒染液　10分*5
6) Congo red染色液　20分
7) 100％エタノール　10回
8) 分別液　3回*6
9) 脱水，透徹，封入

参考情報
*3：粉末からの染色液は薄めに，武藤化学社製1％コンゴー赤液を用いた場合は濃く染色される傾向がある。
*4：媒染液と分別液は同じ成分のものであるが，混同して使用しない。
*5：媒染液の時間を長くすると共染は少なくなり，アミロイドの染色性も低下する。染色性低下を避けるため，なるべく媒染液を次の染色液に持ち越さないようにする。
*6：鏡検の必要はない。分別の実施を推奨するが，染色性によっては省略可能である。

(3) 武藤化学社製1％コンゴー赤液を用いたCongo red染色法（図5.4.8）

染色液などの入手が容易で，新規導入しやすい方法である。染色時間，分別の回数で染まり方を調節できる。安定的な染色結果を出すには経験を要する。

①試薬の調製
◆Congo red染色液
　武藤化学社製1％コンゴー赤液50mL
　100％エタノール50mL
◆分別液
　水酸化カリウム0.2g
　80％エタノール100mL
◆マイヤーのヘマトキシリン液

②染色手順
1) 脱パラフィン，親水操作
2) マイヤーのヘマトキシリン液　2分

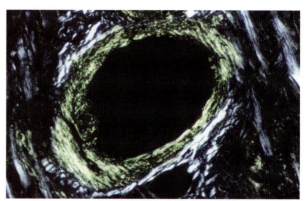

図5.4.9　ALアミロイド沈着心臓　ピリジンCongo red染色の偏光顕微鏡像　×100
アミロイドが緑色偏光を呈している。

3) 水洗・色出し　10分
4) Congo red染色液　5分
5) 100％エタノール　10回
6) 分別液　10回*7
7) 100％エタノール　10回
8) 脱水，透徹，封入

参考情報
*7：結合組織に注目して鏡検し，分別が足りない場合はさらに5〜10回程度分別操作して確認する。この操作を分別できるまで繰り返す。過分別の場合は再度Congo red染色液に入れ染め直す。

4. 染色態度

細胞核：薄いヘマトキシリン色
アミロイド：ピンク色〜橙赤色
アミロイド：Congo red染色標本を偏光顕微鏡下で観察すると緑色の偏光を呈する（図5.4.9）。

5. 精度管理

(1) アミロイドの染色性

Congo redの色素は，メーカーやロットにより色や染色の強さ，共染の程度が異なるため，各施設に合った色素の選択とそれに対応した染色法の調整が必要である。

(2) 対照標本

陽性対照は結合組織を含み，Congo redがはっきり染まる部分のあるものが望ましい。

(3) 薄切

一般的にアミロイドは染色性が弱く淡染する。そのため，切片は4〜5μm程度に通常より厚く薄切する。

(4) Congo red染色液

Congo red染色液は比較的安定的で，直射日光を避けた常温で保存可能である。ただし，使用するたびに染色性は徐々に低下するため，染色性を注視し使用頻度に合わせた更新が必要である。

また，アルカリCongo red染色，ピリジンCongo red染色では，媒染液の持ち越しが染色性の低下を加速させるおそれがあるため，余分な媒染液を拭うなどの工夫が望ましい。

(5) マイヤーのヘマトキシリン

マイヤーのヘマトキシリンは，通常の1g/Lの濃度を使用する。濃いヘマトキシリンは共染してアミロイドの染色性に影響を及ぼし，暗いCongo redの色となる。

(6) 分別

ピリジンCongo red染色では，3回素早く行う程度を基準とする。

0.2%水酸化カリウム80%エタノール液での分別工程は染色結果への影響が大きい。この分別では，コントロールの結合組織と陽性部位に注目し，結合組織の共染が消え，陽性部位になるべく染色が残るようにする。

(7) 染色性のチェック

陽性対照標本とともに染色を行い染色性のチェックをする。染色性のチェックは，染色の原理や染色不良の原因がわかる熟練した技師がすべての染色標本のチェックを行う必要がある。また熟練した技師は不良が生じた場合には，その原因を染色実施者に説明し，教育指導を行い再発防止に努める。

(8) マニュアル作成

いつでも，誰でも同様の染色性が得られるように，染色方法や試薬調整はマニュアル化する。同じ方法で染色や試薬調整を行う必要がある。

6. 最後に

アミロイドーシスの診断にとってCongo red染色の染色結果は重要なものである。しかしながら染色結果は，染色操作，標本の厚さ，染色液などの状態や染色時の環境（気温など）から影響を受け，厳密には一定しない。時には判断を迷わせてしまう標本ができるのも避けがたい。そのなかで正確な評価が可能な染色標本を作製するためには，よい標本を作製するという意識とそれにもとづくチェック・改善が必要と考える。

Congo red染色に限ったことではないが，日々の余裕のない業務のなかでも，結果・評価を真摯に受け止め，時にはヒアリングを行い，観察者にとって有用でなるべくストレスのない標本作製を心がけたい。

［和木　崇］

5. 4. 2. 2　direct fast scarlet 染色法

●ポイント!

- ダイレクトファストスカーレット（DFS）染色は，Congo red染色に次いで繁用されるアミロイドを証明する染色法で，とくに皮膚に沈着したアミロイドでは，Congo red染色よりも強い陽性像を示す。
- 切片の厚さも重要で，4〜6μm程度のやや厚めの切片の方が，コントラストのある染色結果が得られる。
- 膠原線維が豊富な臓器では，過染しやすいため，DFS染色液および希アンモニア水での分別の時間を調整する必要がある。

1. はじめに

1977年，森，柳原らによってDylon社製の家庭用木綿染料であるパゴダ赤（pagoda red）を用いたアミロイドを染色する方法としてダイロン染色が発表された。皮膚のアミロイド沈着を証明する方法として広く用いられたが，ロットによる格差や，本染料中に含まれる色素成分以外の塩類，安定剤などの不純物が原因と思われる染色結果の不安定性が問題となっていた。その後，パゴダ赤中のbenzo

✏ **用語**　パゴダ赤（pagoda red）

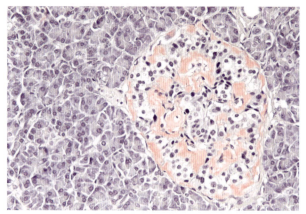

図 5.4.10　膵臓に沈着したアミロイド　×200
全身性アミロイドーシス。ランゲルハンス島内にびまん性にアミロイドが沈着を認める。

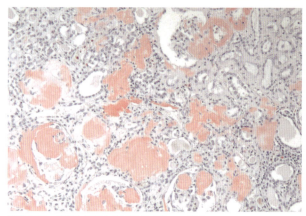

図 5.4.11　腎臓に沈着したアミロイド　×100
図 5.4.10 と同一患者の腎臓。間質，尿細管および糸球体内部にもアミロイドの沈着を認める。

fast scarlet 4BSがアミロイドを染める有効な成分であることが判明し，direct fast scarlet（DFS）染色として改良され，現在ではCongo red染色に次いで繁用されるようになった。

2. 染色方法

(1) 試薬の調整

①DFS染色液[*1]

　DFS 4BS 0.1g

　無水硫酸ナトリウム 0.4g

　50%イソプロプルアルコール 50mL

　　DFS 4BS 0.1gを50%イソプロピルアルコール50mLに溶かし，無水硫酸ナトリウムを加え，10分間以上マグネチックスターラーで撹拌し，ただちに濾過する。その濾液を使用液とする[*2]。

②希アンモニア水

　50mLの精製水にアンモニアを2〜3滴加える。

③マイヤーのヘマトキシリン

(2) 染色手順

1) 脱パラフィン，親水操作
2) 流水水洗後，軽く精製水に浸す
3) DFS染色液 5〜15分[*3]
4) 流水水洗
5) 精製水で十分に洗浄
6) 後染色：マイヤーのヘマトキシリン　3分
7) 色出し・分別：希アンモニア水　数秒[*4]
8) 水洗，エタノール脱水
9) キシレン，封入

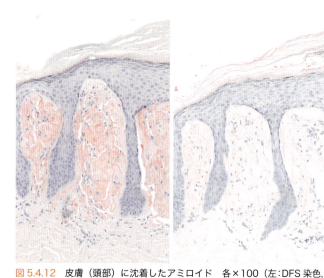

図 5.4.12　皮膚（頭部）に沈着したアミロイド　各×100（左：DFS 染色，右：Congo red 染色）
真皮乳頭層に DFS 染色陽性のアミロイド沈着を認めるが，同部位は Congo red 染色では陰性である。

参考情報

* 1：DFS 4BSが完全に溶けてから無水硫酸ナトリウムを加える。溶解が不十分なままだと，良好な結果が得られない。溶解時に多少加温するとよく溶ける。
* 2：市販品もあるが，自家調整の場合は，必ず染色時に作製する。
* 3：臓器によっては共染しやすいので，5分くらいの時点で一度，顕微鏡で確認するのが望ましい。
* 4：色出しに加えて，分別も兼ねているため，手早く，顕微鏡下で確認しながら行う。

(3) 染色態度（図5.4.10〜5.4.12）

核：青紫色

アミロイド：橙〜赤褐色（緑〜黄色の偏光）

(4) 皮膚アミロイドーシス

皮膚におけるアミロイド沈着症としては，斑状アミロイドーシス，アミロイド苔癬，肛門／仙骨部皮膚アミロイドーシスがある[8]。これらはケラチンに由来し，DFS染色でよく染色されるがCongo red染色では陰性あるいは陽性で

5.4 アミロイド染色

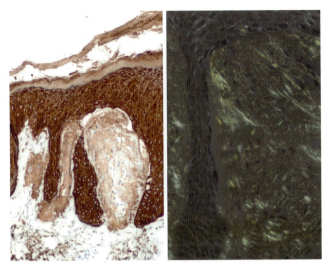

図5.4.13 皮膚アミロイドーシス（左：免疫組織化学 cytokeratin 34βE12 ×100，右：DFS染色偏光下観察 ×400）
図5.4.12と同部位。DFS染色陽性部分は高分子ケラチンに陽性で，偏光下にて緑色の複屈折を示す。

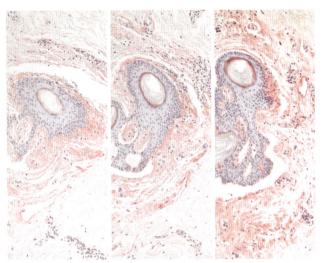

図5.4.14 切片厚による染色結果の違い（皮膚） 各×40
左から3μm，5μm，8μmの切片厚。厚さに比例して染色強度が増すが，背景の共染も強くなる。

あっても極めて弱いことが多い（図5.4.12）。またこれらは抗ケラチン抗体（cytokeratin 34βE12など）に陽性を示し，偏光顕微鏡下にて緑色の複屈折を示す（図5.4.13）。一方，免疫グロブリンに由来するALアミロイド沈着を示す結節性皮膚アミロイドーシスの場合には，Congo red染色で強く陽性になるため，皮膚病変においては両方の染色を併用することが望ましい。

3. 精度管理

先に述べたようにDFS染色の結果を左右する要因はさまざまである。そのため，染色する臓器に応じた切片の薄切厚や，一度顕微鏡で確認するまでの染色時間などをそれぞれ統一し，ばらつきをなくすことが安定した良好な染色結果を得るポイントである。

(1) 切片の厚さ

薄切の厚さも本染色の結果を左右する重要な因子となる。切片厚に比例してアミロイドの染色強度が増し，コントラストのある染色像が得られるが，背景，とくに膠原線維の共染が強くなる傾向にあるので，希アンモニア水での分別で調整することが重要である（図5.4.14）。

Congo red染色も同様で，アミロイドの染色には4～6μmほどのやや厚めの切片の方が良好な染色結果が得られる。

(2) DFS染色液の温度

DFS染色液を50～60℃に加温することで，強い染色結果を得ることができる。しかし，先に述べた切片厚と同様に背景の共染が強くなるため，分別操作での調整を行う。

(3) 臓器による染色時間の調整

DFS染色に共染しやすい膠原線維が豊富な臓器，とくに皮膚や消化管，滑膜組織などでは，むしろ染色時間を長めに行い，分別操作をしっかり行うようにする。一方，腎臓や膵臓などでは共染することがあまりないので，分別は手早く行うようにする。

［松本慎二］

参考文献

1) 日本循環器学会，他（編）：2020年版 心アミロイドーシス診療ガイドライン，https://www.j-circ.or.jp/cms/wp-content/uploads/2020/02/JCS2020_kitaoka.pdf.
2) アミロイドーシスに関する調査研究班（編）：腎アミロイドーシスガイドライン2020，https://amyloidosis-research-committee.jp/wp-content/uploads/2020/07/guideline2020.pdf.
3) アミロイドーシスによる調査研究班：アミロイドーシス病型診断コンサルテーション，http://amyloidosis-research-committee.jp/consultation/
4) 渡辺明朗：「アミロイド染色の原理とポイント」，病理技術 2019；82：46-49.
5) アミロイドーシスに関する調査研究班（編）：アミロイドーシス診療ガイドライン2010，https://amyloidosis-research-committee.jp/wp-content/uploads/2018/02/guideline2010.pdf
6) 春日 孟，松原 修：「コンゴ赤染色」，新編臨床検査講座20 病理学／病理組織細胞学，322-323，医歯薬出版，1997.
7) 星井嘉信，村上喜信：「アミロイド染色」，Medical Technology別冊 最新染色法のすべて，水口國雄（編），33-35，医歯薬出版，2011.
8) 安齋奨一：「斑状アミロイドーシス／アミロイド苔癬」，皮膚病理診断リファレンス，188-190，医学書院，2020.

5.5 核酸染色

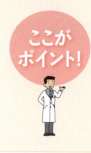

ここがポイント！

- 生体内に存在する核酸にはDNAとRNAがあり，病理組織学的検索にはDNAの検出を目的とするFeulgen反応やDNAとRNAを染め分けるmethyl green-pyronin染色が用いられる。
- 核酸の固定にはアルコールを主成分とした固定液が適しているが，ホルマリン固定でも染色は可能である。
- Feulgen反応はDNAを特異的に証明する方法であり，DNAを赤〜赤紫色に染め上げる。
- methyl green-pyronin染色はUnna-Pappenheim染色ともよばれ，DNAをメチル緑で青緑色〜緑色に，RNAをピロニンで赤色に染め分ける。

5.5.1 核酸染色の概論

● ポイント！

- 生体内に存在する核酸にはDNAとRNAがあり，病理組織学的検索にはDNAの検出を目的とするFeulgen反応やDNAとRNAを染め分けるメチル緑ピロニン（methyl green-pyronin）染色が用いられる。
- 核酸の固定にはアルコールを主成分とした固定液が適しているが，ホルマリン固定でも染色は可能である。
- 塩酸や硝酸を用いた脱灰処理を行った組織は核酸の染色性が著しく低下するため，EDTAまたは酢酸ランタン・酢酸液による処理が望ましい。

● 1. 核酸とは

核酸はヌクレオチドがホスホジエステル結合でつながったポリヌクレオチドで構成される物質で，生体内に存在する核酸にはDNA（デオキシリボ核酸）とRNA（リボ核酸）がある。塩基と五炭糖が結合した化合物をヌクレオシドとよび，ヌクレオシドにリン酸が結合した化合物をヌクレオチドとよぶ。ヌクレオチドを構成する塩基は窒素を含む環状化合物で，プリン塩基（アデニン，グアニン），ピリミジン塩基（シトシン，チミン，ウラシル）がある。

DNA（デオキシリボ核酸）は五炭糖がデオキシリボースのヌクレオチドからなり，ヌクレオチドを構成する塩基にはアデニン，グアニン，チミン，シトシンがある。DNA分子はポリヌクレオチド鎖2本からなっており，2本の鎖はそれぞれ異なる塩基をもつ4種類のヌクレオチドで構成され，塩基部分の水素結合により結びついて二重らせん構造を形成している（図5.5.1）。ヌクレオチドは水素結合によって相補的塩基対（アデニンとチミン，グアニンとシトシン）をつくり，DNAのもつ塩基配列が遺伝子の情報として重要な役割を示している。DNAはヒストンという塩基性蛋白質に結合してヌクレオソームを形成し，このヌクレオソームがさらにらせんを巻いてほかの蛋白質とともに太い線維となったクロマチンという状態で核内に存在する。

RNA（リボ核酸）は五炭糖がリボースのヌクレオチドか

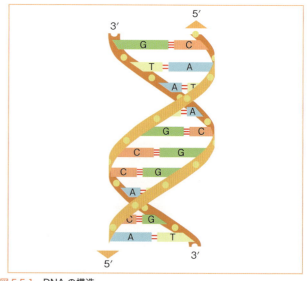

図 5.5.1 DNA の構造
中村桂子，松原謙一監訳：Essential 細胞生物学 原書第5版, 175, 南江堂, 2021 より引用

用語 デオキシリボ核酸（deoxyribonucleic acid；DNA），リボ核酸（ribonucleic acid；RNA），エチレンジアミン四酢酸（ethylenediaminetetraacetic acid；EDTA）

5.5 | 核酸染色

らなり，ヌクレオチドを構成する塩基はアデニン，グアニン，ウラシル，シトシンである。RNAはDNAのように規則正しいらせん構造をとらず1本の鎖からなり，機能によってメッセンジャーRNA，トランスファーRNA，リボソームRNAなどに分けられ，それぞれ遺伝情報の発現や蛋白質合成に重要な役割を果たしている。

● 2. 各種核酸染色

免疫組織化学および分子病理学的手法の発達により，日常の病理組織診断において核酸染色が用いられる機会は非常に少なくなったが，依然として組織切片上で核酸を検出する手法としてその技術の重要性は失われていない。ほかの染色と同様に，組織切片上で目的とする物質の検出を行うには，検体採取から固定，包埋，薄切といった組織切片を作製する過程も重要である。目的とする物質の性状と処理による影響を考慮し，各工程で目的に応じた適切な処理を行うことが重要である。

組織の固定には通常，ホルマリン固定液が用いられるが，核酸は水溶性であり，核酸の固定にはカルノア液などのアルコールを主成分とした固定液が適している。しかし，実際には日常の検体処理で核酸の検出を目的として固定液を選択する場面は少なく，たいていの場合は通常のホルマリン固定液で固定された組織を検索対象とすることがほとんどと考えられる。したがって，ホルマリン固定液で固定を行った場合を含め，固定における核酸の取扱いについて把握しておく必要がある。

過度のホルマリン固定ではDNAの断片化が生じるため，固定液への長時間の浸漬は避ける必要がある。一般的には固定時間は48時間以内が望ましい。一方，RNAは小さい分子の状態で存在し，水に溶出するリスクがあるためアルコールを主成分とした固定液が望ましいが，ホルマリン固定でも染色は可能である。なお，アルコールを主成分とした固定液は組織の収縮が強く，長時間の固定では組織の硬化が強くなるため，小さい組織では短時間の固定を行うことが重要である。また，固定液にはしばしば組織の収縮を抑える目的で酢酸を添加するが，酢酸を含む固定液で長時間の処理を行うとRNAが失われるため，短時間での処理にとどめなければならない。

検体処理においては，脱灰の影響についても十分に留意する必要がある。とくに塩酸や硝酸を用いた脱灰処理を行った組織は核酸の染色性が著しく低下する。したがって，脱灰処理においては，塩酸や硝酸およびプランク・リュクロ液の使用は避ける方がよい。脱灰を行う際にはEDTAによる処理が最も望ましいが，5％ギ酸による処理でも塩酸や硝酸のような著しい影響を受けることはない。また，RNAの検出の際には，酢酸ランタン・酢酸液が望ましいとする報告もある。

病理組織学的検索に用いられるおもな核酸染色には，DNAの検出を目的とするフォイルゲン（Feulgen）反応や2種類の塩基性色素でDNAとRNAを染め分けるmethyl green-pyronin染色があり，本節ではこれらについて解説する。

［森藤哲史］

5.5.2 DNA，RNA の染色法

5.5.2.1 Feulgen 反応

● ポイント！

- Feulgen反応はDNAの存在を証明する方法である。
- 60℃の1mol/L塩酸で加水分解した後，Schiff試薬による呈色反応を利用してDNAの細胞核やクロマチンを赤〜赤紫色に染め上げる。
- 染色強度によりDNAの定量も可能であるが，試薬の濃度や反応時間，温度などにより反応強度が変化するため，注意が必要である。

● 1. 目的

Feulgen反応は，FFPE切片上でDNAの存在を証明する方法で，1924年に化学者のFeulgenにより考案された。通常の光学顕微鏡でDNAを容易に観察することができ，またFeulgen反応の染色強度がDNA量を反映するため，蛍光や吸光度を測定することでDNAの定量も可能となっている。これまでに塩酸の濃度や反応時間，反応温度などさまざまな条件下での研究がなされてきたが，DNA定量のためにはFeulgenの提唱した1mol/L塩酸60℃の加水分解条件が最も優れていると考えられている。

✎ 用語　フォイルゲン（Feulgen）反応

181

■5章　一般染色各論

● 2. 原理

　DNAを希塩酸で加水分解すると，塩基と糖のグリコシル結合が切断されアプリン酸（APA）を生じる。すなわち，核酸中のデオキシリボースはプリン塩基（アデニン，グアニン）を遊離しAPAとなる。デオキシリボースはもともとアルデヒド基をもっていないが，APAとなることによってデオキシリボース残基が開環してアルデヒド型となり，その部分にSchiff試薬中の塩基性色素であるパラローズアニリンが反応し，呈色する。

● 3. 染色方法

(1)試薬の調製

①1mol/L塩酸

　比重1.19（36.7％）の濃塩酸82.5mLを精製水中に加え，全量を1,000mLとする。市販の1mol/L塩酸を用いてもよい[*1]。

参考情報

[*1]：濃塩酸の濃度および比重で使用量が異なるので注意する。

②Schiff試薬

　塩基性フクシンまたはパラローズアニリンを過剰の亜硫酸と混合し，脱色させて作製する。

・塩基性フクシンまたはパラローズアニリン1g
・精製水200mL
・1mol/L塩酸20mL
・亜硫酸水素ナトリウム1g
・活性炭（粉末）0.2g

　1）ビーカーまたは三角フラスコに精製水200mLを入れ，煮沸した後火を止める。
　2）塩基性フクシンまたはパラローズアニリン1gを少量ずつ攪拌しながら加えて溶解する。
　3）色素が完全に溶解後，約50℃まで冷却し，一度濾過する。
　4）1mol/L塩酸20mLを加え，流水で約25℃まで冷却し，さらに亜硫酸水素ナトリウム1gを加えてよく混和，溶解させる。
　5）密栓し，12～24時間冷暗所で放置すると，液は黄褐色となる。
　6）活性炭0.2gを加えて1分間よく攪拌し濾過する[*2]。液は無色透明となる。
　7）染色液は密栓し，冷暗所に保存する[*3]。市販のSchiff試薬を用いてもよい。

参考情報

[*2]：強く振盪するよう攪拌するとよい。
[*3]：冷暗所で1か月間は保存可能であるが，赤色調が現れた場合は新調する。

③亜硫酸水

・10％無水重亜硫酸ナトリウム10mL
・1mol/L塩酸10mL

上記を精製水200mLに加える。

④ライトグリーン液（対比染色用）

・ライトグリーンSF 0.2g
・酢酸0.2mL
・精製水100mL

上記を原液とし，使用時，精製水で5倍希釈する。

(2)固定

　10～20％リン酸緩衝ホルマリン液，ホルマリン液，カルノア液，アルコール，その他の固定でも可能である。

(3)推奨される切片の厚さ

　4～5μm程度のFFPE切片。切片が厚すぎると加水分解の際に剝がれやすくなり，薄すぎるとDNA量が少なくなるため標本が観察しにくい。

(4)染色手順

①脱パラフィン，親水操作
②流水，精製水にて水洗
③1mol/L塩酸60℃　5～10分（加水分解）[*4]
④冷（室温）1mol/L塩酸で洗浄（反応停止）
⑤精製水にて水洗
⑥Schiff試薬　30～60分[*5]
⑦亜硫酸水で洗浄　2分×3回[*6]
⑧流水水洗，精製水
⑨必要に応じライトグリーン液にて対比染色1分以内[*7]
⑩水洗
⑪脱水，透徹，封入

参考情報

[*4]：加温時には切片が極めて剝がれやすい。切片を動かすときはできるだけ静かに操作し，慎重に染色する。剝離を防ぐために，コーティングのスライドガラスを用いるとよい。また，切片を1mol/L塩酸60℃の槽に移す前にあらかじめ温めておいた精製水ですすぐか，1mol/L塩酸60℃を2槽用意し，1槽目に軽く浸してから2槽目に移すと，切片の剝離防止にもなり，また反応時間を一定に保つことも可能である。
[*5]：使用前に室温に戻しておく。
[*6]：亜硫酸水の洗浄は，Schiff試薬の呈色反応後に直接水に入れるとSchiff試薬が再度色付き，偽陽性となるおそれがあ

✎用語　アプリン酸（apurinic acid；APA）

182

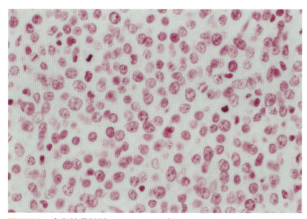

図5.5.2 多発性骨髄腫　Feulgen反応　×400
核のDNAがSchiff試薬により赤色に染色されている。
〔洛和会音羽病院　臨床検査部　森藤哲史技師より提供〕

るため行われているが，現在では亜硫酸水で洗浄しなくてもSchiff試薬が完全に洗い落されるため，洗浄は不要との説もある。

*7：ライトグリーン液による対比染色はかえって核に共染し，観察しにくくなる場合があるので，必須ではない。

(5) 定量法

Feulgen反応標本での顕微蛍光測光は，G励起・超高圧水銀灯（Hg）・波長546nmで行う。DNAはオレンジ色の蛍光を発し，その蛍光濃度を測光する。

(6) 染色態度（図5.5.2）

DNAの細胞核，クロマチン：赤〜赤紫色

真菌，原虫，細菌などのDNA，DNAウイルスの封入体なども陽性となる。

● 4. 精度管理

各工程において染色性の低下や偽陰性を招くことがある。以下に注意を要するおもな項目について述べる。

(1) 固定液の種類と固定時間

リン酸緩衝ホルマリン液やホルマリン液で長時間固定すると反応が弱くなり，染色性の低下をきたすため，必要以上の固定は避ける。

(2) 加水分解時間と反応温度

固定液の種類により加水分解時間が異なる。ホルマリン液ではアルコールを含む固定液やカルノア液よりも加水分解時間を長めにするとよい。加水分解時間が長すぎると，DNAは解重合のため反応が弱くなる。

また染色に使用するドーゼの種類により，塩酸の温度が正確に60℃とならない場合がある。染色前に液の温度確認をすることが必要である。

(3) Schiff試薬の劣化は偽陰性を招く

Schiff試薬は繰り返し使用可能な試薬であるが，頻回使用により，発色が弱くなったり偽陰性を呈したりすることがあるため注意が必要である。液が赤色調に着色した場合は使用できないため，液を新調する。

なおSchiff試薬の効力は，37〜40％のホルマリン10mLにSchiff試薬を2〜3滴滴下し，直ちに赤紫色になれば使用可能であり，着色の遅れや深青緑色になる場合は使用できないとされる。

(4) 定量法における反応条件設定は厳密に

DNAの定量を目的とする場合には固定液の種類や加水分解の条件，Schiff試薬の処理時間などにより反応強度が変化するため，厳密な条件設定が必要である。

(5) 標本の評価

標本の染色性を確認するために，加水分解を行っていない対照標本を同時に染色し，反応性の確認を行うことが大切である。

〔棚田　諭〕

5.5.2.2　methyl green-pyronin染色法

● ポイント！

- methyl green-pyronin染色はUnna-Pappenheim染色ともよばれ，DNAをメチル緑で青緑色〜緑色に，RNAをピロニンで赤色に染め分ける染色法である。
- methyl green-pyronin染色液の各色素の適切な混合比は色素の状態やメーカー，ロットなどにより異なる場合がある。
- 形質細胞を観察し，核が青緑色〜緑色に，細胞質が赤色に明瞭に染色されていることを確認することでできあがった標本の評価を行う。

● 1. 目的

methyl green-pyronin染色はPappenheimが1899年に最初に発表し，1902年にUnnaが改良法を発表していることからUnna-Pappenheim染色ともよばれ，DNAをメチル緑で青緑色〜緑色に，RNAをピロニンで赤色に染め分ける染色法である。病理組織学的にはおもに形質細胞の同定を

用語　メチル緑・ピロニン（methyl green-pyronin）染色，メチル緑（methyl green），ピロニン（pyronin）

■5章　一般染色各論

目的として行われており，多発性骨髄腫などの形質細胞由来の腫瘍や形質細胞に関連した疾患の診断に有用である。

● 2. 原理

　メチル緑，ピロニンともに塩基性色素であり，水溶液中で陽性に荷電した色素が，陰性に荷電した核酸中のリン酸基に結合すると考えられる。染め分けの原理として詳細は不明な点が多いが，DNAとRNAの構造と色素分子の大きさの違いで染め分けられると考えられている。すなわち，構造の疎なDNAは分子の大きなメチル緑に染まり，構造の密なRNAは分子の小さいピロニンに染まる。本染色では染色液の溶媒にpH4.2の酢酸緩衝液を用いているが，pHによって染色液中の各色素のイオン化している割合が異なるため，染色性に影響を与える。pHが低いと分子量が小さくより拡散しやすいピロニンの赤色が優勢になるが，pHが高くなるとイオン化するアミノ基を1つしかもたないピロニンはイオン化が抑制され，メチル緑の緑色が優勢になる。

● 3. 染色方法

(1) methyl green-pyronin染色
①試薬の調製
　◆0.2%メチル緑水溶液
　　・メチル緑 0.2g
　　・精製水 100mL
　上記を混合溶解し，メチル緑液の精製を行う。
　メチル緑中には自然酸化により生じたメチル紫（methyl violet）が混在している。メチル紫がクロロホルムに溶解する性質を利用してこれを除去する。
　　1）0.2%メチル緑水溶液を分液ロートに入れ，等量のクロロホルムを加えてよく振盪し，静置する。
　　2）メチル紫が溶解したクロロホルムの層が下層に沈むので，これを捨てる。
　　3）同じ操作をクロロホルムが無色になるまで繰り返す（通常4～5回程度）。
　　4）精製した上層のメチル緑水溶液を染色に用いる。
　分液ロートがない場合には精製した上層のメチル緑水溶液をピペットなどで回収して染色に用いてもよい。
②0.2%ピロニン水溶液
　　・ピロニンG 0.2g
　　　（ピロニンYでも可）
　　・精製水 100mL
　上記を混合溶解する。

③0.1mol/L酢酸緩衝液（pH4.2）
　　・0.1mol/L酢酸 15mL
　　　（酢酸6mLに精製水を加え1,000mLとする）
　　・0.1mol/L酢酸ナトリウム 5mL
　　　（酢酸ナトリウム・三水和物13.6gに精製水を加え1,000mLとする）
　上記を混合する。
④methyl green-pyronin染色液[*1]
　　・0.2%メチル緑水溶液 18mL
　　・0.2%ピロニン水溶液 9mL
　　・0.1mol/L酢酸緩衝液（pH4.2）13mL
　　　精製水 13mL
　上記を混合する。

> **参考情報**
> [*1]：メチル緑水溶液とピロニン水溶液の適切な混合比は色素の状態やメーカー，ロットなどにより異なる場合がある。色素を新調した際には試し染めを行い，適切な混合比を決定する必要がある。試し染めの際には染色液から切片を取り出して余分な染色液を拭い，顕微鏡で染色性を確認する。赤色が弱ければピロニン水溶液を追加し，赤色が強すぎればピロニン水溶液の量を減じて染色液を新調し，再び試し染めを行う。

(2) 固定
　カルノア液，純エタノール，ヘリー液，10～20%中性緩衝ホルマリン液，10～20%ホルマリン固定液など。

(3) 切片の厚さ
　3～4μmのFFPE切片。

(4) 染色手順
　1）脱パラフィン，親水操作
　2）流水水洗，精製水を通す
　3）methyl green-pyronin染色液　20分
　4）濾紙で挟んで余分な染色液を吸い取る（図5.5.3）[*2]
　5）n-ブタノールで手早く分別・脱水3～4槽
　6）n-ブタノール・キシレン等量混合液を通す
　7）キシレンで透徹，封入

> **参考情報**
> [*2]：切片を傷付けないよう，濾紙の平滑な面を使用する。また，切片を濾紙で挟む際には力を一定方向に均一に加える。

✎ **用語**　メチル紫（methyl violet）

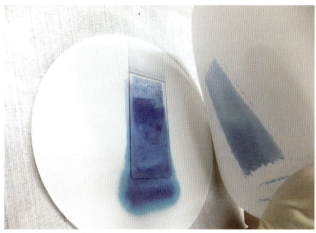

図 5.5.3　染色手順 4)
染色液に浸漬後，濾紙で挟んで余分な染色液を吸い取る。濾紙の平滑な面を使用し，切片を挟む際には力を一定方向に均一に加える。

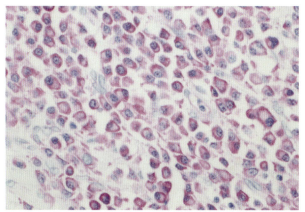

図 5.5.4　形質細胞腫　methyl green-pyronin 染色　×400
10%緩衝ホルマリン固定，4μmFFPE切片。核のDNAが青緑色〜緑色に，細胞質のRNAが赤色に染色されている。

(5) 染色態度　(図5.5.4)*3
　DNA：青緑色〜緑色
　RNA：赤色

参考情報
＊3：ピロニンはRNAに対して必ずしも特異的ではないため，RNAを厳密に証明するためにはリボヌクレアーゼ消化試験を併用する必要がある。

(2) リボヌクレアーゼ消化試験
　連続した2枚の切片を用意し，1枚に対してリボヌクレアーゼ溶液による消化を行い，同時にmethyl green-pyronin染色を行う。

① 試薬の調製
　リボヌクレアーゼ液
　　・リボヌクレアーゼ5,000単位
　　・0.1mol/Lリン酸緩衝液（pH6.0）40mL
　　上記を混合溶解する。

② 染色手順
　1) 脱パラフィン，親水操作
　2) 流水水洗，精製水を通す
　3) 1枚の切片を0.1mol/Lリン酸緩衝液（pH6.0）に入れ，もう1枚をリボヌクレアーゼ溶液に入れる。37℃，60分
　4) 水洗後methyl green-pyronin染色を行う

③ 染色態度
　DNAはリボヌクレアーゼ抵抗性を示し，RNAは消化される。

4. 精度管理

(1) 固定液
　エタノールを主成分とした固定液に比較して，ホルマリン液で固定した場合には全体的にやや青味がかった色調になる傾向がある。

(2) 脱灰処理
　塩酸や硝酸，プランク・リュクロ液を用いた脱灰処理を行った組織は著しく染色性が低下する。脱灰を行う際には酢酸ランタン・酢酸液が最も望ましいとされる。
　0.05mol/L酢酸ランタン・20%酢酸液
　　・酢酸ランタン1.58g
　　・20%酢酸水100mL
　上記を混合溶解する。この液に2〜5日浸漬した後水洗する。

(3) 色素のメーカー，ロット
　色素のメーカーやロットにより染色性が異なる場合があるため，色素を新調した際には試し染めを行い，染色液の適切な混合比を決定する必要がある。

(4) 染色液のpH
　pHによって染色液中の各色素のイオン化している割合が異なるため，染色性に影響を与える。pHが低いとピロニンの赤色が優勢になり，pHが高いとメチル緑の緑色が優勢になる。

(5) 染色手技
　濾紙で挟んで余分な染色液を吸い取る際に，切片を乾燥させてしまうと染色むらの原因になることがある。また，脱水操作は手早く切片の出し入れを行わないと，染色むらや色素の溶出による染色性低下の原因になることがある。

■ 5章　一般染色各論

● 5. 標本の評価

　とくに，形質細胞は細胞質に粗面小胞体が豊富に存在するため染色の良否の確認に有用である。形質細胞を観察し，核が青緑色～緑色に，細胞質が赤色に明瞭に染色されていることを確認する。ただし，ゴルジ野はほぼ無色でも差し支えない。標本中に形質細胞が存在しない場合は細胞の核が青緑色～緑色に，核小体が赤色に明瞭に染色されていることを確認し，標本の評価を行う。可能な限り，形質細胞を確認できる組織を対照切片として同時に染色することが望ましい。

[森藤哲史]

📖 参考文献

1）中村桂子，松原謙一監訳：Essential 細胞生物学 原書第 5 版，174-192，228-232，南江堂，2021.

2）病理技術研究会（編）：基礎病理技術学，81，病理技術研究会，2013.

3）井出利憲：よくわかる分子生物学の基本としくみ，80-87，110-117，秀和システム，2007.

4）前田君子，他：「メチルグリーン・ピロニン染色法の検討（その 2）―脱灰および固定と染色性―」，病理技術 1985；31：29-31.

5）Bancroft JD, Gamble M（ed）：Theory and Practice of Histological Techniques 5th ed，78，235-241，Churchill Livingstone，2002.

6）Bancroft JD *et al*.：Manual of Histological Techniques and Their Diagnostic Application 2nd ed，95-105，Churchill Livingstone，1994.

7）岩原　実：「10．核酸の日常染色法　フォイルゲン反応」，検査と技術 2001；29（増刊号）：832–835.

8）萩野善久：「f) 染色法 [7] 核酸の染色法」，検査と技術 1998；26（増刊号）：131–132.

9）中島　研：「核酸染色」，基礎病理技術学，81-83，病理技術研究会，2013.

10）冨永　晋：「フォイゲルン反応」，Medical Technology 別冊　最新染色法のすべて，水口國雄（編），38-39，医歯薬出版，2011.

11）福田　優，他：「フォイルゲン染色」，生体の科学 1998；39：403-406.

12）慶応義塾大学医学部病理学教室（編）：病理組織標本の作り方 第 5 版，125，159-160，医学書院，1985.

13）春日　孟，松原　修：新編　臨床検査講座 20　病理学／病理組織学，313-315，324-325，医歯薬出版，1987.

14）日本病理学会（編）：病理技術マニュアル 3　病理標本作製技術（下）　染色法，134-137，医歯薬出版，1981.

15）中島　研：「核酸染色」，基礎病理技術学，81-87，病理技術研究会，2013.

16）岩原　実，他：「メチル緑・ピロニン染色」，Medical Technology 別冊 最新染色法のすべて，水口國雄（編），39-41，医歯薬出版，2011.

17）前田君子：「メチルグリーン・ピロニン染色」，病理標本の作り方，病理技術研究会（編），102-104，文光堂，1992.

18）三浦妙太，他：実践病理組織細胞診染色法カラー図鑑 第 3 版，三浦妙太（監），畠山重春（監，編），63-66，近代出版，2008.

19）岩原　実：「メチル緑・ピロニン染色」，検査と技術増刊号　病理組織・細胞診のための日常染色法ガイダンス，松谷章司，他（編），836-839，医学書院，2001.

20）Bancroft JD, Gramble M（ed）：Theory and Practice of Histological Techniques 5th ed，238-239，Churchill Livingstone，2002.

21）Bancroft JD *et al*.：Manual of Histological Techniques and Their Diagnostic Application 2nd ed，98-99，Churchill Livingstone，1994.

5.6 線維素染色

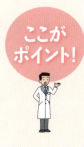

ここがポイント！
- 線維素，神経膠線維および筋肉の横紋や筋原線維も染色される。
- 本染色法は，多くの先駆者の方法や変法が行われているが，リンタングステン酸ヘマトキシリン液の出来，不出来で染色結果が決まる。よって精度管理の観点からも，安定した市販試薬の使用を推奨する。
- PTAH染色液後は，水洗せずに直接アルコール系列へと進める。アルコール中では赤色成分が脱色されやすいので，脱水は素早く行う。

5.6.1 線維素染色の概論

線維素（フィブリン）は線状の蛋白質で，血液中のフィブリノゲンから形成され，病変時（炎症，膠原病である関節リウマチや結節性多発動脈炎，DICなど）で血管内外に出現する。たとえばヘマトキシン・エオジン（HE）染色で肺炎（おもに大葉性肺炎）の組織を鏡検すると肺胞内は好酸性（エオジン）に染まる液で満たされている。これに線維素染色をすると明瞭な青藍色の網目状の物質として染色される。線維素染色法にはワイゲルト法やリンタングステン酸ヘマトキシリン（PTAH）染色法などがある。これらは線維素を選択的に染め出すばかりではなく，類線維素も青藍色に染まる。従来，ワイゲルトの線維素染色法が行われてきていたが，現在ではPTAH染色法が多くの施設で行われている。ここでは神経膠線維染色法としても用いられているこの方法を解説する。

5.6.2 リンタングステン酸ヘマトキシリン染色法

1. 目的

線維素ばかりではなく，星状膠細胞の神経膠線維も染色できる。ほかに神経膠線維染色法としては，ホルツァー法が用いられるが，この方法では神経膠線維と結合組織の鑑別は困難である。しかしPTAH染色法では両者の鑑別ができるため，炎症性疾患，脳軟化症，脳腫瘍などを診断するうえで意義がある。筋線維の横紋も染色できる。非上皮性腫瘍で代表的な横紋筋肉腫をほかの腫瘍と鑑別診断する場合，重要な情報を得ることができる。本項では，PTAH染色法について解説する。

2. 原理

イオン結合が関与していると思われる。ヘマトキシリンは金属と結合し，正（＋）に荷電したレーキを得ることができる。これは負（－）に荷電した組織（細胞核，筋肉，線維素，神経膠線維など）と結合し青色〜青藍色を呈する。またリンタングステン酸を加えることにより負に荷電し，正に荷電した結合組織などと結合し赤〜褐色調を呈するが，水洗時に流出しやすいので注意する必要がある。

3. 染色方法

(1) 試薬の調製
　①3％重クロム酸カリウム水溶液

用語 線維素（フィブリン，fibrin），播種性血管内凝固（disseminated intravascular coagulation；DIC），ヘマトキシリン・エオジン（Hematoxylin-Eosin；HE）染色，大葉性肺炎（lobar or fibrinous pneumonia），ワイゲルト（Weigert）法，リンタングステン酸ヘマトキシリン（phosphotungstic acid-hematoxylin；PTAH）染色法，星状膠細胞（astroglia），神経膠線維（glialfiber），脳軟化症（脳梗塞，cerebral infraction），非上皮性腫瘍（non epithelial tumor），横紋筋肉腫（rhabdomyosarcoma）

重クロム酸カリウム3gを精製水100mLに溶解する。
②0.5%過マンガン酸カリウム水溶液
　過マンガン酸カリウム0.5gを精製水100mLに溶解する。
③5%シュウ酸水溶液
　シュウ酸5gを精製水100mLに溶解する。
④リンタングステン酸ヘマトキシリン水溶液
　・ヘマトキシリン0.1g
　・10%リンタングステン酸水溶液20mL
　・過酸化水素液0.2mL
　・精製水80mL
　精製水80mLにヘマトキシリン0.1gを加えやや加温して完全に溶解する。これに10%リンタングステン酸水溶液20mLを加え，室温に放置して成熟させる。この液は3か月ぐらいで使用できるようになる。
　人工的に成熟させる場合は，過酸化水素水0.2mLを加えると1週間ほどで使用できるようになる。
　成熟した液は赤紫色の透明な液となる。沈殿物ができたり，濁ってきたら使用しない。

(2) 染色手順
1) 3～5μmに薄切し，脱パラフィン操作
2) 流水水洗後，精製水　5分
3) 3%重クロム酸カリウム水溶液　2時間～1晩
4) 流水水洗後，精製水　5分
5) 0.5%過マンガン酸カリウム水溶液　15分
6) 流水水洗後，精製水　5分
7) 5%シュウ酸水溶液　5分
8) 流水水洗後，精製水　5分
9) リンタングステン酸ヘマトキシリン水溶液　12～24時間
10) 100%アルコールで素早く分別脱水
11) 透徹，封入

(3) 染色態度（図5.6.1～5.6.3）
核：青色～青藍色
線維素（フィブリン）・横紋筋内横紋・神経膠線維・その他，弾性線維，ミトコンドリア，チモーゲン顆粒など：青色～青藍色
膠原線維，基底膜：赤～赤褐色

● 4. 精度管理

PTAH染色法は，染色態度によって確定診断となることが多いので，目的に応じて病変組織のコントロール標本が必要となることもある。
　再現性，安定性が要求されるのでリンタングステン酸ヘマトキシリンは市販試薬の使用を推奨する。市販試薬は開封日と有効期限を記載したラベルを容器に添付し，管理することが推奨される。

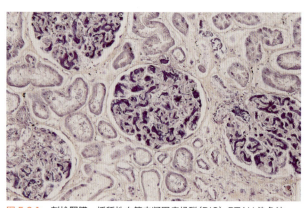
図 5.6.1　剖検腎臓　播種性血管内凝固症候群（DIC）PTAH染色法　×200
腎糸球体では，毛細血管に青藍色を呈した多数の線維素血栓を認める。

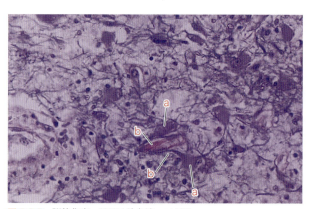
図 5.6.2　脳軟化症　PTAH染色法　×400
星状膠細胞の細胞質（a）は薄紫色を呈し，神経膠線維（星状膠細胞の突起）（b）は青藍色を呈している。血管の結合組織は赤褐色～赤色を呈し，青色に染まる神経膠線維が血管に接しその関係がよくわかる。

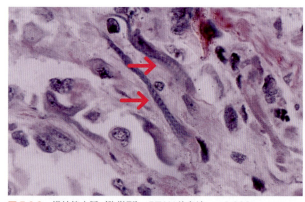
図 5.6.3　横紋筋肉腫（胞巣型）　PTAH染色法　×1,000
横紋筋肉腫の症例で，核異型のある円形～紡錘形の奇怪な細胞が増殖している。紡錘形の腫瘍細胞のなかには横紋様構造（矢印）をもった腫瘍細胞が確認できる。

［小山田裕行］

5.6 | 線維素染色

📖 参考文献

1) 石川喜美男, 他：「特殊染色からみた脳の病理組織像」, Medical Technology 1984；12：813-822.

2) 石川喜美男, 他：「神経膠線維の染色　PTAH 染色」, 病理標本の作り方, 病理技術研究会（編）, 240-242, 文光堂, 1992.

3) 石川喜美男, 他：「臨床検査の標準化　病理組織検査の標準化の考え方と現状」, 医学検査 1991；40：巻頭ページ, 1759-1771.

4) 鈴木美那子：「リンタングステン酸ヘマトキシリン（PTAH）染色」, 染色法のすべて, 水口國雄（編）, 59-61, 医歯薬出版, 2021.

5.7 脂肪染色

ここがポイント！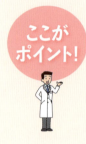

- 脂肪（中性脂肪）も含めて脂質は有機溶剤に溶けやすいため，脂肪染色では一般的にホルマリン固定・凍結切片を使用する。
- 脂肪はホルマリンで固定されないため組織内から抜け出して遊離しやすい。組織の器に脂肪を詰め込んでいるイメージで丁寧に切片を扱う。
- 脂肪染色の染色液は過飽和な状態で使用しているため色素が析出しやすい。染色中はアルコール溶液が蒸発しないように配慮して染色を行う。

5.7.1 脂肪染色の概論

1. 目的

脂質は水に不溶であり，エタノールやキシレンあるいはクロロホルムなどの有機溶剤に可溶な物質で，単純脂質，複合脂質，誘導脂質の3つに分類される。単純脂質はエタノールと脂肪酸のエステル結合よりなる脂質であり，中性脂肪，コレステロールエステル，ワックスがこれにあたる。複合脂質は分子中にリン酸や糖などを含むリン脂質，糖脂質である。誘導脂質は単純脂質あるいは複合脂質の加水分解によってできる疎水性化合物の脂肪酸であり，コレステロール，ステロイドホルモン，胆汁酸，プロスタグランジンなどの生理活性物質のエイコサノイド，リポ蛋白質，脂溶性ビタミンが該当する。

脂肪とは一般的に中性脂肪を指しており，エネルギーの貯蔵や体温を保つ断熱材としての役割，外界からの刺激を吸収する緩衝材としての役割も果たしている。しかし，脂肪の合成が亢進，あるいは脂肪の分解や血中への放出が阻害されて細胞内に脂肪の異常な蓄積を生じることがあり，脂肪染色は病態を把握するために有用な手法である。また，脂肪肉腫あるいは卵巣の莢膜細胞腫などの鑑別のためにも脂肪の証明が必要となることがある。

2. 色素の特徴

(1) ズダンⅢ, ズダンⅣ, オイル赤O

中性脂肪の染色に多用されているズダンⅢ，ズダンⅣ，オイル赤Oは，2-ナフトール系アゾ色素に分類されており，脂溶性色素とよばれている。脂肪染色は化学結合による染色原理とは違い，色素が脂肪へ溶け込む物理的原理であり，その濃度比は色素や溶媒の種類ならびに温度による分配率により決まる。ズダンⅢなど脂溶性色素は脂肪やエタノールあるいは無極性溶媒によく溶ける性質があり，色素を溶かし込んでいる溶媒と脂肪では色素が一定の割合で分配されて移動する特性を用いた染色法である。また，脂溶性色素を分子構造で比較するとメチル化が増えるごとに波長が長くなり疎水性が増すため，ズダンⅢ，ズダンⅣ，オイル赤Oの順に後方にいくほど赤色が濃くなるとともに親油性も大きくなる[1]。

(2) ズダン黒B

ズダン黒Bもほかのズダン系色素と同様に脂溶性色素としての性質を有しており，染色液と一定の割合で分配されて脂肪へと移動し黒く染める。さらに色素分子中には塩基性を示す2級アミンにより中程度の極性をもち，リン脂質あるいは遊離脂肪酸なども染まりやすくなる。

(3) ナイル青

ナイル青は，塩基性を示す正に荷電した4級アミンを官能基としてもっており，中程度の極性をもつリン脂質や脂肪酸あるいは塩基性成分を青色に染める。また，ナイル青の色素中には硫酸オキサジン型の塩基性色素とそれが酸化されて生じた脂溶性を示すオキサゾン型のナイル赤が混在しているため，極性の低い中性脂肪は赤色に染まりナイル青の染色液とは異なる色調を示す。

用語 ズダン（Sudan），オイル赤（oil red），ズダン黒B（Sudan black B），ナイル青（Nile blue）

5.7 | 脂肪染色

5.7.2　固定後組織の凍結切片作製

脂質はホルマリンで固定されず，水に不溶であり，有機溶剤に可溶な成分である。通常はFFPE切片ではなく，凍結切片を作製して脂肪染色を行っている。

ホルマリン固定された組織は新鮮組織よりも硬くなっているため，肝臓やリンパ節など細胞成分の多い組織は薄切の際にすだれ状のアーチファクトが入りやすい。組織片をショ糖加リン酸緩衝生理食塩水（ショ糖加PBS）で凍結前にショ糖加PBS液処理を行うことにより，粘稠性が加わり薄切時に生じるアーチファクトが軽減される。さらに，組織あるいは細胞の中に大きな氷晶が形成されにくいため，凍結の際に生じる氷晶形成によるアーチファクトを軽減することもできる。

● 1. 固定

10％〜20％ホルマリン液。とくにリン脂質を保存するにはカルシウム・ホルマリン液での固定が推奨されている。

(1) Bakerの塩化カルシウム・ホルマリン液の調製
・ホルマリン原液10mL
・無水塩化カルシウム1g
・精製水90mL

● 2. 組織の切り出し

組織片の大きさはショ糖加PBSを速やかに浸透させることのできる程度にする。10mm×10mm×厚さ2〜3mm程度の大きさに切り出す。

● 3. 凍結前処理

切り出した組織を冷蔵庫内でゆっくりと振盪しながら10％，15％，20％ショ糖加PBSの順になじませる[2]。各濃度のショ糖加PBS液の浸透目安は組織が容器の底に沈むことで確認する。脂肪肝など組織の比重が小さい場合はその限りではない。

浸透時間は次の順に行う。
1）10％ショ糖加PBSで半日
2）15％ショ糖加PBSで半日
3）20％ショ糖加PBSで1晩

(1) ショ糖加PBS液の調整

20％ショ糖加PBS液を調整しておき，PBSで2倍希釈して10％ショ糖加PBS，10％と20％ショ糖加PBSを等量混合して15％ショ糖加PBSとして使用する。

・20％ショ糖加PBS：PBSに塩化ナトリウムとショ糖をそれぞれ0.85％と20％の割合になるように混合する。

PBS：リン酸二水素ナトリウム二水和物0.3g
　　　リン酸水素二ナトリウム十二水和物2.9g
　　　塩化ナトリウム8.5g
　　　精製水中に溶解し全量を1,000mLとする。

● 4. 組織の凍結

組織表面のショ糖加PBSを軽く押さえ拭き，凍結包埋皿中の凍結用包埋剤になじませてドライアイス・アセトン法あるいは液体窒素法などで素早く凍結を行う。組織に付着した水分を拭き取り凍結用包埋剤をよくなじませておかないと，薄切時に組織と凍結用包埋剤の境目で切片が裂けてしまう。

● 5. 薄切

クリオスタットで厚さ6〜10μmの切片を作製する。脂肪滴は切片から遊離しやすいので厚めに薄切する。庫内を冷やしすぎると組織が硬くなり，すだれ状に亀裂の入るチャタリングあるいは細かいカーリングによる虫食い様のアーチファクトを生じやすくなるので−20〜−15℃に調整しておく。ショ糖を含んだ組織切片は粘稠性があるので，切片くずが付着しやすいアンチロール板，替刃，プレッシャープレートなど切片の触れる箇所はドライアイスをあてて冷やしながら薄切を行うと作業しやすくなる。

● 6. 切片の貼り付け

切片は剥離防止処理されたスライドガラスに貼り付けて染色に使用する。固定後の組織切片は柔軟性が乏しくしわになりやすいため，あらかじめ庫内でスライドガラスを冷やしておき，薄切した切片にスライドガラスを軽く押し付けて付着させる。スライドガラスの裏側から指の腹をあて切片の片側からゆっくりと解凍して貼り付けると失敗が少ない（図5.7.1）。冷風で切片を乾燥させてから染色に使用する。脂肪滴は完全に乾燥させるよりも切片が剥がれない

✎ 用語　リン酸緩衝生理食塩水（phosphate buffered saline；PBS）

191

5章　一般染色各論

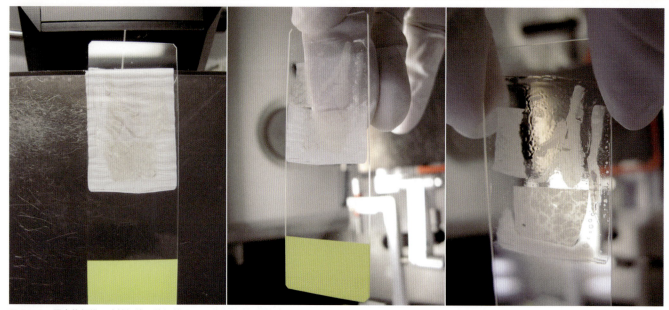

図 5.7.1　固定後組織の凍結切片の貼り付け
あらかじめクリオスタットの庫内で冷やしておいたスライドガラスを切片に押し付ける（左）。スライドガラスの裏側から指をあてて温め，切片の片側からゆっくりと溶かす（中央）。切片が完全に溶けたら軽く冷風をあて半乾きにする。

半乾き程度の方が破裂せずに保存がよいことが多い。

5.7.3　各種脂肪染色法

1. ズダン (Sudan) Ⅲ 染色法 [1,3]

ズダンⅢ染色は1896年にDaddiによって考案された脂溶性色素のズダンⅢを用いた染色法である。脂肪と染色液では一定の分配率があるため，染色液中のズダンⅢの色素が脂肪へと移動することにより染色される。

(1) 試薬の調製

- 1％水酸化カリウム水溶液
- 50％エタノール
- ズダンⅢ染色液[*1]
  70％エタノール100mLにズダンⅢを2g加えてよく混和する。密栓をして60℃の孵卵器に入れて1晩放置し，ズダンⅢ色素70％エタノール飽和溶液とする。室温まで冷却した後に濾過をして使用液とする。
- マイヤーのヘマトキシリン
- 水溶性封入剤
  グリセリン，グリセリン・ゼラチンあるいは市販の水溶性封入剤にて封入を行う。

参考情報

[*1]：市販のズダンⅢ色素の質はメーカーによってさまざまに異なり染色に適さないものもある。染色液が暗赤色調を呈していれば使用することができる（図5.7.2）。染色液調整後に残る多量の残渣を再使用することはできない。

(2) 染色手順

1) 精製水で洗う[*2]
2) 1％水酸化カリウム液で軽く漕ぐ[*3]
3) 精製水で軽く洗う
4) 50％エタノールに切片を馴染ませる
5) ズダンⅢ染色液[*4]
   37℃，30〜60分または室温，1〜2時間
6) 50％エタノールで洗う　3分
7) 精製水で洗う
8) マイヤーのヘマトキシリン　2分
9) 流水水洗（色出し），精製水で軽くすすぐ
10) 水溶性封入剤で封入する[*5]

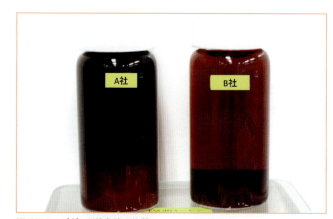

図 5.7.2　ズダンⅢ染色液の比較
ズダンⅢ染色液を調整後に1,500×g 10分の遠心を行っている。上清を比較するとA社の色素は暗赤色を呈するがB社の色素は半透明な褐色調を呈している。

参考情報

* ＊2：精製水の前にカルシウム・ホルマリン液で再固定してもよい。組織は凍結前処理で長時間緩衝液に曝されているため再固定により組織をしっかりと保存することで脂肪の保存もよくなることがある。
* ＊3：ホルマリン色素が退色調になり脂肪滴と区別しやすくなる。組織が膨化して染色液の浸透がよくなり染色効果が上がる。水酸化カリウムを使用する理由は諸説あるが省略してもよい。
* ＊4：染色液は飽和溶液なので溶媒が蒸発すると色素が析出してしまうためしっかり蓋を閉じて蒸発を防ぐ。また、色素の針状結晶が析出してきやすい場合は室温で染色すると抑えられる（図5.7.3）。
* ＊5：Aquatexは封入後1晩静置しておくと封入剤が硬化し標本を重ねることができる。封入時に混入した気泡を押し出すためにカバーガラス越しに組織を押すなど強い力を標本に与えると組織中の脂肪が遊離して流れ出してしまうので丁寧に扱う。

(3) 染色態度 （図5.7.4, 5.7.5）

核：青藍色
中性脂肪：橙黄色～橙赤色

2. オイル赤（oil red）O 染色法 [2,4]

オイル赤Oを用いた脂肪染色には溶媒に70％エタノールとアセトンの混合液を用いたHerxheimer法[5]、ピリジンあるいはプロピレングリコールを用いた方法などが報告されている。現在では2-プロパノール（イソプロピルアルコール）を溶媒としたLillieとAshburnの方法[6]が操作も簡単であり良好な染色結果を得ることができるため広く用いられている。

(1) 試薬の調整

・60％ 2-プロパノール
・oil red O染色液＊6
　原液：99％ 2-プロパノール100mLにオイル赤Oを0.3g加えて混合し、密栓をして60℃の孵卵器に入れて1晩放置し色素がよく溶けたものを原液とする。
　使用液：原液6容に精製水4容を加え、激しく混和した後に数十分～1晩ほど静置して濾過をする。

参考情報

* ＊6：オイル赤OはズダンⅢと比較してメチル基を4つ多く含むため疎水性がより大きく親油性も増している。オイル赤Oの溶媒には色素の溶解と脂質への配分に優れた2-プロパノールを使用する。また、染色液は混合してすぐに使用すると封入後に時間をおいてから脂肪滴内に顆粒状～細線維状の色素が析出してくる（図5.7.6）。

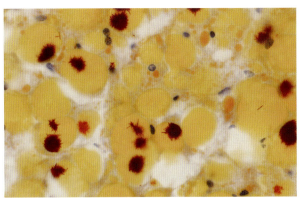

図 5.7.3　色素の析出によるアーチファクト　Sudan Ⅲ染色　×400
ズダンⅢ色素の結晶が析出してしまい橙色に染まる脂肪滴の上に針状あるいは毬栗状の赤褐色をした結晶が付着している。

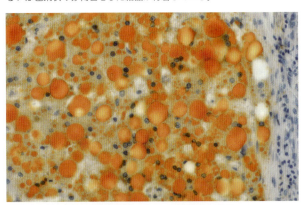

図 5.7.4　アルコール性肝硬変　ズダン Ⅲ染色　×200
結合線維の隔壁により囲まれた再生結節中の肝細胞は腫大し、細胞質内には脂肪の沈着が見られて充満した大小の脂肪滴が橙色に染まっている。

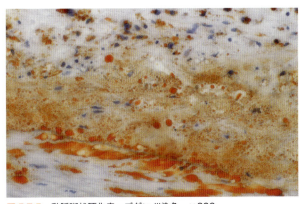

図 5.7.5　動脈粥状硬化症　ズダン Ⅲ染色　×200
肥厚した内膜には細かな脂肪滴が混在し、泡沫細胞の細胞質中には貪食した脂肪滴が橙色に染まっている。

(2) 染色手順

1) 精製水で洗う＊2
2) 60％ 2-プロパノールに切片を馴染ませる
3) oil red O染色液37℃あるいは室温　10～15分＊4
4) 60％ 2-プロパノールで洗う　3分
5) 精製水で洗う
6) マイヤーのヘマトキシリン　2分
7) 流水水洗（色出し）、精製水で軽くすすぐ
8) 水溶性封入剤で封入する＊5

用語　ヘルクスハイマー（herxheimer）、LillieとAshburnの方法（Lillie and Ashburn's supersaturated isopropanol Method）

5章 一般染色各論

(3) 染色態度（図5.7.7, 5.7.8）
核：青藍色
中性脂肪：赤色

● 3. ズダン黒（Sudan black）B染色法[2,3]

ズダン黒Bは1935年にLisonとDegnelieが髄鞘染色に用いて優れた脂溶性色素として紹介している。ほかのズダン色素と同様に脂溶性色素の特性を有しているため脂肪を染める。また，色素分子中の正に荷電した2級アミンにより染色液は塩基性としての性質をもつためリン脂質や脂肪酸なども染まる。

(1) 試薬の調製
- 50%エタノール
- Sudan black B染色液[*7]
  70%エタノール100mLにズダン黒Bを0.2g加えてよく混和する。密栓をして60℃の孵卵器に入れて1晩放置し，色素が70%エタノールに飽和した溶液とする。室温まで冷却した後に濾過をして使用液とする。
- ヌクレアファースト赤（ケルンエヒトロート）液
  5%硫酸アルミニウム水溶液100mLにヌクレアファースト赤0.1gを加え5分間煮沸して溶解し，室温に冷却後に濾過して使用する。

参考情報
*7：Sudan black B染色液は調製後2～3週間で染色性が低下してくるため必要な分量を毎回調製した方がよい。

(2) 染色手順
① 精製水で洗う[*2]
② 50%エタノールに切片を馴染ませる
③ Sudan black B染色液37℃あるいは室温　5～30分
④ 50%エタノールで洗う　3分
⑤ 精製水で洗う
⑥ ヌクレアファースト赤液　5分
⑦ 流水水洗，精製水で軽くすすぐ
⑧ 水溶性封入剤で封入する[*5,7]

参考情報
*8：参考情報の*5に同じ。また，ヌクレアファースト赤が徐々に色落ちしてくるため封入後は早めに写真撮影して画像として記録する。

(3) 染色態度（図5.7.9, 5.7.10）
核：赤色
中性脂肪：黒～黒青色

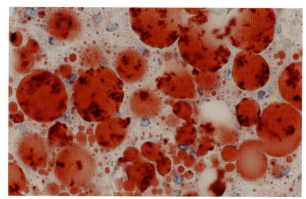

図5.7.6　色素の析出によるアーチファクト　オイル赤O染色　×400
大小さまざまな大きさの脂肪滴が赤色に染まり，比較的大きな脂肪滴中には顆粒状～細線維状をした色素の結晶が析出している。

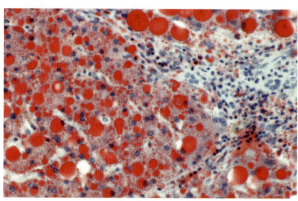

図5.7.7　アルコール性肝硬変　オイル赤O染色　×200
結合線維の隔壁には多数の炎症細胞が浸潤し，再生結節中の肝細胞は腫大しており脂肪の沈着が見られる。細胞質内の脂肪滴が赤色に染まり，小さな脂肪滴まで明瞭に証明できる。

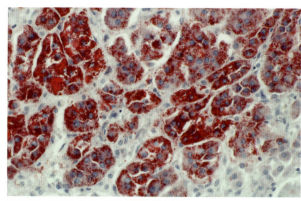

図5.7.8　副腎　オイル赤O染色　×200
副腎皮質の束状層や球状層からはステロイドホルモンが産生され，その素材となるコレステロールも含めて数多くの脂質顆粒があるため，細胞質は顆粒状に赤く染まっている。

リン脂質，糖脂質，脂肪酸：黒色
コレステリン：暗青色

● 4. ナイル青（Nile blue）染色法[2,3]

硫酸ナイル青は酸化により生じたナイル赤を混在している。ナイル青は塩基性色素の性質を有するためリン脂質や核などが染まり，脂溶性色素の性質を有するナイル赤は脂肪を染める。Nile blue染色にはCainの方法（1947年）[7]が用いられている。

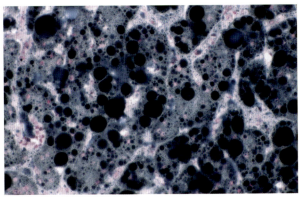

図 5.7.9　アルコール性肝硬変　ズダン黒 B 染色　×200
肝細胞の周囲にも線維化が生じており、腫大した肝細胞の細胞質内では大小さまざまな大きさの脂肪滴が黒く染まっている。

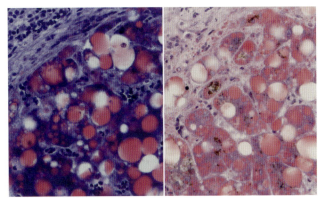

図 5.7.11　アルコール性肝硬変　Nile blue 染色　×200
左：Nile blue 染色の後に水洗のみ行っている。間質にも青色が被り肝細胞の境界も不明瞭である。右：酢酸による分別が長すぎたためリン脂質あるいは好塩基性の組織成分まで薄くなり、細胞の辺縁や赤血球の輪郭がぼやけてしまっている。

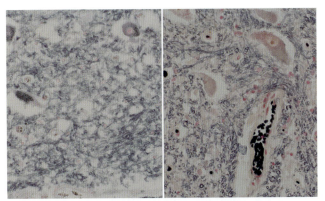

図 5.7.10　脊髄　左：ズダン黒 B 染色，右：Baker の酸ヘマチン法　×200
左右両染色法ともに髄鞘が黒色に染まっている。Sudan black B 染色では神経細胞のリポフスチン顆粒も黒色に染まっている（左）。Baker の酸ヘマチン法ではリポフスチン顆粒は染まっていないが赤血球が黒色に染まっている（右）。

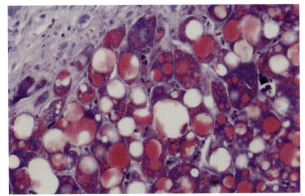

図 5.7.12　アルコール性肝硬変　Nile blue 染色　×200
Nile blue 染色の後に流水水洗し，酢酸で軽く（数秒）分別を行っている。脂肪は鮮やかに赤色となり，間質の青味は抜けてはいるが好塩基性は保たれているのでコントラストもよくなり，個々の肝細胞を明瞭に判別できる。

(1) 試薬の調製

1) Nile blue 染色液[*9]

　　硫酸ナイル青 0.5g を精製水 100mL と 10% 硫酸 5mL を加え混和する。煮沸して溶解した後，60℃の孵卵器に 1 晩静置し冷却後に濾過して使用する。

2) 1% 酢酸

参考情報

* 9：硫酸ナイル青の色素にナイル赤が混在していることで脂肪を染めることができる。簡単な確認の方法としては染色液とキシレンを少量ずつ分注し激しく混和してしばらく静置し，上層のキシレン層にナイル赤が溶出していれば使用に適する。また，ナイル青は硫酸の存在下で加熱することにより加水分解されナイル赤を生じるため，染色液に足し水をしながら 4 時間煮沸し続けると脂肪の赤味が強くなる。

(2) 染色手順

1) 精製水で洗う[*2]
2) Nile blue 染色液 37℃ あるいは室温　30 分[*4]
3) 精製水で余分な色素を洗い流す
4) 1% 酢酸で分別をする　2 分[*10]
5) 精製水で 2 回洗う
6) 水溶性封入剤で封入する[*5,11]

参考情報

* 10：分別することにより脂肪は鮮やかな赤色になるが、過剰な分別により好塩基性成分のリン脂質などの染まりが弱くなるので手早く分別を行う（図5.7.11）。硫酸ナイル青の溶解性は 5g/dL であるが、本法では 0.5% の濃度で使用しており水洗だけでほぼ染め分けができている。分別の時間は切片の厚さにより左右されて、厚さ 6〜10μm の切片であれば軽くすすぐ程度でよいことが多い。
* 11：また、ナイル青が徐々に色落ちしてくるため封入後は早めに写真撮影して画像として記録する。

(3) 染色態度（図5.7.12）

核：青色

脂肪酸，リン脂質：青色

中性脂肪：赤色

コレステリンエステル：淡赤色

肥満細胞，酸性ムコ物質：赤紫色

5. 四酸化オスミウム法

　脂質は金属を付加することで有機溶剤に対して難溶性となるため脂質自体を四酸化オスミウム・重クロム酸カリウム液で固定後にパラフィン包埋を行い，FFPE切片を作製して染色に使用する。四酸化オスミウムは不飽和脂肪酸の二重結合部とオスミウム酸エステルを形成する。重クロム酸カリウムは水溶液中で重クロム酸イオン（$Cr_2O_7^{2-}$）とクロム酸イオン（$HCrO_4^-$）として存在することで還元力の強いリン脂質の二重結合部で還元されて褐色の酸化クロム（Ⅳ），緑色の酸化クロム（Ⅲ），水酸化クロム（Ⅱ），水酸化クロム（Ⅲ）となりリン脂質と結合して有機溶剤に不溶な化合物を形成する。

(1) 四酸化オスミウム法+HE染色[8, 9]

①試薬の調製

- 重クロム酸カリウム・四酸化オスミウム液：5%重クロム酸カリウム水溶液と2%オスミウム酸水溶液の等量混合液
- 5%過ヨウ素酸水溶液
- カラッチのヘマトキシリン液
- エオジン液

②染色手順

1) ホルマリン固定した組織を10mm×10mm×3mm（厚さ）以内に切り出す[*12]
2) 水洗をする　1晩[*13]
3) 重クロム酸カリウム・四酸化オスミウム液　8時間[*14]
4) 流水水洗　2時間
5) 自動包埋装置でパラフィン浸透・包埋し，厚さ5μmの切片を作製する。40℃，1晩乾燥する[*15]
6) 脱パラフィン[*16]，流水水洗
7) 5%過ヨウ素酸水溶液　5分[*17]
8) 流水水洗
9) Hematoxylin-Eosin（HE）染色
10) 脱水，透徹，封入

参考情報

- *12：オスミウム酸は組織への浸透力が低いため深部までは固定されにくいのでなるべく薄く切り出す。
- *13：ホルマリンは有機溶剤に不溶なオスミウム酸エステルを分解して有機溶剤に可溶なジオールを生じるため，脂質を固定する前には過剰なくらい十分に水洗を行う。
- *14：オスミウム酸の蒸気は強い固定能力をもっているので局所排気のできる場所で使用する。
- *15：組織はもろく切片は剥がれやすいため丁寧に薄切し，剥離防止スライドガラスへ貼り付ける。
- *16：長くひたしていると脂肪滴が溶出するので素早く行う。
- *17：脱パラフィンしただけでは切片は灰色がかり染色液との馴染みも悪いので，漂白処理を行ってから染色をする。

③染色態度　（図5.7.13）

核：青藍色
脂肪：黒色
細胞質：赤～桃色

(2) 四酸化オスミウム法+脂肪染色

①試薬の準備

- 重クロム酸カリウム・四酸化オスミウム液：5%重クロム酸カリウム水溶液と2%オスミウム酸水溶液の等量混合液
- 3%過酸化水素水（v/v%）：過酸化水素原液

②染色手順

1)～6) は四酸化オスミウム法+HE染色に同じ。
7) 3%過酸化水素水　数秒～5分[*18]
8) 流水水洗

　以下はズダンⅢ染色あるいはオイル赤O染色に準ずる。

　染色時間は凍結切片よりも長く行い，数時間かけて染めた方がよいこともある。

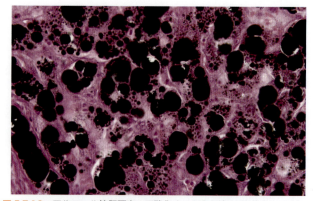

図5.7.13　アルコール性肝硬変　四酸化オスミウム法+HE染色　×200
脂肪は重クロム酸カリウム・四酸化オスミウム液で固定をすることで有機溶剤に不溶となるため，FFPE切片を用いたHE染色標本でも黒色を呈する脂肪を確認することができる。

用語　四酸化オスミウム（osmium tetroxide for fat）法，ヘマトキシリン・エオジン（Hematoxylin - Eosin；HE）染色

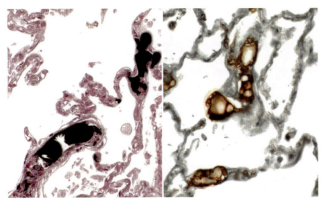

図 5.7.14　肺骨髄塞栓　×200　左：四酸化オスミウム法＋HE染色，右：脱オスミウム酸処理後のズダンIII染色
肺胞壁の毛細血管内に骨髄から遊離した脂肪が詰まっている。脂肪は四酸化オスミウム法＋HE染色（左）で黒色となり，脱オスミウム酸処理後のズダンIII染色（右）で暗橙色に染まっている。

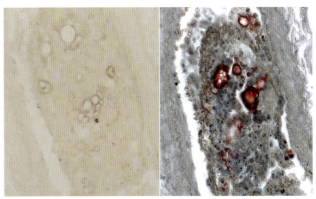

図 5.7.15　肺骨髄塞栓　×200　左：四酸化オスミウム法後の脱オスミウム酸処理，右：脱オスミウム酸処理後のオイル赤O染色
肺細動脈内に蘇生の際に肋骨が折れて遊離した骨髄成分が詰まっている。脂肪は四酸化オスミウム法後の脱オスミウム酸処理（左）した組織でわずかに灰色がかっており，脱オスミウム酸処理後のoil red O染色（右）で暗赤色に染まっている。

参考情報
＊18：脱オスミウム酸処理により脂肪は黒色から徐々に薄くなってくるが，真っ白にはせずにやや灰色の状態までに抑えておく。
　　切片の表面に無数の泡が発生してスライドグラスから切片が浮き上がってしまう場合があるため60％アルコールに3％の割合で過酸化水素を混合した脱オスミウム酸液で処理することで泡の発生を抑えられる。

③染色態度　（図5.7.14，5.7.15）
核：青藍色
中性脂肪：暗橙色あるいは暗赤色

● 6. 精度管理
1) 市販のズダンIII粉末は，品質にばらつきがあるため使用に適さないものもある。飽和溶液が鮮赤色のものよりも暗赤色のものの方が良好な結果を得られるので，購入後には染色液を調製し確認しておくとよい。

2) 脂肪は固定されていないので，強い刺激を切片に与えると脂肪滴が抜け出してもとの場所から遊離してしまう。流れ出てしまわないように丁寧に扱う。

3) 脂溶性色素を用いた染色では溶媒の種類，染色液の濃度あるいは染色温度により染色性が影響されると考えられる。均一な染色性を維持するためには使用する前日から染色液を60℃の孵卵器内で温めておき十分に飽和した状態にしておく。わが国では季節によって室温も大きく変わるため恒温槽などを利用して染色温度を一定に保つとよい。

［冨永　晋］

参考文献
1) 福田種男（編）：病理組織標本作製の理論，96-103，実験病理組織技術研究会，正明堂，2008．
2) 古谷津純一，川島　徹：Medical technology，別冊 最新 染色法のすべて，水口國雄（編），42-49，医歯薬出版，2011．
3) 鈴木　裕：「染色法」，病理技術マニュアル3　病理組織標本作成技術　下巻，115-122，日本病理学会（編），医歯薬出版，1981．
4) Kiernan JA：Histlogical and Histochemical Method 4th ed，307-336，Scion Publishing，2008．
5) Putt FA：Manual of Histopathology Staining Methods，188-200，John Wiley & Sons，1973．
6) Lillie R，Ashburn L："Supersaturared solitons of fat stain dilute isopropanol for demonstration of acute fatty degeneration not shown by Herxheimer's technique"，Aech Pathol 1943；36：432-440．
7) Cain AJ："The Use of Nile Blue in the Examination of Lipoids"，Quart J Microsc Sci 1947；88：383-392．
8) Luna LG：Manual of histologic staining methods of the Armed Forces Institute of Pathology 3rd ed，140-152，McGraw-Hill，1968．
9) 望月静枝，他：「四酸化オスミウムによるブロック染色を利用したパラフィン包埋標本に対する脂肪染色」，病理と臨床 2006；24：99-102．

5.8 無機物質の染色

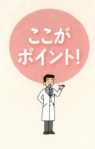

- 染色の原理を理解して染色を行うこと。
- 反応を阻害する物質の混入や操作が行われていないことを確認する。
- 陽性コントロールがないときは試験管内で反応させ試薬の品質を保証する。

5.8.1 無機物質染色の概論

● 1. 生体の無機金属

生命活動には約25種類の元素が必要であり，これらは生元素とよばれ，C，H，N，O，S，P，Na，K，Mg，Ca，Clの生体を形づくる多量元素，触媒などとして機能する第1遷移元素V，Cr，Mn，Fe，Co，Ni，Cu，Znと第2遷移元素Moなどの微量元素に大別される。微量元素はさらにSi，Se，Iが必要であるとされ，その他にもいくつかの超微量元素の必要性が指摘されているが，これらの機能はいまだ不明な点が多い。生元素のほとんどは周期表の第4周期に含まれ，MoとIが第5周期に属している。微量元素は，重量で多量元素の1万分の1程度しか存在しないが，生命に不可欠な重要な役割を果たしている。遷移元素のうちFe，Cu，Znは量，役割ともに主要な元素であり，成人ではそれぞれ5g，100mg，2g程度存在する。

成人の生体内鉄の約65%はヘモグロビンとして，残りの大部分が組織鉄として存在している。組織鉄の約90%はフェリチンやヘモジデリンなどの貯蔵鉄で10%はミオグロビン，チトクロムである。血漿トランスフェリンのような輸送性鉄は体内鉄の0.1%程度である。

● 2. 鉄

(1) 鉄の吸収

生物はエネルギーを生み出すのに効率的な酸化剤である酸素を有効利用する機構をつくり上げ，現在に至っている。その酸素の有効利用に重要な役割を果たしているのが，鉄，銅をはじめとするレドックス（酸化還元）活性をもつ遷移金属であり，進化の過程でこれらを蛋白質の活性中心に取り込んで，効率的な酵素反応系をつくり上げてきた。ヒトでは内呼吸に必要な酸素を運搬するヘモグロビンと，酸素を組織に貯えておくミオグロビン，鉄蛋白質として存在する酸化・酸素添加活性を行う酵素がある。このため，鉄が必要な場所で必要な量が常に足りるように貯蔵し運搬するシステムが組み立てられている。健康なヒトでは体内への鉄の吸収は厳しく調節されている。腸管からの鉄の吸収はヘモグロビン濃度または血清フェリチン濃度が低下すると効率が向上し，血清フェリチン濃度が高くなると効率が低下する。このため鉄の過剰症は少ないといわれている。通常，鉄の摂取は50mg/dayまでなら安全とされている。ヒトは過剰な鉄を排泄する生理学的な経路がないために，体内で大量に蓄積した場合には，組織に致命的な傷害が起こる危険性がある。

(2) 鉄の貯蔵

組織内の鉄は血漿中ではトランスフェリンとして体内を循環し，必要な組織に金属イオンを供給する。トランスフェリンは分子量約8万の糖蛋白質である。消化管で吸収された2価の鉄イオンは銅-セルロプラスミンによって3価の鉄に酸化する。Feは肝臓などでフェリチンという蛋白質に $[(FeOOH)_8(FeOPO_3H_2) \cdot xH_2PO_4]$ という組成のコアを形成して貯えられている。鉄と蛋白質の結合は，

用語 生元素 (bioelemnts)，フェリチン (ferritin)，ヘモジデリン (hemosiderin)，貯蔵鉄 (storage iron)，トランスフェリン (transferrin)，輸送性鉄 (transport iron)

Fe−ポルフィリン錯体（ヘム）を含むヘム蛋白質，無機硫黄を含む鉄−硫黄蛋白質，およびそれ以外の非ヘム蛋白質に大別される。ヘムにはポルフィリン環の置換基の違いによりいくつかの種類が確認されているが，いずれも4個のN原子がFeの平面位に配位しており，軸方向の配位子や蛋白構造に依存して異なった機能を示す。ヘムは蛋白質の構成成分とは別の補欠分子族とよばれる成分として蛋白質に取り込まれている。鉄−硫黄蛋白質における配位子は，蛋白質のシステイン残基からのチオールS^-と無機硫黄S^{2-}であり，いくつかのFeからなるクラスターを形成している場合が多い。また，非ヘム鉄蛋白の配位子としてヒスチジンイミダゾールN，チロシンフェノールO，アスパラギン酸またはグルタミン酸のカルボキシルO，水分子O，OH^-などが知られている。Feは蛋白質中で4，5，6配位の構造をとる。

表5.8.1　Hard and soft acid and base (HSAB) 則による酸と塩基の分類

酸	硬い酸	H^+, Li^+, Na^+, K^+, Mg^{2+}, Ca^{2+}, Sr^{2+}, Mn^{2+}, Al^{3+}, Sc^{3+}, Ga^{3+}, Cr^{3+}, Co^{3+}, Fe^{3+}, As^{3+}, VO^{2+}, MoO^{3+}
	中間の酸	Fe^{2+}, Co^{2+}, Ni^{2+}, Cu^{2+}, Zn^{2+}, Pb^{2+}, Sn^{2+}, Sb^{3+}, Bi^{3+}, Rh^{3+}, Ir^{3+}, Ru^{2+}, Os^{2+}
	軟らかい酸	Cu^+, Ag^+, Au^+, Hg^+, Pd^{2+}, Cd^{2+}, Pt^{2+}, Hg^{2+}
塩基	硬い塩基	H_2O, OH^-, F^-, $CH_3CO_2^-$, PO_4^{3-}, $(RO)PO_3^{2-}$, $(RO)_2PO_2^-$, SO_4^{2-}, Cl^-, CO_3^{2-}, ClO_4^-, NO_3^-, RO^-, ROH, NH_3, RNH_2, R_2O, N_2H_4
	中間の塩基	$C_6H_5NH_2$, N_3^-, Br^-, NO_2^-, SO_3^{2-}, N_2
	軟らかい塩基	R_2S, RSH, RS^-, I^-, SCN^-, $S_2O_3^{2-}$, R_3P, R_3As, $(RO)_3P$, CN^-, RNC, CO, C_2H_4, C_6H_6, H^-, R^-

［鈴木正樹：「2.3 錯体化学」，増田秀樹，福住俊一（編著）：生物無機化学―金属元素と生命の関わり，72，三共出版，2005 より］

中間的な配位子を好む傾向にある。銅蛋白質・銅酵素では，このような配位子がはたらき種々の酸化状態をとるため，酸素の運搬や電子伝達，酸化還元酵素などに関与している。また，このような銅蛋白質・銅酵素に含まれる銅イオンは分光学的性質によりタイプⅠ〜Ⅲに分類される。

● 3. 銅

銅は生物界に広く分布し，人体には鉄，亜鉛に次いで多い遷移金属である。銅イオンは生体中では，Cu^+，Cu^{2+}，Cu^{3+}の酸化状態をとる。Cu^+は軟らかい酸でCu^{3+}は硬い酸である。硬い酸は分極しにくく，軟らかい酸は分極しやすい。Cu^{2+}はソフトとハードの中間的なルイス酸である（表5.8.1）。このため，定性的に金属と配位子の相性を知る尺度を示すHard and soft acid and base（HSAB）則に従うとCu^+は硫黄のようなソフトな配位子を，Cu^{3+}は酸素のようなハードな配位子を，そしてCu^{2+}は窒素のような

● 4. 無機金属の染色

無機金属の染色は，極めて化学的な反応系にもとづいて染色が行われる。鉄を証明するためには，Berlin blue染色やturnbull blue染色が行われフェロシアン化カリウムあるいはフェリシアン化カリウムと鉄イオンの化学反応によるものである。銅染色はロダニン（PDMABR）法によるPDMABRと銅の化学反応によるものである。詳細は各項に記載する。

［磯崎　勝］

5.8.2　鉄染色法

●ポイント！

・3価の鉄イオンの検出にはフェロシアン化カリウムを，2価の鉄イオンの検出にはフェリシアン化カリウムを使用し間違えないようにする。
・陽性コントロールとともに染色する。
・染色液は使用時ごとに調製する。
・青く変化した染色液は使用しない。

● 1. Berlin blue 染色

生体内に存在する鉄（Fe^{3+}）を検出するための染色である。生体内に存在する鉄イオンのほとんどは，消化管で2

価の鉄が吸収されるときに酸化され3価の鉄として存在する。この3価の鉄イオンを組織内に証明する組織化学反応として，Berlin blue染色が用いられる。

Berlin blue染色で用いられるヘキサシアノ鉄（Ⅱ）酸カリウム三水和物には多くの別名が存在し，黄血塩，黄血カリ，フェロシアン化カリウム三水和物，フェロシアン化カリウム，フェロシアン酸カリウム，ヘキサシアニド鉄（Ⅱ）酸カリウム三水和物などとよばれる。また，英語ではpotassium hexacyanoferrate（Ⅱ）tri-hydrate, potassium ferrocyanide tri-hydrate, tetra-potassium, hexa-cyano-ferrate tri-hydrate, tetra-potassium iron（Ⅱ）hexa-cyanide tri-hydrate, tetra-potassium iron（2+）hexa-cyanide tri-hydrate, tetra-potassium hexacyanoferrate

---

✎用語　ヘム（heme），補欠分子族（prosthetic group），パラジメチルアミノベンジリデンロダニン（para-dimethylaminobenzylidene rhodanine；PDMABR），ベルリン青（Berlin blue）染色

と表記されることがあるので注意が必要である。

　Berlin blue染色は粘液を染めるcolloidal iron染色にも用いられる。colloidal iron染色で青色に呈色する反応原理はBerlin blue染色反応と同様である。

(1) 原理

　ベルリン青は1704年のほぼ同時期に，ドイツのディースバッハとフランスのミロリにより発見された。この青色色素は，熱した動物性カリウムに硫酸第一鉄を加えて偶然にできた沈殿物からつくられた世界で最初の合成無機顔料である。この顔料は，画期的な発見であったために各地で勝手な名前で製造されることになった。発見地からプルシアン青，ベルリン青とパリス青，発見者からミロリ青，鉄が原料なのでスティール青，ブロンズ光沢の2色性があるのでブロンズ青など，ほかにも多くの別名がある。

　Berlin blue染色による青色物質は，近年，機能性色素としてその本態が研究され，不溶性の$Fe_4^{III}[Fe^{II}(CN)_6]_3 \cdot xH_2O$や$Fe_4^{III}[Fe^{II}Fe^{III}(CN)_6]_3 \cdot xH_2O$と可溶性の$KFe^{III}[Fe^{II}(CN)_6] \cdot H_2O$や$K[Fe^{II}Fe^{III}(CN)_6] \cdot xH_2O$などのように表される。いずれにしても$Fe^{II}$，$Fe^{III}$，CNといった原子で構成されていることに変わりない。また，「可溶性」とは溶解した状態を指すわけではなく，微細粒子が分散して溶液と同様の挙動を取ることからこのような分類が用いられる。ベルリン青の三次元骨格構造は図5.8.1に示すように，それぞれのFeイオンはCN⁻がFe^{2+}-CN-Fe^{3+}という具合に架橋して構成されている。Fe^{2+}には6つのCN⁻のCが，Fe^{3+}には6つのCN⁻のNがそれぞれ正八面体で配位している。青色の原因となる特徴的な670nmと400nmの吸収帯は結晶場理論にもとづく低スピンの$[Fe^{II}(CN)_6]^{4-}$のt_{2g}軌道から，それぞれ高スピンの$[Fe^{III}(NC)_6]^{3-}$のt_{2g}とe_g軌道への原子価間遷移と考えられている。

　赤血塩$K_3[Fe(CN)_6]$とFe^{2+}から生じる物質はターンブル青とよばれていた。1963年にプルシアン青とターンブル青をメスバウアースペクトルで測定した結果，両者は同一の物質であることが証明された。同時にFe^{2+}オンはシアン化合物（CN）の炭素Cと共有結合的に結合し，Fe^{3+}は，CNの窒素Nと共有結合的に結合していることが示唆された。このことはX線光電子分光法の研究からも支持されている。

Berlin blue染色：
　フェロシアン化物：Fe^{2+}-CN⁻ + 生体中3価の鉄：Fe^{3+}
　→　Fe^{2+}-CN-Fe^{3+}

turnbull blue染色：
　フェリシアン化物：Fe^{3+}-CN⁻ + 生体中2価の鉄：Fe^{2+}
　→　Fe^{2+}-CN-Fe^{3+}

　これらの鉄シアン物質が格子構造で結晶を構成していると考えられている。

　対象はホルマリン固定，金属を含まない固定液で固定されたもの，凍結切片，未固定標本（切片厚3～6μm）。

(2) 試薬の調製

　1液：1%フェロシアン化カリウム水溶液
　　フェロシアン化カリウム1g，精製水100mL
　　または，フェロシアン化カリウム0.2g，精製水20mL
　2液：2%塩酸水20mL
　　塩酸2mLを精製水で全量100mLにする。
　　または，塩酸0.4mLを精製水で全量20mLにする。

> **参考情報**
> *フェロシアン化カリウム［別名：ヘキサシアノ鉄（Ⅱ）カリウム］の結晶は黄白色である。
> *1液と2液はつくり置きが可能である。
> *使用時に1液と2液を混合し，フェロシアン化カリウム・塩酸水溶液とする。

染色性が優れないときには以下の方法でもよい。
　1液：2%フェロシアン化カリウム水溶液
　　フェロシアン化カリウム水溶液2g，精製水100mL
　2液：1%塩酸水
　　塩酸　1mL
　　精製水　100mL

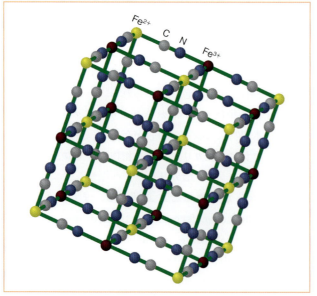

図5.8.1　ベルリン青の三次元骨格構造

用語　プルシアン青 (prussian blue), パリス青 (paris blue), ミロリ青 (miloli blue), スティール青 (steel blue), ブロンズ青 (bronze blue), 結晶場理論 (crystal field theory), ターンブル青 (turnbull blue)

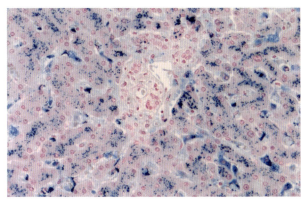

図 5.8.2　Berlin blue 染色　×200

参考情報
* 1液と2液はつくり置きが可能である。
* 使用時に1液と2液を等量混合しフェロシアン化カリウム・塩酸水溶液とする。

(3) 染色手順
1) 染色標本と陽性コントロールスライドを用意する。
2) 脱パラフィン，精製水にて洗浄
3) フェロシアン化カリウム・塩酸水溶液　10〜30分
4) 流水水洗
5) ケルンエヒトロートで軽く後染色
6) 流水水洗
7) 脱水，透徹，封入

参考情報
* この反応は，鉄の存在下で速やかに反応し青色を呈する。反応時間が長いと陽性部位ににじみが生じることがある。
* 使用液は薄い黄緑色を呈する。青色に変化したものは用いない。
* ドーゼを用いて行う。あるいは，載せガラス法で行ってもよい。

(4) 染色態度（図5.8.2）
3価の鉄イオン：青色
核：赤色

2. turnbull blue 染色

2価の鉄イオンを青色に染める染色である。生体内では2価の鉄の存在は微量であり，日常の特殊染色のなかでこの染色が行われる頻度は極めて低い。

(1) 原理
turnbull blue染色で染色される青色物質はベルリン青と同様であることがわかっている。

フェリシアン化物：Fe^{3+}-CN- ＋生体中2価の鉄：Fe^{2+}

→　Fe^{2+}-CN-Fe^{3+}

このFe(II)-CN-Fe^{3+}は，Berlin blue染色での青色結晶と同一である。

(2) 試薬の調製
フェリシアン化カリウム・塩酸水溶液
・20%フェリシアン化カリウム水溶液
・1%塩酸水
　使用時に等量混合し使用液とする。
* フェリシアン化カリウム［別名：ヘキサシアノ鉄（Ⅲ）カリウム］の結晶は赤黄色，Berlin blue染色のフェロシアン化カリウムの結晶は黄色を呈するので注意する。

(3) 染色手順
1) 染色標本と陽性コントロールスライドを用意する
2) 脱パラフィン，精製水にて洗浄
3) フェリシアン化カリウム・塩酸水溶液にて10〜30分間
4) 流水水洗
5) ケルンエヒトロートで軽く後染色
6) 精製水にて洗浄
7) 脱水，透徹，封入

(4) 染色態度
2価の鉄イオン：青色
核：赤色

3. 精度管理

組織化学反応を用いているため，反応の再現性は極めて高い。試薬の組成や手技を一定にすれば，染色時間で反応による染色性をコントロールすることができる。

Berlin blue染色を行うときには，陽性コントロール切片を用いる必要がある。組織内のBerlin blue染色陽性になる部位で反応の成否を確認することも可能であるが，一定の染色性を担保する場合には陽性コントロールスライドを併用して染色を行うことを推奨する。

陽性コントロールスライドが用意できない場合には，染色に用いる試薬を数mLほど別試験管に保管し，低濃度の鉄（塩化鉄Ⅱ，Ⅲなど）が含まれる水溶液に染色液を滴下して溶液が青色に呈色するのを確認すること。

鉄染色は，骨髄標本での評価に使用される。このとき，酸性・脱灰液を用いて脱灰した標本では偽陰性となるので注意する。

［磯崎　勝］

5章　一般染色各論

5. 8. 3　カルシウムの染色法（Kossa 反応）

●ポイント！

- 組織化学的にカルシウムを証明する場合の対象は沈着型のカルシウム塩であり，それらはリン酸塩や炭酸塩と結合して存在している。Kossa反応では結合しているリン酸塩や炭酸塩を金属置換法にて証明する。
- 硝酸銀液で置換されたリン酸銀や炭酸銀は還元されることで黒褐色になるが，還元されにくいため光をあてることによって還元させる。
- Kossa反応の精度管理のポイントは，固定から染色中までに偽陽性および偽陰性になる要因を把握し，染色時にはコントロール切片を用いることである。

● 1. 目的

生体内のカルシウムは，リン酸カルシウムの一種であるヒドロキシアパタイトの形で99％が骨に存在し，次いで歯に存在している。その他は通常，体内に溶解した状態で存在しているが，組織化学的に証明することは難しい。

カルシウムが組織内に沈着する場合，大部分はリン酸と結合し，一部は炭酸と結合する。加齢などの生理的要因，または炎症や腫瘍などの病的要因で組織内に沈着した場合において組織化学的証明の対象となる[7~9]。

Kossa反応の目的は，組織内に沈着したカルシウム塩のなかでカルシウムイオンになり得るものを，金属置換法にて証明することである。

● 2. 原理

銀のリン酸塩や炭酸塩がそれらに相当するカルシウムの塩類よりも難溶性であるという理論にもとづいた反応である。Kossa反応は間接的にカルシウム塩を証明する方法であり，カルシウム塩だけではなく銅，水銀，鉛，ストロンチウム，バリウム，尿酸，尿酸塩などのリン酸塩や炭酸塩も染色される。そのほとんどは体内に含まれないため問題とならないが，尿酸，尿酸塩が存在する可能性がある場合には，炭酸リチウムで除去してから染色を行う必要がある。また，染色の過程で一部溶出した蛋白質と重金属が結合して偽陽性となることがあるので注意する[11]。

カルシウム塩が緻密なときには，硝酸銀が浸透しにくく，偽陰性となる場合がある。また，硫酸カルシウムやシュウ酸カルシウムは溶解しやすいため銀との置換が不十分となり，偽陰性となる場合があるので注意する。

（1）置換および還元

組織内で陰イオンのリン酸や炭酸と結合しているカルシウム塩に硝酸銀を作用させると，カルシウムは本来の結合から解離し，その部分は硝酸銀の陽イオンに置換され銀塩となる。リン酸銀や炭酸銀の銀塩は光に反応するため，光によって還元し金属銀として発色させる。炭酸カルシウム塩の置換および還元を図5.8.3に示した[10]。

（2）定着

置換および還元の過程で金属銀にならずに残存する銀イオン，または銀塩として組織中に残留する銀イオンは非特異反応，または標本の変色の原因となるためチオ硫酸ナトリウムによって溶出させる。

● 3. 染色方法

（1）試薬の調製

1）5％硝酸銀液（使用時調製）
　硝酸銀5gを精製水100mLに溶解する。

2）5％チオ硫酸ナトリウム液
　チオ硫酸ナトリウム5gを精製水100mLに溶解する。

3）ケルンエヒトロート液
　ケルンエヒトロート（ヌクレアファーストレッド）0.1gと硫酸アルミニウム5gを精製水100mLに5分間程度加温して溶解し，濾過して使用する。

（2）染色手順

①脱パラフィン，親水操作

②流水水洗，精製水（3槽）で洗浄

③5％硝酸銀液で置換する（1~2時間）
　直射日光もしくは間接光で反応させる

④精製水（3槽）で洗浄する
　銀粒子が付きやすいため，切片を揺り動かしながら十分に洗浄する

⑤5％チオ硫酸ナトリウム液による定着（2~3分）

⑥流水水洗

⑦ケルンエヒトロート液による対比染色（5分）

⑧流水水洗（3分）

$$CaCO_3 + 2AgNO_3 \rightleftarrows Ag_2CO_3 + Ca(NO_3)_2$$
$$2H^+ + Ag_2CO_3 \rightarrow CO_2 + H_2O + 2Ag$$

図 5.8.3　炭酸カルシウム塩の置換および還元

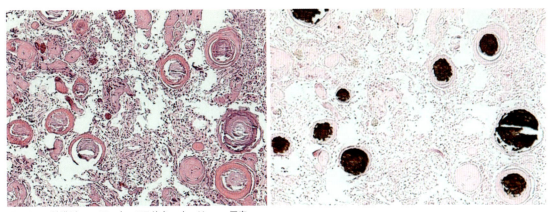

図 5.8.4　髄膜腫　×40　左：HE 染色，右：Kossa 反応
同心円状の層状構造を示す砂粒体が認められる。Kossa 反応では砂粒体が黒褐色に染色されている。

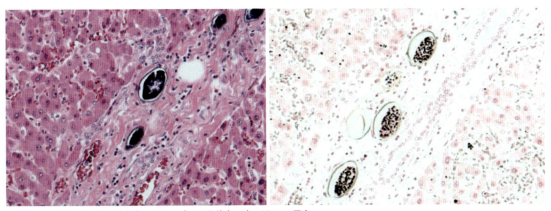

図 5.8.5　肝臓　日本住血吸虫症　×40　左：HE 染色，右：Kossa 反応
グリソン鞘内に石灰化した日本住血吸虫卵が認められる。Kossa 反応では日本住血吸虫卵の内容物が黒褐色に染色されている。

⑨エタノールで脱水，キシロールで透徹，封入
⑩脱水，透徹，封入

(3) 染色態度（図5.8.4，5.8.5）

カルシウム塩：褐色～黒色
核：赤色

● 4. 精度管理

(1) 固定

アルコール系の固定液が最も良好な結果が得られる。

金属を含む固定液は偽陽性の原因となるため使用できない。酸性固定液や水溶性固定液を使用するとカルシウム塩が溶出してしまうので注意が必要である。一般的に固定に用いられるホルマリン系の固定液も水溶性であり，ギ酸を含むのでカルシウム塩が溶出してしまうが，長期間固定されたものを除けば溶出は微量であり，証明は可能である。

(2) 染色までの検体処理

固定と同様に，酸性溶液に入れるとカルシウム塩が溶出するので使用しない。

(3) 染色に使用する道具

金属性の染色かごは銀粒子が生じてしまう可能性があるため使用しない。また，ガラス器具はよく洗浄して精製水を通したものを使用する。

(4) 還元のための光の調整

直射日光，もしくは間接光で反応させる。前者は，反応までの時間は短いが銀粒子が付きやすく，天候に左右されてしまう。後者は，蛍光灯が付いている箱を用いて反応させる。筆者は，再現性のよい後者の方法を採用している。どちらの方法にせよ陽性コントロールを用いて，比較しながらカルシウム沈着部が染色されるまで反応させる必要がある。

［山﨑達弥］

用語　ヘマトキシリン・エオジン（Hematoxylin-Eosin；HE）染色

5.8.4 銅染色法

ポイント!

- 微量金属の反応では，ほかの金属の反応が起こり得ることを念頭に置き判断する。
- 微量金属は複数の染色法で検索することが望ましい。
- 水道水中の微量な金属とも反応する可能性があるため，使用する器具は精製水で洗浄しておく。

1. 銅染色（ロダニン法）の目的と原理

(1) 目的

生体組織内に沈着した銅を証明するために用いられる。銅は生体内にも存在し，微量ではあるが脳，肝臓，腎臓などに含まれ，胎児や新生児（生後6か月まで）の肝臓にはとくに多く含まれる[12]。

正常の成人では存在する銅は微量であるため，組織中に銅が検出されることはないが，銅の代謝異常症であるWilson病では，肝臓に取り込まれた銅を胆汁に排出することができず，肝細胞に銅が貯留する。さらに進行すると血流に乗って脳，腎，眼球などの組織に過剰な銅が蓄積する[13]。

銅の検出方法としてはロダニン法が比較的特異性が高く優れているが，銀や金，水銀，白金などにも反応する。銅を検出するほかの方法に関しても，銅だけに反応する染色法はない。ほかの染色法としてはルベアン酸法や，銅結合蛋白を染めるorcein染色などが用いられる。

(2) 原理

キレート剤であるパラジメチルアミノベンジリデンロダニン（PDMABR）と組織中に存在する銅が金属錯体を形成することにより，呈色する[14]（図5.8.6）。

2. 染色方法

(1) 固定

中性ホルマリン液，無水アルコールで固定する。凍結切片の場合は無水アルコールで固定する。

(2) 切片

3～5μmに薄切し，剝離防止スライドガラスを使用する。鑑別用も含めて2枚準備する。

(3) 試薬の調製

1) PDMABR反応液
   - PDMABR飽和エタノール溶液 3mL
     無水エタノールにPDMABR 0.5gを溶解し過飽和溶液とする。冷蔵で長期保存可。
   - 5%酢酸ナトリウム水溶液 100mL

   以上を使用直前に混合する。

2) 鑑別液
   - PDMABR飽和エタノール溶液 3mL
   - 1N硝酸（硝酸76.1mLを精製水で1Lとする）1～4mL
   - 精製水 100mL

   以上を使用直前に混合する。

＊銅では無反応であるが，銅以外の金属では赤紫色となる。

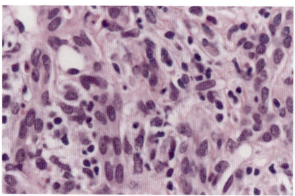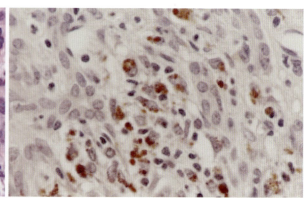

図5.8.6 Wilson病の肝臓 ×400 左：HE染色，右：ロダニン法
沈着した銅が赤紫色の顆粒として染め出されている。

用語 Wilson病（ウイルソン病，Wilson disease），ロダニン（rhodanine）法，ルベアン酸（rubeanic acid）法，オルセイン（orcein）染色

5.8 | 無機物質の染色

(4) 染色手順

①脱パラフィン

②精製水水洗[*1]

③1. PDMABR反応液　37℃，24時間以上[*2]

　2. 鑑別液　反応液と同様に行う

④水洗

⑤ヘマトキシリン　1分[*3]

⑥色出し，水洗

⑦脱水[*4]

⑧透徹，封入

参考情報

*1：水道水中の微量の金属を除去するために行う。
*2：染色液の蒸発を防ぐため密栓する。
*3：核染色は薄めの方が観察しやすい。
*4：脱水により色調が減弱するので手早く行う。

---

(5) 染色態度

銅：赤～赤紫色

核：青紫色

● 3. 精度管理

(1) 器具の洗浄

水道水中には微量の金属が含まれるため，使用する器具は精製水で洗浄しておくこと。

(2) 固定

重金属を含む固定液（ミュラー液やツェンカー液など）は使用できない。

(3) 切片の保存性

薄切後，時間が経った切片は染色性が減弱する可能性があるので，薄切後はなるべく早く染色を実施する。

(4) 鑑別

比較的特異性に優れるとされているロダニン法やルベアン酸法でも，銅以外の金属とも反応する。そのため，鑑別液でも反応させ，銅以外の反応を除外する。また，ほかの方法とあわせて検索する必要がある。

[林　裕司]

📖 参考文献

1) 増田秀樹，福住俊一（編著）：生物無機化学—金属元素と生命の関わり，三共出版，2005.

2) 町並陸生，他：標準病理学 第2版，医学書院，2002.

3) 海崎純男：金属錯体の色と構造—電子スペクトルと機能物性の基礎，三共出版，2015.

4) 大木道則，他（編）：化学辞典，東京化学同人，1994.

5) 日本病理学会（編）：病理技術マニュアル3 病理組織標本作製技術（下）染色法，医歯薬出版，1981.

6) Bancroft JD：Theory and Practice Histological Techniques 6th ed, Churchill and livingstone，2008.

7) 水口國雄（監）：最新染色法のすべて，119-120，医歯薬出版，2023.

8) 岡本耕造，他：顕微鏡的組織化学 第3版，65-70，医学書院，1965.

9) 福田種男（編）：実験病理組織標本作製の理論，104-106，正明堂印刷，2008.

10) 病理技術研究会（編）：病理標本の作り方，178-179，文光堂，1997.

11) 日本病理学会（編）：病理技術マニュアル3 病理組織標本作製技術（下）染色法，143-147，医歯薬出版，1981.

12) 坂元享宇，原田憲一：「肝」，外科病理学，636-637，深山正久，森永正二郎（編），文光堂，2020.

13) 児玉浩子，他（編）：Wilson病診療ガイドライン2015，2-3，6-8，Wilson病診療ガイドライン作成ワーキング委員会，2015.

14) 鈴木美那子：「無機物染色」，基礎病理技術学，109-111，病理技術研究会（編），笹氣印刷出版，2013.

5.9 生体内色素の染色

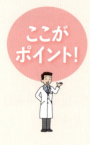

- 生体内色素の鑑別・同定には，目的とする色素の化学組成や代謝経路などを十分把握しておくことが重要である。
- 生体内色素の染色は，特異性の高い染色ばかりではないため，複数の染色を組み合わせたり，ほかの証明法も併用して総合的に鑑別・同定を行う。

5.9.1 生体内色素染色の概論

●ポイント！

- 生体内色素の鑑別・同定には，目的とする色素の化学組成や代謝経路などを把握しておくことが重要である。
- 生体内色素の染色は，特異性の高いものばかりではないため，複数の染色を組み合わせたり，ほかの証明法も併用するなどして総合的に鑑別・同定を行う。

● 1. 生体内色素とは

生体内色素とは，生物体に存在する色素の総称である。生体内にはさまざまな色素が存在しており，その色素の性状，存在部位，量の変化の観察は疾患を解明するうえで重要な意義をもっている。しかし，生体内色素は蛋白質や脂肪，無機物質などと複合していることが多く，色素の本態についてもまだ究明途上のものがあり，色素の鑑別・同定は容易ではない。

したがって，生体内色素を鑑別・同定するには，目的とする生体内色素の化学的な組成や代謝経路などをよく把握しておくことが重要である。

● 2. 分類

生体内色素は，その由来によって体内性色素と体外性（外来性）色素に分類される。さらに，体内性色素はその由来から，血色素性色素と非血色素性色素に分類される（表5.9.1）。

血色素性色素には，ヘモグロビン，ヘモジデリン，ポル

表 5.9.1 体内性色素の分類，ならびに色調・形態と鑑別・同定法

	色素名	色調・形態	鑑別・同定法
血色素性色素	ヘモグロビン	赤〜黄褐色，顆粒状	ベンチジン反応，亜鉛・ロイコ色素染色，Alizarin染色，微分測光法
	ヘモジデリン	黄褐色，顆粒状	Berlin blue染色，turnbull blue染色 ＊硝酸銀の還元能力はなく脂肪染色陰性
	胆汁色素	黄橙色〜緑褐色，顆粒状	スタイン・ヨード法，ホール法 ＊Berlin blue染色，脂肪染色陰性で酸化剤で脱色されない
	ホルマリン色素	褐色，顆粒状	カルダセウィッチ法，ベロケイ法
非血色素性色素	メラニン	黄褐色〜黒褐色，顆粒状	Masson-Fontana染色，Schmorl反応，ドーパ反応，漂白法
	クロム親和性物質	淡黄褐色，細顆粒状	クロム親和反応
	リポフスチン	黄〜褐色，顆粒状	Schmorl反応，Masson-Fontana染色，PAS反応，PAM染色，Ziehl-Neelsen染色，脂肪染色 ＊Berlin blue染色陰性で酸化剤で脱色されない

用語 ヘモグロビン(hemoglobin)，ヘモジデリン(hemosiderin)，胆汁色素(bile pigment)，ホルマリン色素(formalin pigment)，メラニン(melanin)，クロム親和性物質(chromaffin material)，リポフスチン(lipofuscin)，ベルリン青(Berlin blue)染色，ターンブル青(turnbull blue)染色，過ヨウ素酸シッフ(periodic acid schiff；PAS)反応，過ヨウ素酸メセナミン銀(periodic acid-methenamine-silver；PAM)染色，チール・ネルゼン(Ziehl-Neelsen)染色

フィリン，胆汁色素，ヘマチン（ホルマリン色素，マラリア色素，ビルハルツ色素），アポジデリンが含まれる。

非血色素性色素には，フェノール化合物のメラニンやクロム親和性物質（アドレノクロム，腸クロム親和性物質）および類脂肪化合物のリポフスチン，セロイド，リポクロムがある。また，体外性色素には炭粉や刺青（入れ墨／タトゥー）色素がある。

現在までに種々の生体内色素に対する組織化学的証明法が数多く行われてきたが[1]，それらは満足すべきものとはいえない。しかし，理論的な根拠は十分ではないが実用的に有用な証明法も存在している。

生体内色素の染色は，特異性が高いものばかりではないので，ほかの証明法も併用して総合的に鑑別・同定するよう心がけたい。

本節では，Masson-Fontana染色，Schmorl反応，ホール法について記載する。

［淺沼　広子］

5.9.2　メラニン色素の染色（Masson-Fontana染色）

●ポイント！

• 染色に用いる器具や染色ドーゼは十分に洗浄したものを用いる。使用時に精製水ですすぐなど注意を払う。
• アンモニア銀は光によって還元され銀の粒子が非特異的に沈着するので，遮光して染色すること。
• 対照切片として皮膚を用いるとよい。
• アンモニア銀染色時間は「室温，一晩」が基本であるが，「56℃，1～3時間」でも可能である。

● 1. 目的と原理

メラニンは淡黄色から黒褐色の顆粒状色素で，正常組織の皮膚，毛髪，眼球，脳軟膜などに存在し，黄色，褐色，黒色，青紫色などの色調を呈する。悪性黒色腫（メラノーマ）は予後の悪い悪性腫瘍の1つであり，正確な発生原因は不明であるが，表皮基底層部に存在するメラノサイト由来と考えられているため，腫瘍細胞のメラニン顆粒の同定が診断上必要となる。ある種の神経線維腫やベトナー腫瘍などメラニンを産生する腫瘍の診断に際しては，メラニン顆粒の直接的な証明が求められる。

本法は，Hematoxylin-Eosin（HE）染色で鑑別を要するリポフスチン，ヘモジデリン，メラニン顆粒など生体内色素の鑑別法の1つとして用いられる。メラニンの検出法にはほかに，免疫組織化学法によるS-100蛋白の一次スクリーニング後メラサイト抗体（MART-1/MelanA，HMB-45）がこの病変を描出し得る抗体として多用されている。電子顕微鏡によるメラソノーム，プレメラソノームの確認はコストと手間がかかることから，一般的な検査室では，HE標本とMasson-Fontana染色の併用は安価で簡便な方法として重要である。

● 2. 染色方法

（1）染色原理

メラニンの還元性を利用して染色する。すなわち，アンモニア銀液中の錯塩化（イオン化）した銀が細胞あるいは細胞内顆粒のもつ自己還元作用により銀粒子を黒色に析出する反応で，銀還元反応といわれる。

（2）試薬の調製

①アンモニア銀液（使用時調製）

調製はドラフト内で行う。フラスコに5%硝酸銀水溶液10mLをとり，アンモニア水（28%）を滴下すると褐色から黒色の微細な沈殿ができる。振りながらさらに注意深くアンモニアを滴下すると次第に透明になる。銀粒子が消えたところでアンモニア滴下をやめる。そこへ再び5%硝酸銀を滴下する。液が薄い乳白色になりその色調が消えなくなるまで加える。この液に精製水を加えて100mLとする。暗所に一晩放置し，丸型ドーゼに上澄みを静かに注ぎ染色液とする。すぐに使用したいときは濾紙で濾過してもよい。

②酸性硬膜定着液

精製水で5倍に希釈して使用する。

③ケルンエヒトロート液

5%硫酸アルミニウム水溶液500mL
ケルンエヒトロート0.5g

湯煎にて10分間煮沸，この際突沸防止のため沸騰石を入れておく。冷却後濾過。経時的に沈殿物が再析出するので1週間で再度濾過し，使用時には上澄みを用いる。

（3）染色手順

①脱パラフィン→下降アルコール系列→水洗

✎ **用語** マッソン・フォンタナ（Masson-Fontana）染色，ヘマトキシリン・エオジン（Hematoxylin-Eosin；HE）染色

② 精製水水洗　2回
③ アンモニア銀液（暗所）室温，一晩（15時間程度）
　　　　あるいは58℃，1～3時間
　室温，一晩（15時間）の方がきれいに染まる。日光によって還元されるので必ず遮光する。アンモニア銀液の反応は，対照切片の陽性顆粒が黒～黒褐色になるまで染色する（図5.9.1）。
④ 精製水水洗　3回
　3回目には皮膚のメラニンの黒色陽性顆粒を鏡検して確認すること。
⑤ 0.25％塩化金水溶液　10秒
　省略できる。共染が生じた場合には塩化金で置換が可能である。
⑥ 酸性硬膜定着水溶液　1分
　定着液は，鍍銀染色用のもので代用が可能。5％チオ硫酸ナトリウム水溶液でもよい。長時間放置すると陽性部位の銀粒子が落ちるので注意する（図5.9.1）。
⑦ ケルンエヒトロート液　5分
⑧ 流水水洗　5分
⑨ 脱水，透徹，封入

(4) 染色態度（図5.9.2, 5.9.3）
　メラニンや消化管銀還元細胞，銀還元性カルチノイドは黒色から黒褐色に染色される。

3. 精度管理

(1) 切片の状態
　切片の厚さは2～3μmにする。厚い切片では，膠原線維や血管の基底膜などの間質に非特異的銀反応（共染）が起きやすい。

(2) アンモニア銀液
　硝酸銀へのアンモニア滴下により，最初に白色の水酸化銀が生じ，その後褐色の酸化銀へと変化する。さらに滴下を続けると，酸化銀からアンモニア銀錯体（透明）が形成される。アンモニア銀液については0.03％から10％とさまざまな濃度での報告があるが，どの濃度でも透明になる前後で最もよい反応性が得られる。

(3) 定着液
　鍍銀染色における定着液[*1]は写真用現像液やチオ硫酸

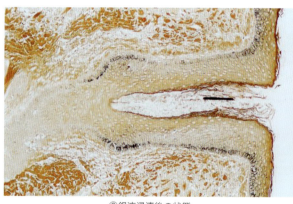
③銀液浸漬後の状態

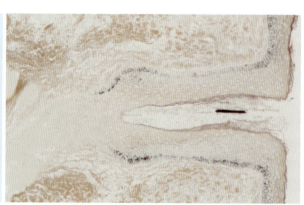
⑥定着後の状態

図5.9.1　手順ごとの染色態度　Masson-Fontana染色　×100
それぞれの手順で鏡検し，その染色態度を覚えておくことは重要である。③の銀液後には皮膚基底層に黒色の顆粒を認め，膠原線維に薄く反応が見られる。⑥の定着後にはメラニン顆粒は黒色に変化する。

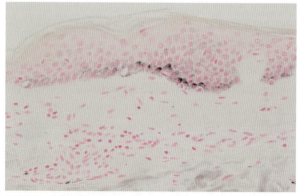
図5.9.2　正常皮膚　Masson-Fontana染色　×400
37℃，15時間鍍銀。メラニン顆粒が微細な黒色顆粒として認められる。

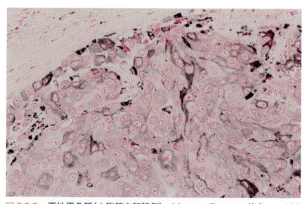
図5.9.3　悪性黒色腫（大胸筋内転移例）　Masson-Fontana染色　×400
右指原発の悪性黒色腫が大胸筋内に腫瘤を形成し，びまん性に増殖したもの。腫瘍細胞の細胞質には微細な黒色のメラニン顆粒を認め，明瞭に観察できる。

5.9 | 生体内色素の染色

ナトリウムなどが使用されており，その目的としては余剰に沈着した銀顆粒の除去のほか，後染色での核染色性の向上があげられる。5%チオ硫酸ナトリウムを定着液に用いた場合，定着時間は1分以内で背景とのコントラストのよい染色像が得られる。5分以上浸漬すると明らかな染色性の減弱や陰性化を招くので，注意が必要である。

(4)染色時間・染色温度

アンモニア銀液の染色時間は，一晩（15時間）行うとよい。短時間で仕上げたい場合には56℃，1～3時間で染色が可能である。その際には1時間ごとに顕微鏡下でコントロール切片の染まり具合を鏡検し判断する。

● 4. トラブル対処法

(1)鍍銀不足

鍍銀の不足を防ぐためにはアンモニア銀液後の精製水水洗時に鏡検し，鍍銀の程度を確認すること。その他の原因

として，鍍銀液自体の調製不良や定着時間の延長を考える。

(2)鍍銀過剰

鍍銀時間を短縮して再度行う。0.25%塩化金液に入れて鍍金する。

(3)コントラスト不良

切片厚が2～3μmであることを確認する。厚い切片の場合は共染しやすくコントラストが悪くなる。

参考情報
- ＊1：モノクロ写真用酸性硬膜定着液は市販されており，簡単に入手可能である。
- **アンモニア銀液の廃棄について**
  廃液を貯蔵しておく場合にはそのつど少量の塩化ナトリウムを加えておく。
- **塩化金の鍍金について**
  背景が共染をしたときに，共染部の色調を抑制する効果がある。

Q いろいろと手を尽くしても染色不良の原因がわからないときは？

A 染色時に使用している水を疑ってみる。水道水の塩素濃度はどうか？ 銀を使用する染色はイオンの影響を最も受けやすい。洗浄で使用する水は精製水としているが，イオン交換水（イオン交換樹脂により精製した交換水）を使用している施設も多い。樹脂の汚染やフィルターの汚染はないだろうか？ 病理検査室にストックしている水の容器汚染はないだろうか？ 電導度計でチェックしてみよう。疑わしいときには使用する水をすべて変えてみる。

［田中浩樹］

5.9.3 消耗性色素の染色法

● ポイント！

- 消耗性色素（リポフスチン）は，ヘマトキシリン・エオジン染色（Hematoxylin-Eosin stain; HE染色）で黄色，黄褐色，褐色の顆粒状を示し，神経細胞や骨格筋細胞，心筋細胞のように分裂増殖しない細胞が老化するとともに増加することから加齢性色素ともよばれる。
- 消耗性色素は（リポフスチン）は，Schmorl反応やPAS反応，Ziehl-Neelsen染色，脂肪染色などを用いることによって証明することができる。

● 1. 消耗性色素（リポフスチン）

傷害を受けた蛋白質，変性したミトコンドリア，その他の細胞内小器官，グリコーゲン，脂肪滴などはリソソームに取り込まれて分解されるが，分解しきれずに蓄積すると，脂質と蛋白質とが重合したリポ蛋白質の酸化により，リポフスチンが細胞内に形成される。リポフスチンは，分裂増殖しない細胞が老化するとともに増加することから加齢や老化とともに増加し，加齢性色素あるいは消耗性色素とよばれる。

📝 **用語** シュモール反応（Schmorl reaction）

■5章　一般染色各論

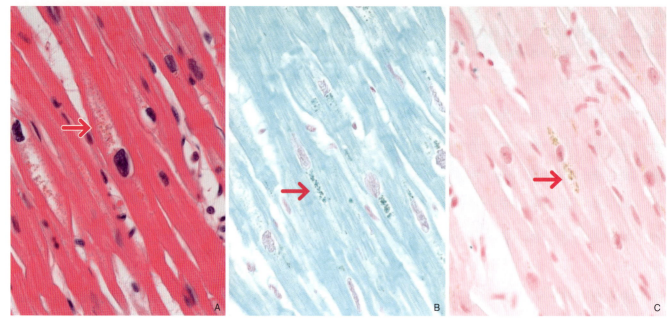

図5.9.4　心臓における消耗性色素（リポフスチン）×400
A：HE染色，B：Schmorl反応，C：Berlin blue染色

　この色素の局在は，心筋における核周囲（核周囲のリソソーム内）であり，リポフスチンが高度に沈着し，肉眼的に萎縮や褐色調が明らかに認められる場合は，褐色萎縮とよばれる。正常な臓器では心筋，平滑筋，副腎皮質の網状帯，精嚢腺上皮などに多く見られ，褐色萎縮した心臓，肝臓，老人性萎縮をした脳神経細胞には著明に認められる。

　HE染色では，細胞質内に黄色から黄褐色の小滴状顆粒あるいは塊状として認められる（図5.9.4）。特殊染色を用いた検出方法ではSchmorl反応が代表的で，ほかのさまざまな染色法でも証明することが可能であるが，特異的なものは少なく，リポフスチンの酸化状態によっては染まらない場合があるため，複数の方法を組み合わせて総合的な判断を行う必要がある。

● 2. Schmorl反応の原理

　Schmorl反応は，組織中の還元作用をもつ物質を証明するためのフェリック・フェリシアン還元反応で，リポフスチンのもつ還元性を利用してフェリシアン化カリウムと塩化第二鉄を同時に作用させ，濃青色の錯体沈殿（ベルリン青）が生じることを利用している。この反応は，リポフスチンを証明するうえで最も代表的な染色法だが，ヘモジデリン（Fe^{3+}）にも反応するため，連続切片によるBerlin blue染色によりヘモジデリンが存在しないことを確認する必要がある。（表5.9.2）

(1) 標本作製上の留意点
1) 固定：10～20％ホルマリン液
2) 薄切
　細胞内微細顆粒証明のため，3～4μmが望ましい。

(2) 試薬の調製
①フェリシアン化カリウム・塩化第二鉄染色液
　1) 1％フェリシアン化カリウム水溶液
　　フェリシアン化カリウム1g
　　精製水100mL
　2) 1％塩化鉄（Ⅲ）水溶液
　　無水塩化鉄（Ⅲ）1g
　　精製水100mL
　　無水塩化鉄（Ⅲ）は潮解性が強く，劣化した古い試薬は染色性を低下させるので，注意が必要である。
　3) 1％フェリシアン化カリウム水溶液10mLと1％塩化鉄（Ⅲ）水溶液30mLを，染色直前に混合し（茶褐色の溶液），濾過後に使用する。
　　時間経過につれて染色液は分離して沈殿物を生じ，背景の青味が増す傾向があるため，反応液は30分以内に使用するのが望ましい。
②ケルンエヒトロート液
　P.207　5.9.2　● 2参照。

表5.9.2　リポフスチンの染色

染色法	染色態度
Schmorl反応	青緑色
PAS反応	赤紫色
Ziehl-Neelsen染色	赤紫色
oil red O染色	赤色
Masson-Fontana染色	黒色

5.9 | 生体内色素の染色

（3）染色手順

特殊染色を行う場合の技術精度管理方法として，必ず陽性コントロール標本を同時に染色する。

①脱パラフィン，流水水洗，精製水

②フェリシアン化カリ・塩化第二鉄染色液　5分[*1]

③流水水洗　3分

④精製水

⑤ケルンエヒトロート液で核染色　5分

⑥軽く流水水洗[*2]

⑦脱水，透徹，封入

参考情報

*1：反応液に入れる時間は，一般的に5分間であるが，固定条件，切片の厚さ，生検・剖検材料，試薬の状況などにより延長することがある。

*2：染色後の水洗は，切片が薄い青緑色になるまで行い，手早く鏡検して染色状況を確認し，染色性が弱い場合，再度反応液に戻す。

（4）染色態度

リポフスチン：青緑色〜暗青色

セロイド：淡青色

メラニン：青緑色〜暗青色

胆汁色素：緑色〜暗青色

腸クロム親和性物質：青色〜暗青色

細胞質：無色〜淡青色

核：赤色

● 3. 消耗性色素染色の精度管理

消耗性色素（リポフスチン）のみに対して特異的な染色方法は存在しないことから，ほかの生体色素染色と組み合わせて総合的に判断することが必須である。

［丸川活司］

5.9.4　胆汁色素の染色法（ホール法）

● ポイント！

• ホール法は，HE染色では区別できない褐色調色素の鑑別に有用である。

• ホール法は胆汁色素の鑑別に用いられる。

• 切片厚が薄くなりすぎないように注意する。

● 1. 目的

閉塞性黄疸や溶血性黄疸などにより胆汁色素の血中濃度が過剰になると組織中に逸脱し，ビリルビン（赤褐色）とビリベルジン（緑褐色）がさまざまに混合した沈着物として観察される。生体内色素にはリポフスチンやメラニンが存在し，ときとしてHE染色だけでは胆汁色素との区別が困難であるが，本法を用いることにより鑑別が容易となる（図5.9.5，5.9.6）。

● 2. 原理

胆汁色素の定性的な臨床検査であるハリソン法のフーシェ試薬を用いて，ビリルビンを酸化させることで緑色に染色するものである。

● 3. ホール法の実際

（1）試薬の調製

1）フーシェ試薬　※要時混合

精製水30mL

100％トリクロロ酢酸水溶液10mL（保存液）

トリクロロ酢酸500gに精製水を227mL加え完全に溶解させたもの。

10％塩化第二鉄水溶液4mL（保存液）

以上を混合し，濾過して使用する。

2）ワン・ギーソン液

弾性線維染色のエラスティカ・ワン・ギーソン（EVG）染色のワン・ギーソン液を用いる（P143　5.2.3.2参照）。

（2）染色手順

切片厚3μm

①脱パラフィン，親水操作

②精製水

③フーシェ試薬による染色　室温　5分

④流水水洗

✎ **用語**　ハリソン（Harrison）法，エラスティカ・ワン・ギーソン（elastica van Gieson；EVG）染色

■5章　一般染色各論

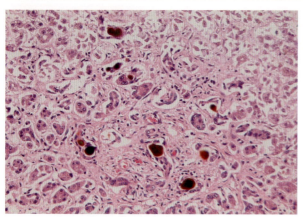

図 5.9.5　肝臓　解剖例　HE染色　×400
胆汁と思われる褐色調の沈着物が認められる。

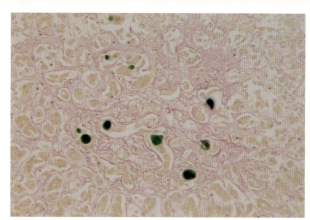

図 5.9.6　肝臓　解剖例　ホール法　×400
HE染色で疑われた部位に一致して緑色の陽性物質が観察されることから，胆汁色素と判定される。

⑤ワン・ギーソン液による染色　室温　5分
⑥エタノールによる脱水（van Gieson染色の分別を兼ねる）
⑦透徹，封入

(3) 染色態度（図5.9.6）
　胆汁色素：緑色
　膠原線維：赤色
　細胞質：黄色

● 4. 精度管理

　試薬調製や手技が簡便で，保存液も長期間安定している。染色における反応時間も結果に大きな影響がないため安定した染色といえるが，検体中に陽性物質があるとは限らないため，染色の際には既知の陽性対照症例を加える必要がある。

[古屋周一郎]

📖 参考文献

1) 佐野　豊：「生体色素」，組織学研究法，571-605，南山堂，1981．
2) 末吉徳芳：「メラニン染色（マッソン・フォンタナ法）」，病理標本の作り方，133-135，病理技術研究会（編），文光堂，1999．
3) 影山圭三，渡辺陽之輔（監）：「生体色素の染色法および鑑別法」，病理組織標本の作り方 第5版，209-214，慶應義塾大学医学部病理学教室（編），医学書院，1981．
4) 大網　弘，山本悦子：「染色　銀還元顆粒（argentaffin granules）染色　マッソン・フォンタナ（Masson-Fontana）法」，病理組織標本作製法，135-138，藤田企画出版，1982．
5) 水口國雄（監）：Medical Technology 別冊　最新 染色法のすべて，50-52，医歯薬出版，2011．
6) 清水幹雄，他：「12．生体色素の日常染色法 d) リポフスチンの証明シュモール反応」，検査と技術増刊号　病理組織・細胞診のための日常染色法ガイダンス，松谷章司，他（編），874-876，医学書院，2001．
7) 三浦妙太（監）：実践病理組織細胞染色法カラー図鑑 第3版，近代出版，2008．
8) 病理技術研究会：基礎病理技術学，90-93，病理技術研究会，2013．

5.10 内分泌細胞の染色

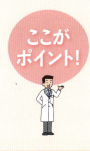

ここがポイント！
- 内分泌細胞には，内分泌器官として存在するものと異なる機能をもつ器官の中に混在するものがあり，分泌するホルモンの種類によっても分けられている。
- 鑑別・同定はそれぞれの内分泌細胞に対応した特殊染色を組み合わせることが重要である。

5.10.1 内分泌細胞染色の概論

● **ポイント！**

- 内分泌細胞には，内分泌器官として存在するものとほかの機能をもつ器官の中に混在するものがあり，分泌するホルモンの種類によっても分けられている。
- 鑑別・同定はそれぞれの内分泌細胞に対応した特殊染色を組み合わせることが重要である。

● **1. 内分泌細胞と内分泌系**

内分泌細胞とは，生理機能を調節する情報伝達物質であるホルモンを産生する細胞であり，分泌顆粒とよばれるホルモンや活性アミンなどを貯蔵する特殊な細胞内小器官をもっている。

内分泌細胞には，脳下垂体，松果体，甲状腺，上皮小体（副甲状腺），副腎，膵島のように内分泌器官として存在するものと，胃腸内分泌細胞といわれる基底顆粒細胞，腎臓の傍基底細胞，精巣の間細胞などのように器官内に混在するものがある。

また，内分泌細胞は分泌するホルモンの種類により，ペプチド-アミン分泌系，ステロイド分泌系，ヨード化アミノ酸分泌系の3つに分けられる。

ペプチド-アミン分泌系に関しては，Pearse AG[1]が1969年，全身に分布するペプチドホルモン分泌細胞が形態学的に共通する特徴を有することを明らかにして，APUD（amine and precursor uptake and decarboxylation）学説を提唱した。アミン前駆体を脱炭酸してアミンへと変換する能力をもち，アミンとペプチドホルモンの両方を産生・貯蔵する細胞はAPUD細胞とよばれている。また，APUD系には下垂体前葉細胞，甲状腺C細胞，膵島，副腎髄質などが含まれる。Pearseはさらに，ペプチドホルモン分泌細胞は広く全身に分布し，"diffuse neuroendocrine system"を形成すると提唱した。

ステロイド分泌系は，中胚葉ならびに間葉を起源とする副腎皮質ホルモン産生細胞あるいは性ホルモン産生細胞である。

ヨード化アミノ酸分泌系は，甲状腺ホルモンの分泌機構である。濾胞上皮はまずサイログロブリンを合成して濾胞腔に放出し，それが濾胞腔の中のヨードと結合し，ヨード化された状態でコロイド内に蓄えられる。そして必要に応じて上皮内へ再吸収された後にサイロキシンあるいはトリヨードサイロニンとなり，血管内に入って全身に運ばれる。

● **2. 内分泌細胞の染色**

下垂体前葉の細胞はHE染色，azan染色，Masson's trichrome染色などで好酸性，好塩基性および嫌色素性の細胞に染め分けることができ，PAS反応では好塩基細胞と一部の嫌色素細胞が染まる。これをさらに分類するには，パーフォミック酸・Alcian blue-PAS-オレンジG染色やアルデヒドチオニン・PAS染色および鉛ヘマトキシリン染色などを用いる。

膵島の構成細胞の染め分けには，A細胞はGrimelius染色，B細胞はゴモリのアルデヒド・フクシン（Gomoli's

用語 ヘマトキシリン・エオジン（Hematoxylin-Eosin；HE）染色，過ヨウ素酸シッフ（periodic acid schiff；PAS）反応

■5章　一般染色各論

aldehyde fuchsin）染色，ゴモリのクロムミョウバン・ヘマトキシリン・フロキシン（Gomoli's Chromium Mi alum hematoxylin-Phloxin）染色，D細胞はヘルマン・ヘレルストローム法の好銀性染色などが用いられる。

甲状腺C細胞，消化管好銀ならびに還元細胞，カルチノイドなどには，Grimelius染色，ヘルマン・ヘレルストローム法の好銀染色やMasson-Fontana染色が用いられる。

Grimelius染色やヘルマン・ヘレルストローム法は好銀反応[*1]，Masson-Fontana染色は銀親和反応[*2]を利用した染色法で，カルチノイドなど神経内分泌細胞腫瘍の同定に用いられている。

本節ではGrimelius染色，ならびにゴモリのアルデヒド・フクシン染色について記載する。

参考情報

＊1：好銀反応
細胞や細胞内顆粒自体は還元能力をもたないため，光やハイドロキノンなどの還元剤を用いて銀粒子を析出させる反応である。

＊2：銀親和反応
イオン化した銀が細胞あるいは細胞内顆粒のもつ自己還元作用によって還元され，銀粒子を黒色に析出させる反応であり，銀還元反応，嗜銀反応ともよばれる。

［淺沼広子］

5. 10. 2　内分泌細胞の染色法

5. 10. 2. 1　Grimelius 染色法

● ポイント！

- Grimelius染色は浸銀・還元の過程で染色ムラや共染が生じやすく，不安定な染色である。
- 0.03％硝酸銀水溶液で良好な染色性が得られない場合は，0.2mol/L酢酸緩衝液（pH5.6）を加える方法で安定した結果が期待できる。
- 還元液の温度は50℃以下とし，2回目の還元には新しい還元液を用いて標本を2回程度上下すると，共染やムラが生じず陽性細胞も明瞭である。
- 対象標本は，膵組織とカルチノイドなどを包埋したブロックを用い，鏡検しながら反応時間を調整する。

● 1. 目的

Grimeliusらにより，膵臓のα2細胞（現在のA細胞）を染めるために低濃度の硝酸銀を用いて行った染色方法として1968年に報告され[2,3]，現在では膵臓A細胞のほか，さまざまな神経内分泌細胞の分泌顆粒の検索およびカルチノイドなどのホルモン産生腫瘍の同定に用いられている。

● 2. 原理

Grimelius染色は，弱酸性（pH5.6）低濃度（0.03％）硝酸銀水溶液中の銀イオン（Ag^+）を細胞内の分泌顆粒（好銀顆粒）の反応基と結合させ，還元剤を加えて還元し金属銀（Ag）として析出させる方法である。

● 3. 染色方法

(1) 固定と薄切

固定液は，10〜20％ホルマリン液またはブアン液。その他10％緩衝ホルマリンなどを用いる。

薄切は，3μm前後がよい。切片が厚すぎると背景の着色が強くなり，薄すぎると染色性が弱くなる。

(2) 試薬の調製

①0.03％硝酸銀pH5.6緩衝液
　　0.2mol/L酢酸-酢酸ナトリウム緩衝液（pH5.6）　10mL
　　精製水　87mL
　　1％硝酸銀水溶液　3mL

②0.2mol/L酢酸-酢酸ナトリウム緩衝液（pH5.6）
　　0.2mol/L酢酸ナトリウム液9.1mL＋0.2mol/L酢酸水0.9mL
　　＊0.2mol/L酢酸ナトリウム水溶液
　　　酢酸ナトリウム27.2gに精製水を加え1,000mLとする。
　　＊0.2mol/L酢酸水溶液
　　　酢酸11.5mLに精製水を加え1,000mLとする。

③還元液
　　ヒドロキノン1g
　　亜硫酸ナトリウム5g
　　精製水100mL

✎用語　グリメリウス（Grimelius）染色，マッソン・フォンタナ（Masson-Fontana）染色，好銀反応（argyrophil reaction），銀親和反応（argentaffin reaction）

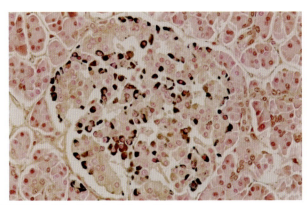
図 5.10.1　膵臓　Grimelius 染色　×200
膵島 A 細胞の分泌顆粒が茶褐色に染まる。

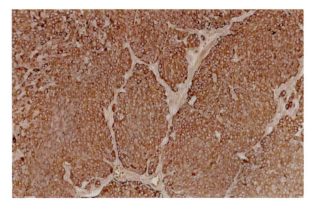
図 5.10.2　肺カルチノイド　Grimelius 染色　×100
腫瘍細胞の分泌顆粒が茶褐色に染まる。

④定着液
　　チオ硫酸ナトリウム 2g
　　精製水 100mL
⑤ケルンエヒトロート液
　　ケルンエヒトロート 0.1g
　　硫酸アルミニウム 5g
　　精製水 100mL
　5分間煮沸し，冷却後に濾過して使用する。

(3) 染色手順
1) 脱パラフィン，水洗，精製水を通す
2) 0.03%硝酸銀 pH5.6 緩衝液　37℃，24時間
　または 60℃，3時間
3) 還元液　37～45℃，1分
4) 精製水水洗，鏡検
　顆粒の染まりがよいときは直接次の⑤に進む
　顆粒の染まりが弱いときは以下の操作 a)～d) を行う
　a. 精製水水洗
　b. 0.03%硝酸銀 pH5.6 緩衝液　37℃，10分
　c. 新しい還元液　37～45℃，1分
　d. 精製水水洗
5) 2%チオ硫酸ナトリウム水溶液　2分
6) 流水洗，精製水
7) ケルンエヒトロート液　1～10分
8) 流水洗
9) 脱水，透徹，封入

(4) 染色態度
　好銀顆粒陽性細胞：茶褐色～黒褐色
　核：赤色
　膵島 A 細胞（グルカゴン），膵臓ポリペプチド（PP）細胞，消化管好銀細胞（ガストリン，ヒスタミン），消化管銀還元細胞（セロトニン），下垂体前葉細胞［副腎皮質刺激ホルモン（ACTH），黄体形成ホルモン（LH），卵胞刺激ホルモン（FSH）］，甲状腺傍濾胞細胞（カルシトニン），副腎髄質（エンケファリン），皮膚メラニン保有細胞，左記由来の腫瘍細胞などが陽性になる。

● 4. 精度管理

(1) 0.03%硝酸銀水溶液
　0.03%硝酸銀水溶液は精製水を用いてもよいが，精製水で作製した 0.03%硝酸銀水溶液の反応は不安定で結果にムラがある。好銀反応は弱酸性での反応であり染色時間も長いので，pH5.6 緩衝液を使用する方が安定した結果が得られる。
　反応温度・時間は，37℃24時間が通常用いられているが，60℃3時間でも若干背景の着色が濃くなるものの銀顆粒の出方は変わらないので，急ぐ場合などは有用である（図 5.10.1，5.10.2）。
　また，硝酸銀水溶液に界面活性剤を添加すると背景の着色抑制が期待できる[4]。

(2) 還元液
　還元液に入れる際のスライドの上下回数は少ないほど陽性細胞が明瞭であるが，共染・ムラが生じる。2回程度の上下であれば共染・ムラは生じず，陽性細胞も明瞭である。5回以上では共染・ムラはまったくなくなるが，陽性細胞の反応も著しく低下するので注意する。

(3) 定着液
　2%チオ硫酸ナトリウム水溶液で切片が剥がれやすい場合は，写真用酸性硬膜定着液を使用するとよい。

📝 用語　膵臓ポリペプチド（pancreatic polypeptide；PP），副腎皮質刺激ホルモン（adrenocorticotropic hormone；ACTH），黄体形成ホルモン（luteinizing hormone；LH），卵胞刺激ホルモン（follicle stimulating hormone；FSH）

■ 5章　一般染色各論

(4) ケルンエヒトロート液

染色後よく水洗し，脱水時の硫酸アルミニウム結晶付着を防止する。

(5) 対照標本

正常の膵組織は強く染まり，腫瘍は染色性が弱い傾向があるので膵組織単独ではなく，膵組織とカルチノイド腫瘍などを包埋したブロックを作製して用いるとよい。

(6) その他

・使用する染色ドーゼなどの器具は，十分に洗浄して精製水を通してから使用する。
・還元液後の洗浄用の精製水や鏡検時の精製水を還元液と同様の温度に温めておくと，再度硝酸銀液に入れる場合に液温が下がらず染色性が安定する。

Grimelius染色は不安定な染色ではあるが，精度管理，とくに温度管理をすることで安定した染色性が得られる。現在，カルチノイドなどの内分泌腫瘍の診断には免疫組織化学染色が用いられているが，Grimelius染色には比較的容易にどこの施設でもできるメリットがあり，多くの神経内分泌細胞が陽性を示すことから，内分泌細胞のスクリーニング法としても有用である。

[淺沼広子]

5. 10. 2. 2　Gomori's aldehyde-fuchsin 染色法[5~7]

● ポイント！

・アルデヒドフクシン液の色調が青紫色であることを確認する。また，古いアルデヒドフクシン液は，使用しない。
・後染色は薄めに染める。

● 1. 目的

1950年にGomoriが弾性線維染色として発表した[5]。その後1952年にHalmiが膵ランゲルハンス島のB細胞，神経分泌物質およびメラニン色素も染まることを証明した。現在では，B型肝炎ウイルス表面抗原（HBsAg），下垂体前葉のβ細胞が染まることも知られている。

● 2. 原理

蛋白質中のシスチン，システインなどのアミノ酸に含ま

れる-SS-基，-SH-基が酸化されて生じたスルホン酸基（-SO）とアルデヒドフクシンが結合することにより染色されると考えられている。

● 3. 染色方法

(1) 試薬の調製

1）ブアン固定液
　　飽和ピクリン酸水溶液30mL
　　ホルマリン原液10mL
　　酢酸1mL
2）0.3%過マンガン酸カリウム 0.3%硫酸水溶液
　　過マンガン酸カリウム0.3g
　　精製水100mL
　　濃硫酸0.3mL
3）5%亜硫酸ナトリウム水溶液
　　亜硫酸水素ナトリウム5g
　　精製水100mL
4）アルデヒドフクシン液[*1]
　　60%エタノール100mL
　　塩基性フクシン0.5g
　　塩酸（35%）1.5mL
　　パラアルデヒド1.0mL
5）フクシン・ポンソー液
　　ポンソー2R
　　（ポンソー・ド・キシリン）0.5g
　　酸性フクシン0.2g
　　0.5%酢酸水溶液100mL
6）0.2%ライトグリーン液
　　ライトグリーンSF 0.2g
　　0.5%酢酸100mL

> **参考情報**
> *1：調製直後の色調は赤紫色を呈する。密栓して2～4日後に青紫色になるのを目安に使用するとよい[6,7]（図5.10.3, 5.10.4）。
> 　　塩基性フクシンはパラローズアニリンが推奨されている[6]。古くなった試薬では染色不良となる場合もあるので注意が必要である（図5.10.5, 5.10.6）[7]。

(2) 染色手順

① 脱パラフィン，親水操作
② 流水水洗，精製水
③ ブアン液　室温2日[*2]
④ 流水水洗　20～30分[*3]
⑤ 0.3%過マンガン酸カリウム 0.3%硫酸水溶液　2分
⑥ 流水水洗　1分

✏️ **用語**　ゴモリのアルデヒド・フクシン（Gomori's aldehyde-fuchsin）染色，B型肝炎ウイルス表面抗原（hepatitis B virus surface antigen；HBsAg）

5.10 | 内分泌細胞の染色

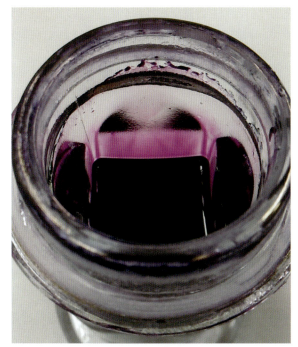

図5.10.3 アルデヒドフクシン液　調製直後
染色液の色調は赤紫色である。この段階で染色を始めても膵ランゲルハンス島のB細胞は染色されない。

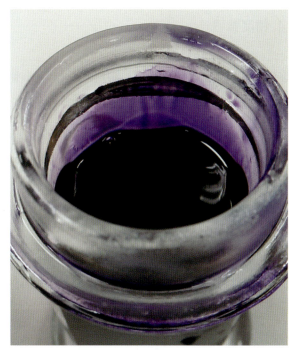

図5.10.4 アルデヒドフクシン液　調製から3日後
染色液の色調は青紫色に変化している。この色調を目安に染色を始めるとよい。調製から4日以上経っても赤紫色のままであれば，再度調製した方がよい。

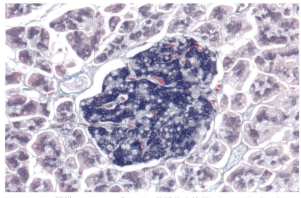

図5.10.5　膵臓　パラローズアニリン塩酸塩を使用したアルデヒドフクシン染色　×10
膵ランゲルハンス島のB細胞が紫色に染色されている。

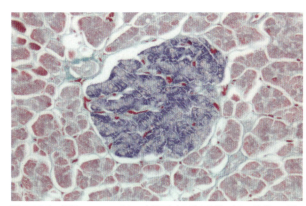

図5.10.6　膵臓　ニューフクシンを使用したアルデヒドフクシン染色　×10
膵ランゲルハンス島のB細胞が紫色に染色されているが染色性が弱い。

⑦5％亜硫酸ナトリウム水溶液　1分*4
⑧流水水洗
⑨60％エタノール液　30秒
⑩アルデヒドフクシン液　15〜30分
⑪60％エタノール液　2槽*5
⑫フクシン・ポンソー液　15分
⑬0.5％酢酸水溶液　30秒
⑭2％リンタングステン酸　5分
⑮0.5％酢酸水溶液　30秒
⑯0.2％ライトグリーン液　5分*6
⑰100％エタノール液
⑱キシレン，封入

参考情報
* 2：ブアン液で再固定すると染色性がより安定する。必要に応じて行う[7]。
* 3：ピクリン酸による黄色が消失するのを確認する。必要に応じて行う。
* 4：過マンガン酸カリウム水溶液による褐色が消失するのを確認する。
* 5：通常60％エタノール液で分別するが，鏡検して背景の共染が強い場合は1％塩酸，70％アルコールで分別する。ただし，膵ランゲルハンス島のB細胞の染色性が薄くなるので注意する。
* 6：ライトグリーン液での後染色は濃く染まらないように注意する。

(3) 染色態度　(図5.10.5, 5.10.6)

膵ランゲルハンス島のB細胞：紫色

弾性線維：紫色

膠原線維：緑色

217

■5章　一般染色各論

● 4. 精度管理

(1) コントロール切片の選定

染色液の良否は，コントロール切片の染色性で判断する。固定良好な膵臓のコントロール切片を用意することが重要である。

(2) アルデヒドフクシン液の調製

使用する塩基性フクシンの種類により染色態度にばらつきが見られるので注意が必要である（図5.10.5, 5.10.6）[7]。また，古くなった塩基性フクシンは使用しない方が好ましい。

調製から2～4日後に，液の色調が赤紫色から青紫色に変化しているのを確認することが重要である（図5.10.3, 5.10.4）。調製直後では，弾性線維は染色されても膵ランゲルハンス島のB細胞は染まらないことがある。

(3) 染色時の注意点

古くなったアルデヒドフクシン液を使用すると背景の共染が目立つようになるので，染色前に新調することを推奨する。

ライトグリーン液での後染色は，アルデヒドフクシン染色の妨げにならないよう薄めに染めるのが望ましい。ライトグリーン液が濃いとバランスの悪い標本となる。

[山田範幸]

📖 参考文献

1) Pearse AG："The cytochemistry and ultra-structure of polypeptide hormone-producing cells of the APUD series and the embryologic, physiologic and pathologic implications of the concept", J Histochem Cytochem 1969；17：303-313.

2) Grimelius L："A silver nitrate stain for α2 cells in human pancreatic islets", Acta Soc Med Ups 1968；73：243-270.

3) Grimelius L："The argyrophil reaction in islet cells of adult human pancreas studies with a new silver nitrate procedure", Acta Soc Med Ups 1968；73：271-294.

4) 佐々木政臣，他：「Triton X-100 を加えたグリメリウス染色法」，臨床検査 1997；41：471-473.

5) Gomori G："Aldehyde fuchsin, a new stain for elastic tissue", Am J Clin Pathol 1950；20：665.

6) 病理技術研究会（編）：病理標本の作り方，146-148，文光堂，1992.

7) 広井禎之，河合俊明：「アルデヒド・フクシン染色」，検査と技術 2001；29：796-800.

5.11 病原体染色

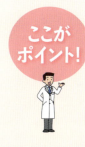

ここがポイント！
- 微生物によって引き起こされる感染症は患者に対しさまざまな機能障害を引き起こすため，早期発見が必要である。
- HE染色により組織障害を確認し，各種特殊染色にて原因菌を推定する。
- 原因菌の特定には臨床所見，血清検査，培養，遺伝子検査などを参考にして総合的に判断する。

5.11.1 組織内病原体染色の概論

1. 目的

　感染症とは微生物やプリオンによって組織障害あるいは機能障害が引き起こされる疾患であり，外部からの侵入により発症する外因性感染，体内に保有する微生物によって発症する内因性感染に大きく分けられる。これらヒトに感染を起こす微生物は細菌，マイコプラズマ，リケッチア，クラミジア，真菌，ウイルス，寄生虫など多岐にわたる。臨床上感染症として確認される頻度の高い微生物を表5.11.1に記す。感染した患者を治療するためには，1）病気の原因となる微生物の発見，2）原因微生物の同定，3）感染症を引き起こすメカニズムの解明が必要となる。近年では遺伝子検査の発達により短時間で正確な結果を得ることが可能となっているなかで，病理組織診断では染色により微生物の証明ならびに局在の組織障害を証明することで治療に貢献している。

2. 病原体の種類

病理組織診断に関与する微生物を以下に示す。

(1) 細菌
- グラム陽性菌（黄色ブドウ球菌，コアグラーゼ陰性ブドウ球菌，肺炎球菌，A群レンサ球菌，B群レンサ球菌，エンテロコッカス属など），グラム陰性菌（大腸菌，クレブシエラ属，プロテウス属，緑膿菌など），らせん菌（トレポネーマ属，カンピロバクター属，ヘリコバクター属），ノカルジア属，マイコプラズマ，リケッチア，クラミジア

(2) 真菌
- 子嚢菌門（アスペルギルス属，トリコフィトン属，コクシジオイデス属，カンジダ属，ニューモシスチス属）
- 担子菌門（クリプトコッカス属，トリコスポロン属）
- ムコール門（ムコール属）

(3) ウイルス
- DNAウイルス（単純ヘルペスウイルス，サイトメガロウイルス，ヒトヘルペスウイルス，EBウイルス，ポリオーマウイルス，ヒトパピローマウイルス）
- RNAウイルス（C型肝炎ウイルス，ヒトコロナウイルス，インフルエンザウイルス，HTLV-1，HIV）

表 5.11.1　臨床上頻度の高い微生物

細菌	黄色ブドウ球菌，コアグラーゼ陰性ブドウ球菌，肺炎球菌，A群レンサ球菌，B群レンサ球菌，腸球菌，大腸菌，クレブシエラ属，プロテウス属，緑膿菌
真菌	カンジダ属，クリプトコッカス属，ニューモシスチス属，アスペルギルス属
ウイルス	麻疹ウイルス，風疹ウイルス，ムンプスウイルス，水痘-帯状疱疹ウイルス，肝炎ウイルス，EBウイルス，サイトメガロウイルス，インフルエンザウイルス
寄生虫	マラリア原虫，赤痢アメーバ，トキソプラズマ，ジアルジア，腟トリコモナス

用語　ヘマトキシリン・エオジン（Hematoxylin-Eosin；HE）染色，デオキシリボ核酸（deoxyribonucleic acid；DNA），エプスタイン・バー（Epstein-Barr；EB）ウイルス，リボ核酸（ribonucleic acid；RNA），ヒトT細胞白血病ウイルス（human T-cell leukemia virus；HTLV），ヒト免疫不全ウイルス（human immunodeficiency virus；HIV）

■5章　一般染色各論

(4) プリオン

(5) 原虫

・マラリア，トキソプラズマ，クリプトスポリジウム，リーシュマニア，トリパノソーマ，腟トリコモナス，赤痢アメーバ，ランブル鞭毛虫

(5) 蠕虫

・線虫（回虫，鞭虫，蟯虫，鉤虫，東洋毛様線虫，糞線虫，旋毛虫，アニサキス）
・吸虫（横川吸虫，肝蛭，肺吸虫，肝吸虫，日本住血吸虫）
・条虫（広節裂頭条虫，有鉤条虫，無鉤条虫，マンソン裂頭条虫，エキノコックス）

● 3. 染色法

病原体はHE染色にてその菌体が証明されるもの，証明されにくいもの，ウイルスのように光学顕微鏡で確認できないものなど多種多様であるが，特殊染色により病原体や感染状況をより明確にすることが可能となり，感染症診断の補助などに使われる。

(1) 細菌

レフレルのmethylene blue染色，Gram染色，Giemsa染色，抗酸菌染色，Warthin-Starry染色，免疫組織化学染色，蛍光染色法などがある。

(2) 真菌

レフレルのmethylene blue染色，PAS反応，Gram染色，Grocott染色，Guridori染色，mucicarmine染色，Alcian blue染色などがある。

(3) ウイルス

orcein染色（HBs抗原），Victoria blue染色（HBs抗原），免疫組織化学染色，*in situ*ハイブリタイゼーション（ISH）などがある。

(4) 原虫

PAS反応，ギムザ染色，グリドレイのアメーバ染色などがある。

[中村　博]

5. 11. 2　組織内病原体の染色法

5. 11. 2. 1　Gram 染色法

●ポイント！

- Gram染色は，細菌感染による組織の形態変化をとらえ，その原因となっている細菌の種類を同定するために用いられている。
- グラム陽性菌とグラム陰性菌の構造の違いを利用した染色法である。
- Gram染色の精度管理として，良好な染色結果を得るためには，背景を黄色にして細菌とのコントラストを付けると評価しやすい。

● 1. 目的と原理

(1) 目的

Gram染色の目的は，クリスタル紫やゲンジアナ紫など

のパラローズアニリン系の色素と塩基性フクシン，サフラニンといった色素を用いて病理組織中の細菌を可視化し，細菌の種類を同定することである。

細菌感染による組織の変化（病態）として，気管支肺炎では空洞形成，大葉性肺炎ではフィブリン析出，非定型肺炎では間質性肺炎像に近い病理所見が見られる。Gram染色で推測できる原因菌としては，インフルエンザ菌（*Haemophilus influenzae*），肺炎球菌，黄色ブドウ球菌が代表的である。たとえば気管支肺炎に観察されるグラム陽性球菌は黄色ブドウ球菌が多く，半数程度はMRSAと推定される。誤嚥性肺炎の場合は，口腔内常在菌であるグラム陽性の口腔レンサ球菌が原因菌となる。また，大葉性肺炎の原因菌は肺炎球菌とレジオネラ菌（*Legionella pneumophilo*）の2種類であるが，細胞内寄生性病原体であるグラム陰性の肺炎クラミジア，レジオネラ，結核菌などはGram染色では認識できないこともある。

📝**用語**　メチレン青（methylene blue）染色，グラム（Gram）染色，ギムザ（Giemsa）染色，ワルチン・スターリー（Warthin-Starry）染色，過ヨウ素酸シッフ（periodic acid schiff；PAS）反応，グロコット（Grocott）染色，グリドリー（Guridori）染色，ムチカルミン（mucicarmine）染色，アルシアン青（Alcian blue）染色，オルセイン（orcein）染色，ビクトリア青（Victoria blue）染色，*in situ*ハイブリダイゼーション法（*in situ* hybridization；ISH），ブドウ球菌感染症（メチシリン耐性黄色ブドウ球菌，methicillin-resistant *Staphylococcus aureus*；MRSA）

(2) 原理

　このGram染色は，1884年デンマークの細菌学者Hans Christian Joachim Gram（1853〜1938）によって考案された。現在ではHucker-Conn法やBrown-Hopps法などが病理組織標本を用いたGram染色法として利用されている。

　この染色は，細菌の構造の違いにより染め分けられる。細胞壁の構造を図5.11.1に示す。グラム陽性菌の表面にはリボ核酸マグネシウム（グラム陽性物質）が存在し，パラローズアニリン系の色素とヨウ素により形成された色素分子複合体が沈着する。グラム陽性菌は細胞壁（ペプチドグリカン層）が厚く緻密なため，色素分子複合体は露出しにくく，脱色や分別操作を行っても残存して染色性が保持される。一方，グラム陰性菌は細胞壁にリポ多糖やリポ蛋白を多く含んでいるため，エタノールで脱脂されて外膜が破壊され，色素分子複合体などの物質は流出して染色されない。本項ではBrown-Hopps法について述べる。

2. 染色方法（Brown-Hopps法）

(1) 試薬の調製

①1％クリスタル紫溶液
　クリスタル紫1gを精製水100mLに溶解する。

②ヨウ素液
　ヨウ素1gとヨウ化カリウム2gを精製水300mLに溶解する。[*1]

③塩基性フクシン
　塩基性フクシン0.25gを100mLの精製水に溶解し，0.25％塩基性フクシン保存液を作成する。
　塩基性フクシンは精製水を加温して溶解する。溶解後冷ました溶液を濾紙で濾過して保存する。染色時には，塩基性フクシン保存液1mLを精製水25mLに溶解して使用する。

④Gallego液
　ホルマリン原液1mLと氷酢酸0.5mLを精製水50mLの割合で混和する。

⑤ピクリン酸・アセトン
　ピクリン酸0.05gを100mLのアセトンに溶解する。[*2]

⑥アセトン・キシロール
　アセトンとキシロールを等量混和する。

参考情報
* 1：ヨウ化カリウムを少量の精製水で完全に溶解してからヨウ素を加えて溶解し，それから残りの精製水を加える。
* 2：アセトンは揮発性があるため，用時調製とする。

(2) 染色手順

①脱パラフィン，親水操作
②流水水洗後，精製水に浸す
③1％クリスタル紫溶液　5分
④流水水洗[*3]
⑤ヨウ素液　5分
⑥流水水洗[*3]
⑦アセトンに浸す[*4]
⑧流水水洗[*3]
⑨塩基性フクシン液　5分
⑩流水水洗[*3]
⑪Gallego液　5分[*5]
⑫十分に流水水洗
⑬水分をよく切ってアセトンに浸す

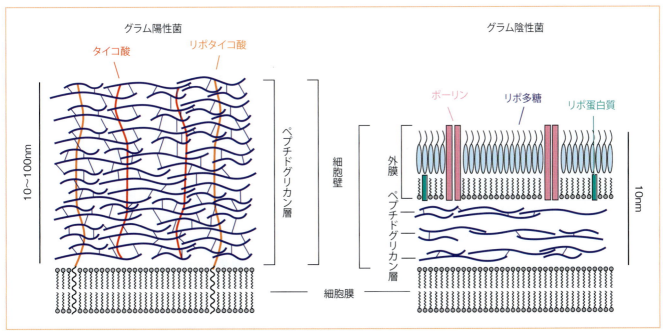

図5.11.1　病理組織中に見られる細菌の構造

5章 一般染色各論

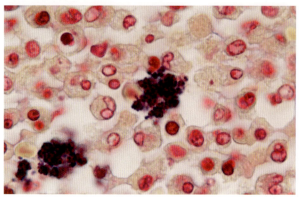

図 5.11.2 グラム陽性球菌　Brown-Hopps法　×1,000（油浸レンズ100×）
グラム陽性球菌は紫色に染まり，細胞質は黄色に，核は赤色に染色されて細菌とのコントラストが良好である。

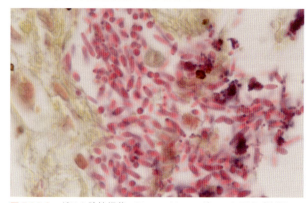

図 5.11.3 グラム陰性桿菌　Brown-Hopps法　×1,000（油浸レンズ100×）
肝臓の血管周囲に見られたグラム陰性桿菌。肺にも同様の細菌が散見され，感染性腹膜炎から敗血症に至った症例である。

⑭ピクリン酸・アセトン液に数回浸す[*6]
⑮アセトンに浸す
⑯アセトン・キシロールに数回浸す
⑰キシロール・封入

> **参考情報**
> *3：染色液および分別液が落ちるまで流水水洗する。
> *4：切片から青色が消えるまで，スライドガラスをアセトンから出し入れするなど動かす。
> *5：Gallego液に浸している間，浸すだけではなくスライドガラスを出し入れするなど動かすと分別がよい。
> *6：ピクリン酸・アセトン液には切片が黄色く色付く程度でよい。ピクリン酸が高濃度の場合や反応時間を長くした場合には，グラム陰性菌の赤色が薄くなる場合がある。
> *コントロールとしてグラム陽性菌とグラム陰性菌が含まれる組織のブロックを作製し，染色する際に対象組織と同一のスライドガラス上にコントロールを載せて染色を行う。
> *染色液の保管管理は，コントロールの染色性で判断してよいが，およそ半年をめどに交換する。そのため数年間の染色枚数の半年ごとの平均値を抽出し，その枚数に合った染色液の量を計算して調製するとよい。

(3) 染色態度　（図5.11.2, 5.11.3）
グラム陽性菌：濃青〜紫色
グラム陰性菌：赤色
背景：全体は黄色，細胞の核は赤色

● 3. 精度管理

(1) ホルマリン固定の状態

充実性臓器の中央部または膿瘍や壊死組織などでは，グラム陽性菌とグラム陰性菌が混在した状態である場合，または細菌によって染色性が逆転している場合がある（とくに剖検例）ため，充実性臓器ではホルマリン固定が良好な部位を染色した方がよい。

(2) 背景の色の違いによる染色性の評価

Brown-Hopps法とTaylor法では背景が黄色となり，バーミー法，ハッカー法などでは背景が赤色となる。前者は背景と細菌とのコントラストがよく，評価しやすい。一方後者には，染色手順は簡便であるが，背景が赤色であるためグラム陰性菌の評価が難しいとの報告も見られる。そのため，背景が赤色となる染色法を用いている施設では，染色性をよくするための改良も必要とされている。

［山口知彦］

5.11.2.2　Giemsa染色法

P235　5.12.2 ●2参照。

5.11.2.3　Ziehl-Neelsen染色法

●ポイント！

- Ziehl-Neelsen染色は，抗酸菌を染色する最も一般的な方法である。
- 抗酸性を保つ物質はキシレンやエタノールにより溶出するため，脱パラフィンはなるべく短く行い，親水操作も素早く行う。
- 石炭酸フクシンの分別は1回で済ませようとせず，分別操作を数回繰り返し，切片が薄いピンク色になった時点で終了する。
- アルカリ性メチレン青の染色性は，90%エタノールで濃度を調節する。

● 1. 目的と原理

(1) 目的

Ziehl-Neelsen染色[2)]は，組織内の抗酸菌とくに結核菌や非結核性抗酸菌，ノカルジア症の証明に最も一般的に用

いられる。

(2) 原理[3]

結核菌を代表とする抗酸菌の菌壁は，ミコール酸を主体とする複合糖脂質で覆われている。これにより，酸に抵抗性（抗酸性）をもち，水溶性の染色液では染色されない。親水性・親油性の性質を示す石炭酸を混合することにより染色が可能となる。一度染色された菌は，抗酸性のため塩酸アルコールでは脱色されにくい。Ziehl-Neelsen染色は，この抗酸性を利用した染色法である。抗酸性を示す物質は脱パラフィン，親水操作で溶出して染色性の低下につながる。これを防止するため改良されたのがファイト法[4,5]である。また，非活動性結核菌やらい菌，ノカルジア症は嫌色素性を示し染色されにくい。このような嫌色素性抗酸菌を証明するために，原田法や廣井らによる過ヨウ素酸酸化石炭酸フクシン法[6]が考案された。

2. 染色方法

(1) 試薬の調製

① 石炭酸フクシン液
　1) 100%エタノールに塩基性フクシンを溶解する。
　・塩基性フクシン10g
　・100%エタノール100mL
　2) 精製水に石炭酸を溶解する。
　・石炭酸（フェノール）5mL [*6]
　・精製水100mL
　3) 使用時に1)：2)＝1：9の割合で混合して濾過する。

② 0.5%塩酸アルコール
　・70%エタノール100mL
　・濃塩酸0.5mL

③ アルカリ性メチレン青原液
　メチレン青とエタノールを混合して原液とする。
　・メチレン青5g
　・100%エタノール100mL

④ アルカリ性メチレン青使用液
　使用時に③の原液を精製水で10〜20倍に希釈する[*7]。
　・上記③の原液5〜10mL
　・精製水95〜90mL

(2) 染色手順

1) 脱パラフィン，親水操作 [*8]
2) 軽く水洗
3) 石炭酸フクシン液　30〜60分
4) 流水水洗　10回出し入れ [*9]
5) 0.5%塩酸アルコール分別　10回出し入れ [*10]
6) 流水水洗　10回出し入れ [*11]
7) アルカリ性メチレン青液　5〜20秒 [*12]
8) 90%エタノールから脱水，透徹，封入 [*13]

> **参考情報**
>
> *6 : 石炭酸は常温で固形であるため加温に融解しておく。火傷を防ぐため手袋を使用する。
> *7 : 希釈液100mLに1%水酸化カリウムを2〜3滴加えて使用する。
> *8 : キシレンは2分2槽，親水操作も素早く行う。
> *9 : 余分な色素を素早く洗い落とす。
> *10 : 分別操作は1枚ずつ行う。4)〜6)の操作を繰り返して切片が薄いピンク色になるまで分別する。
> *11 : 素早く水洗し，分別を停止する。
> *12 : アルカリ性メチレン青液は保存しておくと，染色性が向上する。
> *13 : メチレン青の色調は90%エタノールで調節し，脱水，透徹，封入を素早く行う。90%エタノールでは落ちやすい。

(3) 染色態度　（図5.11.4, 5.11.5）

抗酸菌：淡赤色〜濃赤色

陽性菌：結核菌，非結核性抗酸菌，らい菌など，結核菌は長さ1.3〜3.5μm，多少弯曲した桿菌で鞭毛，芽胞などはない。

その他：ノカルジア症，リポフスチン，セロイドなど

一般細菌：青色

背景：青色

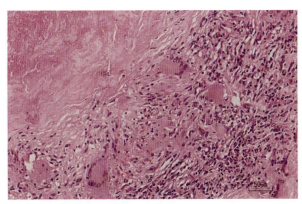

図 5.11.4　肺結核症　HE染色　×200
左側上部には乾酪壊死，中央から右側下部にかけてラングハンス巨細胞や類上皮細胞，リンパ球が認められる。典型的な結核症の像である。

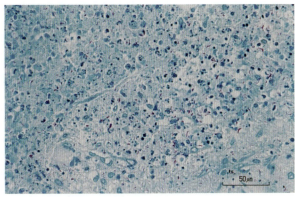

図 5.11.5　肺結核症　Ziehl-Neelsen染色　×400
病巣内に多数の結核菌が認められる。

■ 5章　一般染色各論

● 3. 精度管理

(1) 基礎的知識

①抗酸性を保つ物質

　抗酸菌の抗酸性を保つ物質はミコール酸を主体とする複合糖脂質であり，キシレンやエタノールで溶出を起こすため，キシレンやエタノールには長く漬けない。脱パラフィン時のキシレンの槽は2槽とし2分ずつ行う。また，親水操作も素早く行うことが染色性を保つ方法である。

　ファイト法では，脱パラフィンにオイル・キシレンを使用することで抗酸性物質の溶出を防いでいる。オイル・キシレンは，オリーブオイルまたはピーナツオイル：キシレン=1：2の割合で混合したものである。

・ファイト法の手技
1）オイル・キシレンを拭く
2）Ziehl-Neelsen染色の石炭酸フクシン液以下と同様

②石炭酸フクシン液

　石炭酸フクシン液の作製には手間がかかるので，市販の液を使用しても満足のいく染色性が得られる。石炭酸フクシン液は結晶が生じやすいため，使用時に必ず濾過する。

③コンタミネーション

　薄切時の水槽に水道水や自家製の精製水を使用すると，繁殖した雑菌が陽性に染色されることがある。よって，FFPE切片を浮かべる水槽には，市販の滅菌精製水を使用する。

④特異性

　この染色は結核菌のみならず，非結核性抗酸菌やらい菌にも陽性を示すことに留意する。

(2) 実施

　必ず陽性対照標本とともに染色を行う。試薬調製や染色操作はマニュアルに沿って行う。染色性を評価できる熟練者および経験者が必ず染色性をチェックする。染色不良であればその原因を染色者に伝え，試薬の交換など改善点を指示する。すべての技師が染色およびその評価を行えるように教育を行う。

[植田清文]

5. 11. 2. 4　Warthin-Starry 染色法

● ポイント！

- 必ずコントロール標本を使用し，菌体が黒く鍍銀されているかどうかを顕微鏡下で確認することが必要である。
- 銀鏡反応を防ぐため，使用容器はすべてきれいに洗浄し，最後に精製水を通してから乾燥させて使用する。
- 銀鍍溶液や還元液での反応温度に注意し，容器や使用液などはあらかじめ加温しておくことが必要である。

● 1. 目的と原理

(1) 目的

　Warrthin-Starry染色は1921年にWarthinとStarryによって，組織内のスピロヘータを鍍銀法で証明するための方法として発表された。梅毒の原因菌である *Treponema pallidum*，胃組織内の *Helicobacter pylori* や腸管スピロヘータ症（IS）のブラキスピラ目の検索として用いられている。

　H. pylori は，1983年にWarrenとMarshallが強酸性下の胃内で分離に成功して以来，胃や十二指腸の病変と *H. pylori* の関わりが研究されるようになった。*H. pylori* 感染は，表層性胃炎を引き起こし炎症が持続すると慢性胃炎に進展し，胃潰瘍，胃癌や胃リンパ腫が発生するとされている。1994年に世界保健機関（WHO）のがん研究機関からの報告により *H. pylori* 感染と胃疾患が関連付けられた。

　ISは，1998年に初めて報告され[7]，人獣共通感染症として注目される疾患で，症例が蓄積されつつある。ISの原因となるスピロヘータにはヒトやサルを宿主とする *Brachyspira aalborgi* とヒト，サル，ブタ，イヌなどを宿主とする *Brachyspira pilosicoli* との2種類があり，下痢や下血などの症状を起こす原因菌として報告されている[8]。

(2) 原理

　T. pallidum，*H. pylori*，ブラキスピラ目などの好銀性を利用して，硝酸銀で鍍銀し，還元液で発色させる。

● 2. 染色方法

(1) 試薬の調製

・pH4.0酸性水
　1%クエン酸水溶液25mLを精製水975mLに加える。

✐ 用語　腸管スピロヘータ症（intestinal spirochetosis；IS），世界保健機関（World Health Organization；WHO）

5.11 | 病原体染色

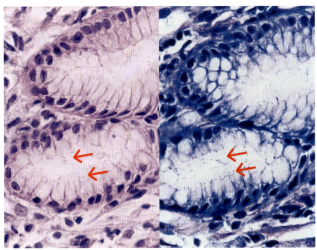

図5.11.6 慢性萎縮性胃炎 ×1000, 左：HE染色, 右：Giemsa染色
左のHE染色では *H. pylori* がヘマトキシリンで淡染している。右のGiemsa染色では *H. pylori* は青色に染色されている。

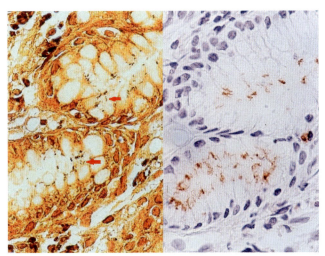

図5.11.7 図5.11.6と同一症例（連続切片） ×1000, 左：Warthin-Starry染色, 右：酵素抗体法（*H. pylori* 抗体）
左のWarthin-Starry染色では *H. pylori* は黒色に鍍銀され、一部はらせん状（矢印）を呈している。右の酵素抗体法では *H. pylori* は褐色調を呈している。

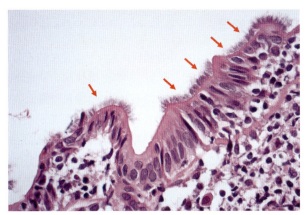

図5.11.8 腸管スピロヘータ症 HE染色 ×400
粘膜表層上皮の表面に好塩基性の微細羽毛状構造（偽刷子縁）が観察される。

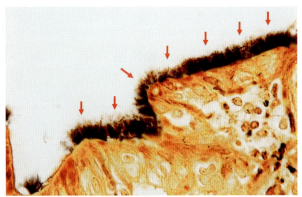

図5.11.9 図5.11.8と同一症例 Warthin-Starry染色 ×400
微細羽毛状構造（偽刷子縁）の *Brachyspira* が黒褐色調を呈している。

・1％硝酸銀溶液（鍍銀液）
　硝酸銀1gを精製水100mLに溶解する。
・還元液
　1）硝酸銀2gを酸性水100mLに溶解する。
　2）ハイドロキノン0.15gを酸性水100mLに溶解する。
　3）ゼラチン5gを酸性水100mLに溶解する。
　　ゼラチンは溶けにくいため、使用する前日に準備し、56℃の温浴槽あるいは孵卵器内で溶解させる。
　還元液は、各液をあらかじめ56℃に加温しておき、1）液7.5mL, 2）液10mL, 3）液19mLを使用直前に混合して使用液とする。

(2) 染色手順
1) 脱パラフィン操作
2) 流水水洗後、精製水[*1]
3) 1％硝酸銀溶液　電子レンジ1～2分[*2],（43℃　1時間または37℃　20～24時間）
4) 還元液　56℃　1～2分[*3],（37℃　5～6分）
5) 精製水[*4]
6) 流水水洗
7) 脱水・透徹・封入

参考情報
＊1：鍍銀染色であるため、水洗後には必ず精製水を十分に通してから銀液の中に入れる。
＊2：電子レンジの出力は500～600W程度でよい。突沸に注意する。
＊3：余分な銀液を落としてから還元液に入れる。還元は色がしっかりとで出るまで反応させる。色の程度は薄めは1分、中等度は1.5分、濃いめは2分を目安に反応させる。染色するスライドガラスを3枚程度準備しておくと、還元の際に反応条件の異なる標本を作製することができる。
＊4：コントロール切片を鏡検し、菌体が黒く鍍銀されていることを確認する。鍍銀されていない場合は素早く還元液に戻す（還元液は酸化が速いため、還元液に戻す操作はできる限り避けた方がよいが、やむを得ない場合は素早い操作が必要となる）。

(3) 染色態度（図5.11.6～図5.11.9）
　T. pallidum, *H. pylori*, ブラキスピラ目：黒褐色～黒色

225

■ 5章　一般染色各論

● 3. 精度管理

　染色する切片は，10％中性緩衝ホルマリン液で固定した検体を3μmの厚さで，薄切して使用する。Warthin-Starry染色は観察能に優れているが，硝酸銀や還元液の反応時間や温度，容器の汚染などより，染色結果が左右されるので，コントロール標本が必要となる。*T. pallidum*，*H. pylori*では，酵素抗体法や蛍光抗体法などで確実に菌体が認められた組織をコントロールとして，使用する。染色のポイントは，硝酸銀溶液と還元液の反応時間である。各施設の環境で左右されるため，条件を設定することが重要である。

[島田直樹]

---

5. 11. 2. 5　Grocott染色法

● ポイント！

- 真菌の証明に最も用いられる染色法である。
- 染色バットや試薬調整容器は，銀鏡反応を防ぐために蒸留水で洗浄しておく。
- クロム酸による酸化時間は厳守する。
- 菌種により反応時間が異なるため，反応中の染色性確認は必須で，必ず陽性コントロールを一緒に染める。
- 菌体を染めすぎると隔壁，莢膜などの構造が確認できなくなる。

● 1. 目的と原理

(1) 目的

　Gomoriのメセナミン硝酸銀染色をGrocottが真菌の染色に応用した手法[9]で，現在に至るまで感染症（真菌を中心とした病原体）の証明に多く使用されている。背景の共染を抑えたさまざまな変法[10~13]が報告され，近年では有害性のあるクロム酸の代わりに過ヨウ素酸で酸化する方法[14]も報告されている。

(2) 原理

　真菌の細胞壁（最外層）を構成しているβ-D-グルカン，キチンなどの多糖類をクロム酸で酸化し2分子のアルデヒド基を生成させ，メセナミン銀を反応させることにより染色される。クロム酸の酸化力は強く，生成したアルデヒド基は時間経過とともにさらにカルボキシル基にまで変化するため，多糖類を多く含む真菌は染色されるが，背景の結合組織などは染色されにくくなる。菌体に含まれている多糖類の量により反応強度および反応時間が異なるため，必

ず陽性コントロールを一緒に染める。

● 2. 染色法

(1) 試薬の調製

①5％クロム酸水溶液（無水クロム酸CrO_3）
　酸化クロム（Ⅳ）5g
　精製水100mL

②1％亜硫酸水素ナトリウム水溶液
　亜硫酸水素ナトリウム1g
　精製水100mL

③3％メセナミン水溶液
　ヘキサメチレンテトラミン3g
　精製水100mL

④5％硝酸銀水溶液
　硝酸銀5g
　精製水100mL

⑤5％ホウ砂水溶液
　ホウ酸ナトリウム5g
　精製水100mL

⑥1％ゼラチン水溶液（加温溶解）
　ゼラチン1g
　精製水100mL

⑦メセナミン銀液（使用時調整）
　3％メセナミン銀水溶液50mL
　5％硝酸銀水溶液5mL
　精製水40mL
　5％ホウ砂水溶液5mL
　1％ゼラチン水溶液0.5mL

⑧0.2％塩化金水溶液（テトラクロロ金酸）
　アンプル（1g）ごと100mLの精製水に入れ1％塩化金水溶液を原液とする
　1％塩化金水溶液20mL
　精製水80mL

⑨2％チオ硫酸ナトリウム水溶液
　チオ硫酸ナトリウム2g
　精製水100mL

⑩ライトグリーン液（原液）
　ライトグリーンSF 0.2g
　精製水100mL
　酢酸0.2g
　＊使用時3倍希釈

⑪1％酢酸水溶液
　酢酸1mL
　精製水99mL

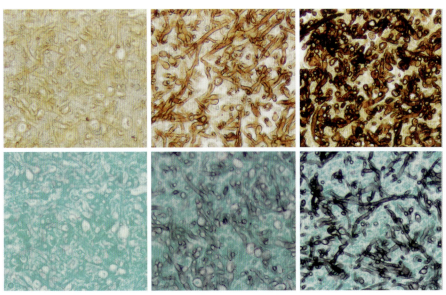

図5.11.10 メセナミン銀の反応後と染色完了の対比（アスペルギルス）×200
上段　メセナミン銀反応終了時（左：反応不足　中：適正　左：反応過剰）
下段　メセナミン銀反応からの染色完了

(2) 染色手順
1) 脱パラフィン，親水操作
2) 5％クロム酸　60分（室温）
3) 流水水洗，精製水　5分
4) 2％亜硫酸水素ナトリウム水溶液　2分（切片が白くなるまで）
5) 流水水洗後，精製水　5分
6) メセナミン銀　45分〜（50〜60℃）
　反応開始30分くらいから陽性コントロールを鏡検しながら反応を進める。
　菌体が完全に黒色になる前の黒色から茶褐色の色合いで反応を止める（図5.11.10）。
7) 精製水水洗　3回交換
8) 0.2％塩化金　5分
9) 流水水洗5分後，精製水で洗う　2分
10) 2％チオ硫酸ナトリウム　2分
11) 流水水洗5分後，精製水で洗う　2分
12) ライトグリーン液　5分（水洗しない）
13) 1％酢酸水　ライトグリーン液を洗い流す
14) 脱水，透徹，封入

(3) 染色態度（図5.11.11, 5.11.12）
陽性の菌体はメセナミン銀の反応により黒褐色となる。

3. 精度管理

クロム酸による酸化は時間経過とともにアルデヒド基か

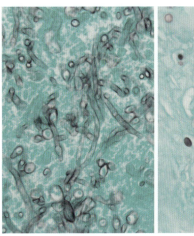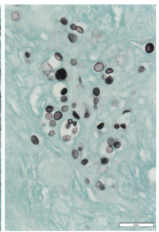

図5.11.11　Grocott染色像　×400
左：肺アスペルギルス症　隔壁，分岐を認める
右：肺クリプトコッカス症　莢膜を有する酵母様真菌を認める

らカルボキシル基にまで進むため，酸化時間が長いと反応するアルデヒド基の絶対量が減少し染色性低下の原因となるため時間は厳守する。

メセナミン銀反応は高温下で時間経過とともに急激に反応が促進されるため，菌体が茶褐色を呈し始めたら45〜50℃くらいで反応を進めると染色性のコントロールがしやすい。

必ず陽性コントロールと一緒に染色し，可能であれば推定菌種と同一の菌種を陽性コントロールとして用いることが望ましい。

［中村　博］

5章 一般染色各論

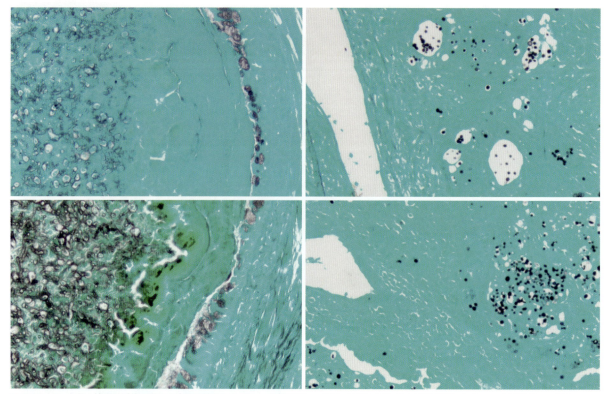

図5.11.12 上段：抗原賦活後＋過ヨウ素酸で酸化したGrocott染色像 ×100，下段：アンモニア銀を用いたGrocott染色像 ×100
左：アスペルギルス症，右：肺クリプトコッカス症。抗原賦活液と過ヨウ素酸を使用した酸化法およびメセナミン銀の代わりにアンモニア銀を使用した方法では，原法に比べ背景の共染を抑えることができる。また，ムコールなどの染色性が弱い菌体に関しても比較的強く染色される。
＊染色過程については参考文献を参照

5.11.2.6 orcein染色法

●ポイント！

- orcein染色は弾性線維の染色法であるが，HBs抗原の検出にも用いることができる（図5.11.13）。
- orcein染色の染色性は，試薬のメーカーやロットの違いに大きく影響される。
- Wilson病や原発性胆汁性胆管炎などで肝臓に沈着する銅の検出にも有用である。

● 1. 目的と原理

(1) 目的

orcein染色は弾性線維を対象とする染色法であったが，志方らによる酸化処理を加えた変法によりHBs抗原検出にも用いられるようになった[15]。また，Wilson病や原発性胆汁性胆管炎（PBC）などの肝疾患で沈着する銅結合蛋白も染まるため，診断の一助となり得る。

(2) 原理

B型肝炎マーカーであるHB抗原には，核内で増生するHBc抗原と細胞質内で増生するHBs抗原がある。このHBs抗原には多くの-SS-基が含まれている。-SS-基，-SH-基を多く含む物質が染め出されていると考えられる（図5.11.13）。また，過マンガン酸カリウムによる酸化処理は核および細胞質の染色性を下げ，コントラストをよくする効果もある[16]。

● 2. 染色方法

(1) 試薬の調製

①0.15%過マンガン酸カリウム・0.15%硫酸混合液（酸化液）
過マンガン酸カリウム 0.15g
硫酸 0.15mL
精製水 100mL
過マンガン酸カリウム0.15gを精製水100mLに溶解後，硫酸を加える。

②3%重亜硫酸ナトリウム水溶液（還元液）（または3%シュウ酸水溶液）
重亜硫酸ナトリウム 3g（またはシュウ酸 3g）
精製水 100mL

✎ 用語　原発性胆汁性胆管炎（primary biliary cholangitis；PBC），B型肝炎表面（hepatitis B surface；HBs），B型肝炎（hepatitis B；HB），B型肝炎コア（hepatitis B core；HBc）

重亜硫酸ナトリウム3gを精製水100mLに溶解する。
③orcein染色液
　オルセイン1g
　70%エタノール100mL
　塩酸1mL
　70%エタノール100mLにオルセイン1gを溶解し，塩酸1mLを加えて濾過し使用液とする。
　オルセイン色素は製造しているメーカーやロットにより染色性，染色時間，使用可能期間に大きく差が出ることがある[17]。いくつかの種類を試してよいものを選ぶことが大切である。使用する種類にもよるが，orcein染色液は作製後48時間くらい経過したものが最もよい染色性を示す。また，使用頻度によっても異なるが，2週間程度使用することができる。作製後の経過時間が長くなるほど短時間で染まる傾向があるが，共染も著しくなるので注意が必要である。
④マイヤーのヘマトキシリン液

(2) 染色手順

10～20%ホルマリン固定，FFPE切片（切片厚3～4μm）と陽性コントロール切片を用意して一緒に染める。

1) 脱パラフィン，親水操作
2) 流水水洗，精製水
3) 酸化　0.15%過マンガン酸カリウム・0.15%硫酸混合液　2～5分*1
4) 流水水洗，精製水
5) 還元（脱色）　3%重亜硫酸ナトリウム水溶液（または3%シュウ酸水溶液）　1～2分*2
6) 流水水洗，精製水
7) orcein染色液　10分～数時間*3
8) 分別　70～100%エタノール　2槽*4
9) 流水水洗，精製水
10) 後染色　マイヤーのヘマトキシリン液　3～5分*5
11) 流水水洗，色出し，精製水
12) 脱水，透徹，封入

> **参考情報**
> *1：切片は紫褐色になる。しっかりと紫褐色にならない場合は液の新調が必要である。
> *2：切片が脱色されればよい。
> *3：前述のとおり，色素のメーカーやロット，使用頻度により染色性が異なるため，一緒に染めている陽性コントロール切片の染色態度を目安とする。陽性コントロール切片がない場合は弾性線維の染色性を参考にする。細胞質が強く共染するような染色液は，分別不良となりやすいので使用を避ける。
> *4：orcein染色液から直接エタノールに入れる。分別用エタノールの濃度は70%から100%の間であれば差し支えない。十分に分別されるまで顕微鏡下で確認する。
> *5：必要に応じて核染色を行うが，核染色が濃いと陽性部位のコントラストが悪くなるので注意する。

(3) 染色態度（図5.11.13）

　HBs抗原，弾性線維：紫褐色から暗紅色（使用する色素による）
　HBs抗原陽性所見には，細胞質がびまん性に染まるものや封入体様に濃染するものなどのパターンがある。
　核：青紫色

3. その他のHBs抗原検出法

　組織検体におけるHBs抗原の検出には，orcein染色と同様に色素を用いる方法としてVictoria blue染色，aldehyde fuchsin染色，aldehyde thionin染色などがあり，いずれも染色原理は同様と考えられる。そのほかに抗HBs抗体を用いた免疫組織化学染色による方法があり，色素を用いる方法に比べて感度，特異性ともに良好でホルマリン固定，FFPE切片におけるHBs抗原の証明に最も有用と考えられる（図5.11.14）。

4. 精度管理

　HBs抗原の検出を目的としたorcein染色の精度管理においては，コントロール切片を一緒に染めることが大切である。orcein染色液への浸漬時間が短ければ陽性所見は弱くなるが，逆に長すぎれば共染が起こりコントラストが不良な標本となる。標本中の弾性線維の染色性を目安とすることも可能であるが，HBs陽性肝臓組織をコントロール切片とする方が望ましい。染色性を確認するにはorcein染色液から切片を取り出し，70%エタノールで分別した後に鏡検する。染色性が弱ければ再度染色液に戻し追加染色するが，共染してしまったものは落とすことはできない。使用するオルセイン色素のメーカーやロットにより染色性や染色時間，使用可能期間が異なるので，何度か染色して使用している色素の特性を確認することが重要と考える。

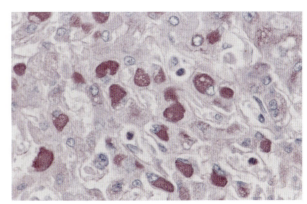

図5.11.13　HBs陽性肝臓　orcein染色　×400
肝細胞の細胞質内に紫褐色の陽性所見を見る。核はマイヤーのヘマトキシリン液で青色に染まる。

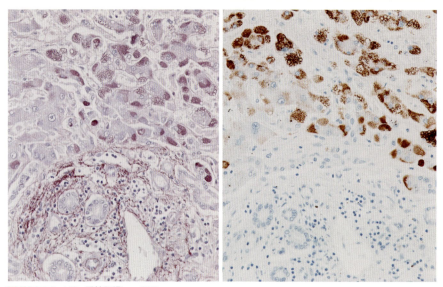

図 5.11.14　HBs 陽性肝臓　×200
orcein 染色（左）においてはグリソン鞘の弾性線維も紫褐色に染色されている。免疫組織化学染色（右）の方が感度，特異性ともに優れている。

［中島　研］

5. 11. 2. 7　Victoria blue-HE 染色法

P141　5.2.3.1 参照。

5. 11. 2. 8　mucicarmine 染色法

ポイント！

- mucicarmine 染色は，古くから粘液の染色法として用いられてきた。
- クリプトコッカス症，*Rhinosporidium seeberi*，*Blastomyces dermatitidis* などの真菌の莢膜が赤色に染色される。
- 正常コントロールは，唾液腺上皮の腺終末細胞と導管細胞がよく染まる。
- 唾液腺腺様嚢胞癌では，蜂窩状あるいはくし状構造部の細胞を中心に陽性となる。
- 酸性多糖類に対して特異性をもち，その特異性は Alcian blue 染色（pH2.5）と同等である。

1. 目的と原理

(1) 目的

mucicarmine 染色は古くから使用されてきた染色法であり，酸性ムコ多糖類に対する特異性をもつ。カルミン（図 5.11.15）によって粘液を選択的に赤～淡赤色に染め出し，とくに上皮性の粘液をよく染色するが，結合組織性の酸性ムコ多糖の染色性は不良である。

(2) 原理

ムチカルミンは，酸性溶媒中で正に帯電し，酸性ムコ多糖の酸性基にイオン結合する反応である。mucicarmine 染色液はアルミニウム塩と色素が結合した錯体である。この色素は，中南米原産のサボテンにつく昆虫のエンジムシから抽出して得られ，カルミン酸を主成分とする。赤色の着色料として，食品（清涼飲料水，菓子類，ハム，かまぼこなど）や医薬品，医薬部外品，化粧品（口紅，アイシャドーなど）に使用されている。

カルミンは，溶液中でアルミニウム塩と結合し（媒染），正に帯電した複合体が生成され，負に帯電する酸性ムチン分子に引き寄せられる。

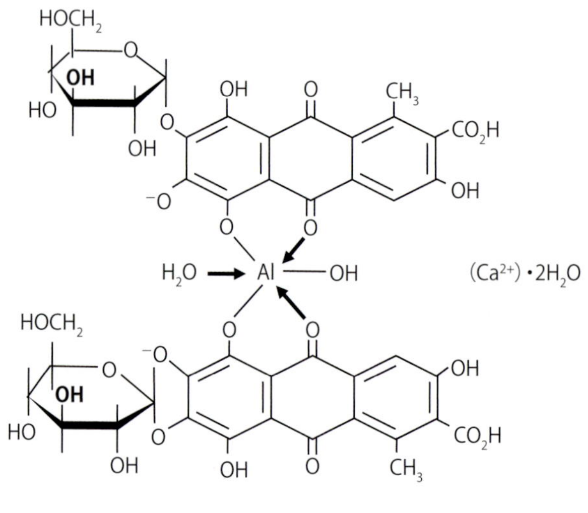

HOCH2
OH
HO
OH
O
OH
O
CH3
CO2H
OH
-O
O
H2O
Al
OH
(Ca2+)・2H2O
HOCH2
-O
OH
HO
OH
CO2H
OH
CH3
Colour Index No.: 75470
C44H37O27AlCa・3H2O (1118.78g/mol)

図 5.11.15　カルミンの構造

2. 染色方法

(1) 試薬の調製

①mucicarmine染色液

1) カルミン1g, 塩化アルミニウム0.5g, 精製水2.0mLを十分混和する。

2) 磁性の蒸発皿（または試験管内でも可）に入れて, ガラス棒で攪拌しながら, 噴きこぼれないように注意深くとろ火で加熱。

3) 2〜3分後, 赤紅色の色素が泡立ちながら暗紫色〜黒紫色に変化し, ドロドロのシロップ状あるいはアメ状になる。ここで火を消す。

4) 50%エタノール100mLを少しずつ加えて溶解する。

5) 24時間後に濾過して原液とし, 冷暗所に保存する（数カ月間安定）。

6) 使用時, 原液1に対して精製水を10の割合で加えたものを使用液とする（液の使用期限は数日〜2週間ほど）。

　　なお, mucicarmine染色液は市販試薬が数社より販売されている。

②メタニール・イエロー染色液

③マイヤーのヘマトキシリン染色液

(2) 染色手順

1) 脱パラフィン, 親水操作

2) ヘマトキシリンで核染, 色出し, 水洗　10分

3) mucicarmine染色　30〜60分

　（ときおり顕微鏡で確認しながら）

4) 0.25%メタニール・イエロー液浸漬　1分

5) 軽く水洗（素早く）後, 脱水, 透徹, 封入

> **参考情報**
>
> ＊染色時の注意点
> 1) HE染色による核染色は, mucicarmine染色液の前と後のいずれでも良好な結果が得られる。
> 2) 塩化アルミニウムの不良品は染色液が酸性となり, 核の共染を起こすので注意する。
> 3) 染色液が酸性で核が赤染する場合には, ムチカルミン原液を1%炭酸水素カリウム液で希釈するか, 中和するとよい。
> 4) クリプトコッカスを染色する場合は, HE染色または弾性染色を対比染色として行うと真菌を際立たせることができる。0.25%メタニール・イエロー液で, ムチカルミン液の後に染色する方法もある。しかし, 過染するとカルミンの染色性が不明瞭になる。
> 5) 核染色を先に行う。ムチカルミン液を先に染めると核が染まりにくい。

(3) 染色態度（図5.11.16, 5.11.17）

上皮性の粘液（ムチン）：濃いバラ色〜赤色

結合組織性の酸性ムコ多糖類：淡赤色〜無色

クリプトコッカス莢膜：濃いバラ色〜赤色

3. 用途

真菌類のうち, クリプトコッカス（*Cryptococcus*）, *Rhinosporidium*および*Blastomyces*などの莢膜や菌体を選択的に染め出す。また, 正常唾液腺上皮（腺終末細胞および導管細胞）と唾液腺腫瘍が陽性を示し, 同時に腺性歯原性囊胞（GOC）の裏装上皮も陽性を示す。口腔粘膜上皮と歯原性上皮は陰性である。

唾液腺腫瘍（多形性腺腫, 歯原性腫瘍, 歯原性囊胞など）の病巣を構成する上皮細胞の中に, 粘液産生細胞あるいは粘液分泌細胞が混在するか否かを評価するために用いられることもある。粘表皮癌では, ムチカルミン染色により粘液産生細胞は赤染する。

ムチン陰性の扁平上皮癌とムチン陽性の腺癌の鑑別にも用いられる。

4. 精度管理

染色時には, クリプトコッカスなど陽性対照標本を必ず同時に染色を行い, 陽性部位が赤色調に染色されていることを確認する。核染色が濃染すると, 観察しづらくなるので注意を要する。核染色が共染を起こしている場合には, 塩化アルミニウムを新調する。

用語　メタニール・イエロー（metanil yellow）, 腺性歯原性囊胞（glandular odontogenic cyst；GOC）

5章　一般染色各論

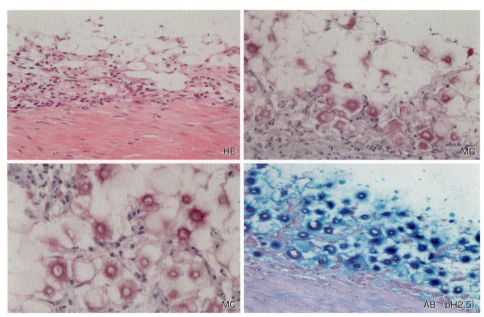

図 5.11.16　クリプトコッカス染色　×400
クリプトコッカスの莢膜は多糖体であり，mucicarmine 染色（MC），あるいは Alcian blue 染色（AB）で多糖体が証明できる。特異性は pH2.5 の AB に近似している。
［羽山正義，百瀬正信：「クリプトコッカスの染色法―ムチカルミン染色法」，Medical Technology 別冊　最新 染色法のすべて，150-151，水口國雄（編），医歯薬出版，2011 より引用］

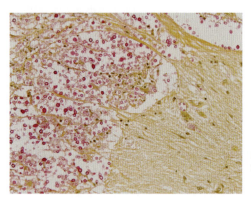

図 5.11.17　クリプトコッカス症 mucicarmine 染色　×200
クリプトコッカスの莢膜が赤色に染まる。

［滝野　寿・青木裕志］

📖 参考文献

1) 神谷　茂（監）：標準微生物学第 14 版，医学書院，2021．
2) Ziehl F : "Zur Färbung des Tuberkelbacillus", Deuts Med Wschr 1882；8：451．
3) 藤田浩司，他：「抗酸菌染色」，Medical Technology 別冊 最新 染色法のすべて，93-99，水口國雄（編），医歯薬出版，2021．
4) 福島範子：病理技術マニュアル 3　病理組織標本作製技術　下巻　染色法，150-158，日本病理学会（編），医歯薬出版，1981．
5) Fite GL et al. : "Procedure for demonstrating lepra bacilli in paraffin sections", Arch Pathol 1947；43：624-625．
6) 廣井禎之，他：「抗酸菌染色法とその特異性に関する検討」，病理技術 1992；45：18-20．
7) 中村眞一，他：「比較的稀あるいは今後注目すべき炎症性疾患　腸管スピロヘータ症」，病理と臨床 2008；26：838-840．
8) 二階　亮，他：「臓器別にみた消化管感染症　大腸　腸管スピロヘータ症」，消化器内視鏡 2009；21：467-470．
9) Grocott RG : "A stain for fungi in tissue sections and smears, using Gomori's metenamine-silver nitrate technic", Am J Cin Pathol 1955；25：975-979．
10) 中島　研：「知っておきたい特殊染色―染色のコツと鏡検のポイント 2 グロコット染色」，Medical Technology 2013；41：429-438．
11) 當銘良也，他：「アンモニア銀液を用いた再現性のよい真菌染色法―クロム酸アンモニア銀法―」，病理技術研究会誌 1987；36：7-9．
12) 鳥居洋祐，他：「施行者間差の少ないグロコット染色法の工夫―クロム酸アンモニア銀法における菌体ごとの至適時間の検討―」，医学検査 2018；67：221-227．
13) 藤田正志，他：「グロコット染色」，染色法のすべて，105-107，水口國雄（編），医歯薬出版，2021．
14) 川端弥生，他：「接合菌類（ムコール菌）同定を目的としたグロコット染色―熱処理および過ヨウ素酸による酸化についての検討―」，医学検査 2022；71：53-60．
15) 志方俊夫，他：「オーストラリア抗原の染色性に関する研究」，肝臓 1973；14：425．
16) 志方俊夫，他：「パラフィン切片における HBs 抗原の染色法」，臨床検査 1975；19：590．
17) 上田輝子：Medical Technology 別冊 最新染色法のすべて，91，水口國雄（編），医歯薬出版，1988．
18) Sheenan DC, Hrapchak BB : Theory and Practice of Aistotechnology 2nd Ed, 172-173, Battelle Pr, 1987．

5.12 血液組織標本染色

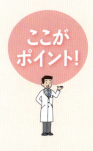

ここがポイント!
- 血液組織標本における Giemsa 染色には 1〜2μm の薄切切片を用いること。
- 染色性を一定に保つため，染色液の希釈には緩衝液を用いることが望ましい。
- ギムザ液の希釈は染色の直前に行うこと。

5.12.1 Romanowsky 染色法の概論

1. 目的

血液検査で使用する血球染色法は，塩基性色素のメチレン青，アズールと酸性色素のエオジンを含む染色液を用いるもので，普通（Romanowsky）染色と称される。単染色としては，核のクロマチン構造をよく染める Giemsa 染色や細胞質内顆粒の染まりがよい Wright 染色がある。また，二重染色としては単染色のそれぞれの特徴を併せもった Wright-Giemsa 染色や，細胞質内の顆粒の性状や核クロマチンパターンなどの観察に適した May-Grünwald Giemsa （MG）染色が，各成熟段階の細胞を区別する目的で，血液や骨髄などの塗抹標本の染色法として広く用いられている。これらの染色法は 1877 年 Ehrlich が有機合成色素の酸性色素と塩基性色素から開発したトリアシド（三価酸）染色に始まり，その後 1891 年 Romanowsky がマラリア染色を完成させ継承し，1908 年 Pappenheim が MG 染色を集大成した。これらの色素の混在下で，青色や赤橙色といった単色のみではなく多種の色調が得られることを，Romanowsky 効果と称している。

組織標本における Giemsa 染色は，リンパ腫や白血病など血液系疾患の診断目的で従来用いられてきたが，近年は Helicobacter pylori の確認にも利用されている。H. pylori はグラム陰性のらせん状桿菌で，強力なウレアーゼ活性により胃壁粘膜の尿素を分解してアンモニアと二酸化炭素を産生し，胃酸を中和して粘液内に生息している。

H. pylori 感染の胃粘膜組織所見の特徴としては，高度の炎症性細胞浸潤（とくに好中球の浸潤），胃被覆上皮の再生性変化または過形成性変化，リンパ濾胞形成があげられる。これらの組織所見は低倍率で H. pylori を予測する手がかりとなり，菌量が多い場合には Hematoxylin - Eosin （HE）染色で淡染することで菌体の確認が可能となる（図 5.12.1）。H. pylori の確認を目的とした特殊染色としては，Giemsa 染色，Gimenez 染色，Warthin-Starry（WS）染色，酵素抗体法があげられる。Giemsa 染色や Gimenez 染色は菌量が少ない検体には適さないが，その見やすさからスクリーニングを目的として HE 染色と併用する施設が多い。

また，Giemsa 染色は間質性粘液が赤紫色に，メラニン顆粒が青黒色に染色され，診断の大きな手がかりとなる。

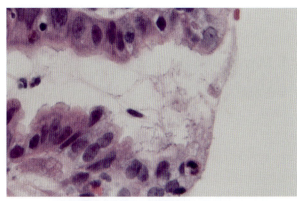

図 5.12.1 胃内視鏡下生検標本 マイヤーの HE 染色 ×1000
炎症性の背景と，胃粘膜上皮から表層粘液ゲル層内に淡紫色に染色された H. pylori が観察される。菌量が多いと観察が容易であるが，HE 染色では背景の所見とあわせて注意深く観察することが必要である。

用語 ロマノフスキー（Romanowsky）染色，ライト（Wright）染色，メイ・グリュンワルド・ギムザ（May-Grünwald Giemsa；MG）染色，ヘリコバクター・ピロリ（Helicobacter pylori；H. pylori），ヒメネス（Gimenez）染色，ワルチン・スターリー（Warthin-Starry；WS）染色

■ 5章　一般染色各論

● 2. 原理

　May-Grünwald染色液は，エオジンとメチレン青の各水溶液から生成した沈殿物のメタノール溶液で，固定作用があり特殊顆粒の染色にはよいがRomanowsky効果はなく，核をさまざまな色に染め分けることができない。一方，Giemsa染色液は，チアジン系色素であるアズールBとメチレン青の等量混合物であるアズールⅡと，このアズールⅡとエオジンYの混合物であるアズールⅡエオジンのグリセリン・メタノール溶液である。これらを併用して，核，細胞質，細胞質内顆粒を明瞭に染色できるMG/Pappenheim染色法が考案された。

　水溶液中では塩基性色素であるメチレン青やアズールBは正に荷電し細胞内のリン酸基やカルボキシル基，硫酸基をもつ部位とイオン結合し青紫色となる。負に荷電しているエオジンはアミノ基をもつ蛋白質とイオン結合し赤血球や好酸性顆粒は赤色に染色される。

　ホルマリン固定されている病理組織標本は，蛋白質のアミノ基間にメチレン架橋が生じ，アミノ基に結合する酸性色素のエオジンは結合しにくくなり好酸性が低下する。したがって分別前は切片全体が青紫色を示すが，酢酸水で分別すると，酸性下で塩基性色素のメチレン青やアズールBは溶解し，酸性色素のエオジンは難溶となり赤色となる。

　また，Giemsa染色はメタクロマジーを示すことも特徴である。このメタクロマジーは異染性ともよばれ，組織や細胞が色素本来の色調とは異なった染色性を示す状況をいう。メタクロマジーを示す色素にはトルイジン青やアズールBなどのチアジン系色素が代表的である。正に荷電した塩基性色素と負に荷電したカルボキシル基や硫酸基などの官能基と結合し，本来よりエネルギーレベルが高い低波長の光を吸収するためメタクロマジーを生じると考えられている。

5.12.2　各種 Romanowsky 染色法

●ポイント！

- May-Grünwald染色液で細胞質顆粒を，Giemsa染色液で核クロマチンや細胞質を染色する。
- Giemsa染色液は，間質性粘液を赤紫色に染色し，メラニン顆粒を青黒色に染色する。
- メラノーマ検索における免疫組織化学染色（DAB発色）の後染色に使用すると，陽性部位とメラニン顆粒との鑑別が容易となり診断に有用である。
- ホルマリン固定後の組織はよく染色されるので，薄めの染色液を用いる。
- 本染色は，酢酸水による分別操作，イソプロピルアルコールによる脱水操作が重要である。

● 1. May-Grünwald Giemsa (MG)染色法

(1)染色方法

　①準備
　　　固定
　　　　10％中性緩衝ホルマリン液
　　　切片の厚さ
　　　　骨髄等造血器：1～2μm
　　　　その他の臓器：3μm
　②脱灰
　　　EDTA脱灰液を用いた方がよい

　③試薬の調製
　　　10倍希釈1/15mol/Lリン酸緩衝液（pH6.4）
　　　　1/15mol/Lリン酸緩衝液（pH6.4）5mL
　　　　精製水45mL
　　　3倍希釈May-Grünwald染色液
　　　　May-Grünwald染色液5mL
　　　　10倍希釈1/15mol/Lリン酸緩衝液（pH6.4）10mL
　　　　使用直前に調整する
　　　2％Giemsa染色液
　　　　Giemsa染色液0.5mL
　　　　10倍希釈1/15mol/Lリン酸緩衝液（pH6.4）24.5mL
　　　　使用直前に調整する→時間の経過とともに沈殿物を生じ，染色性が低下する
　　　0.1％酢酸水（分別液）
　　　　酢酸0.1mL
　　　　精製水99.9mL
　④染色手順（③⑤は載せガラス法で行う）
　　1）脱パラフィン，親水操作
　　2）流水水洗，精製水
　　3）3倍希釈May-Grünwald染色液による染色　30分
　　4）軽く水洗*1
　　5）2％Giemsa染色液　60分
　　6）軽く水洗
　　7）0.1％酢酸水*2　5回出し入れ
　　8）水洗

✎用語　メタクロマジー（metachromasis），3,3'-ジアミノベンジジン（3,3'-diaminobenzidine；DAB）

9) 100%イソプロピルアルコールで脱水　5～6回出し入れ
10) キシレン透徹，封入

> **参考情報**
> ＊1：May-Grünwald染色液は時間が経つと表面に膜が張るので，スライドガラスの端から流水で染色液を押し出し置き換えるように水洗する。
> ＊2：分別過剰の場合は，流水で十分水洗した後，3)からやり直す。

● 2. Giemsa染色法

(1)染色方法
①準備・脱灰・試薬の調整
　May-Grünwald Giemsa（MG）染色法に準ずる。
②染色手順
　1) 脱パラフィン，親水操作
　2) 流水水洗
　3) 2%Giemsa染色液　60分
　4) 軽く水洗

5) 0.1%酢酸水＊3　5回出し入れ
6) 水洗
7) 100%イソプロピルアルコールで脱水　5～6回出し入れ
8) キシレン透徹，封入

> **参考情報**
> ＊3：分別過剰の場合は，流水で十分水洗した後，③からやり直す。

● 3. 染色態度（図5.12.2～5.12.4）

核：赤紫色
細胞質：青～青紫色
好酸性顆粒：赤色（MG染色の方が明瞭に染色される）
赤血球：橙色～桃色
Helicobacter pylori：淡紫色
間質性粘液：赤紫色
メラニン顆粒：青黒色

● 4. 精度管理

下記のさまざまな条件が影響するため，標準的な染色方法に従っても良好な染色結果を得ることは困難である。常に良好な染色状態や色調をイメージしながら操作を進めることが重要である。

(1)脱灰による影響
造血器組織を目的とした検体において，骨髄生検材料は組織中に骨梁を含むため脱灰操作が必要となる。Giemsa染色における酸脱灰処理の影響としては，標本が好酸性となるため赤色調を示す。

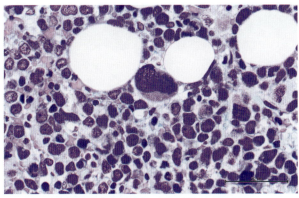

図5.12.2　急性骨髄性白血病骨髄クロット標本　×400
ほぼ適正な染色性のMay-Grünwald Giemsa（MG）染色標本。細胞質内顆粒が明瞭で核と細胞質のコントラストも良好である。

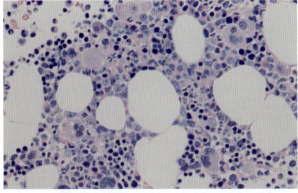

図5.12.3　骨髄クロット標本　ほぼ適正な染色性のGiemsa染色　×400
核内のクロマチンパターンの観察が容易で，細胞質の色調や細胞質内顆粒の色調が良好である。

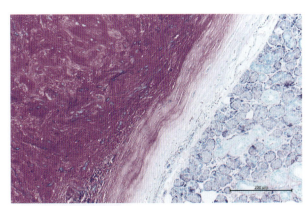

図5.12.4　耳下腺多形腺腫　×100
間質性粘液部はメタクロマジーを呈し赤紫色を示す。

(2) 切片の厚さ

造血器細胞を対象とする組織標本において，薄切切片が厚過ぎる標本では，分別に時間がかかり全体的な染色バランスが崩れてしまう傾向がある．適切な厚さでの薄切が重要である（図5.12.5）．

(3) Giemsa染色液

May-Grünwald染色液やGiemsa染色液の希釈には緩衝液を用いた方が安定する．とくに，Giemsa染色液は時間の経過に伴ってアズールBとエオジンYが結合し染色性が低下する．そのためGiemsa染色液は作り置きできず，毎回使用直前に調製する必要がある．染色液の希釈方法も激しく撹拌することは禁忌で，リン酸緩衝液にギムザ液を少量ずつ注ぎ軽く撹拌してから使用する．

(4) 分別操作

成書により分別液の濃度は0.1～1％などさまざまあるが造血器標本では骨髄球系や赤芽球系の細胞核を，その他の組織では標本中の好中球などの核を対照にして染色の分別調整を行う．骨髄クロット標本では分別後，肉眼的に赤血球部分が橙色～桃色になる（図5.12.6）．また，H. pyloriの検出を目的とした標本の分別は過剰に行うと菌体の判別が困難になるので，目的に応じた分別操作を心がける必要がある．いずれも分別による色調調整は難しく，染色具合を確認しながら分別操作を進めることが重要である（図5.12.1，5.12.7）．

(5) 脱水による影響

分別確認の検鏡時は，色のバランスがよい染色標本であっても，脱水透徹後，青みがかった標本となることがある（図5.12.8）．水洗後，スライドガラスの裏や切片周囲の水分を拭き取ってから，100％イソプロピルアルコールに一気に入れて5～6回出し入れ後，キシレンにて透徹すると軽減される．

［岡本秀雄］

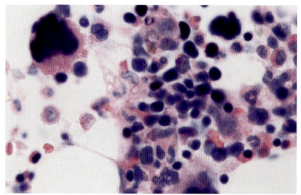

図5.12.5 骨髄クロット標本 薄切厚4μmのGiemsa染色 ×1000
標本が厚すぎると細胞が重なり合い，個々の細胞の観察が困難となる．また，全体的に染色バランスが崩れる．

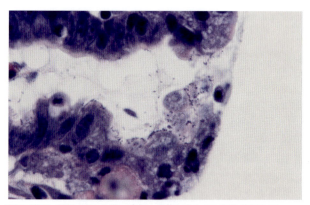

図5.12.7 図5.12.1と同一症例 目的に合わせた染色濃度のGiemsa染色 ×1000
核クロマチンは濃厚で観察が困難であるが，目的のH. pyloriの把握は容易である．

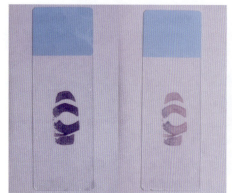

図5.12.6 分別前後の肉眼的変化（骨髄クロット標本）左：分別前 右：分別後
赤血球部分が分別され，橙色～桃色となり，有核細胞部分は薄紫色を呈する．

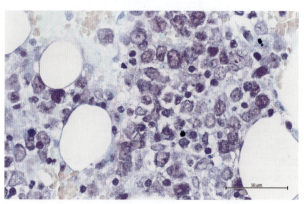

図5.12.8 図5.12.3と同一症例 ×400
脱水操作が不適切な場合，標本全体が青みをおび，核と細胞質のコントラストも不良で細胞判別が困難となる．

5.12 | 血液組織標本染色

📖 参考文献

1）日本病理学会（編）：病理技術マニュアル 3　病理標本作製技術（下）染色法，105-109，医歯薬出版，1981.

2）石原　力，城下　尚：「パラフィン切片におけるギムザ染色」，検査と技術 1990；18：1191-1194.

3）松本荻乃：「ギムザ染色」，検査と技術 2001；29（増刊号）：736-738.

4）中村厚志：「病理標本でのギムザ染色のコツ」，検査と技術 2009；37：1400-1405.

5）青木裕志，浅見志帆：「組織標本のギムザ染色」，Medical Technology 別冊　最新染色法のすべて，水口國雄（編），67-68，医歯薬出版，2011.

6）畠　榮：細胞診ワンポイント講座知っていれば役立つ細胞所見，191-203，篠原出版新社，2017.

5.13 神経組織染色

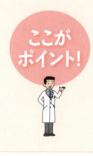

ここがポイント！

- 神経系は外胚葉発生であり，中枢神経系と末梢神経に分けられる。中枢神経系は脳と脊髄よりなり，梢神経系には脳から出る脳神経と体幹や四肢などに分布する脊髄神経が含まれる。
- 中枢神経系内の外胚葉成分は神経細胞（神経細胞体とその突起）および神経膠細胞とそれらの突起であり，神経細胞内のニッスル顆粒，神経原線維，神経膠細胞とその突起を染め出す染色が行われている。
- 神経系の特殊染色は特異性に乏しいのが特徴である。すなわち，目的とする細胞，構造物，物質が染まるが，その他も染色される傾向が強い。

5.13.1 神経組織染色の概論

　神経系は，中枢神経系と末梢神経系に分けられる。中枢神経系は，脳と脊髄よりなり，末梢神経系には脳から出る脳神経と体幹や四肢などに分布する脊髄神経が含まれる。神経組織は，発生学的に外胚葉であり，中枢神経系の外胚葉成分は，活動電位とよばれる膜電位の変化により直接興奮の伝導に関わる神経細胞（ニューロン）と神経組織内にあって，神経細胞の支持，代謝に関与する非ニューロン系の神経膠細胞（グリア）およびそれらの突起がある。これに血管，それに伴う結合組織が加わり中枢神経系を構成している。末梢神経は神経細胞と神経膠細胞に相当するシュワン細胞および血管を伴った結合組織などが認められる。

　神経系の顕微鏡的検索は，1873年のCamillo Golgiによる鍍銀法の開発に幕を開ける。Camillo Golgiは「黒色反応」あるいは「ゴルジ染色法」とよばれる神経細胞（神経細胞体とその突起）の染色法を考案した。本法は1つの神経細胞の形態を完全な影絵像としてとらえられるのが特徴である。これにより初めて脳内の神経経路を確認することが可能となった。Cajalはゴルジ染色法を改良したことで知られ，現在の神経科学の基本的概念であるニューロン説を提唱した。ニューロン説は，神経系はニューロンという非連続の単位から構成され，個々のニューロンは細胞体，樹状突起，軸索という極性のある構造を有し，シナプスとよばれる接合部によって互いに連絡するとしたものである。なお，1906年GolgiとCajalはともにノーベル生理学・医学賞を受賞している。

1. 神経原線維

　神経原線維は，神経細胞の細胞質および突起内に存在する細い線状構造物で神経細線維（神経細糸，ニューロフィラメント）と神経微小管（神経細管，ニューロチュブルスもしくは微小細管，マイクロチュブルスともよばれる）よりなる。これらは鍍銀法により染め出される。鍍銀法にはゴルジ染色と同様ブロック染色の方がCajal神経鍍銀法（Cajalの原法），Bielschowskyによる組織片鍍銀法，そして凍結切片を用いるBielschowsky神経鍍銀法，GrosSchultze神経鍍銀法がある。その他，ホルマリン固定・FFPE切片での染色が可能なBodian染色，Holmes法，axon銀染色，改良Gallyas-Braak法，およびメセナミン銀を用いた神経原線維染色法がある。axon銀染色はアルツハイマー型認知症などの神経疾患に発生する病的神経原線維を目的とした染色法であり，正常な神経細胞をも染色するほかの染色法とは趣を異にする。改良Gallyas-Braak法もアルツハイマー病の神経原線維変化を染め出す染色法として有用である。なお，老人斑の構成成分の1つである崩壊した神経細胞とその突起も神経原線維染色で染色される（それらに含まれる神経原線維が可視化される）。その他，薬物中毒や神経の切断などにより変性した軸索を染め出すNauta法がある。本法にはいくつかの改良法があるが，FFPE切片で染色することが可能なGuilley Shirra & Webster法が行われている。これらの神経原線維染色は，神経原線維成分以外の成分も染色され，可視化される傾向がある。

2. ニッスル小体

　神経細胞の細胞質内，とくに核周囲（ペリカリオン）には，粗面小胞体の集合体があり多数のリボゾームを含んでいる，これがニッスル小体である。

ニッスル小体は細胞質内において，一定した形，大きさ，密度，配列を示している。ニッスル小体はトルイジン青，チオニンなどの塩基性タール色素で染色すると顆粒状や短桿状に染め出される。虎の皮のまだら模様に似ていることから虎斑物質ともよばれる。ニッスル小体は好塩基性で，ヘマトキシリンはじめ，ほかの染色で使用される塩基生色素によってニッスル小体はもちろん，神経細胞，その他すべての細胞の核膜および核小体も染色される。それはこれらがニッスル小体と同様に多量のRNAをもっているためである。ニッスル染色は神経細胞のchromatolysisなどの観察，神経細胞の分布，数を検索するのに有用な方法である。また，異染性白質ジストロフィーでは白質の細胞中にある脂質顆粒がメタクロマジーを示して赤く染め出される（凍結切片）。

3. 髄鞘

髄鞘は軸索の周りを取り巻く鞘で，円筒状を呈している。髄鞘は，乏突起膠細胞（希突起膠細胞）やシュワン細胞の細脚膜が幾重にも重なり合った構造である。このような髄鞘をもつ神経線維を有髄神経線維，髄鞘をもたない神経線維を無髄神経線維という。髄鞘は等間隔にあるランヴィエ絞輪によって区切られており，活動電位を軸索に沿って跳躍伝導させることができる。また，髄鞘は軸索との間で物質交換を行うことによって軸索の栄養・保護などさまざまな神経機能を調節している。髄鞘の主要構成蛋白質にはミエリン塩基性蛋白質（myelinbasic protein；MBP）などがある。髄鞘の組織学的証明にはオスミウム-樹脂包埋が最良であるが，特殊な方法のため一般には用いられていない。髄鞘染色の始まりはWeigertによるヘマトキシリンを用いた染色法（1885年）である。染色メカニズムは，最初に組織をクロムを含む固定液で固定することにより，脂質に富む髄鞘を強く還元し，黄褐色の水酸化クロムとする。次にこのクロムを媒染剤としてヘマトキシリンとでレーキを形成させるという継承染色である。ヘマトキシリンによる髄鞘染色は，その後いくつもの改良法が発表された。

ルクソール・ファスト青を用いた染色法は1953年に考案された。ルクソール・ファスト青は化学的にも物理的にも安定した色素で，硫酸化したフタロシアニン銅のアルコール溶性アミン塩である。なお，この色素の髄鞘に選択性をもった染色性については現代においても明らかにされていないが，ヘマトキシリンによる一連の染色法とは明らかに異なる。ルクソール・ファスト青は髄鞘を青く染め出し，染まった色には安定性がある。そしてほかの染色との

重層染色も可能な点が特徴である。HE，中性赤，PAS反応，Bodian染色，Holmes法，PTAH染色，およびクレシル紫との重層染色が行われている。Bodian染色との重層染色では，軸索とそれを取り巻く髄鞘との位置関係が一目瞭然である。そして，クレシル紫によるNissl染色との重層染色はKlüver-Barrera染色として広く行われている。その他，髄鞘は脂質に富むため，脂肪染色に陽性を示す（凍結切片）。

4. 神経膠細胞

神経膠細胞は神経細胞の支持，代謝に関与する非ニューロン系の細胞群であり，脳に不可逆的変化の起こった際には，その修復に大きな役割を示す。神経膠細胞には星状膠細胞，乏突起膠細胞および小膠細胞がある（広義の神経膠細胞としては上衣細胞も含まれる）。星状膠細胞（アストログリア）は，血管と神経細胞の間にあって栄養物質の運搬を行い，脳に不可逆的変化の起こった際には，その修復に大きな役割を示す（グリオーシス，グリアルスカー，グリアルメッシュの形成）。乏突起膠細胞（希突起膠細胞：オリゴデンドログリア）は，中枢神経系において髄鞘の形成を行う（末梢神経組織では，シュワン細胞）。小膠細胞（ミクログリア，マイクログリア）は，貪食能があり，神経組織が炎症や変性などの傷害を受けると小膠細胞が活性化し，病変の修復に関与する。

神経膠細胞とその突起の染色にはCajal染色（Cajalの金昇汞法），ブロムホルマリン銀法，Bielschowsky神経膠鍍銀法，Weigert神経膠線維染色法，Holzer染色，PTAH染色，およびHortega染色などがある。Holzer染色もまた神経膠細胞とその突起以外の成分も陽性を示す。近年においては，グリア線維性酸性蛋白質（GFAP），アミロイドβ，タウ蛋白などの免疫組織化学も行われている。神経系における免疫組織化学は神経病理の発展に大きく寄与している。

5. 大脳の固定

病理解剖により摘出された大脳組織の固定は，割を入れずに，脳底動脈，硬膜もしくは橋に糸を掛け固定液中に吊して行う。固定液中に吊す目的は，脳が自らの重みで変形するのを避けるため，固定前に割を入れない理由は，固定前に割を入れると割面がへこんで変形するためである。残念ながらこの理由はいまだ完全には解明されていない。また，中枢神経組織は部位により，機能と支配する領域が異なるのが特徴である。このため，特定の神経症状があると

用語 ミエリン塩基性蛋白質（myelin basic protein；MBP），ヘマトキシリン・エオジン（Hematoxylin - Eosin；HE）染色，過ヨウ素酸シッフ（periodic acid schiff；PAS）反応，リンタングステン酸ヘマトキシリン（phosphotungstic acid-hematoxylin；PTAH）染色，貪食能（phagocytosis），グリア線維性酸性蛋白質（glial fibrillary acidic protein；GFAP）

5章　一般染色各論

それに応じた中枢神経組織の病変部の推定がなされる。このため，病変部を肉眼でも検索するため，大割切片の作製

がしばしば行われている。

［廣井禎之］

5.13.2　Nissl染色法

●ポイント！

- 過剰に染めて，背景が脱色されるまで，しっかり分別する。
- クレシル紫染色液のpHが重要である（pH3.4～3.6に調製）。

● 1. 目的と原理

（1）目的

　神経細胞を中心とする病変では，個々の細胞の変化のほか，細胞構築の乱れや，限局性の神経細胞の脱落や変性巣の部位的関係を確認する必要がある。Nissl染色は，神経細胞質内に分布するニッスル小体（ニッスル顆粒）を証明するための染色法である。ニッスル小体は電顕的には発達した粗面小胞体であり，多量のリボゾームを含んでいる。ニッスル小体が崩壊する状態をクロマトライシスまたは虎斑融解という。核周囲の細胞質の中心部が腫大し崩壊したニッスル小体が周辺に押しやられる状態を中心性虎斑融解という。本法は，神経細胞の形態変化および神経細胞の数や分布を観察するのに役立つ。

（2）原理

　Nissl染色は，塩基性色素を用いた粗面小胞体やポリゾームに親和性が高い組織染色法で，神経組織の染色に用いられる。大脳皮質や海馬の錐体細胞，小脳のプルキンエ細胞，脊髄や脳幹の運動神経細胞など，大型投射神経細胞のポリゾーム細胞質が顆粒状に強く染色される。この特性は，神経細胞の高い蛋白質合成能と関連している。

　神経細胞が塩基性色素で染色されることを最初に示したのは，ドイツのFranz Nisslである。Nisslは，考案した染色法により染め出されるニッスル小体（虎斑物質）を神経細胞の特性の1つと考えた。20世紀の半ばに登場した電子顕微鏡により，ニッスル小体は粗面小胞体の集まりであることが明らかとなった。

　Nissl染色液という単一固有の染色剤は存在せず，クレシル紫，トルイジン青，チオニンなどの塩基性アニリン色素や人工媒染色素に属するガロチアニン，ガラミン青，ア

ントラセン青などの色素を用いる染色を総称してNissl染色という。過剰に染色した後に，適当な色合いまで分別する染色である。Nissl染色は単染色よりも，髄鞘を染めるLFB染色と組み合わせたKlüver-Barrera（KB）染色に多用される。

● 2. 染色方法（FFPE切片の場合）

（1）試薬の調製

　①0.1%クレシル紫水溶液

　　・クレシル紫0.1g

　　・精製水100mL

　　使用時に染色液100mLに対して10%酢酸水を0.5mL加え，濾過して使用する。

（2）染色手順

1) 脱パラフィン，親水操作
2) 0.1～0.2%クレシル紫水溶液　37℃　5～10分
3) 軽く水洗
4) 95%エタノール（分別）　10秒から10分程度，様子を見ながら。
5) 鏡検　分別が不足なら4）からやり直す。
6) 脱水，透徹，封入

（3）クレシル紫染色液の調整

　クレシル紫染色液はpH値によって染色性が異なる。すなわち，加える10%酢酸水の量で染色性が左右される。FFPE切片の場合，クレシル紫染色液の適正pHは3.4～3.6とされている。まずは，クレシル紫染色液100mLに10%酢酸水を0.5mL加えて染めてみる（pHは3.5前後となる）。加える10%酢酸水が多すぎると，ニッスル小体，核小体，核膜は淡青色に染まり染色性は弱くなる。染色性が弱い場合は，クレシル紫染色液を作り直し，同じ切片を再度染色することができる。加える10%酢酸水の量が少ない場合は，背景の共染傾向が出て，神経細胞の細胞形質，神経線維，グリア細胞などが共染する。10%酢酸水が少なすぎると分別するのに時間がかかるようになる。分別しても背景がとれない場合は，染色液に10%酢酸水を少し追加して

✐用語　ニッスル（Nissl）染色，ニッスル小体（Nissl body），クレシル紫（cresyl violet），トルイジン青（toluidine blue），ルクソール・ファストブルー（luxol fast blue；LFB）染色，クリューバー・バレラ（Klüver-Barrera；KB）染色

5.13 | 神経組織染色

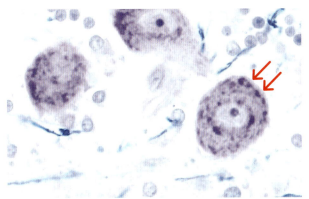

図 5.13.1　成人小脳（解剖例）　Nissl 染色　KB 染色　×400
FFPE 切片，6μm。プルキンエ細胞内にクレシル紫で赤紫色に染色された，大きな斑点状のニッスル小体（→）と核小体が明瞭に認められる。図上部は顆粒層，下部は分子層である。

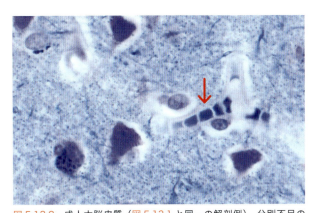

図 5.13.2　成人大脳皮質（図 5.13.1 と同一の解剖例）　分別不足の Nissl 染色　×400
神経細胞全体がクレシル紫で強染され，ニッスル小体は不明瞭であり，背景の色素も脱色しきれていない。分別不足のため，本来染まらない毛細血管内の赤血球（→）が紫色に染まっている。

染め直す。この場合，共染した切片は0.5％塩酸/70％エタノールで脱色して，10％酢酸水を加えたクレシル紫染色液で再度染色することができる。このように染色態度をみながら10％酢酸水の量を決定する。

（4）染色態度（図5.13.1，5.13.2）

　神経細胞のニッスル小体，細胞核，核膜，核小体は赤紫色（チオニン，クレシル紫），または青色（トルイジン青）。神経細胞以外の細胞核も明瞭に染まるが，原形質はその塩基性物含有量により染まり方が違う。

参考情報

　Nissl 染色により神経細胞のニッスル小体が濃染されるという細胞特性は，神経細胞の高い蛋白質合成能と関連している。

　神経細胞はほかの細胞と異なり，軸索という長い突起を有している。神経細胞の場合は，細胞体の占める体積は全細胞体積の一部にすぎず，とくに，太い軸索を有する大型神経細胞では，軸索の体積は細胞体体積の数十倍から数百倍に及ぶ。

　この軸索にはリボゾームが存在しないので，蛋白質合成を行うことができない。そのため，神経細胞の細胞体は，情報伝達や代謝に必要な蛋白質を軸索に供給する必要があり，ほかの細胞の数十倍から数百倍の蛋白質合成を行っている。これが，神経細胞の細胞体で粗面小胞体やポリゾームがとくに発達している理由であり，ニッスル小体が濃染されるという細胞特性の要因である。

［梅宮敏文］

5.13.3　Klüver-Barrera 染色法

● ポイント！

- 神経細胞の軸索を包む髄鞘とニッスル小体や核を染め分ける，神経病理学においてなくてはならない代表的な染色法である。
- 多発性硬化症に代表される脱髄性疾患などの証明に有用である。
- とくに大割脳切片における髄鞘疾患のマクロ観察にたいへん優れている。
- 目的に応じた重染色が可能である。

● 1. 目的と原理

（1）目的

　1953年，KlüverとBarreraによって提唱されたKB染色は，軸索を包んでいる髄鞘をLFBで青色に，ニッスル小体や核をクレシル紫で紫色に染める重染色であり，多発性硬化症（MS），進行性多巣性白質脳症（PML），亜急性硬化性全脳炎（SSPE）などの脱髄性疾患の診断には必要不可欠な染色法の1つである[1]。とくに，大割脳切片を用いることで髄鞘の破壊病巣の部位と広がりが一目でわかるほか，LFB染色はPAS染色やBodian染色，PTAH染色，さらには免疫染色などとの必要に応じた重染色も可能であるなどの利点があることから，神経病理学において最も多用

用語　多発性硬化症（multiple sclerosis；MS），進行性多巣性白質脳症（progressive multifocal leukoencephalopathy；PML），亜急性硬化性全脳炎（subacute sclerosing panencephalitis；SSPE）

■5章　一般染色各論

されている（図5.13.3〜5.13.6）[2]。

(2) 原理[3]

①染色の原理

　LFBは硫酸化した銅フタロシアニン系の青色色素で，髄鞘の成分であるリン脂質などの脂質に溶解しやすい特徴を有している。それは加温することでより増すものと考えられており，脂質成分に富む髄鞘は疎水結合によりLFBに染まることになる。また，LFBは負のスルホン酸基を有する色素本体と正のアミノ基を有するアリールグアニジンの塩ないし対となっており，生体部位とのイオン結合もしくは交換反応により親和するとも考えられている。

　一方，クレシル紫は正のアミノ基を有する塩基性タール色素で，負のリン酸基を有するRNAリボゾームや核DNAとイオン結合により親和することでニッスル小体や細胞核が染色される。また，酢酸を加えることで蛋白質アミノ基が正にイオン化し，同じ正のクレシル紫と反発し合う斥力がはたらくため，蛋白質成分部位へは親和しにくくなり特異的に染色される。

②分別の原理

◆炭酸リチウムでの分別

　LFB溶液で過染した切片を，負の水素イオン濃度の少し高い0.05%炭酸リチウム水溶液に浸すと，蛋白質中の正のアミノ基に，イオン結合により親和しているLFBの色素（スルホン酸基の負イオン）が蛋白質から離れ溶出すると考えられる。

◆70%エタノールでの分別

　次いで，切片を70%エタノールに浸すと，LFB/アリールグアニジン塩の形で脂質に溶け込んでいるか疎水結合しているLFBが溶出すると考えられる。

● 2. 染色方法

(1) 試薬の調製

①0.1%LFB溶液

　LFB-MBS（MBSN）1g

　95%エタノール1,000mL[*1]

　10%酢酸水5mL

　濾過後使用

②0.1%クレシル紫溶液

　クレシル紫酢酸塩0.1g

　精製水100mL

　10%酢酸水0.5〜1mL

　濾過後使用

③0.05%炭酸リチウム水溶液

　炭酸リチウム0.5g

　精製水1,000mL

(2) 染色手順

1) 脱パラフィン（FFPE切片　7〜10μm）

2) 95%エタノール　30〜60秒[*1]

3) 0.1%LFB溶液　56〜60℃　16〜24時間[*2]

4) 室温冷却後95%エタノールでLFB溶液を除去[*3]

5) 精製水でエタノール除去　数回

6) 0.05%炭酸リチウムで分別　5〜15秒[*4]

7) 70%エタノールで分別（2〜3槽）　20〜40秒[*5]

8) 精製水でエタノール除去　数回

9) 0.1%クレシル紫液　37℃　3〜10分[*6]

10) 95%エタノールで分別　数回[*7]

11) 脱水，透徹，封入

参考情報

*1：LFB溶液は1年以上の長期にわたり繰り返しの使用が可能であるが，劣化を防ぐためにも95%エタノールで切片を馴染ませることが必要となる。

*2：染色液蒸発防止のため染色容器にラップをして行う。

*3：エタノールの蒸発による乾燥に気を付ける。

*4：分別は1枚ずつ，200mL染色容器内で液を撹拌するように揺らしながら行う。分別過剰の場合3) からの繰り返しになるので，ここでの時間はやや短めで行うのがよい。とくに，胎児や新生児脳の髄鞘は形成が不完全なので，LFBはこの段階でほぼ消失してしまうことを念頭に置いて行う。また，炭酸リチウム溶液の色が濃い青色になったら分別効果が低下するので交換する。

*5：大脳皮質（灰白質）がほぼ無色になるまで分別を行う。1〜2枚程度の染色枚数であれば1槽でもよいが，3枚以上を分別するのであれば2〜3槽並べて段階的に行う。分別が不十分だとクレシル紫の染まりが悪いので，精製水で洗い6) に戻る。

*6：常温でもある程度染色されるが，37℃に比べるとやや弱い。

*7：クレシル紫による共染に気を付けて十分に分別する。分別が不十分な場合，95%エタノール200mLに対し10%酢酸水を100μL加えると，背景のクレシル紫は比較的容易に除去される。

---

(3) 染色態度 （図5.13.3〜5.13.6）

髄鞘：青色

ニッスル小体（粗面小胞体），神経細胞の核：紫色

赤血球：緑がかった青色

✐**用語**　アリールグアニジン（arylguanidine）

5.13 | 神経組織染色

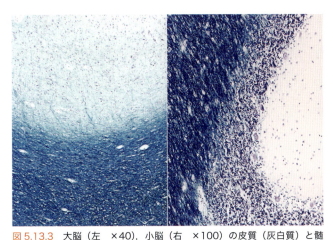

図 5.13.3　大脳（左　×40），小脳（右　×100）の皮質（灰白質）と髄質（白質）の境界部分
髄鞘は青色に，大脳のニッスル小体および細胞核，小脳の顆粒層およびプルキンエ細胞は紫色に染色されている。

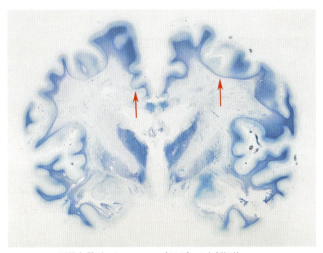

図 5.13.5　副腎白質ジストロフィー（ALD）の大割切片
白質のほぼ全体に脱髄が見られるが，脳回直下の髄鞘が円弧状（U字型）に残っている（→）。

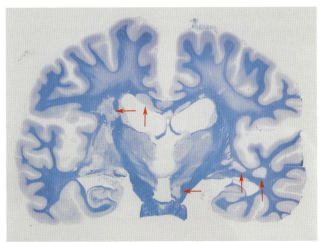

図 5.13.4　多発性硬化症（MS）の大割切片
境界鮮明な多発性巣状の脱髄斑（プラーク）の部位（→）が容易に確認できる。

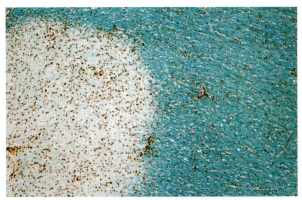

図 5.13.6　脳梁　MS の急性期における LFB 染色と CD68（KP1）免疫染色の二重染色　×40
脱髄斑には髄鞘成分である脂質を貪食するマクロファージが多数出現しているのが確認できる。

● 3. 精度管理

(1) 手技

　比較的簡便といわれる染色法であるが，切片の厚さや大きさに応じた的確な操作を行わないと退行性染色にありがちな分別の過不足や染色むらなどが生じ，再現性のある安定した標本はできない。また，染色液の温度や染色時間の違いによっても分別時間は異なるので，やはり経験によるところが大きい。染色手順における注意点として，分別過剰の場合には再度LFB溶液に戻して行うとしているが，2回目の分別操作はやや困難で実際はそれほど満足のいく染色性は望めない。とくに，大割脳切片ではそれが顕著であり，できることなら新しい切片でのやり直しを奨める。

(2) 染色液

　LFB溶液は繰り返し使用しても比較的安定した染まりであり，未使用であれば1年から数年にわたる長期保存も可能である。0.05％炭酸リチウム水溶液は古くなると分別効果は低下するといわれているが，1〜2か月程度の保存であれば大きな差はなく十分使用できる。ただし，使用頻度が低いのであれば，必要量を染色の直前に作製する方が賢明である。クレシル紫はメーカーによって染色液のpHが異なり染色性（色合い）が若干変わるので，新たに購入した試薬で染色液を調製する際には添加する酢酸の量を検討する必要がある。pH調整は重要で，3.0〜3.5付近では最も特異的にニッスル小体などが染まるのに対し，4.0付近になると全体的に共染し分別次第では結果的にコントラストの悪い標本になる。逆に3.0以下では下回るほど染色性が弱くなるので注意したい。

用語　副腎白質ジストロフィー（adrenoleukodystrophy；ALD）

5章 一般染色各論

> **参考情報**
> **CD68免疫染色とLFB染色の二重染色**
> 1) 脱パラフィン〜水洗
> 2) 抗原賦活性化処理
> 3) 水洗〜TBS
> 4) 内因性ペルオキシダーゼ除去（3%H_2O_2） 5分
> 5) 一次抗体（PG-M1 or KP1） 30分
> 6) 洗浄（TBS）
> 7) 二次抗体（ポリマー試薬） 30分
> 8) 洗浄（TBS）
> 9) DAB反応 2〜5分
> 10) 水洗
> 11) 以下LFB染色
> 注）基本的には免疫染色を先に行う（LFB染色を先行した場合は免疫染色工程で色落ちする）。
> 注）マクロファージに重なるためクレシル紫液は使用しない。

検査室ノート　マイクロ波装置を利用したKB染色[4]

　近年，病理業務におけるマイクロ波（MW）照射の応用分野は広く，特殊染色の時間短縮を目的とした利用も例外ではない。LFB染色においても，MW照射により分子運動が活発化されて疎水結合やイオン結合などの親和力が高まり，染色性が促進すると考えるのが妥当である。KB染色自体はその性格上それほど迅速性を要求されるものではないが，通常1晩かけて行う染色を短時間でできることは免疫染色などとの二重染色を行ううえではたいへん有用である。

・使用機器
　MW迅速試料処理装置（図5.13.7）

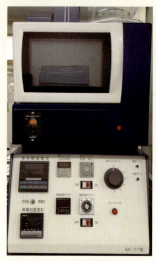

図5.13.7　MW迅速試料処理装置

・染色手順
1) 脱パラフィン〜95%エタノール
2) 電子レンジ用耐熱保存容器（ポリプロピレン容器）に切片が浸る程度（50〜100mL）のLFB液を入れる。
3) 切片面を上にしたスライドガラスを水平に置きラップでカバーする。
4) MW迅速試料処理装置に入れ，出力5（350W）の間欠（4秒ON，2〜6秒OFF）で15分間（上限設定温度60℃）照射する。
5) 0.05%炭酸リチウム 5〜10秒
6) 以降は通常のKB染色の手順に準ずる。

> ▶**参考情報**
> MW照射条件の設定は，装置の特性や部屋の環境，容器の大きさ，液量などによって調整が必要になる。

［五十嵐久喜］

5.13.4　Bodian染色-石川変法

● **ポイント！**

- Bodian染色はプロテイン銀によって軸索，樹状突起などの正常神経突起，血管や結合組織などのほか，病的変化であるニューロフィラメントなど細胞骨格の凝集体（神経原線維変化など）を染め出し観察することのできる染色である。
- プロテイン銀の質（メーカーやロット）により染色性が異なる（図5.13.8）。
- 原法のほか，AFIP法や逓信変法など種々の変法が発表

用語　トリス緩衝生理食塩水（Tris buffered saline；TBS），米軍病理学研究所（Armed Forces Institute of Pathology；AFIP）

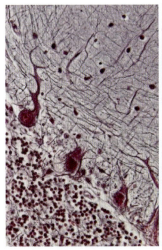
MERCK社 Albmosesilber 使用
×40

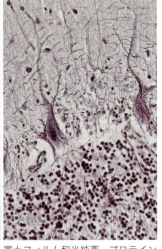
富士フィルム和光純薬 プロテイン銀使用 ×40

図5.13.8 プロテイン銀のメーカーの違いによる染色性の違い（小脳プルキンエ細胞）

されているが，本項では染色性が安定している石川変法について述べる。この方法はほかの染色法（HE，LFB，PASなど）との重染色が可能である。

1. 目的と原理

(1) 目的
正常の構造物のみならず，異常な線維成分などで構成される異常構造物も染色される。軸索の限局性腫大（スフェロイド）などの軸索あるいは樹状突起の病変，アルツハイマー神経原線維変化（NFT）などの異常線維成分など好銀性のものが染色される。

(2) 原理
基本的な原理は一般の鍍銀法に準ずるが，アルブミン，ペプトン，アルブモースなどとの化合物であるプロテイン銀はほかの銀染色で用いる種々の銀イオンと比べ分子最が大きく，また蛋白質と強く結合しており銀イオンの遊離および神経原線維などとの反応に時間を要する点，イオン化傾向の強い銅を用いている点が異なる。

銅イオンが神経原線維などと銀イオンの反応に作用することで鍍銀像を繊細にしていると考えられている。

2. 染色方法

(1) 試薬の調製
①プロテイン銀
　プロテイン銀1g
　精製水100mL

　銅片4～6g
※銅は空気中で徐々に酸化され表面に酸化銅を生じるため鮮やかな赤銅色でない場合，希塩酸（約5％）にて洗浄，蒸留水で数回すすいだものを使用する。
　プロテイン銀の溶解は精製水の上にそっと浮かべ，自然溶解させる（撹拌は泡立ち，悪影響を及ぼす）。溶解した液を染色バットに入れ，底に触媒となる同変を均一に敷き入れ，使用液とする。使用液は直前に作成し，繰り返しの使用はできない。

②還元液（A液，B液どちらを使用してもよい）
　A液　ヒドロキノン1g
　　　　無水硫酸ナトリウム4g
　　　　蒸留水100mL
　B液　メトール0.25g
　　　　ヒドロキノン1g
　　　　ホルマリン原液3mL
　　　　蒸留水100mL
空気により酸化され還元力が低下する（褐色調を呈する）ため，必ず使用時（2～3時間前）に作製する。

③0.5％塩化金酸水溶液
　塩化金酸0.5g
　蒸留水100mL

④2％シュウ酸水溶液
　シュウ酸2g
　蒸留水100mL

⑤5％チオ硫酸ナトリウム水溶液
　チオ硫酸ナトリウム5g
　蒸留水100mL

(2) 染色手順
1) 薄切は6～8μmで行い，コントロールも同時に染める。[*1]
2) 脱パラフィン操作を行い，流水水洗後，精製水3槽を通す。[*2]
3) プロテイン銀液　37℃　18～36時間[*3]
4) 放冷後，精製水　3槽　各30秒[*4]
5) 還元液　10分[*5]
6) 蒸留水　3槽　各30秒[*6]
7) 0.5％塩化金酸水溶液　50～60分[*7]
8) 蒸留水　3槽　各30秒[*8]
9) 2％シュウ酸水溶液　5～30分[*9]
10) 蒸留水　3槽　各2分
11) 5％チオ硫酸ナトリウム水溶液　5分
12) 流水水洗　10分[*10]
13) 脱水，透徹，封入

用語　神経原線維変化（neurofibrillary tangle；NFT）

■5章　一般染色各論

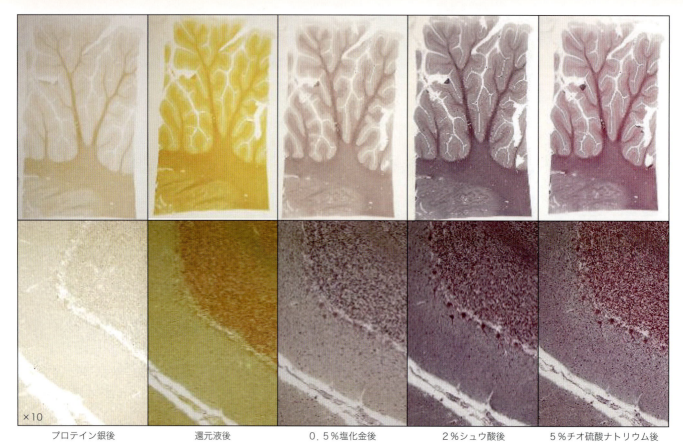

|プロテイン銀後|還元液後|0.5％塩化金後|2％シュウ酸後|5％チオ硫酸ナトリウム後|

図5.13.9　染色工程における切片色調の変化

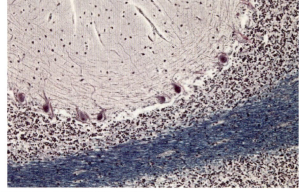

図5.13.10　LFB重染色像（小脳）

参考情報

* *1：神経染色を行う場合，コントロール標本は不可欠である。成人大脳皮質のBetz細胞や錐体細胞，小脳のプルキンエ細胞などを用いるとよい。
* *2：これ以降，12）までは金属器具を用いないこと。LFB染色と重染色を行う場合はLFBの分別までを行い，プロテイン銀へ浸漬する。
* *3：37℃の孵卵器内で24～26時間程度が比較的安定している。
* *4：手際よく余分なプロテイン銀を落とす。ここがポイントとなる。
* *5：切片が淡黄～黄色となる（図5.13.9）。還元液に入れる際，よく動かして還元液をしっかりとなじませる。還元液はA液，B液どちらでもよいが，B液の方が赤色調背景の強い染色性となる傾向がある。
* *6：還元液をよく洗い落とす。
* *7：切片は淡灰白色となる（図5.13.9）。長時間の浸漬をしない方が好結果を得られる。
* *8：よく塩化金を洗い落とす。
* *9：切片は赤紫色となる（図5.13.9）。最低5分以上は浸漬する。極端に赤味が強い場合は30分程度浸漬すると好結果を得られる。
* *10：よくチオ硫酸ナトリウムを落とす。

(3) 染色態度（図5.13.10）

背景：灰色～淡い褐色
正常構造：神経細胞体，樹状突起，軸索
神経終末：暗褐色～黒褐色
病的構造物（神経原線維変化，ピック嗜銀球，老人斑，トルペード，カクタス，アミロイド小体など）：黒～暗褐色

3. 精度管理

神経細胞の細胞質や軸索および樹状突起内の神経原線維，有髄神経線維の軸索を取り巻く髄鞘，そして種々の神経膠細胞などは染色性が不安定なため，染色性の確認を行うためにはコントロールを常に立てる必要がある。

［山里勝信］

5.13 | 神経組織染色

5. 13. 5　Holzer 染色法

● 1. 目的と原理

(1) 目的

　中枢神経系組織はおもに神経細胞と神経膠細胞からなり，神経膠細胞は星状膠細胞，乏突起膠細胞，小膠細胞に分類されている。このなかで星状膠細胞は最も大型の細胞で，おもに灰白質にある形質性星状膠細胞とおもに白質内にある線維性星状膠細胞の2種類の型が存在する。形質性星状膠細胞は，短く枝分かれした多くの突起を有し，その先端が血管と接しているものや，脳や脊髄の軟膜と接して軟膜−神経膠膜を形成しているものもある。線維性星状膠細胞の突起は長くてほとんど枝分かれせず，その先端は軟膜や血管に接している。両者に形態の差はあるものの本質的には同じで，神経細胞と血管の間に介在し組織の支持や神経細胞の物質代謝に関与している。そして，神経細胞や髄鞘などに損傷や脱落が生じた際には，神経膠細胞および神経膠線維を増殖させて組織を修復するはたらきがある。グリア線維とは病巣の修復時に形成される線維組織で，このグリア線維の形成をグリオーシスという。これはいわば，一般組織の線維化に相当する。

　Holzer染色は神経膠細胞およびその突起を染め出すための染色法であり，グリオーシスを選択的に染色して観察することが可能である。

(2) 原理

　Holzer染色の染色原理は明らかではない。前処理として過マンガン酸カリウム水溶液，シュウ酸で酸化・漂白後，リンタングステン酸で媒染を行う。塩基性色素のクリスタル紫で組織を過剰に染色し，臭化カリウム処理後アニリン・キシレンにて分別することにより神経膠細胞や神経膠線維を染め分ける。

　Holzer染色は，染色過程（分別）においてアニリンやキシレンなどの人体に有害な試薬を使用する。したがって，ドラフト内で染色を行うなど換気に注意する必要がある。

● 2. 染色方法

(1) 試薬の調製

①0.5%過マンガン酸カリウム水溶液
　　過マンガン酸カリウム0.5g
　　蒸留水100mL
②2%シュウ酸水溶液
　　シュウ酸2g
　　蒸留水100mL

③リンタングステン酸アルコール溶液
　　1%リンタングステン酸水溶液　50mL
　　95%エタノール　100mL
④クリスタル紫・アルコール溶液
　　クリスタル紫2g
　　無水アルコール100mL
⑤10%臭化カリウム水溶液
　　臭化カリウム10g
　　蒸留水100mL
⑥アニリン・キシレン液（分別液）
　　アニリン32mL（4容）
　　キシレン8mL（1容）

(2) 染色手順

1) 脱パラフィン，親水操作，精製水を通す
2) 0.5%過マンガン酸カリウム水溶液　5分[*1]
3) 流水水洗後，蒸留水を通す
4) 2%シュウ酸水溶液　2分（色が消えるまで）
5) 流水水洗後，蒸留水を通す
6) リンタングステン酸アルコール溶液　3分
7) 切片を濾紙で押さえてリンタングステン酸液を均等に吸い取る[*2]
8) 無水アルコール　1分[*3]
9) クリスタル紫・アルコール溶液　3分
10) 切片を濾紙で押さえて色素液を均等に吸い取る
11) 蒸留水になじませる
12) 10%臭化カリウム水溶液　1～3分[*4]
13) 濾紙にて切片を挟んで水分を除去し，直ちにキシレンに入れる[*5]
14) キシレンになじませる
15) 紙にて切片を軽く挟んで液を吸い取り，直ちに分別液に入れる[*6]
16) アニリン・キシレン液で分別　2槽[*7]
17) キシレン　3槽[*8]
18) 封入

> **参考情報**
> *1：酸化処理を行うことによりグリア線維の染色性が向上する。古くなった液は使用しない。
> *2：濾紙で挟んで水分を除去する。濾紙には表裏があり，平滑な面を用いる。
> *3：切片を出したとき標本の乾燥に気を付ける。乾燥により染まりが不均一になる。
> *4：使用時に調製する。切片を動かして液が均一になじむようにする。時間が長すぎると分別されにくくなる。ここからの分別に関わる操作は，標本1枚ずつ操作を行う。

247

■ 5章　一般染色各論

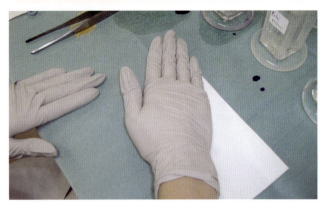

図5.13.11　水分の除去
組織標本から均一に水分を吸い取るようにする。

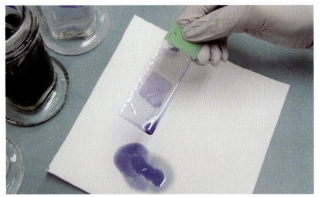

図5.13.12　分別
標本全体の青みがなくなるまで標本を揺り動かす。

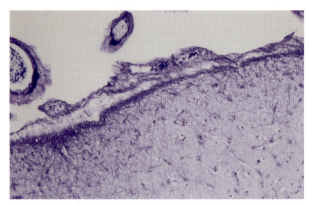

図5.13.13　大脳　Holzer染色　×100
軟膜下皮質最表層部の染色性を確認する。

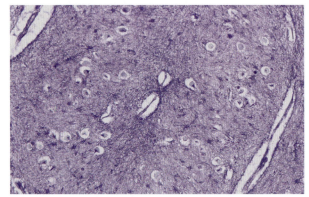

図5.13.14　延髄，オリーブ核周囲　Holzer染色　×100
神経膠細胞および神経膠線維が認められる。

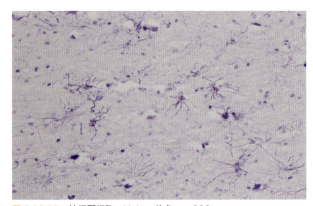

図5.13.15　神経膠細胞　Holzer染色　×200
背景の脱色によりコントラストが明瞭である。

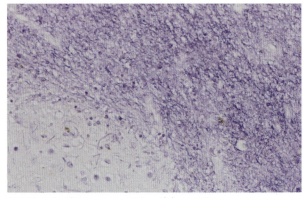

図5.13.16　グリオーシス　Holzer染色　×100
グリオーシスの部位は密な膠線維の増殖が確認される。

＊5：組織標本から均一に水分を吸い取ることが重要である。手のひらの小指側の肉厚な部分で押して，均一に水分を吸い取るようにする（図5.13.11）。大割切片ではローラーを使用するとよい。水分除去の程度は切片が湿っている状態がよく，完全に乾燥させてはいけない。

＊6：軽く挟み，切片の乾燥に注意する。

＊7：分別液に入れたら数回切片を揺り動かしてなじませ，分別液をすくい上げるようにして取り出す。標本を左右前後に揺り動かして色素を浮き出させるように分別を行う（図5.13.12）。分別液から取り出した切片を左右前後に揺り動かしていると，10～20秒ほどで青暗色の色素が標本から浮き出てくる。さらに20～30秒ほど揺り動かしてザラザラとした暗青色の色素を標本上で上下させる。標本全体の青みがなくなったら分別液で洗い，顕微鏡で分別の程度を確認する。必要に応じこの操作を繰り返し，最終的な分別の程度を確認する。分別を促すには，切片に息をかけるなどして空気にさらすとよい。分別液のアニリンとキシレンの比率により分別能力は異なる。アニリン量が多いほど分別能力は高い。アニリン：キシレンの混合比は1：1程度まで減じることができる。

＊8：キシレンでアニリンを十分に洗い，分別を停止する。封入した標本の中にアニリンが残っていると，退色の原因となる。

(3) 染色態度（図5.13.13～5.13.16）

神経膠細胞および神経膠線維：紫がかった暗青色
　グリオーシスが生じている部位では，暗青色の神経膠線維が多数認められる。
背景：無色～淡青色

● 3. 精度管理

(1) FFPE切片の厚さ

厚めの切片の方がコントラストはよい。通常6～10μm切片が用いられる。

(2) 水分の除去

10%臭化カリウム水溶液に反応させた後の濾紙で水分を吸い取る操作が，その後の分別に影響を及ぼす。完全に乾燥させた部位は分別不良となり，水分が過分に残っていると分別過剰となりやすい。濾紙に挟む時間と強さを一定にし，均一性および再現性のある水分除去技術を修得することが必要となる。

(3) 分別

分別液での分別操作の技術と，肉眼および顕微鏡下における染色態度の判断が標本のよしあしを左右する。酸化・還元処理により神経細胞などの背景の染色性も増加しているため，背景の青暗色を十分脱色することが重要となる。分別の進行は1回目の分別操作によるところが大きく，分別液を揺り動かしながら分別の程度の見極めを行う。分別技術と肉眼および顕微鏡下における背景の抜け具合の習得には，十分な経験の積み上げと神経膠細胞の形態学的な把握が必要である。

(4) 精度管理の実際

Holzer染色は分別操作が難しく，試薬のロット間差もあり染色性は不安定である。染色の良否を確認するためにコントロール標本が必要である。コントロール標本として有用なのは，軟膜下の皮質最表層部である（図5.13.13）。また，グリオーシスの見られる標本や老人の延髄（オリーブ核周辺）も染色性を確認するのに適している。コントロール標本で神経膠細胞および神経膠線維の染色性および，背景とのコントラストによる分別技術を評価する。

［大塚光一］

5. 13. 6　リンタングステン酸ヘマトキシリン染色法

P187　参照。

📖 参考文献

1) Klüver H, Barrera E："A method for the combined staining of cells and fibers in the nervous system", J Nueropath Exp Neurol 1953；12：400-403.

2) 佐野　豊：組織学研究法, 367-371, 南山堂, 1972.

3) 福田種男：「クリューバー・バレラ(KB)染色」, 病理組織標本作製の理論, 121-123, 実験病理組織技術研究会(編), 実験病理組織技術研究会, 2008.

4) 五十嵐久喜, 椙村春彦：「マイクロ波(MW)装置を利用した大割脳のクリューバー・バレラ(KB)染色」, Medical Technology 2010；12：1221-1225.

5) 日本臨床衛生検査技師会(監)：JAMT 技術教本シリーズ 病理検査技術標本, 232-234, 丸善出版, 2017.

6) 実験病理組織技術研究会(編)：病理組織標本の作製理論, 83-88, 118-120, 実験病理技術研究会, 2008.

7) 三浦妙太(監)：病理組織細胞診染色法カラー図鑑 改訂版, 85-88, 近代出版, 2004.

9) メルク株式会社(編)：Trouble shooting シリーズ No.8 中枢神経の染色法, 3-4, 14-15, 2007.

9) 日本病理学会(編)：病理技術マニュアル 3 病理組織標本作製技術, 78-82, 医歯薬出版, 1981.

10) 病理技術研究会(編)：病理標本の作り方, 243-245, 文光堂, 1992.

11) 病理技術研究会(編)：基礎病理技術学, 162-164, 笹氣出版, 2013.

12) 三瓶接子, 他：カラー 版染色法のすべて, 124-126, 医歯薬出版, 1988.

13) 羽賀千恵, 他：最新 染色法のすべて, 165-168, 医歯薬出版, 2011.

14) 中村　博, 他：染色法のすべて, 163-165, 医歯薬出版, 2021.

6章

酵素組織化学・免疫組織化学

章目次

6.1：酵素組織化学 ·························252

  6.1.1　酵素組織化学の概論

  6.1.2　naphthol AS-D chloroacetate esterase染色法

  6.1.3　ミオシンATPase染色法

  6.1.4　アセチルコリンエステラーゼ染色法

6.2：免疫組織化学 ·························260

  6.2.1　免疫組織化学の概論

  6.2.2　酵素抗体法

  6.2.3　蛍光抗体法

  6.2.4　免疫組織化学マーカーと免疫組織化学パネル

SUMMARY

　酵素組織化学は，生体の組織・細胞形態を保持しつつ，酵素反応を利用して，酵素の局在を検出する方法である。骨髄性白血病の鑑別や神経・筋疾患および遺伝性代謝疾患の酵素欠損症の鑑別診断などに利用されている。酵素組織化学で，正しく酵素の局在を証明するためには，酵素に応じた基質を用いて，適切な環境下で酵素反応を起こすことが必要であり，組織切片中の酵素活性が保持された状態でなければならない。本章では，naphthol AS-D chloroacetate esterase染色，ミオシンATPase染色，アセチルコリンエステラーゼ染色について解説する。

　免疫組織化学は，組織や細胞に存在する特定の抗原に対して特異的に反応する抗原抗体反応を利用して組織標本上に可視的に検出する方法である．腫瘍の起源や良悪性の判別，炎症の種類の特定，感染症の診断など，染色目的は多岐にわたる．このように，免疫組織化学は現在の病理診断で必須の染色手法である。

　また，今日では，腫瘍の増殖能，予後判定やコンパニオン診断，バイオマーカーの特定にも利用されている。免疫組織化学は，標識する物質によりいくつかに分類されるが本章では，酵素抗体法，蛍光抗体法および腫瘍の鑑別診断に有用なバイオマーカー，診断パネルについても解説する。

6.1 酵素組織化学

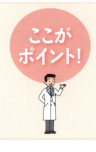

ここがポイント!
- 酵素組織化学的染色法は，標本内で酵素の存在や消失をみることで細胞の同定，遺伝性代謝疾患や酵素欠損症などの診断の補助に用いられている。
- 染色原理には酵素の基質特異性を利用しており，反応により得られた生成物を可視化・検出する方法が用いられている。
- 組織切片中の酵素活性が保持された状態で染色することが重要であり，検体採取時から酵素が失活しないよう取扱いに注意する必要がある。

6.1.1 酵素組織化学の概論

酵素は生体内でさまざまな化学反応に関わる蛋白質である。人体では，2,000種類を超える酵素が分離同定されており，生命維持に必要な化学反応を常温，常圧環境である生体内で効率よく行い，生成物を得る際の生体触媒としての機能をもっている。酵素そのものを光学顕微鏡下で直接観察することは困難であるが，酵素は特定の基質とのみ酵素反応を起こすという基質特異性を有しており，この特性を利用して生成された物質を適切な方法を用いて可視化（検出）することができれば，間接的に酵素の存在やその局在を知ることができる。実際の染色ではおおむね，被検組織内で酵素活性が保たれた状態で薄切切片を作製し，酵素に応じた基質を切片上で反応させ，得られた生成物を可視化し，光学顕微鏡または電子顕微鏡下で観察するという流れで行われる。最後の工程である可視化・検出する方法はさまざまな手法が考案されているが，代表的な酵素検出方法として，(1) アゾ色素法，(2) 金属塩法，(3) 色素形成法などがある。組織切片上で，正しく酵素の局在を証明するためには，酵素に応じた基質を用いて，適切な環境下で酵素反応を起こすことが必要であり，組織切片中の酵素活性が保持された状態でなければならない。また，標本作製から染色する過程において，酵素活性もしくは酵素反応による生成物が失われないように取り扱い，染色する必要がある。酵素は，固定，熱処理およびpHの低下などにより失活しやすいため，パラフィン包埋標本や，酸性脱灰処理を行った組織標本では染色できないものもある。また凍結切片の作成が必要な場合もあるため，酵素組織化学的な検索が必要な場合は，検体採取前から染色の目的や被検組織の取扱いについて採取医と打ち合わせすることが重要である。

1. 酵素検出法の種類と原理

酵素組織化学的染色法にはさまざまな検出方法があり，同じ酵素でも検出法を変えて使用することもできる。詳細は成書に具体例が記載されているので，一読を勧める[1, 2]。本書では代表的なアゾ色素法，金属塩法，および色素形成法についてその原理を以下に示す。

(1) アゾ色素法（アゾカップリング法）

酵素反応により基質から生成されたナフトール（ナフトール系化合物）にジアゾニウム塩をアゾ結合（アゾカップリング）させ，不溶性のアゾ色素を形成することで酵素反応を検出，可視化する方法である。使用するジアゾニウム塩の種類により色調を変えることが可能で，青色（ファストブルー，BB），赤色（ファストバイオレット，LB），褐色（ファストガーネット，GBC）などが用いられる。

(2) 金属塩法

酵素反応により生成した酵素分解産物と金属を結合させて，その後発色反応により酵素反応を検出，可視化する方法である。電子密度が高い金属を利用する金属塩法は電子顕微鏡で観察できる利点もある[3]。使用される金属には金，銀，銅，鉄，鉛，コバルトなどの塩または化合物が用いられる。代表的な例としてアルカリフォスファターゼの検出では，酵素反応により生じたリン酸イオンとCa^{2+}を結合させてリン酸カルシウムとして組織に沈着させ，そのリン酸カルシウム沈着物をコバルトやクエン酸鉛などの金属とさらに反応・置換し，硫化物（硫化コバルト，硫化鉛）として検出する方法である。また，リン酸カルシウムに銀を反応させ，還元剤を用いて銀染色として検出する方法を

6.1 | 酵素組織化学

とることも可能である。アセチルコリンエステラーゼの検出では，基質分解産物がCu^{2+}と結合して直ちに発色する方法が用いられている。基質にアセチルチオコリンを使用し，酵素反応により生じたチオコリンが，フェリシアンイオンを還元し，生じたフェロシアンイオンがCu^{2+}と結合し不溶性のフェロシアン化銅を生成する。これが赤褐色の沈殿を生じることでアセチルコリンエステラーゼを証明する方法である。

(3)色素形成法

アゾ色素法と異なり，無色の化学物質が直接，酵素反応により局所で色素形成および色素沈着を起こすことで酵素反応を検出，可視化する方法である。使用される化学物質によりジアミノベンチジン法，テトラゾリウム法，インドフェノール青法，メラニン色素法などがある。おもな色素形成法であるジアミノベンチジン法とテトラゾリウム法について以下に示す。

①ジアミノベシチジン法

ジアミノベンチジン法は，ペルオキシダーゼの検出法として知られており，ジアミノベンチジンがペルオキシダーゼと過酸化水素によって酸化重合反応を起こし，茶褐色に発色する原理を用いている。同じ反応原理が免疫組織化学（酵素抗体法）の検出系に相当する部分としても広く応用されている。

②テトラゾリウム法

コハク酸や乳酸脱水素酵素の検出に用いられる。基質混合液にテトラゾリウムを加えて脱水素酵素反応をさせると，基質より生成した水素イオンが無色のテトラゾリウム塩に結合し，非水溶性のホルマザンを形成する。一般的にニトロブルーテトラゾリウム（NBT）やテトラニトロブルーテトラゾリウム（TNBT）などのテトラゾリウム塩が用いられる。用いるテトラゾリウム塩によって発色を変えることができる。

以上，酵素の特性と代表的な酵素組織化学的染色法の原理について概説した。酵素組織化学的染色法は，標本内で酵素の存在や消失をみることで細胞の同定，遺伝性疾患や酵素欠損症などの診断に用いられている。とくに血液検査領域やヒルシュスプルング病の診断に用いられるアセチルコリンエステラーゼ染色および筋生検などでは重要な染色技術として利用されている。

［松永　徹］

6.1.2　naphthol AS-D chloroacetate esterase 染色法

● ポイント！

- エステラーゼ染色は，様々な方法があるが，ここではFFPE切片でも容易に染色できるLederの方法を紹介する[4~6]。
- 近年は免疫組織化学の普及によって染色の機会が減っているが，本法は免疫組織化学に比して安価で，マウスなどヒト以外の組織にも応用可能な染色である。
- 速やかに反応液を調製し，速やかに染色することが上手く染色するポイントとなる。

● 1. 目的

ナフトールAS-Dクロロアセテートエステラーゼ（ASD）染色法は，骨髄顆粒球系の好中球系細胞と肥満細胞に強い酵素活性を示し，骨髄性白血病の診断の補助に用いられる。

● 2. 原理

ASD染色はアゾ色素法の1つで，合成基質から酵素作用で遊離したナフトールAS-Dがジアゾニウム塩とカップリングを起こしてアゾ色素を形成し，酵素の局在部位に沈着して酵素反応として発色するものである。用いるジアゾニウム塩によって発色の色が変わり，また，鋭敏性や局在性が異なる[7]。本法で使用するパラローズアニリンは，ニューフクシンと同じくほかのジアゾニウム塩を用いる場合よりもカップリングが強く，微細顆粒状で有機溶媒にほとんど不溶な色素が形成されるため，拡散のない美麗な標本を作製できる[8]。

● 3. 染色方法

(1)対象

FFPE切片（2~3μm程度）を用いる。
骨髄生検検体を脱灰する場合は，EDTAを使用する。

✎ **用語**　ホルマリン固定パラフィン包埋（formaline-fixed, paraffin-embedded；FFPE），ナフトールAS-Dクロロアセテートエステラーゼ（naphthol AS-D chloroacetate esterase；ASD）染色，エチレンジアミン四酢酸（ethylenediaminetetraacetic acid；EDTA）

253

(2) 試薬調製
①4％パラローズアニリン塩酸溶液
　パラローズアニリン塩酸塩を蒸留水に溶解し，濃塩酸を加えて混和後に濾過する。
　冷蔵庫で保管する。長期保存が可能。
　　パラローズアニリン塩酸塩 1.0g
　　蒸留水 20.0mL
　　濃塩酸 5.0mL
②4％亜硝酸ナトリウム水溶液
　亜硝酸ナトリウムを蒸留水に溶解する。冷蔵庫に保管する。長期保存が可能。
　　亜硝酸ナトリウム 2.0g
　　蒸留水 50.0mL
③0.1mol/Lベロナール緩衝液pH7.62[*1]
　1）酢酸ナトリウム9.71gとバルビタールナトリウム14.71gを蒸留水500mLに溶解する。
　2）濃塩酸0.84mLを蒸留水100mLに希釈する。
　3）1)溶液100mLと2)溶液80mLを蒸留水280mLに混和する。
　4）冷蔵庫に保管する。

参考情報
＊1：0.1mol/Lリン酸緩衝液（pH7.2）で代用することも可能。

④酵素基質
　ナフトールAS-DクロロアセテートをN, N-ジメチルホルムアミドに溶解する。
　使用直前に作製する。
　　ナフトールAS-Dクロロアセテート 10mg
　　N, Nジメチルホルムアミド 1.0mL

(3) 手順
①試薬の準備
　1）4％パラローズアニリン塩酸溶液2滴と4％亜硝酸ナトリウム水溶液2滴をビーカーに滴下し，スポイトなどで1分間程度混和する。麦藁色を呈する。
　2）0.1mol/Lベロナール緩衝液pH7.62を30mL加えて混和する。
　3）酵素基質を1.0mL加えて混和する。ミルキーピンク色を呈する。
　4）濾過して反応液とする。薄桃色を呈する。使用直前に調製する。
②染色手順
　1）脱パラフィン
　2）蒸留水水洗
　3）乾燥

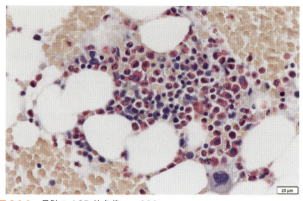
図 6.1.1　骨髄の ASD 染色像　×600

　4）反応液　室温，20分間（載せガラス）[*2]
　5）流水水洗　5分間
　6）マイヤーのヘマトキシリンで核染色
　7）流水水洗，色出し
　8）乾燥
　9）キシレンに浸漬
　10）封入

参考情報
＊2：鏡検し，陽性部位の発色が弱い場合は，再度反応させる。

(4) 染色態度（図6.1.1）
陽性部位：鮮やかな赤紅色
前骨髄球～成熟好中球，肥満細胞：強陽性
単球系：弱陽性～陰性

4. 精度管理

1）強酸によって酵素活性が失われるため，脱灰はEDTAを用いる。
2）ベロナール緩衝液に代えて0.1mol/Lリン酸緩衝液pH7.2を用いることも可能である。
3）ベロナール緩衝液を調製する際，通常は（一般的な蒸留水を使用する場合），pH調整の必要はない。
4）反応液は調製後，直ちに使用する。
5）反応液は濾過せずに使用することも可能であるが，陽性所見が強くなる一方，背景の赤血球などへの着色も強くなる。
6）反応液を急速凍結して保存する方法も報告されている[9]。本法で調製した反応液を凍結保存しても染色することは可能であったが，筆者の試行では，凍結前の反応液に比して，染色性が低下した。凍結保存する場合にはこの点に留意していただきたい。

［池亀央嗣］

用語　パラローズアニリン塩酸塩（pararosaniline hydrochloride）

6.1.3　ミオシンATPase染色法

●ポイント！

- 本法は筋疾患の病理学的な検索を目的とした酵素組織化学染色である。酵素組織化学染色では，細胞の酵素活性を利用するため，酵素蛋白質が固定されてしまうホルマリン固定材料は使用できない。そのため本法では，未固定凍結切片が必須となる。
- 筋組織は他組織に比べ凍結する際に氷晶形成によるアーチファクトが目立ちやすいため，凍結包埋剤は使用せず，直接組織を冷却溶媒である液体窒素・イソペンタン（−160℃）に浸漬して凍結する。
- ヒト正常骨格筋は大きくタイプⅠ，ⅡA，ⅡBの3種類に分けられる。それぞれのタイプの骨格筋に存在するミオシンATPaseは活性を保つ至適pHが異なるため，前処理液のpHを変化させることにより染め分けが可能となる。
- 本法は前処理液pHのわずかな変動により染色態度が大きく異なる。至適pHは季節や検体の状態によっても変わるため，良好な標本を作製するためには前処理液のpHを微調整することが重要となる。

● 1. 目的

ヒト正常骨格筋は，タイプⅠ，ⅡA，ⅡBの3種の筋線維タイプがあり，約1/3ずつモザイク状に分布している。病的筋線維では，これらに加えて未分化を反映したタイプⅡC線維が出現する。ミオシンATPase染色は，HE染色では判別がつかないこれらの各筋線維を酵素組織化学染色により染め分け，病理学的に検索することを目的とする。

● 2. 原理

各筋線維タイプのミオシンATPaseは活性をもつ至適pHが異なる。このことを利用し，前処理液のpHを変化させることにより，筋線維を選択的に検出することが可能となる。アルカリ側（pH10.6付近）ではタイプⅠ線維のミオシンATPase活性が失われ，タイプⅡ線維のみ染色される。一方，酸性側（pH4.2付近）ではタイプⅠ線維のみが活性を有し，染色される。さらにpH4.6付近ではタイプⅡAが活性を失い，タイプⅡBが中間色で染色される。

ミオシンATPaseの活性検出の機序は以下のとおりである。未固定凍結切片ではATPase活性は組織に残っている状態である。ATPと塩化カルシウムの入った反応基質液で切片を反応させるとATPを加水分解し，ADPとリン酸が生じ，リン酸はカルシウムと結合してリン酸カルシウムとなり沈着する。さらに塩化コバルト水溶液中でカルシウムとコバルトが置換してリン酸コバルトとなる。このリン酸コバルトを硫化アンモニウムに反応させると硫化コバルトとなり茶色に濃染し可視化される。

● 3. 染色方法

(1)試薬の調製

①ATPase用前処理液
- ・バルビタールナトリウム液
  - ・0.1mol/Lバルビタールナトリウム水溶液90mL
  - ・0.1mol/L塩化カルシウム水溶液90mL
  - ・精製水270mL
  1）調製したバルビタールナトリウム液に0.1mol/L水酸化ナトリウム水溶液をpH10.1になるまで加え，小型染色バットに50mL分注する。
  2）残りのpH10.1バルビタールナトリウム液に0.1mol/L水酸化ナトリウム液をさらに加え，pH10.2にして小型染色バットに50mL分注する。
  3）以下同様にpH10.9まで0.1刻みで合計9個のバルビタールナトリウム液50mLを作製する。

②pH4.6およびpH4.2用前処理液
- ・酢酸バルビタール緩衝液
  - ・バルビタールナトリウム2.94g
  - ・酢酸ナトリウム1.94g
  - ・精製水100mL

  調製した酢酸バルビタール緩衝液100mL，0.1mol/L塩酸水200mL，精製水160mLを混合する。
  1）酢酸バルビタールナトリウム液に塩酸水を加えていきpH4.50〜4.70までpH0.05刻みで5個の酢酸バルビタールナトリウム液50mLを作製する。
  2）さらに塩酸水を加え，pH4.2とpH4.3の前処理液を50mL作製する。[*1]

③ATPインキュベート液
- ・0.1mol/Lバルビタールナトリウム水溶液30mL
- ・0.18mol/L塩化カルシウム水溶液15mL
- ・精製水105mL

✎**用語**　アデノシン三リン酸フォスファターゼ（adenosine triphosphate phosphatase；ATPase），ヘマトキシリン・エオジン（Hematoxylin-Eosin；HE）染色，アデノシン二リン酸（adenosine diphosphate；ADP）

6章 酵素組織化学・免疫組織化学

　　以上の混合液に0.1mol/L水酸化ナトリウム水溶液を加えてpH9.4〜pH9.5に調整する。

④ATP反応基質液
- 0.1mol/Lバルビタールナトリウム水溶液30mL
- 0.18mol/L塩化カルシウム水溶液15mL
- 精製水105mL

　　以上の混合液にATP二ナトリウム塩375mgを加え，溶解し，0.1mol/L水酸化ナトリウム水溶液を加えてpH9.4〜9.5に調整する。

⑤1%塩化カルシウム水溶液

⑥2%塩化コバルト水溶液

⑦0.01mol/Lバルビタールナトリウム水溶液

⑧1%黄色硫化アンモニウム液

　　精製水100mLに黄色硫化アンモニウム1mLを加える。[*2]

参考情報
- [*1]：pH調整用の塩酸水は高濃度（0.5mol/L塩酸水）と低濃度（0.1mol/L塩酸水）のものを用意しておくと効率がよい。
- [*2]：使用直前に調整する。

(2) 染色手順

① 対象となる未固定の筋組織（直径5mm，長さ1〜1.5cm）[*3]を厚さ5mmのコルク板上に水で溶いた10%トラガカントゴムで倒れないように立てて固定する（図6.1.2）。

② 液体窒素で冷却したイソペンタンで急速凍結させる。[*4]

③ クリオスタットで8〜10μm厚の連続切片を16枚作製する。[*5]

④ 冷風ドライヤーで30分間乾燥させる。[*6]

⑤ ATPase用前処理液に各1枚ずつ15分間反応させる。[*7]

⑥ pH4.6およびpH4.2用前処理液に各1枚ずつ5分間反応させる。[*7]

⑦ pH4.6およびpH4.2の切片のみATPインキュベート液で30秒間洗浄する。

⑧ すべての切片をATP反応基質液に移し，室温で45〜60分間反応させる。[*7]

⑨ 1%塩化カルシウム水溶液で10分間に3回洗浄する。

⑩ 2%塩化コバルト水溶液で3分間反応させる。

⑪ 0.01mol/Lバルビタールナトリウム水溶液で8回洗浄する。[*8]

⑫ 流水水洗を1分間行う。

⑬ 脱水，透徹，封入する。

参考情報
- [*3]：組織片が大きいと深部まで凍結するのに時間がかかりアーチファクトが起こりやすくなる。
- [*4]：イソペンタンに投入した後は，冷却効果を上げるため，筋組織を常に揺すり続ける。
- [*5]：組織を支持する包埋剤を用いないため，薄切時に切片がめくれやすい。薄切の際はアンチロール板を使用すると，めくれの防止につながる。
- [*6]：乾燥後はすぐに染色するのが好ましいが，室温で2，3日は保存可能である。
- [*7]：反応中は染色バットを揺すり，よく攪拌させる。
- [*8]：最初の洗浄液は薄青色を呈する。

(3) 染色態度

染色態度については表6.1.1に示した。

表6.1.1　ミオシンATPase染色の染色態度

	タイプI	タイプIIA	タイプIIB	タイプIIC
ミオシンATPase染色（図6.1.3）	淡染	濃染	濃染	中間〜濃染
pH4.6	濃染	淡染	中間〜濃染	濃染
pH4.2	濃染	淡染	淡染	中間〜濃染

4. 精度管理

ミオシンATPase染色の精度管理で重要な因子としては，筋組織の検体処理における技術，各種反応液のpH調

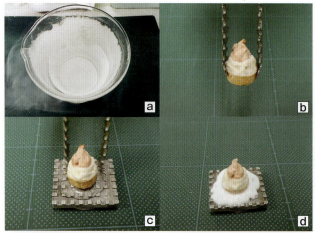

図6.1.2　骨格筋の凍結方法
a. 液体窒素を入れた大きめのビーカーの中に，イソペンタンを入れたビーカーを浸漬して冷却する。イソペンタンを入れたビーカーの壁面が凍り始めたときが使用可能の目安である。
b. コルク板の上にトラガカントゴムで固定し凍結させた筋組織。
c. クリオスタット用のステージにOCTコンパウンドを滴下し，その上にコルク板を置く。
d. ステージとの接着はドライアイス・イソペンタン凍結でよい。

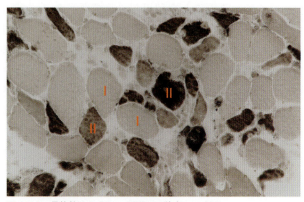

図6.1.3　骨格筋のミオシンATPase染色　×400
タイプI：淡染　タイプII：濃染

6.1 | 酵素組織化学

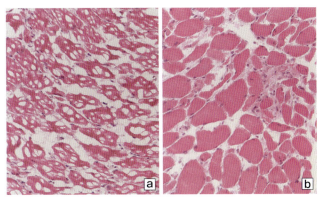

図6.1.4 未固定凍結筋組織のHE像 ×200
a. ドライアイス・イソペンタンにより凍結した組織像。氷晶による穴が多数見られる。
b. 液体窒素・イソペンタンにより凍結した組織像。氷晶によるアーチファクトは目立たない。

長時間かけて凍結してしまうと，組織内に生成された氷の結晶によって，穴の開いたアーチファクトの目立つ標本になってしまう（図6.1.4）。十分に冷却された冷媒で凍結操作を行うことが重要である。

至適pHは季節や室温，さまざまな因子により影響を受けるため，pH調整には，ある程度幅をもたせて，複数枚を染め比べることが必要となる[*9]。反応中でもわずかながらpHが変動するので，試薬はこまめに攪拌しなくてはならない。

染色液や試薬の管理においては，基本的に染色液は保存が効かないので，つど調製する。また，黄色硫化アンモニウムは染色結果に大きく影響するが，使用期限は比較的短いので定期的に新しい製品に取り換えるとよい。

参考情報
*9：本項はヒトの筋組織について示したが，動物種によっては微妙に至適pHが異なってくる。

[鈴木一生]

整および染色中の注意点，染色液や試薬の管理などがあげられる。

採取された検体は，そのときから変性，酵素の失活が進んでしまうため，できるだけ迅速に，新鮮な状態で凍結することが重要である。組織中の水分は氷へ変化するとき，-1℃〜-4℃の間で氷晶が最も成長しやすく，この温度帯を

6.1.4 アセチルコリンエステラーゼ染色法

●ポイント！
- アセチルコリンエステラーゼ（AChE）の酵素活性を利用した染色である。酵素を失活させないように新鮮凍結切片を用いるか，低温で手早く固定を終わらせてショ糖による凍結前処理を施した後に組織凍結切片を作製する。
- 染色中は，染色壺に温度が伝わりやすい恒温槽を使用することで毎回安定した反応を行える。

●1. 目的

AChEは，神経伝達物質であるアセチルコリンをコリンと酢酸に分解し，その作用を効果的に止めるはたらきをもつ酵素である。コリン作動性神経は中枢神経から各臓器の神経節細胞や神経線維など末梢に至るまで全身にわたって分布し，広くAChE活性をもち，心筋の刺激伝導系あるいは汗腺に強い活性をもつ。いいかえればAChEはコリン作動性神経のよいマーカーとなり得るので，アセチルコリンエステラーゼ染色は神経支配機構あるいはその病態を形態学的に追究するうえで重要な手法である（図6.1.5）。

ヒルシュスプルング病は，直腸および結腸のマイスナー神経叢とアウェルバッハ神経叢内の副交感神経節細胞が欠損し蠕動運動が欠如しているために通過障害が起こり，神経節細胞欠損部より近位側の大腸が拡張をきたす先天性疾患である。本疾患では，粘膜筋板あるいは粘膜固有筋層に正常では見られないAChE陽性の細線維が存在するため，アセチルコリンエステラーゼ染色は本疾患の補助診断法としても重要である（図6.1.6）。

●2. 原理

Karnovskyら（1964年）[14]によるチオコリン法の改良法であるフェロシアン化銅法では，酵素の作用により基質のヨウ化アセチルチオコリンから遊離したチオコリンがフェリシアンイオンを還元してフェロシアンイオンとなり，さらに銅イオンと結合して不溶性のフェロシアン化銅となって沈殿し発色することで，AChEを赤褐色に染める。

●3. 染色方法[15〜17]

(1) 試薬の調製
① 固定液
　20％ホルマリン・カルシウム液，リン酸緩衝20％ホルマリン液，リン酸緩衝4％パラホルムアルデヒド液

用語 アセチルコリンエステラーゼ（acetylcholinesterase；AChE），ヒルシュスプルング（Hirschsprung）病

257

6章 酵素組織化学・免疫組織化学

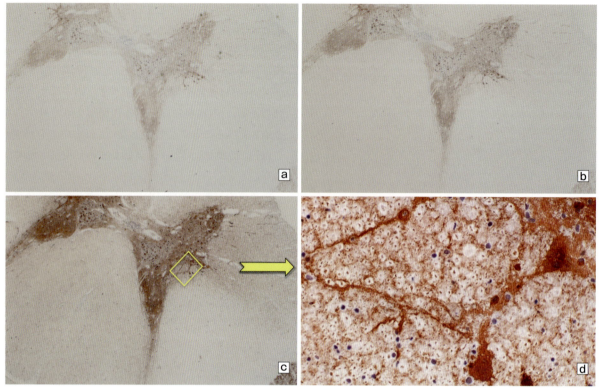

図6.1.5 脊髄のアセチルコリンエステラーゼ染色像 ×125(a, b, c), ×200(d)
反応時間：a.1時間，b.2時間，c.とd.24時間。反応時間が長くなるほど染色強度は強くなり，陽性を示す領域も拡張している。24時間反応させた標本では神経細胞ならびに軸索が赤褐色に染まり，ニューロンを明瞭に観察することができる。

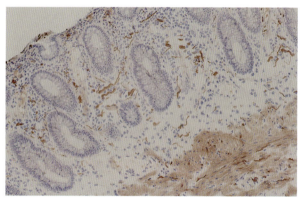

図6.1.6 ヒルシュスプルング病の結腸のアセチルコリンエステラーゼ染色像 ×200
粘膜固有層ならびに粘膜筋板内で，アセチルコリンエステラーゼ活性をもつ細線維が赤褐色に染まっている。平滑筋も陽性（赤褐色）を示すが，活性の違いにより強弱があるため，反応時間を調整することでアセチルコリンエステラーゼ活性をもつ細線維と平滑筋にコントラストが付き判別しやすくなる。

②基質
　以下の試薬を順に混合して使用する。
- ヨウ化アセチルチオコリン　25mg
- 0.1mol/Lマレイン酸緩衝液（pH6.0）30mL
- 0.1mol/Lクエン酸ナトリウム　2.5mL
- 0.03mol/L硫酸銅初溶液　5mL
- 精製水　5mL
- 0.05mol/Lフェリシアン化カリウム　2.5mL

③マイヤーのヘマトキシリン

(2) 染色手順
1) 新鮮凍結切片または固定後凍結切片[*1]
　切片の厚さ4〜6μm
2) 精製水で洗う
3) 基質液　37℃　30分〜2時間[*2]
4) 流水水洗
5) マイヤーのヘマトキシリン[*3]
6) 流水水洗
7) 脱水，透徹，封入

参考情報
[*1]：新鮮凍結切片は固定液で4℃で10分固定してから使用する。未固定組織は4℃で1時間固定してから脂肪染色と同様の凍結前処理を行い，剥離防止処理されたスライドガラスを用いて凍結切片を作製する。

[*2]：48時間まで反応を延長することも可能である。長時間反応させる場合は非特異的沈着物が付着するため，5時間おきに基質液を新調する。なお，平滑筋にも活性があるため，ヒルシュスプルング病を疑う場合の反応時間は30〜60分を目安として平滑筋の染まりを薄く抑えた方が，アセチルコリンエステラーゼ染色陽性細線維とのコントラストが高くなり判別しやすい。

[*3]：凍結切片は核の染まりが濃くなりがちであるが，薄く染めた方が陽性像を判別しやすい。

(3) 染色態度 (図6.1.5, 6.1.6)
核：青藍色
アセチルコリンエステラーゼ活性部位：赤褐色

● 4. 精度管理

アセチルコリンエステラーゼ染色は酵素自体の活性を利用する方法であるため，活性を失わせないように注意して検体処理を行わなければならない。新鮮凍結切片を用いる場合は固定操作などによる影響を受けずに一定の条件で染色を行えるので，反応時間の設定がしやすい。

［冨永　晋］

📖 参考文献

1）武内忠男：「酵素組織化学の基本的理論」，新酵素組織化学，6-28，武内忠男，小川和朗（編），朝倉書店，1980.

2）阿部　仁，鈴木　裕：「酵素組織化学」，基礎病理技術学，127-139，病理技術研究会，2013.

3）中村澄夫，他：「細胞化学」，電顕入門ガイドブック，90-93，電子顕微鏡技術認定委員会（編），（株）国際文献印刷社，2011.

4）Leder LD："Über die selektive fermentcytochemische Darstellung von neutrophilen myeloischen Zellen und Gewebsmastzellen im Paraffinschnitt. Klin Wochensch", 1964；42：553.

5）Leder LD："The chloroacetate esterase reaction, A useful means of histological diagnois of hematological disorders from paraffin sections of skin", Am J Dermatopathol, 1979；1：39-42.

6）松本萩乃：「ナフトール AS-D クロロアセテートエステラーゼ染色」，検査と技術 2001；29：739-741.

7）永田哲士，村田長好：「Nonspecific esterase」，新酵素組織化学，229-239，武内忠男，小川和朗（編），朝倉書店，1980.

8）森井外吉，他：「Esteras」：組織細胞化学 1980, 129-148, 日本組織細胞化学会（編），学際企画，1980.

9）鈴木孝夫，他：「急速凍結保存液を用いた簡便な染色法の検討—Naphthol ASD Chloroacetate Esterase 染色・鍍銀染色・Acetylcholine Esterase 染色への応用—」，医学検査 2016；65：204-207.

10）廣井禎之：「ミオシン ATPase 染色法」，JAMT 技術教本シリーズ病理技術教本，243-246，日本臨床衛生検査技師会（監），丸善出版，2017.

11）西里一三：「筋病理の基本」，臨床神経学 2011；51：669-676.

12）富永　晋：「凍結切片」，標本道場・ベテラン編，2005. https://www.sakura-finetek.com/wsfjp/wp-content/uploads/2023/06/touketsu1-ex.pdf

13）斎藤多久馬：「加水分解酵素」，新組織化学，220-273，小川和朗，他（編），朝倉書店，1975.

14）Karnovsky MJ *et al.*："A DIRECT-COLORING THIOCHOLINE METHOD FOR CHOLINESTERASES", J Histochem Cytochem 1964；12：219.

15）慶應義塾大学医学部病理学教室（編）：病理標本の作り方　第 6 版，192-209，渡辺陽之助，他（監），医学書院，1986.

16）鈴木　裕：病理技術マニュアル 4 病理組織科学とその技術，49-61，115-122，日本病理学会（編），医歯薬出版，1981.

17）Kiernan JA：Histlogical and Histochemical Method, 4th ed, 369-380, Scion Publishing, 2008.

6.2 免疫組織化学

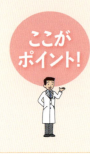

ここがポイント！

- 病理組織診断, 細胞診断において必要不可欠である免疫組織化学（IHC）染色は, 腫瘍組織型や良悪性の診断, 感染症に対する病原体の証明といった補助診断法のみならず, 腫瘍増殖能や患者予後の判定, コンパニオン診断にも利用されている。
- 近年の病理組織検査室では, 精度管理された IHC 染色の結果を得る目的から自動免疫染色装置を導入している施設が多くなってきている。しかし, 検出系試薬や抗原賦活化操作と一次抗体の組み合わせが施設ごとにカスタマイズされているのが現状であり, いまだ標準化に至っていない。今後の課題として, 標準化された手法をもとに精度管理されるべきである。

6.2.1 免疫組織化学の概論

1. 序論

　免疫組織化学（IHC）染色とは, 抗原抗体反応という特異的反応を利用し, 組織・細胞内においての抗原性をもつ物質の局在を証明するための染色方法である。とくに, ホルマリン固定パラフィン包埋組織を用いた IHC 染色は, 現在の病理診断において必要不可欠な手法となっている。

　1950 年代に Coons らが形質細胞内の免疫グロブリン G（IgG）の局在を蛍光抗体法を用いて観察したのが IHC 染色に関する初めての報告である[1]。その後 Singer によってフェリチン抗体法が報告され[2], 1960 年代には中根と Pierce によって, 現在の病理組織診断で汎用されている「酵素抗体法」が開発された。1970 年代から 1980 年代にかけては, ホルマリン固定パラフィン包埋組織標本に対するペルオキシダーゼ-抗ペルオキシダーゼ抗体の可溶性免疫複合体（PAP）法やアビジン・ビオチン・ペルオキシダーゼ複合体（ABC）法が開発され, IHC 染色が臨床現場で汎用されるようになった。さらに 1990 年代になると, 酵素処理や熱処理を用いた前処理による抗原賦活化が開発され, 高感度な IHC 染色の技術が確立されてきた[3]。また, 2000 年ごろからは自動免疫染色装置, IHC 検出系試薬, エピトープの特異的な抗体の開発が行われ, 現在の IHC 染色は, 腫瘍の組織型や良悪性の診断, 感染症に対する病原体の証明といった補助診断のみならず, 腫瘍の進行度や腫瘍増殖能の確認などに利用され, 患者予後の判定にも貢献している。また, がんに対する分子標的治療の適応患者を選別する, コンパニオン診断（CDx）にも利用されている[4〜9]。

参考情報

＊**コンパニオン診断とは**（P286　7.1.2 参照）
　医薬品の治療効果や副作用を投薬前に予測し, より安全で最適な投薬を行うことを目的とする診断・検査法を指す。コンパニオン診断は, 患者層別化に必須なプロセスを担っている。

2. 種類と原理

　IHC 染色は標識物質により手法が異なり, 電子顕微鏡を用いた細胞内小器官の観察に利用されるフェリチンやプロテイン A などを用いる重金属標識抗体法, ^3H や ^{125}I などを用いる放射性同位元素標識抗体法, および病理組織検査室で汎用されている手法として蛍光色素を用いる蛍光抗体法, ペルオキシダーゼやアルカリフォスファターゼなどを用いる酵素抗体法に分けられる。

　蛍光抗体法には, 標識物質としてフルオレセインイソチオシアネート（FITC）やローダミンイソチオシアネート（RITC）, rhodamine, Texas red, Cy3, Alexa488 などの蛍光色素が用いられ, 直接法や間接法が利用される。また, 蛍光発色による細胞や組織標本の観察には, 落射蛍光顕微鏡, 汎焦点蛍光顕微鏡, 共焦点レーザー顕微鏡などが利用される。蛍光抗体法による染色標本は非特異反応が少なく, 解像度と S/N 比が高いため, 腎糸球体や表皮における免疫グロ

用語　免疫組織化学（immunohistochemistry；IHC）, ホルマリン固定パラフィン包埋（formalin-fixed, paraffin-embedded；FFPE）, 免疫グロブリン G（immuno lobulinG；IgG）, ペルオキシダーゼ-抗ペルオキシダーゼ抗体の可溶性免疫複合体（peroxidaseanti-peroxidase；PAP）法, アビジン・ビオチン・ペルオキシダーゼ複合体（avidin-biotinylated peroxidase complex；ABC）法, コンパニオン診断（companion diagnostics；CDx）, フルオレセインイソチオシアネート（fluorescein isothiocyanate；FITC）, rhodamine isothiocyanate（RITC）, signal to noise ratio（S/N 比）

ブリンや，補体の沈着を未固定新鮮凍結切片上に証明するために利用されている（図6.2.1）。さらに多重染色した場合でも識別性が極めて高いため，医学や生物学的な研究領域において幅広く活用されている。

酵素標識抗体法は，抗原抗体反応の特異性を用いて特異抗体に特定の酵素を標識し，これを標識抗体として利用することにより可視化する方法である。光学顕微鏡を用いた観察に応用可能な酵素抗体法としては，直接法，間接法，PAP法，ABC法，LSAB法やビオチンフリー法である抗体標識ポリマー法（ポリマー法），CSA法などがある（図6.2.2）。また，抗体に標識する酵素には，西洋ワサビペルオキシダーゼ（HRP），アルカリフォスファターゼ（図6.2.3），酸性フォスファターゼ，グルコースオキシダーゼ，β-D-ガラクトシダーゼなどがある。

(1) 直接法

酵素で標識された，一次抗体（酵素標識一次抗体）が，細胞や組織の抗原と直接反応する。直接法は，抗原抗体反応が1回のみと簡便である一方で，それぞれの特異抗体に対し，酵素や蛍光色素で標識する必要があることから標識抗体の分子量が大きくなり，組織への浸透性が低下するため，間接法よりも感度が低いといった欠点がある。

(2) 間接法

間接法は一次抗体の検出に用いる二次抗体に対して酵素標識する方法であるため，同じ動物種で作製された一次抗体であればすべて同じ二次抗体が使用可能となる。一次抗体に複数個の標識された二次抗体が反応するため，直接法よりも抗原検出感度が高くなる。また，標識抗体の分子量が小さくなることから，抗体や検出系試薬などの組織浸透性が高くなる。しかし，反応工程が長くなる，非特異反応が生じる可能性が高くなる，といった欠点もある。

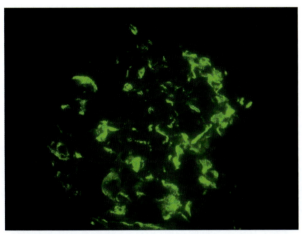

図 6.2.1　IgA 腎症の腎臓生検　IHC 染色　×400
抗 IgA 抗体がメサンギウムに強陽性（FITC 発色）となっている。

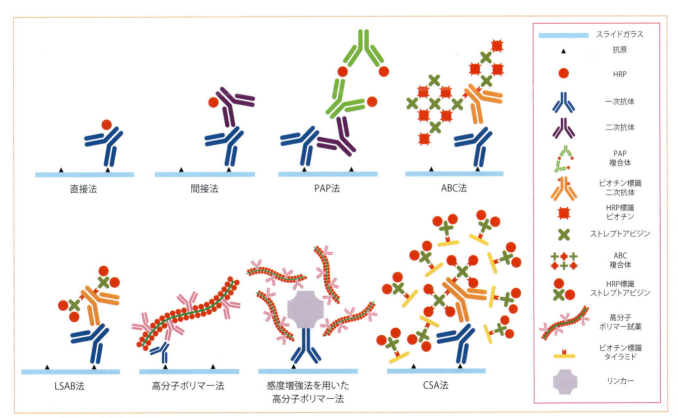

図 6.2.2　各種 IHC 染色法の原理

用語　labeled streptavidin biotin（LSAB）法，抗体標識ポリマー法（antibody-labeled polymer method），catalyzed signal amplification（CSA）法，西洋ワサビペルオキシダーゼ（horseradish peroxidase；HRP）

■ 6章　酵素組織化学・免疫組織化学

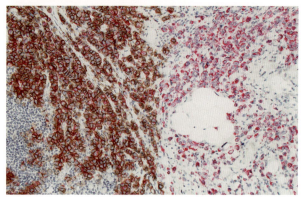

図 6.2.3　乳癌（mixed lobular and ductal carcinoma）の乳腺生検 IHC 染色　×200
ductal carcinoma：E-cadherin 陽性（DAB 発色：茶色），lobular carcinoma：cytokeratin 8 陽性（fast red 発色：赤色）。

参考情報

＊ABC 法・LSAB 法を用いた際の精度管理上の注意—内因性ビオチン活性

　脱炭酸反応の補酵素であるビオチン（ビタミン H）はおもにミトコンドリアに分布し，生体内では肝細胞，腎尿細管，筋肉，乳腺，消化管に多く存在する。また，子宮内膜上皮細胞や肺腺癌の核内に残存する不透明な核（opaque nuclei）にも注意しなければならない。内因性ビオチンの反応は，FFPE 切片に対して加熱処理を行う抗原賦活化法を用いた際に起きやすい。

(3) PAP 法

　ペルオキシダーゼ-抗ペルオキシダーゼ抗体複合体（PAP complex）を用いて，ペルオキシダーゼを直接二次抗体に標識することなく，抗原抗体反応のみを用いてペルオキシダーゼを導入する手法である。一次抗体を反応させた後，過剰量の非標識二次抗体を反応させ，Fab の片側をフリーの状態にし，そこに PAP 複合体を反応させる。間接法の約 3 倍の感度が期待できるが，PAP 複合体が Fc レセプターに結合しやすいために非特異反応が生じる，二次抗体の片腕がフリーになる確率が低いために感度が上がらない，PAP 複合体の分子量が大きいために組織浸透性が不良となる，などの欠点もある。

(4) ABC 法・LSAB 法

　塩基性蛋白質であるアビジンと，ビタミンの一種であるビオチンやストレプトアビジンとの間に形成される強固かつ特異的な結合反応を利用した，高感度な酵素抗体間接法である。二次抗体をビオチンで標識し（ビオチン化二次抗体），ビオチン化したペルオキシダーゼなどの酵素とアビジンないしストレプトアビジンの複合体（ABC 複合体）をつくるか，ペルオキシダーゼなどの酵素で標識したストレプトアビジン（ペルオキシダーゼ標識ストレプトアビジン）をビオチン化二次抗体と反応させる。ビオチン化ペルオキシダーゼ分子がアビジンを介して三次元的に交差結合することから，一次抗体に結合するペルオキシダーゼ分子が多くなり高感度となる。また，アビジンよりも分子量の小さいストレプトアビジンを利用すれば，浸透性も高くなる。しかし，組織・細胞に存在する内因性ビオチンやビオチン様蛋白質との間に交差反応が起こり，特異反応との区別が困難になる場合がある。

(5) 高分子ポリマー法

　間接法に用いる二次抗体の代わりに，高分子ポリマーに酵素と二次抗体を結合させた標識ポリマー試薬を用いる手法で，ビオチンフリー法の 1 つとして開発された高感度法である。染色方法としては従来法の間接法と同様で，一次抗体の後に二次抗体として高分子標識ポリマー試薬を反応させるが，一次抗体の反応時間を短縮させることや抗体濃度を下げることができることから簡便かつ経済的な手法となっており，現在の IHC 染色の主流の方法となっている。

　染色感度は従来主流であった LSAB 法よりも高いが，その程度はポリマーに標識される抗体と酵素の数により決定され，長い標識ポリマー試薬よりも短い標識ポリマー試薬の方が組織への浸透性がよくなり高感度となる。また，アビジン・ビオチン反応を用いない方法であることから，内因性ビオチンなどの非特異反応の影響を受けないという利点もある。また，近年では，高分子ポリマー法よりも感度をさらに増強させるため，一次抗体反応終了後にリンカー（架橋剤）を反応させ，1 つの抗原に対してより多くの高分子ポリマーを結合させる手法が開発され，より少ない抗原を超高感度に検出することが可能になっている（図 6.2.4）。

(6) タイラミドを用いた感度増強法（CSA 法）

　p-フェノール誘導体であるタイラミンと各種エステルとの反応産物であるタイラミドを用いた手法である。CSA 法の原理は，従来の ABC 法を行って複合体を形成させ，次にビオチン標識タイラミドを過酸化水素存在下で反応させてペルオキシダーゼとの触媒反応を加えることで，抗原分子 1 個あたりのペルオキシダーゼ数が著しく増加することを利用するというもので，超高感度な手法である。しかし，2 回のペルオキシダーゼ反応とアビジン・ビオチン反応に由来する内因性ペルオキシダーゼと内因性ビオチンによる非特異反応が問題となるため，十分な前処理が必要となる。さらに，目的とする抗原の発現量が多い場合には反応産物が拡散してしまうため，局在が判断しにくくなることもある。

📝 用語　3,3'-ジアミノベンジジン（3,3'-diaminobenzidine；DAB），ペルオキシダーゼ-抗ペルオキシダーゼ抗体複合体（peroxidase-antiperoxidase complex；PAP complex），アビジン・ビオチン・ペルオキシダーゼ複合体（avidin-biotinylated peroxidase complex；ABC complex）

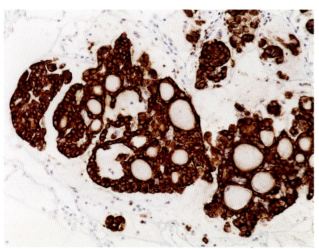

図6.2.4 肺腺癌組織 40× 抗ALK抗体IHC染色 ×400
EML4-ALK融合遺伝子陽性の肺癌の判定において、体外診断用医薬品（IVD）として承認を受けているIHC染色法。リンカーを用いた超高感度標識ポリマー法にて、抗ALK抗体（D5F3）が強陽性となっている。

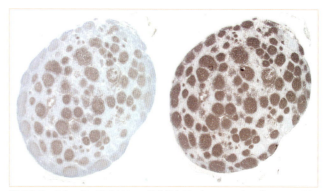

図6.2.5 ホルマリン過固定リンパ節検体を用いたCD20（L26）のIHC染色 ×80
左：抗原賦活化処理なし　右：加熱による抗原賦活化処理

3. 抗原賦活法

ホルマリン固定パラフィン包埋組織を用いたIHC染色の偽陰性の原因は、染色手順の誤りや抗体・試薬などの失活を除けば、ホルマリン固定によるアルデヒド基と蛋白質のアミノ基による架橋結合により生じる、抗原決定基の立体障害やマスキングの影響が大きい（図6.2.5）。しかし、脱パラフィン切片に対して染色前にいくつかの方法でエッチングを行うと、抗原性を賦活化（antigen retrieval）させることができる。さまざまな抗原賦活化法があるが、おもに利用されている方法としては蛋白質分解酵素処理と加熱処理があげられる。しかし、すべての抗原・抗体に対して万能な抗原賦活化法は存在せず、それぞれに適した方法を検討して行うのが一般的である。また、抗原賦活化処理を行うと組織切片が剝がれやすくなるため、剝離防止コートスライドを用いる必要がある。

(1) 蛋白質分解酵素処理

ホルマリン固定により蛋白質分子間に形成された架橋結合による立体障害を蛋白質分解酵素を用いて解き、抗原抗体反応が起こりやすい状態にする。一般的に使用される酵素にはトリプシン、ペプシン、プロテアーゼなどがあり、特定のアミノ酸残基のペプチド結合を加水分解により切断することで抗原決定基のマスキングを取り除き、抗原を賦活する。しかし、抗原決定基を構成しているアミノ酸に切断部が存在するときには逆に抗原が消失してしまうため、蛋白分解酵素は用いる一次抗体や組織の固定条件に合ったものを選び、それぞれに適した処理時間を決定する必要がある。また、酵素処理後は十分に洗浄を行うことも重要である。

(2) 加熱処理

加熱処理による抗原賦活化は、1995年にShiらによって報告され、現在のIHC染色においては必要不可欠な前処理法として定着している。ホルマリン固定により形成される架橋結合を加熱処理により解き、同時に蛋白質に共有結合し架橋を補強しているCa^{2+}を賦活化液に使用しているEDTAやクエン酸などのキレート作用で除去し、再結合を防ぐ[6,7,10]。加熱処理の手法としては温浴法、単純煮沸法、マイクロウェーブ照射法、オートクレーブ法、圧力鍋法などがあげられ、賦活化液には0.01mol/Lクエン酸緩衝液（pH6.0）、1mmol/L EDTA溶液（pH8.0）、Tris-EDTA溶液（pH9.0）などが用いられている[11]。各抗体に対する抗原賦活化法は統一されていないのが現状であるが、加熱処理を利用した抗原賦活化法は施設間誤差が小さく、どのような状態の検体にも対処でき、常に最大限の感度を得ることができるため、染色手技の標準化においても非常に有用な手法と考えられている。

4. 精度管理

(1) 組織の固定法

病理組織検体（生検・手術摘出臓器）採取後の取扱い（プレアナリシス段階）が重要である。臨床科では「生理食塩水万能神話」が語り継がれ、摘出した臓器をとりあえず生理食塩水に浸しておけば臓器への傷害を回避することができると勘違いしている施設も少なくない。生検・手術摘出後臓器採取後の操作として、組織検体への傷害などを考えると、いかに速く固定液に浸漬させるかが重要なポイントとなる。また、固定液に浸漬させればすべて安心というわけではなく、固定操作するホルマリン固定液の種類や濃

用語　未分化リンパ腫キナーゼ（anaplastic lymphoma kinase；ALK）抗体, 体外診断用医薬品（in vitro diagnostics；IVD）, エチレンジアミン四酢酸（ethylenediaminetetraacetic acid；EDTA）, cluster of differentiation（CD）

■ 6章　酵素組織化学・免疫組織化学

度，固定時間，保管方法なども考慮しなければならない。

(2) 染色標本作製

　すべての抗原に対して万能なIHC染色は存在しない。そのため，個々の抗体ならびに抗原量やその反応によって最適な方法を随時選択することが正確な結果を得るうえで重要となる。また，アナリシス段階である各種染色標本作製工程は，精度・品質管理されていなければならず，とくにIHC染色の偽陽性，偽陰性などのトラブルを確実に見出すためには，対象切片と同一のガラス上にコントロール切片を載せて行うことが必要となる。

(3) 標準化の必要性

　IHC染色の結果は患者の治療に直接影響を及ぼすことからも，施設ごとのオリジナルの手法で行うのではなく，標準化やそれにもとづく精度管理のなかで品質保証を担保し，診断精度への向上につなげていかなければならない。

[丸川活司]

6.2.2　酵素抗体法

●ポイント！

- 免疫組織化学染色（免疫染色）は，現在，患者の診断や治療に関わる重要な検査（染色）となっている。
- 抗原賦活化においては，自施設の標本作製条件や機器・賦活液の特性を把握し常に安定した染色結果を得られる条件に設定する。
- 使用する抗体は診断に応じて多岐にわたるが，それぞれ染色性の確認は抗原の局在や染色性を十分に理解して染色を行う。
- 陽性コントロールと同時に染色を行い，また陰性部分においてもバックグラウンド（偽陽性）の染色性に注意しながら染色を行うことが肝要である。
- 分子標的治療薬の適応に用いられるコンパニオン診断用の免疫染色においては，試薬メーカーおよびキットにて指定されている方法を遵守し染色を行うことを原則とする。

● 1. はじめに

　免疫組織化学は，抗原抗体反応により組織・細胞内の抗原（蛋白質）を検出する方法である。その歴史は1955年にCoonsらが蛍光色素を標識した抗体を用いて形質細胞内の免疫グロブリンIgGの局在を初めて観察し，1959年にSingersによりフェリチン抗体法が報告された。1966年，中根とPierceによって，酵素を抗体に標識し光顕および電顕でも観察ができる「酵素抗体法」が開発された。その後，50年余りで酵素抗体法は劇的に発展し，現在では医・生物学の分野で幅広く応用されており，病理診断や研究の分野において，蛋白質（抗原）の検出には欠かすことのできない方法・染色になっている。

　本項では免疫染色のなかでも，現在，最も病理検査室で汎用されているHRPとアルカリフォスファターゼ（ALP）の標識酵素を用いた酵素抗体法について述べる。

● 2. 酵素抗体法の種類

(1) 直接法

　抗原と直接反応する一次抗体に酵素を標識した方法。

(2) 間接法

　一次抗体を抗原と反応させた後，酵素を標識した二次抗体を反応させ，間接的に抗原の局在を観察する方法。

(3) PAP法

　HRPを直接抗体に標識させることなく，全反応を抗原抗体反応のみで行う。一次抗体の次に非標識二次抗体の過剰量を反応させ，HRPと抗HRP抗体のPAPを反応させる。

(4) ABC法

　抗原抗体反応と卵白の塩基性蛋白質であるアビジンとビタミンHであるビオチン反応を組み合わせたものである。4価の反応基をもつアビジンと複数箇所でビオチン化されたHRPを適当な割合で混合すると，多数のHRPを含み一部にアビジンの未反応基を残す格子状の複合体（ABC）を形成させる。一次抗体にビオチン化二次抗体を反応させ，続いてこのABCを反応させて検出する方法である。

(5) (L) SAB法

　一次抗体を抗原と反応させた後，ビオチン化二次抗体を反応させる。次にHRP標識ストレプトアビジンを反応させる3ステップの方法。この方法はABC法を改良したもので，ABC法よりも細胞内への浸透性が高く，試薬の保

✎ 用語　免疫グロブリン（immunoglobulin；Ig），アルカリフォスファターゼ（alkaline phosphatase；ALP），アビジン（avidin），ビオチン（viotin），labeled streptavidin-biotin（(L) SAB）法

存性に優れるという利点を有する。

(6) ポリマー法

一次抗体反応後，多数の酵素標識二次抗体を付着させた高分子ポリマー試薬を反応させることで，より高感度な抗原検出が可能となる間接法である。Agilent社から低分子デキストランポリマーを使用したEnVision™+試薬，ニチレイバイオサイエンス社からアミノ酸ポリマーにFab'にした二次抗体を使用したシンプルステインMAX-PO試薬が市販されている。また，自動染色機用においても，検出試薬として各メーカーから独自のポリマー試薬が開発されている。

本法は，(L)SAB法よりも感度が高いにもかかわらず，染色手順は2ステップであるため，現在では多くの施設で使用されている。

(7) CSA法

従来のABC法の反応ステップ，ビオチン標識タイラミドのペルオキダーゼによる触媒反応，さらにストレプトアビジン結合HRPによる発色反応である。

超高感度な方法として，微量な抗原の検出，抗原賦活法が行えないような検出の際には有用な方法である。しかし，欠点としてステップが5ステップであることと非特異反応の増幅があげられる。内因性ペルオキシダーゼ活性，内因性ビオチン活性の十分なブロッキングが必要である。

(8) リンカー法

最近では，ALK肺がんコンパニオン診断用キット（ヒストファイン ALKiAEP®キット）に代表される方法である。リンカー法を使用することでさらなる感度の向上をはかった方法が応用されている。

従来のポリマー法の一次抗体とポリマー試薬の間に，リンカー抗体（ブリッジ試薬）を反応させることにより，より多くのポリマー試薬を反応させることができる。

● 3. 抗原の賦活化

FFPE切片での免疫染色では，標本作製過程における抗原のマスキングや失活が問題となることがあり，抗原性の回復をはかるために抗原賦活処理が必要な場合がある。抗原賦活処理の方法としては，蛋白質分解酵素を用いる方法や加熱する方法（HIAR）などの抗原の賦活化が知られている。また，一部の抗体では，酸やギ酸処理することにより抗原の賦活を可能としている。

(1) 蛋白質分解酵素処理

種々のサイトケラチンやIV型コラーゲン，ラミニンなどの基底膜に対する抗体，また，腎生検の免疫グロブリン（Ig）の検出の際に有用な抗原賦活法である。

使用する酵素処理液としては，0.1%トリプシン溶液，0.05%プロテアーゼ容液，0.4%ペプシン溶液などが用いられる.

参考情報

＊酵素によってはロット差を認める場合があるために新しいロットを使用する際には一度コントロール切片で試し染めを行うとよい。組織の融解や染色性の低下などが認められる場合は濃度や反応時間を変更する。

＊蛋白質分解酵素処理は，固定状況によって影響を受けやすい。全般的に過固定標本では処理を長め（強め）に，固定不良標本では処理を短め（弱め）にするとよい。

(2) 加熱処理

核内抗原やリンパ球表面マーカーなど多くの抗体で用いられており，現在，一番多く行われている抗原賦活法である。各種緩衝液（試薬の調製を参照）にて加熱処理を行う手法であるが，加熱法にもいくつか方法がある。

①温浴処理（単純加熱）
1) ウォーターバス（恒温槽）で，95〜99℃で40分間加熱処理を行う。多くのコンパニオン診断用のキットでの賦活では，この方法を推奨している。
2) マイクロウェーブ照射処理：各機器メーカーから市販されている温度管理が可能な専用マイクロウェーブ装置と家庭用電子レンジを応用する方法がある。専用マイクロウェーブ装置では，100℃までの温度設定が行え，設定時間内でのマイクロウェーブ間欠照射が行われる。家庭用電子レンジも使用可能であるが，温度設定が難しいため溶液の突沸に注意しながら，マイクロウェーブ照射を何回かに分けて繰り返し10分〜15分加熱する。

参考情報

＊マイクロウェーブ照射処理に関しては，温度の管理にも注意を払うことが必要であるが，庫内に置く場所によってもマイクロウェーブの影響を認める。そのため，マイクロウェーブによる加熱においての精度管理を行う際には，種々の条件に気を付けて，常に同条件で処理を行うことが肝要である。

②加圧加熱処理

オートクレーブや圧力鍋を用い加圧し約121℃前後の加熱で10〜15分処理する方法である。

加熱による効果は安定しており効果も十分期待できる。取扱いや条件設定は簡単であるが，高温で処理や加圧を行うので十分に温度が下がっていることと減圧され

✐ **用語** heat induced antigen retrieval（HIAR），トリプシン（trypsin），プロテアーゼ（protease），ペプシン（pepsin）

■ 6章　酵素組織化学・免疫組織化学

ていることを確認して切片を取り出すことに注意する。

● 4. 染色方法（ポリマー法）

ポリマー試薬による染色方法を表6.2.1に示す。一次抗体の時間は抗体の濃度や自施設のワークフローに合わせて調製する。

使用する試薬の調製法は表6.2.2，6.2.3に示す。現在では，各メーカーから粉末を溶解したり，濃縮液を希釈するだけで調製可能な緩衝液が販売されている。

ALP標識抗体の際には，内因性のペルオキダーゼ阻止の過酸化水素加メタノールを省略できる。発色基質はALP発色用に変更すること。

● 5. 染色結果

鏡検の際には，茶色く染色されたから陽性とは安易に判定せず，抗原の局在にも注目したい。抗原には，細胞膜，細胞質，核に抗原の局在がある（表6.2.4，図6.2.6～6.2.9）。また，細胞内の局在染色様式も各抗体によって異なるので，使用している抗体の判定には，データシートやwebアトラスなどを参考に染色性の確認を行うとよい。

表 6.2.1　染色手順

```
①脱パラフィン注1)
②流水水洗
③抗原の賦活化注2)
④流水水洗注3)
⑤0.3% 過酸化水素水加メタノール　30 分注4)
⑥流水水洗
⑦0.01mol/L PBS　5 分　2 回
⑧10% 正常動物血清（ブロッキング）　10 分注5)
⑨0.01mol/L PBS　5 分　3 回
⑩一次抗体　湿潤箱にて室温　30 分注6, 7)
⑪0.01mol/L PBS　5 分　3 回
⑫HRP（または ALP）標識ポリマー試薬注8)
⑬0.01mol/L PBS　5 分　3 回
⑭DAB にて発色　5 分注9～11)
⑮流水水洗
⑯ヘマトキシリンにて核染色　10 秒程度
⑰流水水洗
⑱脱水，透徹，封入
```

注1)　抗原賦活化を行わない場合は，100% エタノールから直接 0.3% 過酸化水素水加メタノールに浸漬する。
注2)　抗原賦活法は使用する抗体によって条件を検討する。
注3)　抗原賦活液が熱いうちに切片を取り出し水洗で急冷を行うと染色されない場合があるので，賦活液で十分に冷却を行ってから切片を取り出す。
注4)　ALP標識抗体反応の場合には省略する。
注5)　5 ～ 10% スキムミルク，0.25% カゼインでも代用が可能。
注6)　切片の傾きや湿潤箱の密閉性低下による抗体の乾燥には十分注意する。
注7)　反応時間の 30 分は目安であり，抗体の濃度やワークフローに合わせて調整する。
注8)　ポリマー試薬の反応時間が長すぎると，背景染色（バックグラウンド）が高い染色になりやすいので注意する。
注9)　DABには発がん性物質が含まれるため，取扱いに十分に注意する。廃液に関しても通常の排水に流すことなく産業廃棄物として回収する。
注10)　反応が弱い場合は，増感剤として 1mol/L イミダゾール（6g/100mL）を 1% の割合で添加すると発色が増強される。
注11)　ALP標識抗体の場合には，ニューフクシンなどの色素を利用したALP発色基質を用いた発色剤を使用する。

ホルマリン色素がDABの茶色と区別が難しい場合は，1～5% アンモニア70% エタノールに浸漬し除去する。また，メラニン色素は無理に除去しようとすると抗原性が失活するおそれがあるため，ALP標識抗体を用い赤色や青色に発色すると鑑別は容易となる（図6.2.10）。

● 6. 重染色（特殊染色・免疫染色）

病理診断において，同一切片内において複数抗原や粘液などの組織内物質を同時に観察したい場合が稀に経験される。その際には免疫染色の多重染色が有用であり，その手

表 6.2.2　緩衝液および抗原賦活液の調製

```
1) 0.01mol/L リン酸緩衝液（PBS）（pH7.2）
   リン酸二水素ナトリウム二水和物 2.96g
   リン酸水素二ナトリウム 29.01g
   塩化ナトリウム 85g
   精製水で 10L とする。
   ＊洗浄効果を高めるために，界面活性剤（Tween-20, TritonX-100）
     を添加してもよいが，抗体を乗せる際に抗体の流れ出しに注
     意する。
2) 0.05mol/L トリス塩酸（Tris-HCl）緩衝液（pH7.4）
   トリズマ塩酸塩 6.06g
   トリズマ塩基 1.39g
   精製水で 1L とする。
3) 0.01mol/L クエン酸緩衝液（pH6.0）：賦活化溶液
   A液：0.1mol/L クエン酸 21.01g に精製水を加え 1L とする。
   B液：0.1mol/L クエン酸ナトリウム 29.41g に精製水を加え 1L
         とする。
   A 液 9.5mL に B 液 41.5mL を加え，さらに精製水を加え 500mL
   とする。
4) 1mmol/L EDTA 緩衝液（pH8.0）：賦活化溶液
   0.5mol/L EDTA 緩衝液（pH8.0）精製水 80mL に EDTA・2Na
   を 18.61 g 加え撹拌し，水酸化ナトリウムを1.5g加え，さらに
   1N 水酸化ナトリウムで pH8.0 に調整し，EDTA・2Na が溶解後
   に精製水を加え 100mL とする。
   使用時に 0.5mol/L EDTA 緩衝液（pH8.0）を精製水で 500 倍に
   希釈する。
```

表 6.2.3　発色液の調製

```
1) DAB 発色液：HRP 標識抗体
   DAB 四塩酸塩 25mg
   アジ化ナトリウム 65mg
   0.05mol/L トリス塩酸緩衝液（pH7.4）100mL
   過酸化水素 20μL
   ＊DAB に発がん性があるため，取扱いには十分注意する。廃液
     も産業廃棄物として処理し，排水口には流さない。
   ＊アジ化ナトリウムも毒性が強いので注意する。非特異的反応が
     目立たないときには省略してもよい。
   ＊発色が弱い場合には，1mol/L イミダゾール液を 1% の割合で添
     加すると増感作用が得られる。
   ＊現在は，簡便に調製可能なキットや精製水に溶かすだけのダブ
     レット錠が各メーカーより市販されている。
2) ファストレッド液：ALP 標識抗体
   0.05mol/L プロパンジオール緩衝液（pH9.7）：0.2mol/L プロパン
   ジオール（プロパンジオール 10.52g を 500mL の精製水で溶かす）
   50mL と 0.2N 塩酸 3.7mL を混和し，精製水で 200mL とする。
   基質液：ナフトール AS-BI ナトリウム塩 8mg を N-N ジメチル
           ホルムアミド 0.8mL に溶解する。
   発色液：基質液 0.8mL に 0.05mol/L プロパンジオール緩衝液を
           39.2mL 加え，使用直前にファストレッド TR ナトリウ
           ム塩 40 mg 加え溶解後，濾過して使用。
   ＊ALP 標識抗体を単独で使用して発色する場合は，内因性ペルオ
     キシダーゼの阻止の操作は省略できる。発色基質はALP発色用
     に変更する。
   ＊この発色液の場合には，アルコールで脱水を行うと発色（赤色）
     が消えてしまうので，水溶性封入剤を使用する。
   ＊現在は，調製が簡便でアルコールでも退色しない発色液が各
     メーカーより市販されており，取扱いが容易で便利である。
```

6.2 免疫組織化学

表 6.2.4　各種抗体の抗原局在の例

- 細胞膜
  - 細胞特異蛋白質：リンパ球表面抗原（CD）
  - レセプター：HER2，EGFR
  - 分泌蛋白：CEA
- 細胞質
  - 分泌蛋白質：AFP，hCG，Ig，ホルモン
  - 細胞骨格：微小管，マイクロフィラメント（actin）
    - 中間径フィラメント：ビメンチン（間葉），ケラチン（上皮），
    - グリア線維性酸性蛋白質（GFAP）（グリア細胞），
    - ニューロフィラメント蛋白質（NFP）（神経細胞）
  - 細胞質内蛋白質：S-100
  - ミトコンドリア蛋白質：bcl-2
  - ウイルス：CMV，HBs
- 核
  - 増殖抗原：MIB-1，PCNA
  - レセプター：ER，PgR，AR
  - 転写因子：TTF-1，CDX-2
  - がん抑制遺伝子：*p53*，*Rb*
  - ウィルス：HPV，HBc

法は多々あるが本項目では簡便に行える方法を示す。

(1) 特殊染色との重染色

種々の特殊染色との重染色が応用可能であるが，DAB の色調にかぶらない染色が重要である。実際の染色方法としては，免疫染色および特殊染色ともに通常に行っている方法でよい。特殊染色を先に施行して免疫染色を行うと，免疫染色の行程で色素が脱色されてしまうので，まず，免疫染色を行ってから特殊染色の順番で染色を行う。また，同時に免疫染色を行わない特殊染色も一緒に染色しておくと判定の際に容易となる（図6.2.11）。

(2) 免疫染色の重染色

同一切片上で複数の抗原を証明するには免疫染色の二重，三重染色を行うことにより明確となる。免疫染色における二重染色においては，よく用いられる方法として，HRPとALPを用いた手法がある。手法においては，使用する2種類の抗体が，それぞれ異なる動物種（たとえばマウスとウサギなど）で作製されていれば，それぞれの二次抗体に標識されている酵素を順次検出すればよいので比較的簡単に行える。しかし，同じ動物種（たとえばマウスとマウスなど）で作製されている場合には，1回目の反応が終わっても次の検出反応の際に1回目の抗体と反応してしまうために，1回目の反応が終わった後に，抗体の乖離または失活化を行う。その方法としては，0.1mol/Lグリシン塩酸緩衝液（pH2.2）で1時間から2時間攪拌する方法と加熱による方法がある。後者の方法であれば，抗原賦活も同時に行え，試薬も通常の抗原賦活液を用いることができ

るので簡便である。

また，最近では，異なる動物種で作製された一次抗体を混合し，検出試薬にもそれぞれの抗体に対してHRPやALPを標識したものをミックスしたカクテル抗体が販売されている。この方法では，通常の免疫染色のステップの後に，DABとALPを発色させるだけでよいので簡便に二重染色が可能となる。抗体の種類もラインナップされつつあるので，病理診断に応用されつつある（図6.2.12）。

● 7. トラブルシューティング

免疫染色が，特殊染色などに比べ簡単でもあり，難しくもある理由の1つとしては，染色の最後の行程である発色まで染色結果がわからないことである。そのためトラブルの多くは発色液に漬けた後でないと判明しない。トラブルの状況を判断する指標としてはコントロール標本の使用が重要である。免疫染色の陽性コントロールには，検体とは別の陽性となる切片を用意し検体と同一ガラスに載せるか別のスライドガラスにて同時に染色を行う方法（外部コントロール）と，検体に含まれる内在性の陽性物質の染色性を確認する方法（内部コントロール）がある。さまざまな染色結果の推定には両者のコントロールの染色性を指標に用いるとトラブルの原因の追求に役立てられる。

(1) 染色の偽陰性・染色性が弱い

①抗体活性の失活

基本的に未希釈抗体であれば，分注して凍結保存を行えば，抗体活性が低下するようなトラブルは避けられるが，近年では，すぐに使用できることやコンパニオン診断薬抗体においても希釈済み（RTU）の抗体が採用されている。RTU抗体の保存管理の多くは基本的には冷蔵保存である。抗体の使用に関しての注意点としては，RTU抗体は使用のたびに低温と室温が繰り返されるため抗体活性が低下する場合がある。可能であれば染色に使用する直前に冷蔵庫から出して使用することや準備のため冷蔵庫から出すときには氷の上などで冷やしておくとよい。また，RTU抗体においても使用期限外の染色性は保証されていないため，使用の前には使用期限の確認も大切である。

②抗体の凍結融解の繰り返しによる抗体活性の低下

一度，希釈した抗体は凍結融解により抗体活性が落ちてしまうため，抗体を凍結保存する際には少量で分注し

用語　ヒト上皮成長因子受容体2（human epidermal growth factor receptor type2；HER2），上皮成長因子受容体（epidermal growth factor receptor；EGFR），がん胎児性抗原（carcinoem bryonic antigen；CEA），α-フェトプロテイン（α-fetoprotein；AFP），ヒト絨毛性ゴナドトロピン（human chorionic gonadotropin；hCG），グリア線維性酸性蛋白質（glial fibrillary acidic protein；GFAP），ニューロフィラメント蛋白質（neurofilament protein；NFP），サイトメガロウイルス（cytomegalovirus；CMV），B型肝炎表面（hepatitis B surface；HBs），増殖細胞核抗原（proliferating cell nuclear antigen；PCNA），エストロゲン受容体（estrogen receptor；ER），プロゲステロン受容体（progesterone receptor；PgR），アンドロゲン受容体（androgen receptor；AR），甲状腺転写因子（thyroid transcription factor-1；TTF-1），caudal type homeo box-2（CDX-2），ヒトパピローマウイルス（human papilloma virus；HPV），B型肝炎コア（hepatitis B core；HBc），希釈済み（ready-to-use；RTU）

6章 酵素組織化学・免疫組織化学

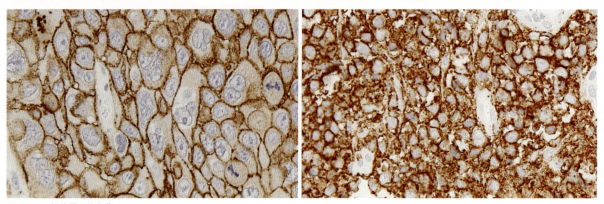

図 6.2.6 　細胞膜の染色像
左：肺癌における EGFR 染色像　×400　右：リンパ腫における CD20 染色像　×400

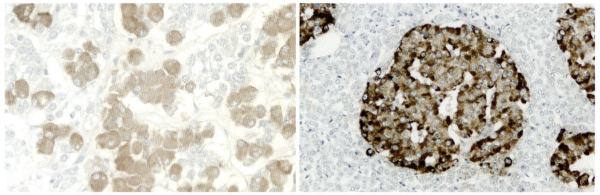

図 6.2.7 　細胞質の染色像
左：下垂体における副腎皮質刺激ホルモン（ACTH）染色像　×200　右：膵臓（ランゲルハンス島）におけるクロモグラニン A 染色像　×200

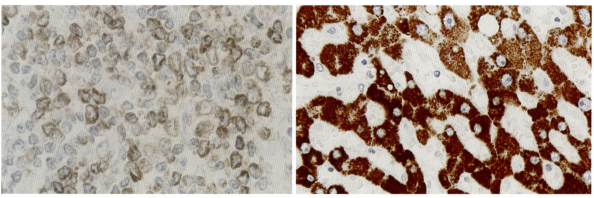

図 6.2.8 　細胞質の染色像
左：リンパ腫における bcl-2 染色像　×400　右：肝臓における Hep-Per1 染色像　×200

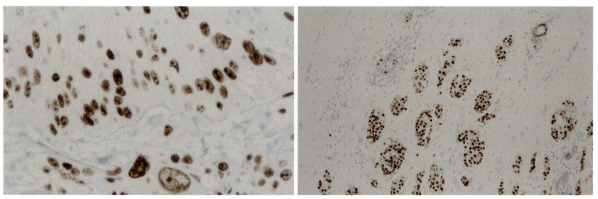

図 6.2.9 　核の染色像
左：食道癌における Ki-67 染色像　×400　右：乳癌における ER 染色像　×100

用語　副腎皮質刺激ホルモン（adrenocorticotropic hormone；ACTH），クロモグラニン A（chromogranin A）

6.2 免疫組織化学

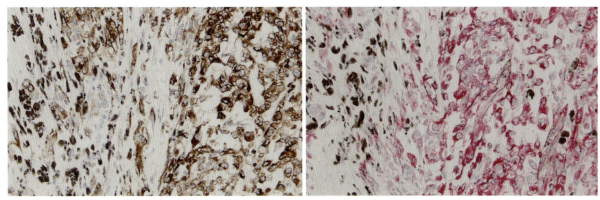

図 6.2.10　悪性黒色腫における HMB45（melanoma）染色
左：DAB 発色であるが，DAB 陽性部位とメラニン色素の区別が難しい。×200　右：アルカリ発色（赤）で染色するとメラニン色素との区別が容易になる　×200

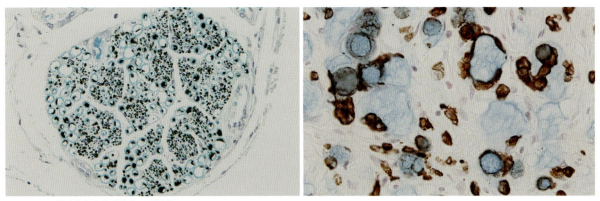

図 6.2.11　特殊染色と免疫染色の重染色
左：ルクソール・ファストブルー（LFB）染色と NFP の重染色像。×200　右：Alcian blue 染色とサイトケラチン（AE1&3）の重染色像　×400

ておくことを基本とする。とくにモノクローナル抗体や低濃度希釈は失活しやすい。希釈した抗体はできるだけ一度で使い切るようにする。

③抗体希釈液の蛋白質濃度

抗体の希釈液を自施設で調整する場合では，PBS などに正常血清などを添加することが多い。その際に過剰に高い濃度にしすぎ蛋白質濃度を上げてしまうと抗原抗体反応を阻害してしまい染色性の低下をきたす抗体もあるので注意が必要である。

④抗原賦活の適正

抗原賦活においては前述したが，現在では，加熱法による賦活法が多く行われている。しかし，EGFR などは加熱法では賦活されず，蛋白質分解酵素処理でしか賦活効果が得られない抗体の1つである。ただ単に，加熱による賦活だけを行うではなく，新規に抗体を使用する際には種々の条件の検討を行い，その抗体に合った賦活で染色を行い適正な染色条件を設定する。

⑤抗原賦活液のpHの調整

加熱による抗原賦活に用いられる賦活液は種々のpHの緩衝液が用いられるが，緩衝液の調整ミスによりpH

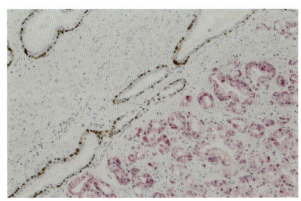

図 6.2.12　PIN4 カクテル抗体を用いた免疫二重染色像　×100
PIN4 カクテル抗体（AMACR+p63+CK5/14）を用いた前立腺癌の染色像。正常部位の腺上皮では p63，CK5/14 が茶色に染色されている。がんの部位では P504S（AMACR）が赤く染色されている。

が一定でないと染色結果に差が認められる。とくに，pH が酸性側に傾いていると染色性の低下をきたすことがある。自家調整して使用している施設や市販品の調整済みの緩衝液を繰り返し使用している施設においては賦活溶液 pH の管理にも留意したい。

⑥賦活後に急冷による影響

MIB-1 などの核内抗原では，加熱による賦活後に切片を急冷すると陰性化することが報告されている。安定し

用語　ルクソール・ファストブルー（luxol fast blue；LFB），アルシアン青（Alcian blue；AB）染色, prostatic intraepithelial neoplasia（PIN），alpha methyl acyl coenzyme a racemase（AMACR），リン酸緩衝生理食塩水（phosphate-buffered saline；PBS）

6章 酵素組織化学・免疫組織化学

た染色結果を得るためには，加熱後すぐに切片を取り出し急冷せず，賦活溶液中で一定時間冷まし，40〜50℃ぐらいまで冷ましてから取り出す。

⑦表面脱灰の影響

FFPEブロック作製前の脱灰操作における免疫染色への影響は知られているが，薄切前の表面脱灰においても染色低下の報告がある。石灰化病変が認められる検体においては安易に表面脱灰をせずに，強酸系の脱灰液による使用を避け，EDTAなどを使用するとよい。

⑧切片の保存状態が悪い

基本的には，切片は染色前に薄切し使用することが望ましい。やむなく保存が必要な際には，パラフィンでカバーを行い，冷暗所で保管すると染色性の低下は軽減される。高温でのFFPE切片のベーキング（溶融）による染色性の低下は著明であり染色結果が減弱化することもあるので注意する。

⑨一次抗体に対する二次抗体の動物種が異なる

使用する二次抗体のチューブの色やテープの色分けなどを行い区別しやすいようにする。ポリマー試薬では，anti-mouseとanti-rabbitが標識してあるマルチポリマー試薬を使用するとよい。

⑩発色液の調製ミス

一番多いミスが過酸化水素の添加忘れである。過酸化水素を添加しなくても発色されるがとても弱い結果となる。また，緩衝液のpHが著しく酸性およびアルカリ側に傾いている場合は発色されないので注意する。

(2)染色の偽陽性・背景染色が高い

①抗体濃度が濃い（希釈倍率が低い）

とくに高倍率で希釈する抗体において注意したい。たとえば1,000倍で希釈して使用する抗体を希釈ミスで100倍にて使用すると抗体の濃度が高くなり染色結果が強くなるが，同時に非特異的な染色も増強されてしまう。

②一次抗体の特異性

一次抗体も数多く発売されており選択に迷うことも少なくない。それらの多くの抗体のなかから特異性の高い抗体を選択するには，近年のインターネットの普及による抗体に関するコンテンツを利用するのも1つの手段である。そのなかには，具体的なメーカーや染色条件なども載っており，うまく利用すれば，抗体選択に失敗しない有用なツールとして期待できる。

③一次抗体の劣化

一次抗体の経時的な変化としては，通常抗体活性の低下として染色が弱くなることが多い。抗体によっては共染が増強される場合や染色性の局在が異なることも認め

られる。抗体は適切な条件で保存するのと同時に抗原局在が異なっていた際には，一次抗体の劣化による変化も考え，再度，新しい抗体で再染色を行う。

④内因性ペルオキシダーゼの阻止が不十分

出血や炎症性細胞が多数出現している場合などに内因性ペルオキシダーゼが十分に阻止されない場合がある。その際には過ヨウ素酸による処理を行うと軽減される糖鎖抗原が変性するため，この場合は処理してはいけない。

過酸化水素水添加ブロッキング溶液に関しても，繰り返しの使用は避けて使用時に調製する。

⑤非特異反応のブロッキング不足

とくにポリクローナル抗体の使用で認められることが多い。10％正常動物血清（二次抗体の作製動物種と同じ動物の血清），1〜2％ウシ血清アルブミン（BSA），5〜10％スキムミルク，0.25％カゼインなどで反応させると軽減できる。

⑥加熱賦活による内因性のビオチン活性化

アビジンを用いる反応系において注意したい。加熱による抗原賦活により内因性のビオチンが活性化しミトコンドリアを多く保有する組織（肝，腎，筋など）に一致して発色され偽陽性となる。対処法としては，酵素非標識アビジンブロッキング試薬を反応させるか，ポリマー試薬に変更することにより防ぐことができる。

⑦抗原賦活の適正

過度の抗原賦活は過染色を招く要因となるばかりか切片のダメージも大きくなることがあるため，それぞれの抗体に応じて至適賦活条件を設定する。

⑧染色中の切片の乾燥

組織全体に，抗体の特異性や局在など関係なく，びまん性に発色している状態のときには，切片の乾燥が一番考えられやすい。意外と単純であるが，湿潤箱の密閉性や傾きで起こるので注意が必要である。

⑨抗体の洗浄が不十分

PBSの洗浄を十分に行うこととPBS中に0.1％の割合で界面活性剤（Tween-20，Triton X-100）を添加する。その際には，抗体液の表面張力が失われるため抗体を載せる際に抗体の流れに注意する。抗体が流れてしまうときには，撥水処理ペンで組織を囲むと抗体が流れない。

⑩発色液の劣化

DAB溶液が古くなると自然着色して，溶液自体の色が徐々に茶褐色になってくる。そのような発色液で発色反応を行うと，非特異的な着色が目立ち，全体的にバックグラウンドが高くなってしまう。したがって，DAB溶液はつくり置きせずに，使用時に調整し染色を行うことが大切である。

✎**用語** ウシ血清アルブミン（bovine serum albumin；BSA）

8. 精度管理

免疫染色における精度管理としては，常日頃から陽性コントロールや陰性コントロール（部分）のチェックを指標に染色確認を行って管理していくことが重要である。免疫染色を行ううえで安定した染色結果を得るには病理組織標本作製過程（プレアナリシス）も重要な要因になる。コンパニオン診断のため組織標本作成のガイドラインなどにも代表されるように，免疫染色においては常日頃から病理組織標本作製に関しても十分な注意を払い，常に安定した染色結果や質の高い染色を行うことが重要である。

［芹澤昭彦］

6.2.3　蛍光抗体法

●ポイント！

- 対象となる検体の状態を正確に把握し，適した染色法を選択する。
- 蛍光色素の特性を理解する。組織や細胞との相性があるため必要に応じて色素を使い分ける。
- 診断目的での凍結切片使用時には外部コントロールの使用が困難であるため，染色結果については，経験豊富な病理医または腎臓内科医とのディスカッションが重要。

1. はじめに

1956年にCoonsら[21]によって確立発表された蛍光抗体法は，免疫化学の技術を組織化学の領域に導入したもので，組織切片や塗抹標本上で抗原抗体反応を起こさせ，その高い特異性によって組織細胞内に存在する生物学的活性を有する高分子化合物を同定する方法である。免疫組織化学的染色法のなかで最も早く確立され，現在では共焦点レーザー顕微鏡への応用や医学，生物学的な研究領域だけでなく，腎糸球体や表皮（図6.2.13）における免疫グロブリンや補体の沈着を未固定新鮮凍結切片上に証明するために不可欠なルーチン検査として広く定着している[22～24]。

2. 原理

蛍光色素を用いて抗原抗体反応を可視化する方法を蛍光抗体法といい，酵素を用いて可視化する方法を酵素抗体法という（表6.2.5）。ともに凍結組織とホルマリン固定パラフィン包埋組織の両方から行うことが可能である。蛍光が暗い背景のなかで，たとえ発光体の大きさが微小なものであっても明瞭に認められるという性質を利用し，検体内に含まれるわずかな量の抗原物質でも鋭敏に検出できることが最大の特徴である[25～27]。

一般的に蛍光色素とは，一定の波長の光線（励起光）をあてることによって蛍光を発する染色剤であって，励起光によって発光する蛍光の波長は励起光の波長よりも常に大きいというストークスの法則が成立する。代表的な蛍光色素としてフルオレセインイソチオシアネート（FITC）やRhodamin Red-X, Alexa Fluor 488がある（表6.2.6）。蛍光抗体法による染色を施した標本は蛍光顕微鏡を用いて観察を行う。蛍光顕微鏡は蛍光色素の励起に適した光源と蛍光の選別に必要なフィルター系とコンデンサーを備えた顕微鏡である[26]。

3. 染色方法

直接法と間接法がある（図6.2.14）[25, 28]。

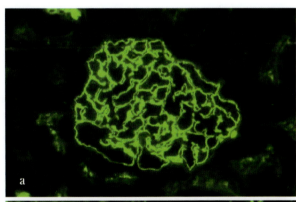
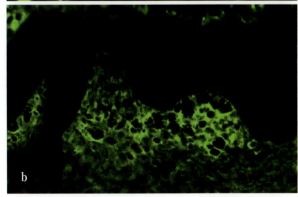

図6.2.13　蛍光抗体法の染色像
a. IgA腎症　×400　凍結腎生検のIgA染色像（直接法）
b. 尋常性天疱瘡　×400　ホルマリン固定パラフィン切片のIgG染色像（直接法）

6章 酵素組織化学・免疫組織化学

表 6.2.5 酵素抗体法と蛍光抗体法の比較

	酵素抗体法	蛍光抗体法
観察法	明視野（通常の光学顕微鏡）	暗視野（蛍光顕微鏡）
原則	色の三原色（シアン・マゼンタ・イエロー）	光の三原色（赤・緑・青）
固定・処理	目的により各種応用の必要あり	未固定凍結切片を冷アセトンで固定するのが一般的
感度	たいへん良好	良好
基盤の形態把握	容易	ときとして困難
染色標本の保存性	半永久的	冷蔵保存で2～3週間（画像データでのみ保存）
二重陽性像の確認	困難	最適
多重染色	抗原局在が近位・同一だと困難	最適
定量性	基本的に定性	可能（腎生検では蛍光強度で定量評価）
電顕への応用	容易（プレエンベッディング法）	一部可能
共焦点レーザー顕微鏡での観察	機種により可能（要反射モード）	最適
培養細胞への応用	可能	最適

表 6.2.6 代表的な蛍光色素とその特性

蛍光色素	吸収極大（nm）	発光極大（nm）	蛍光色
DAPI	359	461	青
FITC	492	520	緑
Alexa Fluor 488	495	519	緑
Cy3	550	570	橙
Alexa Fluor 546	556	573	橙
Rhodamine Red-X	570	590	橙／赤
Alexa Fluor 594	590	617	赤
Texas Red	596	620	赤
Alexa Fluor 594	650	665	赤
Cy5	650	670	赤

(1) 凍結切片による単染色

① 凍結切片作製[25, 26, 28]

1) 包埋皿に少量の包埋剤[*1]を入れ，その上に薄切面を下にした検体を置く。
2) 包埋剤を追加し，台座を取り付け固定。急速凍結する。[*2]
3) クリオスタットにて検体を薄切する。通常は4μmだが，腎生検は2μmで薄切する。
4) シランコーティングスライドガラスに切片を貼り付け，冷風にて10～30分間乾燥させる。[*3]

参考情報

- [*1]：界面活性剤を含まない包埋剤を推奨する。
- [*2]：すぐに使用しない場合は，密閉容器に入れ，−80℃で保存する。
- [*3]：乾燥後すぐに染色しない場合は，乾燥材を入れた遮光ケースに入れ冷蔵庫で保存する。長期保存する場合は−80℃で保存する。解凍はできるだけ乾燥状態を保って解凍する。

2) 直接法と間接法の手順（図6.2.15）

表6.2.7参照。

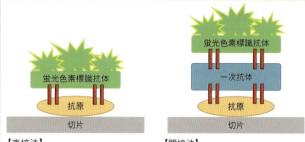

図 6.2.14 反応原理

【直接法】目的となる抗原と蛍光色素を標識してある抗体が抗原抗体反応を起こす。余分な抗体を洗い流し，蛍光顕微鏡で観察することで可視化される。

【間接法】目的となる抗原に特異的な抗体（一次抗体）を使って抗原抗体反応を起こし，次に一次抗体に特異的な蛍光色素で標識された抗体（二次抗体）を反応させる。余分な抗体を洗い流し，蛍光顕微鏡で観察することで可視化される。

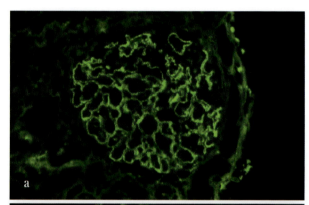

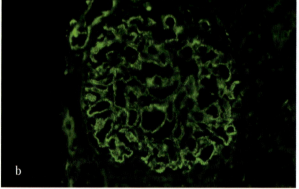

図 6.2.15 直接法と間接法の染色像
a. 直接法の染色像　膜性腎症　×400　IgG染色像
b. 間接法の染色像　膜性腎症　×400　PLA2R1染色像　一次抗体：PLA2R1　蛍光色素標識抗体：Alexa Fluor 488

(2) FFPE切片による単染色（図6.2.15b）[27]

1) 脱パラフィン後，水洗。
2) 抗原賦活化処理[*4]。腎生検の場合は，0.05%～0.1%プロテアーゼ，室温2時間。
3) PBSにて5分間3回振盪洗浄する。
4) 至適希釈倍率で直接法または間接法（表6.2.7の抗体の滴下部分）を実施。
5) PBSにて5分間3回振盪洗浄する。
6) 蛍光用封入剤で封入。
7) 封入剤乾燥後，蛍光顕微鏡で観察・写真撮影。

表 6.2.7　直接法と間接法の手順

直接法
1. 冷アセトンで5分固定。
2. リン酸緩衝生理食塩水（PBS）にて5分間3回振盪洗浄。[注1]
3. 蛍光色素標識抗A抗体を滴下。室温暗所にて湿潤箱内で60分間反応。[注2]
4. PBSにて5分間3回振盪洗浄する。[注1]
5. 蛍光用封入剤で封入。
6. 封入剤乾燥後，蛍光顕微鏡で観察・写真撮影。

間接法
1. 冷アセトンで5分固定。
2. PBSにて5分間3回振盪洗浄。[注1]
3. 一次抗体を滴下。室温にて湿潤箱内で60分間反応。[注2]
4. PBSにて5分間3回振盪洗浄。[注1]
5. 蛍光色素標識抗体[注3]を滴下。室温暗所にて湿潤箱内で60分間反応。[注2]
6. PBSにて5分間3回振盪洗浄。[注1]
7. 蛍光用封入剤で封入。
8. 封入剤乾燥後，蛍光顕微鏡で観察・写真撮影。

注1）洗浄液になじませるように標本を10〜20回出し入れし出し入れした後，静置する。
注2）抗体の至適希釈倍率は陽性コントロール切片などを染色し，病理医と相談し決定する。
注3）一次抗体の動物種に対する蛍光標識抗体を使用。

参考情報

＊4：目的とする抗原に合った賦活化処理を行う。

表 6.2.8　蛍光抗体法多重染色，従来法の手順

直接法＋直接法
1. 冷アセトンで5分固定。
2. PBSにて5分間3回振盪洗浄する。[注1]
3. 蛍光色素標識抗A抗体を滴下。室温暗所にて湿潤箱内で60分間反応。[注2]
4. PBSにて5分間3回振盪洗浄する。[注1]
5. 蛍光色素標識抗B抗体を滴下。[注3]　室温暗所にて湿潤箱内で60分間反応。[注2]
6. PBSにて5分間3回振盪洗浄。[注1]
7. 蛍光用封入剤で封入。
8. 封入剤乾燥後，蛍光顕微鏡で観察・写真撮影。

間接法＋直接法
1. 冷アセトンで5分固定。
2. PBSにて5分間3回振盪洗浄。[注1]
3. 一次抗体（A）を滴下。室温にて湿潤箱内で60分間反応。[注2]
4. PBSにて5分間3回振盪洗浄する。[注1]
5. 蛍光色素標識抗体（A）[注4]を滴下。　室温暗所にて湿潤箱内で60分間反応。[注2]
6. PBSにて5分間3回振盪洗浄。[注1]
7. 蛍光色素標識抗体Bを滴下。[注5]　室温暗所にて湿潤箱内で60分間反応。[注2]
8. PBSにて5分間3回振盪洗浄。[注1]
9. 蛍光用封入剤で封入。
10. 封入剤乾燥後，蛍光顕微鏡で観察・写真撮影。

注1）洗浄液に馴染ませるように標本を10〜20回出し入れし，出し入れした後，静置する。
注2）抗体の至適希釈倍率は陽性コントロール切片などを染色し，病理医と相談し決定する。
注3）蛍光色素標識抗体（A）とは別の蛍光色で標識された抗体を使用。
注4）一次抗体（A）の動物種に対する蛍光色素標識抗体を使用。
注5）蛍光色素標識抗体（A）とは別の蛍光色で標識された抗体を使用。

4. 多重染色

蛍光抗体法は，「暗視野下での観察」で「光の三原則」が適応される（たとえば，蛍光色素が緑色と赤色の二重陽性は黄色で示される）ことから，「二重陽性像の確認に最適」という長所が生まれる（表6.2.5）。また，「シグナル強度の定量が可能」であることから，重なった色の色調からも抗原量の差を観察することも可能である[27]。

蛍光顕微鏡は励起フィルター，ダイナミックミラー，吸収フィルターを組み合わせたフィルターキューブを装着しており，蛍光抗体法多重染色の観察には，励起フィルターと吸収フィルターに適切なバンドパスフィルターを用いて蛍光を分離することと，確実に蛍光を分離できる色素の組み合わせを用いることが何より重要である。表6.2.6よりAlexa Fluor 488とCy3（Cyanine 3）との組み合わせでは，吸収波長（励起波長）が近いため，励起フィルターの透過波長域によってはAlexa Fluor 488の励起光でCy3も励起され得るので注意が必要である。吸収波長が離れているRhodamine Red-XやAlexa Fluor 594を用いると安全である[26]。

(1) 従来法の手順[25, 28]

通常は凍結切片や培養細胞などを対象とし，2種類の異なった抗原を，それぞれに対応する抗体に別々の蛍光色素で標識したものを用いて直接法を2回重ねて行う方法と，始めの反応に間接法を用い，次に直接法を行う方法がある

（表6.2.8）。

直接法を2回重ねる場合，蛍光色素標識抗体をカクテルしてワンステップで染色することも可能〔アルポート症候群研究用蛍光色素標識抗体〕（図6.2.16）。

(2) FFPE切片への応用[26, 29]

脱パラフィン後，目的抗原に合った抗原賦活化処理を行い，従来法に準じて染色する（図6.2.17）。第一抗原と第二抗原の間に，抗体の失活処理が必要な場合（第一抗原と第二抗原に同種動物由来の非標識一次抗体を用いた場合）は，加熱処理で対応できる。FITC，Rhodamine Red-X，Cy3，Cy5は，90℃ 15分間の加熱処理ではほとんど蛍光減衰しないことが蛍光色素の耐熱性試験で判明し，またこの処理で一次抗体・二次抗体の抗原性を失活させることがわかった。すなわち，蛍光色素の強度を保ちつつ一次抗体・二次抗体の抗原性不活化（再反応の阻止）させることができ，非標識一次抗体を用いた蛍光抗体法多重染色を行うことが可能となった。

5. 精度管理

(1) 試薬の管理

蛍光色素標識抗体は冷暗所での保存である。蛍光色素が減衰しないように保存する。洗浄用のPBSは要時調製が望ましいが，短期間に使い切るのであれば冷蔵保存でも問

6章 酵素組織化学・免疫組織化学

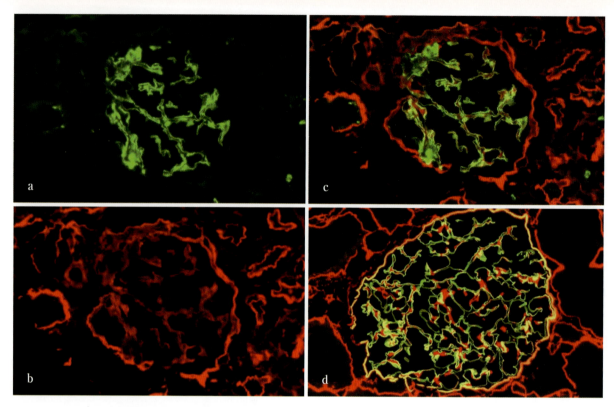

図6.2.16 アルポート症候群研究用蛍光色素標識抗体の染色像 ×400
FITCとTexas Redが重なったところは橙色〜黄色に見える。
a. α5鎖（FITC）の染色像。type IV collagen a5 は Bowman 囊基底膜に陰性。
b. α2鎖（Texas Red）の染色像。
c. α5鎖とα2鎖の合成写真。
d. 正常糸球体の合成写真。

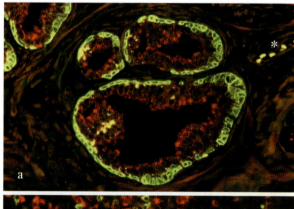

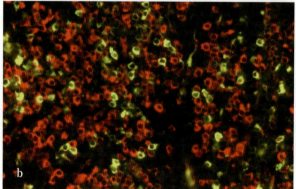

図6.2.17 FFPE切片を用いた染色像 ×400
a) CK5/14+p63（Alexa Fluor 488），p504S（Alexa Fluor 546）
＊は赤血球。赤血球は自家蛍光を発しているが，ホルマリン固定パラフィン包埋することで出現，増強する自家蛍光もある。
b) IgG（Alexa Fluor 546），IgG4（Alexa Fluor 488）の染色像。
IgG4は黄緑色蛍光であるが，IgGの橙色と重なり黄色に見える。

題ない。その他，試薬の使用期限や保存方法を遵守する。

(2) 機材の管理

蛍光顕微鏡の励起用のランプ（水銀ランプやハロゲンランプ），光軸の確認，フィルターの劣化の確認などの機材のチェックを定期的に行い，記録し問題がある場合は速やかに修理する。

(3) コントロール

酵素抗体法と同様に，陽性コントロール・陰性コントロールを同時染色することにより抗体力価，コンタミネーション，染色手技などのチェックを行うことが重要である。しかしながら，コントロールの確保は困難な場合が多く，コントロール検体が確保でき-80℃で保存していたとしても，使用のたびに検体の温度が変動するため，徐々に抗原性は低下していく。特にルーチン検査での使用は難しい。そのため，経験豊富な病理医や臨床医と一緒に染色性をチェックし，ディスカッションすることで精度管理することが可能である。また，背景の明るさを基準に露光時間を決定することで，検体に左右されない所見を得ることができる（図6.2.18）。

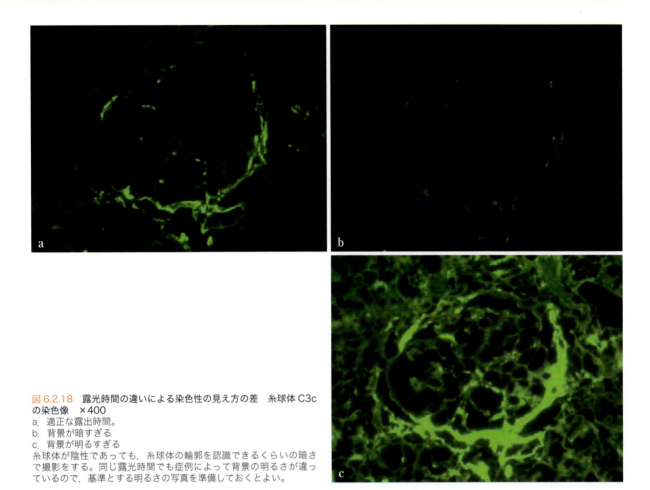

図 6.2.18　露光時間の違いによる染色性の見え方の差　糸球体 C3c の染色像　×400
a．適正な露出時間．
b．背景が暗すぎる
c．背景が明るすぎる
糸球体が陰性であっても，糸球体の輪郭を認識できるくらいの暗さで撮影をする．同じ露光時間でも症例によって背景の明るさが違っているので，基準とする明るさの写真を準備しておくとよい．

6. 新しい技術

蛍光ナノ粒子を用いた間接蛍光抗体法が開発された．コニカミノルタが開発した蛍光ナノ粒子PID[30]は，均一なナノレベルの粒子径を有し，従来の蛍光色素よりも高い輝度や低退色性により，従来法では達成できない高感度な定量的解析が可能となり，また新たな定量方法の開発もなされている．

[今川奈央子]

6.2.4　免疫組織化学マーカーと免疫組織化学パネル

ポイント

- IHC法は，日常病理診断における主たる分子検索技術となっている．
- 日常病理診断では，少なくとも40種程度，より詳細な検索を行う場合は200種以上のIHCマーカーが用いられている．
- IHC法の目的は，腫瘍鑑別の補助診断が多いが，治療効果予測，治療選択のためのコンパニオン診断，悪性度評価，感染症病原体の同定にも用いられている．
- IHC法の結果が病理診断に与える影響は大きいことから，その精度管理は極めて重要となる．
- とくに，コンパニオン診断においては，使用する抗体や機器，染色法などが定められており，定められた方法で免疫染色を行う必要がある．
- 免疫染色の結果で遺伝子変化が推定される場合もある．

1. 日常病理診断における IHC 法

病理診断においては，HE標本の形態診断が基本である．そのうえで，とくに悪性腫瘍の生物学的性質の把握においては，形態診断に加え，IHC法による分子診断が不可欠となっている．近年では，診断名に遺伝子名が入り，病理診断（統合診断）に分子遺伝学的検索が不可欠な腫瘍も出現

用語　phosphor integrated dots（PID）

してきているが、一部はその代替法としてIHC法の結果が利用されており、IHC法はますます病理診断に不可欠なものとなっている。

病理診断におけるIHC法の使用目的は、主として腫瘍鑑別の補助診断であり、その他悪性度評価、ウイルスなどの感染性病原体の同定などがあげられる。近年の分子標的薬による治療対象となる患者を選択するための効果予測マーカー検索（コンパニオン診断）においても、*in situ*ハイブリダイゼーション（ISH）法やリアルタイムPCR法、次世代シークエンサー（NGS）法による体細胞遺伝子検索と並び、IHC法による蛋白質発現検索が用いられている。

2. 細胞局在・機能からみたおもなIHCマーカー

(1) 細胞膜：CD抗原分子

おもにヒト白血球の細胞分化に関わる細胞膜局在分子（表面抗原）に対するモノクローナル抗体の国際分類は、一般にCD分類とよばれている。この分類のために付けられた番号（CD番号）は、モノクローナル抗体が認識する表面抗原の糖蛋白質分子名（CD抗原）としても利用され、現在までCD360以上が決定されている。CD番号は、ワークショップで決定された順に付けられているだけで、番号にはとくに意味がない。また、白血球のみならず赤血球や血小板、血管内皮細胞や上皮細胞で特異的に発現している表面抗原なども含まれるようになっている。日常病理診断において、CD抗原は主としてリンパ腫の鑑別診断マーカーとして用いられており、複数のマーカーの組み合わせで、細胞系列（B細胞系列：CD20, CD79aなど、T/NK細胞系列：CD3, CD56など）や細胞分化（細胞の成熟度合い）にもとづく亜型分類が行われている。このほかのCD抗原としては、おもに血管内皮細胞などで発現しているCD31(PECAM-1)やCD34、おもに上皮細胞などでの発現が知られている膜結合糖蛋白質EpCAM (CD325)やMUC1(CD227)、治療標的分子となっている受容体型膜貫通型チロシンキナーゼであるHER2(CD340)やALK (CD246)も病理診断においては検索される。また、免疫チェックポイント阻害剤の治療効果予測としてPD-L1 (CD274)は臓器横断的なIHCマーカーとして重要になっている。

(2) 細胞質：細胞骨格蛋白質

細胞骨格とは、細胞質に局在し、細胞形態や細胞運動において重要な役割を果たす線維状構造である。真核生物の細胞では、アクチンを主とする直径5～9nmの微細フィラメント、直径8～12nmの中間径フィラメント、チュブリンを主とする直径約25nmの中空構造の微小管の3種から構成されている。このうち、日常病理診断では、中間径フィラメントが頻用されている。

中間径フィラメントは、細胞骨格のなかでも最も安定な蛋白質である。アデノシン三リン酸（ATP）やグアノシン三リン酸（GTP）、Ca^{2+}依存的にダイナミックに重合・脱重合反応が起こる微細フィラメントや微小管とは異なり、中間径フィラメントの重合・脱重合はリン酸化によって制御されている。また、中間径フィラメントは細胞特異性を有するものが多く、それゆえ日常病理診断では欠くことができないものとなっている。上皮細胞の発現するサイトケラチン（CK、クラスⅠの酸性ケラチンとクラスⅡの中性/塩基性ケラチンの総称）の使用頻度は、上皮性腫瘍の鑑別においては非常に高い（表6.2.9, 図6.2.19）。クラスⅠとクラスⅡはペアをつくり、各々2本ずつ、最終的には4量体として存在する。微細フィラメントは、アクチンが線維状に重合した蛋白質のポリマーであり、アクチンフィラメントともよばれている。微細フィラメントの多く

表6.2.9 中間径フィラメントのクラス分類とその代表的な分子

クラス分類	細胞内局在	中間径フィラメント	分子量 (kDa)	主な発現細胞
クラスⅠ	細胞質	酸性サイトケラチン	40～64	上皮細胞
クラスⅡ	細胞質	中性/塩基性サイトケラチン	53～68	上皮細胞
クラスⅢ	細胞質	ビメンチン	57	間葉系細胞
		デスミン	54	筋細胞
		GFAP	50	グリア細胞
		ペリフェリン	57	末梢神経細胞
クラスⅣ	細胞質	ニューロフィラメント NF-L/NF-M/NF-H	62/102/110	神経細胞
		インターネキシン	66	グリア細胞
		ネスチン	176	間葉系細胞
クラスⅤ	核	ラミン ラミンA/C	70/63	成熟細胞
		ラミンB1/B2	67/72	発生段階の細胞

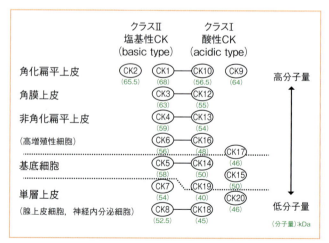

図6.2.19 サイトケラチンのサブタイプの種類と発現組織および細胞
(Lane EB, Alexander CM : "Use of keratin antibodies in tumor diaghosis", Semin Cancer Biol 1990, 1 : 165を改変)

📝**用語** *in situ*ハイブリダイゼーション（*in situ* hybridization；ISH）法、リアルタイムPCR (real-time polymerase chain reaction)法、次世代シークエンサー（next generation sequencer；NGS）、cluster of differentiation（CD）、アデノシン三リン酸（adenosine triphosphate；ATP）、グアノシン三リン酸（guanosine triphosphate；GTP）、サイトケラチン（cytokeratin；CK）、アクチン（actin）

は細胞膜の直下に集中し，細胞形態の維持・変化において重要な役割を担っている。脊椎動物のアクチンは，筋アクチンと微細フィラメントを構成する細胞骨格アクチンに大別され，さらに等電点の違いにより酸性度の高い順にα，β，γと分類される。αアクチンは平滑筋，骨格筋，および心筋タイプの3種，βアクチンは細胞骨格タイプの1種，γアクチンは平滑筋と細胞骨格タイプの2種の，合計6種のアイソフォームが知られている。病理診断においては，細胞骨格アクチンに対する特異的抗体はほとんどの細胞に広く分布するため用いられず，主として筋アクチンが，筋原性腫瘍の鑑別診断，平滑筋アクチンを有する筋上皮細胞などの同定などに用いられている。

(3)細胞核：転写因子

転写因子は，DNA上のプロモーターやエンハンサーなどの転写制御領域に特異的に直接あるいは複合体を形成して結合し，DNA情報のRNAへの転写プロセスを促進もしくは抑制する核局在蛋白質の総称である。転写因子の代表的な機能としては，RNAポリメラーゼⅡと基本的転写因子による基本転写調節のほか，胎生期や成体期における細胞分化調節，細胞シグナル伝達の応答，細胞周期の調節などがあげられる。病理診断では，細胞分化（TTF-1，CDX2など），シグナル伝達（ER，PgRなど），細胞周期や細胞増殖の抑制（p53，p63など）に関連した転写因子がマーカーとして用いられる。

● 3. IHC マーカーおよびパネルの実際

(1)上皮性腫瘍の鑑別補助診断[31, 32]

①汎上皮系マーカー

前述のように，CK（epithelial keratin ともよばれる）は，上皮細胞に発現している中間径フィラメントであり，それゆえ上皮性腫瘍の鑑別補助診断には欠かせないマーカーである。CKをコードする遺伝子（KRT）は現在30種以上（KRT1-28およびKRT71-80）が知られている。腫瘍の鑑別においては，主としてCK1～20（KRT1-20）のCK群のうち，単一もしくは複数と反応する抗体が用いられている。ただ実際には，CK2，CK3，CK9，CK11，CK12，CK16への反応性は鑑別診断にはほとんど寄与しない。

◆汎CK抗体

幅広い分子種のCKと反応する汎CK抗体は，上皮性腫瘍か否かの判断に用いられる。代表的なマーカーはAE1/AE3抗体で，CK1～8，CK10，CK13，CK14～16，

CK19と反応する。

◆低分子量CK抗体

主として腺上皮で陽性を示すことが多く扁平上皮にはおおむね陰性である。代表的マーカーはCAM5.2抗体で，CK7，CK8（親和性には差かある）と反応することが示されている。

◆高分子量CK抗体

主として扁平上皮や尿路上皮と反応することから，扁平上皮癌や基底細胞癌，尿路上皮癌に対し陽性を示す。代表的なマーカーは34βE12抗体であるが，腫瘍の組織型鑑別にはあまり用いられず，前立腺癌診断時の基底細胞の有無の確認などに用いられている。

なお，一般的にはCK陽性であれば上皮性腫瘍と考えるが，一部の非上皮性腫瘍（血管肉腫，内皮型血管内皮腫，類上皮肉腫，脊索腫，滑膜肉腫，線維形成性小円形細胞腫瘍など）でも陽性を示し，注意を要する。

②組織型推定マーカー

◆腺癌マーカー

上記の低分子量CK以外に，前出のEpCAM，CEAなどが知られている。腫瘍鑑別に用いられているEpCAMのクローンとしてBerEP4抗体やMOC31抗体なども知られており，悪性中皮腫と肺腺癌とを鑑別する場合などに用いられている。

◆扁平上皮癌マーカー

CK5，CK6，p63，また肺癌においてはとくにp40（TP63転写産物の選択的スプライシングにより生じ，p63のN末端側のTAドメインが欠失したΔNp63蛋白質）が用いられている。

◆神経内分泌腫瘍マーカー

シナプトフィジン，クロモゲラニンA，NCAM（CD56）の3つの抗体を用いるが，クロモゲラニンA，シナプトフィジン特異性が高いが感度が低く陽性が一部にとどまる場合もある。一方，NCAMは特異性が低いことから，単独では神経内分泌分化を示すとはいえず注意を要する。近年，INSM1も用いられている。

③臓器推定・臓器特異的マーカー

◆CK7とCK20による原発部位の推定

上皮性腫瘍の原発部位を特定しなければならない場合には，CK7とCK20を組み合わせて使用する原発推定が行われる。この推定法は，さまざまな臓器から発生した上皮性腫瘍をCK7とCK20の発現状態（陽性率）にもとづいて陽性もしくは陰性と提示し，両者の陽性/陰性の組合せで4型に分類する方法であり，日常病理診断においてよく用いられている。しかし，胃癌など一部の腫瘍

✎ 用語　デオキシリボ核酸（deoxyribonucleic acid；DNA），リボ核酸（ribonucleic acid；RNA），シナプトフィジン（synaptophysin），クロモゲラニンA（chromogaranin A），神経細胞接着分子（neural cell adhesion molecule；NCAM），インスリノーマ関連蛋白質（insulinoma-associate protein 1；INSM1）

■ 6章　酵素組織化学・免疫組織化学

表 6.2.10　CK7, CK20 の組み合わせによる原発巣推定

		CK20		
		陽性（≧80%）	中　間	陰性（＜20%）
CK7	陽性（≧80%）	卵巣粘液性癌	卵巣漿液性癌 胆管細胞癌 膵癌 尿路上皮癌	肺腺癌 唾液腺腫瘍 子宮内膜癌 甲状腺癌 乳癌（乳管癌・小葉癌） 子宮頸部（扁平上皮癌 ・頸部腺癌） 卵巣癌（粘液性癌以外） 悪性中皮腫（上皮型）
	中　間		胃癌	神経内分泌癌 頭頸部扁平上皮癌 食道扁平上皮癌 肺小細胞癌
	陰性（＜20%）	大腸癌 メルケル細胞癌		肺扁平上皮癌 肝細胞癌 腎淡明細胞癌 前立腺癌 胸腺癌 胚細胞性腫瘍

では，中間的な陽性率を示すため，陽性／陰性が明確にならないがん種も含まれる。こうしたことをふまえ，CK7とCK20の発現割合を「陽性」「陰性」そして「中間」の3段階に示した表6.2.10を示す。原発不明がんではとくに腺癌において，CK7，CK20の組み合わせが頻用されるものの，大腸癌のCK7陰性/CK20陽性，前立腺癌のCK7陰性/CK20陰性を除くとCK7陽性／CK20陰性となることが多く，次に示す②臓器特異的マーカーも組み合わせ原発部位の推定を行うことが多い。

◆臓器特異的マーカーによる原発部位の特定

CK7，CK20による推定と組み合わせに加え，表6.2.11にあげた臓器特異的マーカーが用いられている。肺腺癌や甲状腺癌ではTTF-1，大腸癌ではCDX-2，STAB2，前立腺癌ではNKX3.1などがあげられる（表6.2.11）。

④その他の上皮系マーカー

上皮性抗原（EMA）は，上皮系マーカーとして利用されるが，悪性中皮腫やリンパ腫（未分化大細胞性リンパ腫），髄膜腫などでも陽性となることが知られている。EMAはMUC1の別名であるが，MUC1の抗体としてはEMAを認識するクローンとして知られているE29抗体以外にDF3抗体，Ma552抗体，Ma695抗体など多くのものが知られており，クローン間で認識エピトープや糖鎖構造が異なることから，抗体の選択には留意する必要がある。また，EMAは上衣腫などでは細胞質にドット状陽性所見が得られる。

(2) 非上皮性腫瘍の鑑別補助診断
①汎間葉系マーカー

クラスⅢの中間径フィラメントの1つであるビメンチンは，血液系細胞や筋系，神経系，および脈管系細胞など多くの間葉系細胞で発現が認められ，汎間葉系マーカーとして多くの非上皮性腫瘍で陽性を示す。ただし，低分化の上皮性腫瘍でも発現が認められることもしばしばあり，多くの病理部門で保有されているものの，鑑別診断に利用される頻度は高くない。

②間葉系腫瘍マーカー

軟部腫瘍の鑑別診断に用いられているマーカーのうち，比較的利用頻度の高い筋原性腫瘍，神経原性腫瘍，脂肪性腫瘍，血管性腫瘍，消化管間質腫瘍（GIST）のマーカーを表6.2.11に示す。

(3) その他の腫瘍の鑑別補助診断
①血液腫瘍マーカー

リンパ腫の診断に用いられるマーカーの数は極めて多く，とくにB細胞性マーカーのCD20とCD79a，T細胞性およびNK細胞性マーカーのCD3およびCD56の使用頻度は高い。WHO分類に則った詳細な亜型分類を行うためには数多くの抗体が必要となることから，一般病院での血液腫瘍の鑑別診断はある程度の制約を受けることとなる（表6.2.11）。

②胚細胞腫瘍マーカー

おもなマーカーを表6.2.11に示したが，胚細胞腫瘍の発生頻度は低いことから，特定の施設を除き一般病院で鑑別診断を行う頻度はかなり低い。

③悪性黒色腫マーカー

悪性黒色腫を含む色素細胞性腫瘍では，S100に加え，MelanA/MART1やHMB45抗体が認識するgp100が一般的に用いられている。このほか，SOX10や転写因子であるMITFも知られる。

④悪性中皮腫マーカー

悪性中皮腫では，カルレチニン，ポドプラニン（D2-40），WT-1，CK5/6などが用いられる。MTAPやBAPの発現消失は悪性中皮腫の診断に用いられる。

(4) 原発不明がんの診断[33, 34]

通常の臨床的検索では原発巣が特定できない転移性腫瘍を原発不明がんといい，悪性腫瘍診断の3〜5%を占める。形態診断で悪性腫瘍であることが確認されると，その後はIHC法による鑑別が必要となる。まず，上皮性腫瘍（AE1/

用語　甲状腺転写因子（thyroid transcription factor-1；TTF-1），caudal type homeo box-2（CDX-2），stabilin 2（STAB2），NKX3.1 上皮膜抗原（epithelial membrane antigen；EMA），上皮ケラチン（epithelial keratin），消化管間質腫瘍（gastrointestinal stromal tumor；GIST），世界保健機関（World Health Organization；WHO）分類，メラン A（Melan A），melanoma antigen recognized by T cells 1（MART1），human melanoma black 45（HMB45），小眼球症関連転写因子（microphthalmia-associated transcription factor；MITF），ウィルムス腫瘍（Wilms' tumor-1；WT-1），methylthioadenosine phosphorylase（MTAP），breast cancer susceptibillity genel associated protein（BAP）

表 6.2.11 代表的な IHC マーカーの一覧

大分類		分類	対象	マーカー
腫瘍の鑑別補助診断	上皮性	汎上皮系マーカー	ほぼすべての上皮性腫瘍	汎サイトケラチン（CK）[AE1/AE3]
			おもに腺癌	低分子量 CK [CAM5.2]
			おもに扁平上皮癌，尿路上皮癌など	高分子量 CK [34βE12]
		組織型推定マーカー	腺癌	EpCAM [Ber-EP4，MOC31]，CEA
			扁平上皮癌	CK5/6，p63，p40
			神経内分泌腫瘍	シナプトフィジン，クロモグラニン A，CD56，INSM1
		臓器推定・特異的マーカー	臓器横断的な推定	CK7 & CK20 *1
			胸腺癌	CD5，KIT
			肺腺癌	TTF-1，ナプシン A，SP-A
			甲状腺癌	サイログロブリン，TTF-1，PAX8
			頭頸部癌（HPV 関連）	p16
			乳癌	GCDFP-15，マンマグロビン
			肝細胞癌	Hep Par1 [OCH1E5.2.10]，グリピカン 3，AFP
			大腸癌	CDX2，STAB2
			前立腺癌	PSA，PSAP，PMSA，NKX3.1，P501S，PAX8
			尿路上皮癌	ウロプラキン -III
			腎細胞癌	CD10（淡明細胞型）
			子宮頸癌（HPV 関連）	p16
			子宮体癌	ER，ビメンチン（類内膜がん）
			卵巣癌	ER，PAX8，WT-1（漿液がん）
	非上皮性	汎間葉系マーカー	多くの非上皮性腫瘍	ビメンチン
		間葉系腫瘍マーカー	筋原性腫瘍	デスミン，アクチン [HHF35]，αSMA，MyoD1，ミオグロビン
			神経原性腫瘍	S100，ニューロフィラメント，SOX10
			脂肪性腫瘍	S100，MDM2，CDK4，p16
			血管性腫瘍	CD31，CD34，ERG
			消化管間質腫瘍	KIT，CD34，DOG1
	その他	血液腫瘍マーカー	多くのリンパ性腫瘍	LCA/CD45
			B 細胞性リンパ腫	CD20，CD79a，CD5，CD10，cyclinD1，BCL2，BCL6，MUM1，c-myc，PAX5，TdT（芽球性）
			T/NK 細胞性リンパ腫	CD3，CD56，CD4，CD8，CD5，CD7，CD30，ALK，PD1，CD10，BCL6，CXCL13，ICOS，TdT（芽球性）
			ホジキンリンパ腫	CD30，CD15，PAX5
			形質細胞性腫瘍	CD79a，CD38，CD138，κ&λ *1,2
			樹状細胞性腫瘍	CD21，CD35，FDC
			組織球性腫瘍	CD68，リソゾーム
			骨髄性腫瘍	MPO
		胚細胞腫瘍マーカー	セミノーマ/ジャーミノーマ	KIT，OCT3/4，SALL4，ポドプラニン [D2-40]
			胎児性がん	CD30，OCT3/4，SALL4，CK
			卵黄嚢腫瘍	AFP，グリピカン 3，SALL4
			絨毛がん	hCG
			性索間質腫瘍	inhibin-α，carletinin
		悪性黒色腫マーカー		S100，MelanA/MART1，gp100 [HMB45]，SOX10
		悪性中皮腫マーカー		カルレチニン，ポドプラニン [D2-40]，WT-1，CK5/6，MTAP（消失），BAP1（消失）
予後判定・治療選択など		悪性度の評価など	細胞増殖活性	Ki-67 [MIB1]
			変異蛋白質の異常蓄積	p53
		脈管侵襲の判定	リンパ管侵襲	ポドプラニン [D2-40]
			静脈侵襲	CD31，CD34
		コンパニオン診断	乳癌	ER，PgR，HER2 *2
			胃癌	HER2 *2
			肺癌	ALK *2
			大腸癌	BRAFV600E，HER2 *2
			唾液腺癌	HER2 *2
			臓器横断的	PD-L1，MMR（MLH1，PMS2，MSH2，MSH6）
その他		感染症の診断	EB ウイルス	EBER *3，LMP-1
			サイトメガロウイルス	初期抗原
			単純ヘルペスウイルス 1 型・2 型	ウイルス粒子抗原
			パピローマウイルス	ウイルス DNA *4，L1

赤字：高頻度に使用される IHC マーカー　[　]：代表的な抗体クローン名
*1：組み合わせて使用するマーカー，*2：IHC 法に加え，ISH 法により検出する場合がある，*3：ISH 法によりウイルス RNA を検出，*4：ISH 法によりウイルス DNA を検出。

■ 6章 酵素組織化学・免疫組織化学

AE3, CAM5.2), リンパ腫 (LCA/CD45), 悪性黒色腫 (S100) を行い, がんかどうかの一次検索を行い, その後組織型 (腫瘍の系統) の絞り込みを行う。その結果にもとづき, 表6.2.10, 6.2.11に示すようなIHCマーカーやパネルを用いて, より詳細な二次検索を行う。

(5) 予後判定・治療選択のための診断

①悪性度の評価など

腫瘍の悪性度の生物学的指標として, 腫瘍細胞の分裂能や増殖能の評価が用いられる。分裂能の評価にはHE標本上での核分裂数の計数が用いられ, 日常病理診断において重要な役割を果たしている。一方, 増殖能の把握には細胞増殖マーカーであるKi-67が一般に用いられ, 代表的なクローンとしてはMIB1抗体がよく知られている。

Ki-67は, 増殖期にある細胞では正常細胞, 腫瘍細胞を問わず, すべての細胞周期で発現している。腫瘍細胞での評価にはKi-67標識率 (Ki-67陽性細胞の割合) が用いられ, 脳腫瘍, GISTを含む軟部腫瘍, 乳癌, 神経内分泌腫瘍などで用いられている。Ki-67標識率の算出は病理医の負担が大きいことから, 画像解析システムの利用も行われている。核分裂数を指標とした増殖能の評価には一定の相関が見られるが, 相関しない場合もある。

②脈管侵襲の判定

脈管侵襲の判定は, リンパ管と静脈を対象に行われる。脈管侵襲は多くの臓器でリンパ節転移や他臓器転移のリスク因子となっており, また, 早期胃癌や大腸癌の内視鏡的に摘除された検体の病理診断では, 脈管侵襲の判定は粘膜下層浸潤と並び追加治療の適応判定上重要となっている。

リンパ管侵襲の判定には, リンパ管内皮マーカーであるポドプラニンを認識するD2-40抗体を使用する。一方, 静脈侵襲の判定では, elastica von Gieson 染色やVictoria blue 染色による静脈壁の弾性線維の同定が行われており, IHC法を行うことは少ないが, IHC法を用いる場合には血管内皮マーカーであるCD31やCD34が用いられる。ただし, これらのマーカーはリンパ管内皮にも陽性を示す場合があることから, 使用にあたってはD2-40抗体との併用が必要である。

③遺伝子変異・融合に対応したマーカー

近年, 遺伝子変化に特異的なマーカーも病理診断に用いられている。遺伝子点突然変異を反映するマーカーとしては, 脳腫瘍におけるIDH1遺伝子のR132H変異に対する特異抗体 (IDH1 R132H), 脳腫瘍や骨軟部腫瘍,

末梢神経腫瘍などで用いられるヒストンH3変異蛋白質に対する抗体であるH3K27M, H3.3G34W, H3, 3K36Mなど, また, BRAF遺伝子V600E変異に対する特異抗体 (BRAFV600E) などがあげられる (図6.2.20)。また, CTNNB1遺伝子の点突然変異の結果, 通常は細胞質に陽性であるβ-caterninが核内に異常蓄積し, 核陽性が見られ, デスモイド型線維腫症や膵充実性偽乳頭状腫瘍などの診断に用いられている。その他, SMARCA4遺伝子やSAMARCB1遺伝子に変異などが入ることで蛋白質の発現が失われ, IHC法ではBRG1抗体やINI1抗体で発現消失が見られる (図6.2.20)。また, ミスマッチ修復遺伝子 (MMR) であるMLH1, MSH2, PMS2, MSH6も遺伝子の異常に伴い発現の消失が見られる。

融合遺伝子の形成に伴い, キメラ蛋白の過剰発現が見られることもあり, 未分化大細胞リンパ腫や肺癌, 炎症性筋線維芽細胞性腫瘍などで陽性となるALK, 胞巣状軟部肉腫や転座関連腎癌で陽性となるTFE3, 孤立性線維性腫瘍で核内に陽性となるSTAT6などが病理診断に用いられている。とくにALKは肺癌においてはコンパニオン診断としても用いられているが, 融合相手の遺伝子の局在に関連し染色部位に違いが見られる (図6.2.20)。

④コンパニオン診断

乳癌, 胃癌, 唾液腺癌に対するHER2治療におけるHER2抗体, 非小細胞肺癌に対するALK治療に対するALK抗体, 非小細胞肺癌や乳癌などにおける免疫チェックポイント阻害療法の効果予測のPD-L1抗体を用いたコンパニオン診断が行われている (詳細はP.286 7.1.2参照)。

(6) 感染症の診断

組織学的な感染症診断では, サイトメガロウイルス (CMV) とEBウイルス (EBV) を同定することが多い。CMVに対しては, 初期抗原などに対する抗体を用いたIHC法が行われ, 肺や消化管などでの検出頻度が高い。EBVに対しては, Epstein-Barr virus early small RNA (EBER) とよばれる核内に存在するsmall RNA をISH法による感染の有無の確認が最も一般的である。EBV感染については, 悪性腫瘍との関連性が指摘されており, バーキットリンパ腫, ホジキンリンパ腫, 鼻型節外性NK/T細胞リンパ腫や, 移植後や免疫不全後に発生するリンパ腫, 胃がんなどでEBVが検出される。なお, ウイルス抗原に対する抗体を用いたIHC法では, 上記腫のうち, 一部の腫瘍でしかウイルスの同定ができないため, 注意を要

✐ 用語　細胞接着分子 (cell adhesion molecule；CAM), リンパ腫 (leukocyte common antigen；LCA), ミスマッチ修復 (mismatch repair；MMR), サイトメガロウイルス (cytomegalo virus；CMV), エプスタイン・バーウイルス (Epstein-Barr virus；EBV)

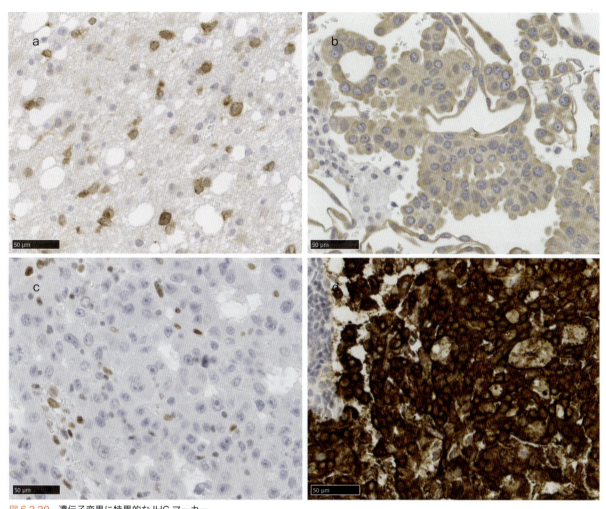

図 6.2.20　遺伝子変異に特異的な IHC マーカー
a．*IDH1* R132H 変異の見られる脳腫瘍の腫瘍細胞における IDH1 R132H 陽性像　b．*BRAF* V600E 陽性甲状腺乳頭癌 BRAF V600E 陽性像
c．*SMARCA4* 欠損腫瘍における BRG1 消失（介在する正常のリンパ球や血管内皮は陽性）　d．*ALK* 融合遺伝子陽性肺癌における ALK 陽性像
スケールバー：50μm

する。子宮頸部や頭頸部がんでは，HPV関連がんが発生するが，p16の免疫染色を代用することで，HPV関連がんの診断となる。

4. IHC 法の精度管理

日常病理診断において，使用するIHCマーカーの選択や組み合わせるパネルの構成は極めて重要である。さらに，許容し得るIHC法の検査コストは保険点数によってある程度規定されていることから，費用対効果を意識したマーカー選択も一方では要求される。また，正確な病理診断には高い検査精度で実施されたIHC検査の結果が不可欠であり，それゆえ内部精度管理や外部精度評価が重要となる。

IHC法の実施にあたっては，マーカーやパネルの選択も重要であるが，使用する抗体クローンがIHC検索に適したものであるかも極めて重要である。抗体クローンの選択ミスによりIHC検索の結果が偽陰性化あるいは偽陽性化すると，確定診断を誤った方向へ導くことにつながりかねない。したがって，IHC検査の実施担当者は，マーカーやパネルに加え，抗体クローンに関する十分な知識も必要となっている。

さらにより信頼性の高いIHC検査を実施するためには，被検体と陽性・陰性コントロール検体を同一スライドに載せ同時に染色し，日間再現性が担保されているかどうかを確認することが必要となる。また，外部精度評価への参加も望まれる。

［畑中佳奈子］

■ 6章　酵素組織化学・免疫組織化学

📖 参考文献

1) Taylor CR："An exaltation of experts；concerted efforts in the standardization of immunohistochemistry", Hum Pathol 1994；25：2-11.

2) Singer SJ："Preparation of an electron-dense antibody conjugate", Nature 1959；183：1523-1524.

3) Nakane PK, Pierce GB Jr："Enzyme-labeled antibodies：preparation and application for the localization of antigens", J Histochem Cytochem 1966；14：929-931.

4) 丸川活司, 他：「1. 病理診断のための検査室の運営および管理（免疫組織化学を含めた）」, 病理と臨床 2014；32 臨時増刊号 免疫組織化学 診断と治療選択の指針：2-71.

5) 名倉　宏, 他：改訂四版　渡辺・中根 酵素抗体法, 学際企画, 2002.

6) 長塩　亮, 他：「2. 免疫組織化学の手技, 最新技術 a. 基本技術について, 直接法, 間接法, 増感法, 抗原賦活法」, 病理と臨床 2007；25 臨時増刊号 特集 診断に役立つ免疫組織化学：253-259.

7) 長塩　亮, 佐藤雄一：「3. 基本技術について：直接法・間接法・増感法・抗原賦活法」, 病理と臨床 2014；32 臨時増刊号 免疫組織化学 診断と治療選択の指針：12-18.

8) 畑中　豊, 他：「コンパニオン診断と病理」, 病理と臨床 2012；30：1300-1308.

9) Papadopoulos N et al.："The role of companion diagnostics in the development and use of mutation-targeted cancer therapies", Nat Biotechnol 2006；24：985-995.

10) Shi SR et al.："Calcium-induced modification of protein conformation demonstrated by immunohistochemistry：what is the signal?", J Histochem Cytochem 1999；47：463-470.

11) 丸川活司, 他：「より良好な免疫染色の追求 圧力鍋を用いた抗原賦活化と精度管理」, 医学検査 2002；51：1503-1508.

12) 名倉　宏, 他：渡辺・中根　酵素抗体法 改訂四版, 学際企画, 2002.

13) 水口國雄（編）：Medical technology 別冊 最新染色法のすべて, 医歯薬出版, 2011.

14) 古谷津純一, 川島　徹：「DAKO 社 Hercep Test の使用経験」, 病理技術 2002；65：12-15.

15) 川井健司, 堤　寛：「MIB-1 染色の落とし穴」, 病理技術 1999；59：20-21.

16) 尾花ゆかり：「表面脱灰の免役組織化学への影響」, 病理技術 2014；77：26-29.

17) 神原由季：「HercepTest に関する最近の見知」, 病理技術 2009；72：22-25.

18) 伊藤智雄：「抗体に関する情報—web site の利用—」, 診断に役立つ免疫組織化学　病理と臨床 2007；25（臨時増刊号）：2-6.

19) 丸川活司, 他：「より良好な免疫染色の追求—圧力鍋を用いた抗原賦活化と精度管理—」, 医学検査 2002；51：1503-1508.

20) 堤　寛, 鴨志田伸吾：「病理医に必要なワンポイント病理技術　第 11 回　抗原賦活法」, 病理と臨床 2005；23：189-198.

21) Coons AH："Histochemistry with labeled antibody", Int Rev Cyto 1956；5：1-23.

22) 陳　科榮：「第 3 部　非腫瘍性・全身性疾患への応用 6. 非腫瘍性皮膚疾患」, 病理と臨床 2014；32（臨時増刊号）：347-355.

23) 日本腎病理協会, 日本腎臓学会腎病理標準化委員会：腎生検病理診断取扱い規約 第 1 版, 金原出版, 2019.

24) 川西邦夫, 他：「第 4 部　非腫瘍・全身性疾患への応用　3. 糸球体腎炎」, 病理と臨床 2020；38（臨時増刊号）：307-313.

25) 日本病理学会（編）：「第 2 章免疫組織化学, III 蛍光抗体法」, 病理技術マニュアル 4 病理組織化学とその技術, 182-200, 医歯薬出版, 1986.

26) 松崎利行：「蛍光抗体法の基礎と実際」, 組織細胞化学 2019, 177-197.

27) 名倉　宏, 他：「第二章 酵素抗体法の基礎, IV組織・細胞の固定　17. 酵素抗体法と蛍光抗体法の比較」, 改訂四版　渡辺・中根　酵素抗体法, 99, 2020.

28) 高垣哲也：「蛍光抗体法」, Medical Technolog 別冊　最新 染色法のすべて, 217-220, 医歯薬出版, 2011.

29) 鈴木孝夫, 池田勝秀：「蛍光抗体法多重染色」, 検査と技術 2006；34：1477-1483.

30) Gonda K et al.："Quantitative diagnostic imaging of cancer tissues by using phosphorintegrated dots with ultra-high brightness", Scientific Reports 2017；7：Article number：7509.

31) 「病理と臨床」常任編集委員会（編）：免疫組織化学　診断と治療選択の方針, 病理と臨床 2014；32 臨時増刊号.

32) 「病理と臨床」編集委員会：免疫組織化学　実践的な診断・治療方針決定のために, 病理と臨床 2020：38 臨時増刊号.

33) 「病理と臨床」編集委員会：治療方針を変える病理所見　診療ガイドラインと治療戦略, 2021；39 臨時増刊号.

34) 伊藤智雄（編）：「免疫染色究極マニュアル」, 金芳堂, 2019.

7章 分子病理診断技術

章目次

7.1：分子病理診断技術⋯⋯⋯⋯⋯⋯284

- 7.1.1 分子病理検査の概論
- 7.1.2 コンパニオン診断総論
- 7.1.3 包括的がんパネル診療（CGP）
- 7.1.4 分子病理検体処理
  （プレアナリシス：前処理・固定・脱灰・脱脂）
- 7.1.5 分子病理標本作製技術
  （アナリシス：包埋・薄切）
- 7.1.6 分子病理標本作製技術
  （アナリシス：FFPE抽出・核酸品質）
- 7.1.7 分子病理標本作製技術（細胞診）
- 7.1.8 分子病理標本作製技術
  （PCR・RT-PCR・NGS）の基礎
- 7.1.9 分子病理標本作製技術
  （染色体・*in situ* hybridization 法）

SUMMARY

　分子病理診断とは，病理標本から腫瘍の特定分子やバイオマーカーを証明し，診断・治療に展開するための手法である。治療に寄り添う検査である「コンパニオン診断」と，腫瘍を持つ個体の情報から治療介入することが目的である「がんゲノムプロファイリング検査」とが含まれる。分子病理診断に使用する標本の適正な検体処理と標本作製技術について，プレアナリシス（固定前から固定後）・アナリシス（包埋・薄切・FFPE抽出/核酸検定）を解説する。さらに，細胞診材料処理やPCR，RT-PCR，NGSの実際と染色体検査を含む*in situ* hybridization法について，実践的な解説を加え，学生から専門の臨床検査技師の日常に役立つ内容を示す。

7.1 分子病理診断技術

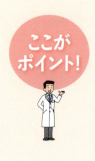

ここがポイント！

- 分子病理検査バイオマーカーは，①診断②予後③予測（CDx含む）に分類される。
- IHC，ISH，各種PCR法，NGSによるCDxやCGPでは，規定条件に従い作製された病理組織・細胞診（液状化細胞診，セルブロック）標本と適切な形態学的評価が必要である。
- 規定条件には，10％中性緩衝ホルマリン固定と固定前後の至適処理条件，脱灰，脱脂，標本保管条件がある。診療科連携やコンタミネーション防止に努め，高品質な核酸を常に保障する。
- リアルタイムPCRは，増幅解析が同時に可能な技術。エマルジョンPCRと次世代シークエンサーは，複数検体の数百遺伝子を高感度解析が可能な技術である。
- ISHは病理組織・細胞標本上で行う遺伝子解析技術で，コピー数増加や転座確認による確定診断やCDxに応用される。

7.1.1 分子病理検査の概論

1. はじめに

日常病理診断では，HE染色標本などによる形態診断が基本となるが，免疫組織化学（IHC）法や in situ ハイブリダイゼーション（ISH）法といった抗体や核酸プローブを用いた分子病理診断技術は，病理診断補助や治療法選択において不可欠となっている[1]。分子病理検査は，広義には病理検体（主として組織検体や細胞検体）を用いて蛋白質発現や遺伝子変化などを検索する検査とされるが，臨検法施行規則・医療法施行規則上の検体検査の一次分類「病理学的検査」のなかにある「分子病理学的検査」では，ISH法のみが該当する。一方，「分子＝分子生物学的」という理解から，病理検体を用いる遺伝子関連検査も含める場合も多い。遺伝子関連検査は，①病原体遺伝子検査（病原体核酸検査），②ヒト体細胞遺伝子検査，③ヒト遺伝学的検査（遺伝学的検査，生殖細胞系列遺伝子検査）に大別され，病理検体の多くを占めるがん組織・細胞検体は，体細胞遺伝子検査に供される場合が多い。使用される検査法には，上述のISH法，古くから用いられているPCR法やサンガーシークエンス法などに加え，2019年6月より保険診療下で本格稼働した次世代シークエンス（NGS）法があり，多遺伝子同時の検査，いわゆる遺伝子パネル検査には欠かせないものとなっている[2]。

2. 分子病理検査の対象となるバイオマーカーの種別

分子病理診断で取り扱われるバイオマーカー検査は多岐にわたる。バイオマーカーとは「通常の生物学的過程，病理学的過程，もしくは治療の介入に対する薬理学的応答の指標として，客観的に測定され評価される特性」と定義されており[3]，広義には日常診療で用いられるバイタルサインや生化学検査，血液検査，腫瘍マーカーなどの各種臨床検査値や画像診断データなどが含まれる。診療などで用いるバイオマーカーの種別は複数あるが，分子病理検査では，①診断マーカー，②予後マーカー，③予測マーカーがおおむね対象となる（表7.1.1）。バイオマーカーのなかには，これら種別を跨ぐものもある（例として，乳癌HER2は，予後マーカーであり，抗HER2療法の効果予測マーカーであり，乳癌分子サブタイピングにおける診断マーカーにもなっている）。このほか，医科診療報酬上の分子病理検査は，IHC法やISH法のような組織標本上で形態と組み合わせて行う検査（"組織標本"ベース検査）は「第13部 病理診断」に，PCR法やNGS法のような組織検体から抽出したDNA/RNAを用いた検査（"抽出核酸"ベース検査）は「第3部 検査」に，それぞれ整理されている。

用語 ヘマトキシリン・エオジン（Hematoxylin-Eosin；HE）染色，免疫組織化学（immunohistochemistry；IHC），in situ ハイブリダイゼーション（in situ hybridization；ISH）法，ポリメラーゼ連鎖反応（polymerase chain reaction；PCR），次世代シークエンサー（next generation sequencer；NGS），診断マーカー（diagnostic marker），予後マーカー（prognostic marker），予測マーカー（predictive marker），デオキシリボ核酸（deoxyribonucleic acid；DNA），リボ核酸（ribonucleic acid；RNA）

7.1 分子病理診断技術

表 7.1.1　分子病理検査の対象となるバイオマーカーの種別

種別	説明	"組織標本"ベース検査		"抽出核酸"ベース検査		
		蛋白質など		DNA/RNA		
				PCR法など		NGS法
		IHC法	ISH法	単一遺伝子	多遺伝子	多遺伝子
診断マーカー（diagnostic）	疾患の有無の確定や疾患のサブタイプの同定に用いられるマーカー	◎	○ [脳腫瘍, 軟部腫瘍, リンパ腫など]	○ [脳腫瘍, 軟部腫瘍, リンパ腫など]	—	◇ (CGP として実施)
予後マーカー（prognostic）	経過の見通し, 再発・進展の可能性を特定するためのマーカー／指標	◎ [Ki-67 など]	—	—	◎ [乳癌再発リスク]	◇ (CGP として実施)
予測マーカー（predictive）	治療に応答する可能性が高いなどの患者を特定するためのマーカー／指標	◎ (シングル CDx として実施)	◎ (シングル CDx として実施)	◎ (シングル CDx として実施)	◎ (マルチ CDx として実施)	◎ (CDx, CGP として実施)

CDx；コンパニオン診断，CGP；包括的プロファイリング検査
◎：広く実施（外注検査を含む）されているもの，○；検査実施が限定的なもの，◇：副次的に検査結果が得られているもの，—：該当はほとんどなし。

3. 診断マーカーの分子病理検査の実際

診断マーカーを用いた腫瘍の診断と良悪性の鑑別などでは，IHC法を用いた検査が大部分を占めており（P275 6.2.4参照），ISH法，PCR法やNGS法などでの検査は限定的である。骨軟部腫瘍の鑑別では，遺伝子再構成／融合遺伝子などの遺伝子変化の検出が，診断確定に有用となっているが，現在保険適用となっている体細胞遺伝子検査は，*SS18-SSX2*，*EWSR1-FLI1*，*FUS-DDIT3*の3種にとどまっている。包括的ゲノムプロファイリング（CGP）検査実施時に，確定診断につながる遺伝子再構成／融合遺伝子が検出される場合があるが，治療効果予測検査として実施した際の，副次的情報として得られたものとなり，診療上の有用性は限定的となる場合が多い。脳腫瘍の病理組織分類では，WHO改訂4版以降，*IDH1/2*変異および1p/19q共欠失の検索が病理診断上必須となっている。また子宮体癌の病理組織分類では，WHO第5版から*POLE*変異，マイクロサテライト不安定性（MSI）状態，コピー数変化にもとづく子サブタイピングが提示されており，こうした流れが広がりつつある一方，多くの検査は保険未収載であり，課題となっている。

4. 予後マーカーの分子病理検査の実際

代表的なIHC予後マーカーとして，G0期以外の細胞周期において核に発現し，細胞増殖能を示すKi-67があげられる（P275　6.2.4参照）。脳腫瘍，軟部腫瘍，消化管間質腫瘍などの悪性度評価において，このKi-67 IHC法が用いられている。このほかER陽性・HER2陰性乳癌において，Ki-67は予後予測に有用とされている。一方，体細胞遺伝子検査関係では，21遺伝子のmRNA発現をRT-qPCR法により測定し，乳癌再発リスクを予測する多遺伝子アッセイ（オンコタイプDx）が2023年に保険適用となった。この検査はHR陽性・LN転移陰性早期乳癌の予後予測が可能なほか，化学療法の効果予測も可能であることが示されている。マイクロアレイ法などを用いた同様のアッセイが複数開発され，国内外で用いられていることから，こうした検査は今後拡がっていくと思われる。

5. 予測マーカーの分子病理検査の実際

コンパニオン診断（CDx）は，特定の医薬品の効果や副作用を投薬前に予測するための検査であり，分子病理検査では，主として治療効果予測検査として行われている。現在，CDxではさまざまな検査法が用いられており，非小細胞肺癌ではCDxのマルチプレックス化が進んでいる。固形がんを対象としたCGP検査における主たる使用目的は治療法選択に関わる遺伝子変化のプロファイリングであり，CDxと類似しているが，薬事上などの取扱いは異なる（表7.1.2）[4]。

CGP検査で検出されるさまざまな遺伝子変化（変異，コピー数異常，構造異常）は治療効果に関するエビデンスレベル分類によって，治療薬へのアクセスが検討される。通常エビデンスレベルD以上であれば，治療効果が期待できる遺伝子変化（アクショナブルな遺伝子異常）として判断される（表7.1.3）。エビデンスレベルAに区分される遺伝子変化は，CDxにより検出された遺伝子変化に相当することから，標準治療として承認されている分子標的治療薬などの使用が可能となる。

6. おわりに

初回治療法選択におけるCGP検査の臨床的有用性を検証することを目的に，先進医療B として実施した臨床研

用語　包括的ゲノムプロファイリング（comprehensive genomic profiling：CGP），世界保健機関（World Health Organization；WHO），定量的逆転写PCR（reverse transcription-quantitative PCR），コンパニオン診断（companion diagnostics；CDx）

■ 7章　分子病理診断技術

表 7.1.2　コンパニオン診断と包括的ゲノムプロファイリング検査の違い

	コンパニオン診断（CDx）	包括的ゲノムプロファイリング検査（CGP）
測定対象	個別のマーカー	包括的なプロファイル
想定される治療	エビデンスが確立した治療方法	原則として標準的治療は存在せず，エビデンスレベルが高くない治療を想定
出力された検査結果の位置付け	医薬品適応の可否を直接提示する	出力された結果にもとづき医師による結果解釈が行われ，治療方針が策定される
実施医療機関	一般医療機関（限定なし）*	がんゲノム医療指定医療機関に限定
検査薬・医療機器として評価される性能	1つのマーカーに対する高い診断的中率	包括的なプロファイル検査を前提とした測定機器としての分析性能（真度，再現性など）

*CDx機能を有するCGPシステムを使用し，コンパニオン診断を行う場合はがんゲノム医療指定医療機関に限定。
Kikuchi Y et al.："Clinical practice guidelines for molecular tumor markers, 2nd edition review part 1", Int J Clin Oncol 2024；29：1-19.

表 7.1.3　遺伝子変化の臨床的意義付けにおける治療効果に関するエビデンスレベル分類

エビデンスレベル（EL）の基準	EL
当該がん種，国内承認薬がある／FDA承認薬がある／ガイドラインに記載されている	A
当該がん種，統計的信憑性の高い臨床試験・メタ解析と専門家間のコンセンサスがある	B
他がん種，国内またはFDA承認薬がある／他がん種，統計的信憑性の高い臨床試験・メタ解析と専門家間のコンセンサスがある／がん種にかかわらず，規模の小さい臨床試験で有用性が示されている	C
がん種に関わらず，症例報告で有用性が示されている	D
前臨床試験（in vitro や in vivo）で有用性が報告されている	E
がん化に関与することが知られている	F
薬剤耐性への関与に関して，臨床試験で統計学的検定により確度高く耐性バリアントであると判明している	R1
薬剤耐性への関与に関して，耐性二次変異などとして報告があり細胞実験や構造解析などで検証されている	R2
薬剤耐性への関与に関して，前臨床試験で耐性バリアントとして評価されている	R3

〔3学会合同の「次世代シークエンサー等を用いた遺伝子パネル検査に基づくがん診療ガイダンス」より引用〕

究（FIRST-Dx試験）の結果を受け，現在の標準治療終了時もしくは終了見込み時に行われているCGP検査の実施のタイミングの見直し（初回治療開始前の適切なタイミングでの実施）についての議論が始まっている。一方，造血器腫瘍を対象としたCGP検査の臨床導入が今後予定されている。このCGP検査では，治療法選択に加え，病型分類や予後予測を目的とした使用も一定割合含まれており，治療法選択が主たる目的の固形がんとは異なった運用が見込まれる。

［畑中　豊］

7.1.2　コンパニオン診断総論

● ポイント！

- コンパニオン診断（CDx）とは，おもにがんの個別化治療において分子標的薬の使用に適切な患者を選定するための治療標的分子を検索することである。
- 分子標的薬の種類によっては，病理組織や細胞診検体から核酸を抽出して遺伝子解析を行う必要がある。
- CDxとしての治療標的分子の検索は，適切な形態学的評価によって同定された病理組織や細胞診検体から行われなければならない。

● 1. コンパニオン診断とは

　分子生物学の飛躍的な進歩により，多くの疾患が分子レベルで理解されるようになった。がんは遺伝子の病気ともいわれているように，がん細胞では多くの遺伝子異常が生じている。遺伝子異常のなかでもとくに，がん細胞の増殖，進展，生存に寄与する遺伝子異常は，がんの"ドライバー変異"として次々に発見され，同時に治療標的分子となった。すなわち，これらの遺伝子異常によって獲得したがん細胞特異的な機能を選択的に阻害することを目的とし

て，分子標的薬が開発されてきた。分子標的薬は，がん細胞に特異的な増殖シグナル活性化の異常を標的としているため，正常細胞にも障害作用が出てしまう従来の細胞障害性抗がん剤と比較して，重篤な副作用が比較的少ないとされる。また，治療標的分子が明確であることから，同標的分子を有している患者には治療効果が期待でき，有していない患者には治療効果が得られないであろうと予測することが可能になった。このように，分子標的治療はすべての患者に同等の効果が得られるものではなく，治療の対象となる標的分子を有しているかどうかが効果の有無の分かれ目となる。

　特定の薬剤による治療効果が期待される患者，あるいは効果が期待できず副作用のみを被る患者を正しく選別するためには，各薬剤に対応する標的分子を正しく検索する必要がある。米国食品医薬品局（FDA）は，「正常なプロセスや病的プロセス，あるいは治療に対する薬理学的な反応の指標として客観的に測定・評価される項目」をバイオマーカーと位置付けている。特定の治療薬と1対1で対応するバイオマーカーを測定することをCDxと称するようになった。近年適応が拡大されている免疫チェックポイント阻害剤の使用適応患者の決定にもさまざまなコンパニオ

✎ 用語　化学療法未施行の切除不能進行・再発固形癌に対するマルチプレックス遺伝子パネル検査の有用性評価に関する臨床研究（FIRST-Dx trial），米国食品医薬品局（Food and Drug Administration；FDA）

ン診断が行われている。CDxは，治療適応患者あるいは不適応患者を厳密に選定するという目的から，その方法には質保証と規制が求められる。

● 2. コンパニオン診断薬

　コンパニオン診断（CDx）薬は，独立行政法人医薬品医療機器総合機構（PMDA）によると，特定の医薬品の有効性や安全性をいっそう高めるために，その使用対象患者に該当するかどうかなどをあらかじめ検査する目的で使用される診断薬が該当し，国に承認された体外診断用医薬品でなければならないとされる。FDAのドラフトガイダンスでは，特定の医薬品において適切な治療を実施するのに，下記の点から不可欠な診断薬としてCDx薬を定義している。

　　1）医薬品による利益が最も期待される患者を特定する　　　もの
　　2）医薬品の重篤な有害事象または副作用のリスクが大　　　きい患者を特定するもの
　　3）治療法の最適化（治療スケジュール，用量，投与中　　　止の判断など）のために医薬品に対する反応をモニ　　　ターするもの

　また，添付文書においては，
　　1）医薬品の添付文書では，CDx薬の使用を規定
　　2）CDx薬の添付文書では，対象となる治療薬の範囲を　　　特定
　している。

　わが国では，PMDAの2013年7月1日付薬食審査発0701第10号「コンパニオン診断薬等及び関連する医薬品の承認申請に係る留意事項について」によると，CDx薬の範囲は，

　　・特定の医薬品の有効性又は安全性の向上等の目的
　　・医薬品の使用に不可欠な体外診断用医薬品又は医療機　　　器
　　・単に疾病の診断等を目的とするものを除く
としており，また，CDx薬は具体的には，

　　・効果がより期待される患者を特定するため
　　・特定の副作用が発現するおそれの高い患者を特定する　　　ため
　　・用法・用量の最適化又は投与中止の判断を適切に実施　　　するため
という目的で使用すること，と規制されている。さらにPMDAのCDx薬の承認申請に係る留意事項としては，

　　・コンパニオン診断薬と医薬品は原則，同時期に申請

　　・承認申請書の備考欄にその旨（コンパニオン診断薬，　　　対応する医薬品が申請されていること）を記載
　以上が義務付けられており，治験の届出に係る留意事項としては，

　　・医薬品の治験届の際に，対応するCDx薬の開発が行　　　われている場合には，備考欄にその旨を記載すること
が義務付けられている。

　このように，わが国でも診断薬と医薬品を対応させる形で承認されている。

● 3. コンパニオン診断の現状と展望

　がんの分子標的治療の開発は著しく進んでおり，作用機序別にまとめたものを表7.1.4に示す。最新の医薬品とコンパニオン診断薬などの情報は，PMDA（https://www.pmda.go.jp/）の「医薬品の適応判定を目的として承認された体外診断用医薬品又は医療機器の情報」で確認することができる。コンパニオン診断は，検査に用いる試薬と機器などを用いた方法までが規定されており，これに従わなければ医薬品を使用できない。しかし，標的分子が同じでも使用する医薬品によってCDx薬が異なる場合もある。つまり，ある標的分子をもつ患者にAのコンパニオン診断を行って，Aという薬剤で治療したが，同じ分子に対する別のBという薬剤に切り替えようとしたとき，標的分子がすでに検査されているにもかかわらず，Bのコンパニオン診断を再度行わなければならないということになる。

　コンパニオン診断は，本来，方法論の選択ではなく，特定の治療に対する標的分子を正しく検出して治療対象患者を特定することが目的である。そこで，効果的な治療を患者ごとに提供する個別化医療をよりいっそう推し進めるために，CDx薬を合理的，かつ，円滑に使用できるよう，PMDAより「医薬品横断的なコンパニオン診断を目的とする体外診断用医薬品等の取扱いについて（令和4年3月31日 薬生薬審発0331第1号・薬生機審発0331第1号・薬生安発0331第1号）」が提出された。NGSなどのプラットフォームを用いたクリニカルシークエンスでは，遺伝子変異だけではなく，遺伝子コピー数の異常，遺伝子融合などの複数の治療標的分子を同時に検出することが可能であるため，遺伝子検査パネルとしてのマルチプレックスなコンパニオン診断が行われている。また，NGSによって得られる膨大なデータからは，承認薬への適応だけではなく，臨床試験中の薬剤への適応や，将来的な治療標的分子の候補が見つかる場合もあり，次項の包括的がんパネル診療総論を参照されたい。

✎ **用語**　医薬品医療機器総合機構（Pharmaceuticals and Medical Devices Agency；PMDA）

▎7章 分子病理診断技術

表7.1.4 医薬品の作用機序からみた分子標的薬とコンパニオン診断の有無

作用機序	医薬品の種類	標的分子	分子標的薬（一般名） （2023年7月23日現在の国内承認薬）	コンパニオン診断の有無 （2023年12月22日現在）
キナーゼ活性をもつ 蛋白質を標的	抗体薬	HER2	トラスツズマブ	○
			ペルツズマブ	○
			トラスツズマブ　デルクステカン	○
			ペルツズマブ/トラスツズマブ/ポルヒアルロニダーゼアルファ（3剤配合）	○
			トラスツズマブ　エムタンシン	
		EGFR	セツキシマブ	○
			パニツムマブ	○
			ネシツムマブ	
			セツキシマブ サロタロカンナトリウム	
		VEGFR2	ラムシルマブ	
	低分子性キナーゼ 酵素阻害薬	マルチキナーゼ	ソラフェニブ	
			スニチニブ	
			パゾパニブ	
			バンデタニブ	
			アキシチニブ	
			レゴラフェニブ	
			カボザンチニブ	
			ニンテダニブ	
			レンバチニブ	
		Bcr-abl	ニロチニブ	
			ポナチニブ	
			アシミニブ	
		Bcr-abl/kit	イマチニブ	
		Bcr-abl/src	ダサチニブ	
			ボスチニブ	
		EGFR	ゲフィチニブ	○
			エルロチニブ塩酸塩	○
			アファチニブマレイン酸塩	○
			オシメルチニブメシル酸塩	○
			ダコミチニブ水和物	○
			ネシツムマブ	
		EGFR/HER2	ラパチニブ	
			アファチニブマレイン酸塩	
		ALK	ブリグチニブ	○
			アレクチニブ塩酸塩	○
			セリチニブ	○
			ロルラチニブ	○
		ALK/ROS1	クリゾチニブ	○
		JAK1/JAK2	ルクソリチニブ	
		Btk	イブルチニブ	
			アカラブルチニブ	
			チラブルチニブ	
		FLT3	ギルテリチニブフマル酸塩	○
			キザルチニブ塩酸塩	○
		NTRK	ラロトレクチニブ硫酸塩	○
			エヌトレクチニブ	○
		FGFR2	ペミガチニブ	○
			フチバチニブ	○
		MET	テポチニブ塩酸塩水和物	○
			カプマチニブ	○
		RET	セルペルカチニブ	○
		mTOR	テムシロリムス	
			エベロリムス	
		BRAF V600E	ベムラフェニブ	○
			ダブラフェニブメシル酸塩-トラメチニブジメチルスルホキシド付加物	○
			エンコラフェニブ	○
		MEK	トラメチニブ	
			ビニメチニブ	
			セルメチニブ	
		CDK4/6	パルボシクリブ	
			アベマシクリブ	

288

表7.1.4　つづき

作用機序	医薬品の種類	標的分子	分子標的薬（一般名） （2023年7月23日現在の国内承認薬）	コンパニオン診断の有無 （2023年12月22日現在）
キナーゼ活性以外を 標的	抗体医薬品	CD20	リツキシマブ	
			イブリツモマブ	
			オファツムマブ	
			オビヌツズマブ	
		CD22	イノツズマブ	
		CD30	ブレンツキシマブ　ベドチン	
		CD33	ゲムツズマブ	
		CD38	ダラツムマブ	
			イザツキシマブ	
		CD52	アレムツズマブ	
		CD79b	ポラツズマブ　ベドチン	
		VEGF	ベバシズマブ	
		RANKL	デノスマブ	
		CTLA-4	イピリムマブ	
			トレメリムマブ	
		CCR4	モガムリズマブ（遺伝子組換え）	○
		PD-1	ペムブロリズマブ（遺伝子組換え）	○
			ニボルマブ	
			セミプリマブ	
		PD-L1	アテゾリズマブ（遺伝子組換え）	○
			アベルマブ	
			デュルバルマブ	
		GD2	ジヌツキシマブ	
		SLAMF7	エロツズマブ	
		Nectin-4	エンフォルツマブ　ベドチン	
		CD19/CD3	ブリナツモマブ	
	融合糖蛋白質医薬品	VEGF	アフリベルセプト	
	低分子医薬品	DNMT	アザシチジン	
		HDAC	ボリノスタット	
			ロミデプシン	
			パノビノスタット	
			ツシジノスタット	
		EZH2	タゼメトスタット	
		EZH1/2	バレメトスタット	
		プロテアソーム	ボルテゾミブ	
			カルフィルゾミブ	
			イクサゾミブ	
		PARP	オラパリブ	○
			ルカパリブ	
			ニラパリブ	
		Bcl-2	ベネトクラックス	
		KRAS	ソトラシブ	○
		HSP90	ピミテスピブ	
	CAR-T細胞療法薬	CD19/TCR	チサゲンレクルユーセル	
			アキシカブタゲン　シロルユーセル	
			リソカブタゲン　マラルユーセル	
		BCMA/TCR	イデカブタゲン　ビクルユーセル	
			シルタカブタゲン　オートルユーセル	

● 4. コンパニオン診断に用いられる技術

CDxに用いられる測定方法の基本的な技術は，免疫組織化学（IHC），蛍光 *in situ* hybridization（FISH），各種PCR法，NGSに大別される．方法論の詳細については各々の章を参照されたい．2023年12月時点の情報の抜粋であるが，がん種，標的分子，測定方法，医薬品の関係について，分子標的薬に関するものを表7.1.5に，免疫チェックポイント阻害剤に関するものを表7.1.6に示す．前項で述べたとおり，NGSによって，ホルマリン固定による核酸の断片化などが問題とされてきた病理組織からも高スループットで多数のDNAやRNAを同時に解析できることは患者にとっても大きな利点となることから，NGSはCDxにおいても主流の技術となってきている．網羅的解析結果の蓄積により，遺伝子異常は，がん種特異的ではないものが多いことも明らかとなってきた．分子標的治療

用語　蛍光 *in situ* ハイブリダイゼーション（fluorescence *in situ* hybridization；FISH）法

■7章　分子病理診断技術

表 7.1.5　がんの分子標的治療とコンパニオン診断（抜粋）

がん種	標的分子	測定方法	医薬品*
乳癌	*ERBB2* コピー数異常	NGS	トラスツズマブ
乳癌		IHC	トラスツズマブ　デルクステカン
乳癌	*HER2* 遺伝子増幅，HER2 タンパク質		トラスツズマブ
胃癌		IHC, ISH	
唾液腺癌			
結腸・直腸癌			①ペルツズマブ　②トラスツズマブ
非小細胞肺癌	*EGFR* 遺伝子変異	NGS，リアルタイム PCR	ゲフィチニブ
			エルロチニブ塩酸塩
			アファチニブマレイン酸塩
			オシメルチニブメシル酸塩
			ダコミチニブ水和物
非小細胞肺癌	*ALK* 融合遺伝子	NGS, ISH, IHC	クリゾチニブ
			アレクチニブ塩酸塩
			セリチニブ
			ロルラチニブ
			ブリグチニブ
非小細胞肺癌	*ROS1* 融合遺伝子	NGS，リアルタイム PCR	クリゾチニブ
			エヌトレクチニブ
非小細胞肺癌	*RET* 融合遺伝子	NGS，リアルタイム PCR	セルペルカチニブ
甲状腺癌		NGS	
甲状腺髄様癌	*RET* 遺伝子変異		
非小細胞肺癌	*BRAF* 遺伝子変異	NGS，リアルタイム PCR	①ダブラフェニブメシル酸塩
悪性黒色腫		NGS，リアルタイム PCR，PCR-SSO	②トラメチニブ　ジメチルスルホキシド付加物
悪性黒色腫		NGS，リアルタイム PCR，PCR-SSO	①エンコラフェニブ　②ビニメチニブ
結腸・直腸癌		リアルタイム PCR，PCR-SSO	
結腸・直腸癌		リアルタイム PCR，PCR-SSO	エンコラフェニブ
固形癌	*NTRK1/2/3* 融合遺伝子	NGS	エヌトレクチニブ

*番号がついているものは 2 種類の薬剤を選択できる。
〔独立行政法人 医薬品医療機器総合機構：「コンパニオン診断薬等の情報」https://www.pmda.go.jp/review-services/drug-reviews/review-information/cd/0001.html より抜粋〕

表 7.1.6　免疫チェックポイント阻害剤の適応を決定するためのコンパニオン診断（抜粋）

がん種	標的分子	測定方法	医薬品
結腸・直腸癌	マイクロサテライト不安定性	NGS	ニボルマブ
非小細胞肺癌	PD-L1 タンパク	IHC	ペムブロリズマブ
食道癌			
乳癌			
固形癌	マイクロサテライト不安定性	NGS	
	ミスマッチ修復機能欠損	IHC	
	腫瘍遺伝子変異量	NGS	
結腸・直腸癌	マイクロサテライト不安定性	NGS	
	ミスマッチ修復機能欠損	IHC	
乳癌	PD-L1 タンパク	IHC	アテゾリズマブ
非小細胞肺癌			
非小細胞肺癌（術後補助療法）			

〔独立行政法人 医薬品医療機器総合機構：「コンパニオン診断薬等の情報」https://www.pmda.go.jp/review-services/drug-reviews/review-information/cd/0001.html より抜粋〕

薬はがんの種類に対してではなく標的分子に対して開発されることから，医薬品と体外診断用医薬品のがん種横断的な展開も次々に行われている（図7.1.1）。このように，医薬品の適応ならびにそれに対応する体外診断用医薬品の情報は更新が早くなってきており，常に最新の情報を確認する必要がある。

　CDxは，効果的ながんの治療法選択に直結するため，検査の適性や精度管理の徹底が求められる。本章の7.1.4～7.1.6で解説されている検体処理（プレアナリシス）から解析技術（アナリシス）に至るすべての項目が重要となる。とくに，解析を成功させるためには，CDx薬ごとに推奨

されている腫瘍細胞の含有量を満たす標本を顕微鏡下で適切に選定することが必須である。腫瘍組織はがん細胞が多くを占めるものばかりではなく，さまざまな細胞で構成されていることに注意が必要である（図7.1.2）。また，壊死や変性の少ない良質な標本作製を行うための病理技術としての基本的操作の重要性があらためて見直される。

● 5. まとめ

　がん診療において，治療効果が期待できる患者を見出すことができるCDxは必要不可欠である。CDx技術は，ま

✑用語　PCR-sequence specific oligonucleotide；PCR-SSO）法

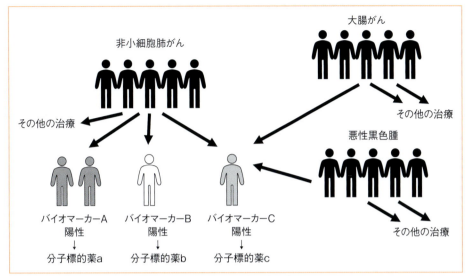

図 7.1.1　コンパニオン診断によるがん種横断的ながんの個別化医療

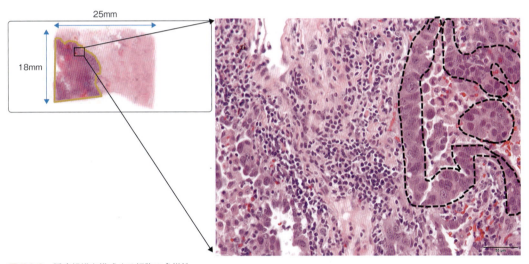

図 7.1.2　腫瘍組織を構成する細胞の多様性
左図：手術標本，黄枠内腫瘍組織　右図：×400，黒枠内がん細胞

すます少ないサンプルから高スループットに網羅的な解析を行う方向に向かうと考えられ，新たなCDx薬へと更新されるだろう。今後，がん患者から採取された検体は，形態学的評価だけではなく，遺伝子検査に用いられることを前提に取り扱うことが求められる。どのような検査にも耐える，分子から形態まで適切に保持した標本作製を日常化させるには，臨床医や看護師なども含めた院内連携のさらなる強化や設備面の充実も課題になると考えられる。

［増田しのぶ・中西陽子］

7.1.3　包括的がんパネル診療（CGP）

1. がん遺伝子パネル検査の概要

　がん遺伝子パネル検査には，マルチプレックスコンパニオン診断薬による検査と本項で説明するがんゲノムプロファイリング検査がある。マルチプレックスコンパニオン診断薬は複数のバイオマーカーを一度に検索することにより，それぞれのバイオマーカーに対応する分子標的治療薬の投与可否を決定し，治療薬の投与が可能である。そのため，国内のすべての病院で検査実施可能である。一方，がんゲノムプロファイリング検査は，分子標的治療薬が使用可能な特定のバイオマーカーだけではなく，病的意義が不明なものも含めて，DNAあるいはRNAに関するがん関連遺伝子の塩基置換，挿入/欠失，増幅（コピー数異常），融合遺伝子やエクソンスキッピングなどを検出でき，がん遺伝子パネル検査に相当する。このがんゲノムプロファイリング検査は，2024年9月1日現在で厚生労働省が認定し

7章　分子病理診断技術

た病院（13か所のがんゲノム医療中核拠点病院，32か所のがんゲノム医療拠点病院，223か所のがんゲノム医療連携病院）でしか検査することはできない[5]。また，この遺伝子異常の結果にもとづいて医療機関は，総合的な判断により治療方針の決定を行う。推奨される治療や遺伝子性腫瘍の可能性など総合的な判断を行うためには，がん治療，遺伝学，病理，遺伝カウンセリングなどの専門家で構成されるエキスパートパネル会議を実施する必要があるが，おもに中核拠点病院と拠点病院でしか開催することはできない。そのため，連携病院の担当医は，患者説明や検体準備，治療方針の説明，その後の治療などを行うことができるが，検査結果の解釈のみは中核拠点あるいは拠点病院に依頼し，担当医自身がそのエキスパートパネル会議に参加する必要がある。このエキスパートパネル会議では，検査結果で得られた変異に対する意義付け，適合する治療薬とエビデンスレベル，および治験などを含めて候補となる治療薬の検討などが話し合われる[6]。また，同時に本来の検査の目的とは異なる遺伝性疾患に関連する生殖細胞系列遺伝子などの二次性所見に関しても議論される。がん遺伝子パネル検査では，約10%に新たな治療が，約5%に遺伝性腫瘍につながる遺伝子の変化が見つかる。遺伝子パネル検査では遺伝性腫瘍が発見される可能性があるため，検査前後で遺伝カウンセリングの専門家によるサポートが大切な役目を果たしている。

● 2. がん遺伝子パネル検査の種類

がん遺伝子パネル検査で用いる検体には，生検や手術組織など直接腫瘍から得られる組織検体と採血から得られる血漿検体がある。組織検体では検査提出前に腫瘍組織量や腫瘍細胞割合，ホルマリン固定，パラフィン包埋（FFPE）ブロックの品質などのチェックが必要になる。そのため，

臨床検査技師の役割は非常に重要で，病理医や臨床医と共同作業を行いながら，検体の取扱いに注意しなければならない[7]。一方，医学的な理由，すなわち腫瘍組織量や腫瘍細胞割合，検体の品質が基準を満たさない場合や，腫瘍組織の検体で検査不可能であった場合などでは，採血による血漿検査での血中循環腫瘍DNA（ctDNA）の解析が実施される。

● 3. がん遺伝子パネル検査の特徴

組織検体による検査では，FoundationOne® CDxがんゲノムプロファイル（2019年6月に承認）やOncoGuide™ NCC オンコパネルシステム（2019年6月に承認），GenMineTOP®がんゲノムプロファイリングシステム（2023年8月に承認）がある。血漿検査には，FoundationOne® Liquid CDxがんゲノムプロファイル（2021年3月に承認），Guardant360 CDx がん遺伝子パネル（2023年7月に承認）がある。それぞれの検査の特徴に関して表にまとめた（表7.1.7）。この表にはそれぞれの検査の対象遺伝子数，腫瘍遺伝子変異量（TMB）やマイクロサテライト不安定性（MSI）検査の有無，生殖細胞系列遺伝子変異検査の有無を記載した。

● 4. がん遺伝子パネル検査の対象と保険点数

保険診療におけるがん遺伝子パネル検査の対象には2つある。1つは稀少がんや原発不明がんなど，標準治療が確立されていない固形がん患者の場合である。また，1つは局所進行性あるいは転移があり，標準治療が終了あるいは終了見込みのある患者の場合である。がん遺伝子パネル検査の保険点数は，患者に説明し同意後に提出検体を準備し，検査提出後に44,000点が算定される。次に，検査結果

表 7.1.7　各がんゲノムプロファイリング検査の特徴

	FoundationOne® CDx がんゲノムプロファイル	OncoGuide™ NCC オンコパネルシステム	FoundationOne® Liquid CDx がんゲノムプロファイル	Guardant360 CDx がん遺伝子パネル	GenMineTOP® がんゲノムプロファイリングシステム
検体の種類	腫瘍組織	腫瘍組織 全血検体	全血検体	全血検体	腫瘍組織 全血検体
対象遺伝子数	324	124	324	74	737
コンパニオン診断薬 CDx 機能	○	○	○	○	－
TMB スコアの算出	○	○	○	－	○
MSI 判定	○	○	－	○	×
生殖細胞系列 遺伝子変異	－	○	－	－	○
エキスパートパネル 会議の実施	必要	必要	必要	必要	必要

（FoundationOne® CDx がんゲノムプロファイル 2024（第 23 版）添付文書，OncoGuide™ NCC オンコパネルシステム 2023（第 5 版）添付文書，FoundationOne® Liquid CDx がんゲノムプロファイル 2024（第 6 版）添付文書，Guardant360 CDx がん遺伝子パネル 2024（第 5 版）添付文書，GenMineTOP® がんゲノムプロファイリングシステム 2023（第 2 版）添付文書）

用語 ホルマリン固定パラフィン包埋（formalin-fixed, paraffin embedded；FFPE），血中循環腫瘍 DNA（circulating tumor DNA；ctDNA），腫瘍遺伝子変異量（tumor mutational burden；TMB），マイクロサテライト不安定性（microsatellite instability；MSI）

7.1 分子病理診断技術

表7.1.8　各がんゲノムプロファイリング検査時の検体取扱いの注意点

	FoundationOne® CDx がんゲノムプロファイル	OncoGuide™ NCC オンコパネルシステム	GenMineTOP® がんゲノム プロファイリングシステム
利用される検体	FFPE ブロック	FFPE ブロック（3年以内）全血検体	FFPE ブロック（3年以内）全血検体
腫瘍細胞割合	最適：30％以上 最低：20％以上	20％以上	20％以上
未染色標本の提出枚数	・腫瘍表面積25mm² 以上の場合：切片の厚さ4～5μm×10枚 ・腫瘍表面積25mm² 未満の場合：切片の合計体積が1mm³ 以上になるように切片の枚数を追加	・切片の厚さ10μm×5枚 ・1スライドあたり16mm² 程度の組織を推奨	・腫瘍表面積16mm² 以上の場合：切片の厚さ10μm×8枚以上 ・腫瘍表面積16mm² 未満の場合：切片の合計体積が1.3mm³ 以上になるように切片の枚数を追加
薄切上の注意点	・1枚のスライドには，1つの切片のみですべて同一ブロックから作製 ・伸展や乾燥のための加熱を回避	・コンタミネーションの防止	・1枚のスライドに複数の切片を載せて提出可能 ・コンタミネーションの防止
薄切後の注意点	・12か月以内のものを使用	－	・薄切後の検体は速やかに提出 ・保管は冷蔵保管
マクロダイセクション	不要	20％未満の場合は必要	20％未満の場合は必要
全血	－	採血管 EDTA-2K 入り／採決量 2mL	採血管 EDTA-2K 入り／採決量 2mL

〔FoundationOne® CDx がんゲノムプロファイル 検査・検査の概要 中外製薬，OncoGuide™ NCC オンコパネルシステム 検体条件 シスメックス，GenMineTOP® がんゲノムプロファイリングシステム 検体準備・作製の概要，Konica Minolta〕

返却後にエキスパートパネル会議で結果が検討され，その結果や今後の治療方針を患者に説明後，12,000点が算定される。血漿検体の場合も同様の点数算定になる。

● 5. がん遺伝子パネル検査での病理部門（臨床検査技師）の役割

最後に，病理部門における臨床検査技師の役割に関して述べる。まずはがんゲノムプロファイリング検査提出時の注意点を記載する（表7.1.8）。検査成功のためには，生検組織や手術組織におけるFFPEブロックの品質の精度管理を行うことが重要である。そのためには固定までの時間，固定法，固定液の管理，切り出し法，検体受付後の固定時間の管理など，臨床検査技師が病理医と協力し，病院内の臨床医や看護師および事務部門など病院内全体の部門と連携して検体のコントロールを行う必要がある。適切な検体の取扱いのためには，日本病理学会が作成したゲノム診療用病理組織検体取扱い規程に準拠する必要がある。また，

検体提出時には，病理医と連携して腫瘍細胞量や腫瘍細胞割合を正しく評価して，検査提出時の可否や成功するための未染色標本の枚数の調整，腫瘍細胞割合を高めるためのマクロダイセクションなどを実施しなければならない。さらに，外注検査会社とも密に連携し，検体提出法や引き渡しの時間，全体のTAT（turn around time）もあわせて検討する必要がある。精度管理も重要な役目の1つである。検査全体の成功率を検討するだけではなく，失敗したときの原因（腫瘍細胞量や腫瘍細胞割合の不足，検体品質の問題，コンタミネーションなど）を病理部門で検討し，検査成功率の向上を目指し，改善に努めていかなければならない。また，遺伝子パネル検査では，自施設以外のFFPEブロックを使用することもあるため，紹介元の病理部門は正確な検体情報を提供することが求められる。そのため，紹介先の病理部門は検査結果を紹介元に還元し，院外も合わせて検体の精度管理に努める必要がある。

［羽場礼次］

7.1.4　分子病理検体処理（プレアナリシス：前処理・固定・脱灰・脱脂）

● はじめに

本項目は，現在広く用いられている「ゲノム研究用病理組織検体取扱い規程[8]」，および「ゲノム診療用病理組織検体取扱い規程[9]」を参照し記載する。分子病理診断に用いる検体は，DNA・RNA・蛋白質の変性を最小限にし，高い品質を保持し室温下における長期保管（分子病理診断

は一般的に2～3年を目安）や繰り返しの検索が可能であるFFPE標本作製を目的に記載する。また，穿刺吸引や体腔液採取などによって得られた細胞検体からも，FFPE検体（セルブロック）を作製し，一部の分子病理診断は可能である。一方で，FFPE検体を用いた分子病理診断のプレアナリシス段階では，固定前プロセス，固定プロセス，脱灰などの固定後プロセスにおいて多数の影響因子が知られ

用語 エチレンジアミン四酢酸（ethylenediaminetetraacetic acid：EDTA），turn around time（TAT）

■7章　分子病理診断技術

ている。

● 1. 固定前プロセス

(1)切除・採取直後の組織の取扱い

手術により切除された組織は，摘出後は速やかに固定液に浸漬することが望ましいが，困難な場合には，速やかに冷蔵庫など4℃下で保管し，1時間以内，遅くとも3時間以内に固定を行うことが望ましい。

内視鏡的に切除などされた消化管組織など，比較的小型の組織については，速やかに固定液に浸漬し固定を行うことが望ましい。

生検により採取された組織は，速やかに固定液に浸漬し固定を行う。

手術により切除された組織においては，摘出後30分以上室温で保持することは極力回避する。

● 2. 固定プロセス

(1)ホルマリン固定液の組成

ホルマリン固定液の組成は，非緩衝（酸性）ホルマリンではなく，中性緩衝ホルマリン溶液を固定に用いることが望ましい。

DNAを抽出し遺伝子変異解析を行うことなどを目的とする場合，20%ホルマリン溶液（7%ホルムアルデヒド）より10%ホルマリン（3.5%ホルムアルデヒド）を固定液に用いることが望ましい。ただし，RNAを用いた解析のためには，20%ホルマリン（7%ホルムアルデヒド）を用いるなどして，DNAを用いた解析の至適条件に比してより十分な固定を行う方が，おそらくRNaseが完全に失活するなどするため，良好な解析結果が得られる場合がある[8]。

(2)ホルマリン固定時間

1) 組織検体（手術検体，内視鏡的に切除された検体，生検検体）では，CDxなどの推奨を考慮し，6〜48時間の固定を行うことが望ましい。ホルマリン固定による核酸品質への影響として，核酸の断片化のほか，核酸塩基の化学修飾が知られており，とくにシトシンの加水分解に伴う脱アミノ化によりウラシルに置換し，その後のPCR増幅反応によってチミンが生成（C＞T置換）することが知られている。この反応は固定時間の延長により増加し，72時間から顕著となることから，48時間以内の固定が望ましいとされている。組織検体の大きさ，厚さ，浸透程度も考慮し，72時間以内であれば，核酸などのかなり良

好な保持が期待できる。

2) 固定不良（固定不足・過固定）による品質劣化は回避しなければならない。固定不良はDNA・RNA・蛋白質の質を極端に低下させる。一般的な固定液であるホルマリンの浸透速度は1mm /1時間程度であることを考慮し，必要な固定時間を確保する必要がある。固定前に，切り出しまでに十分な固定が行える程度の厚みまで，適切に入割することが必要である。一方，過固定については，とくに7日間以上固定された検体では，NGS用のライブラリーの作製（とくに網羅性の高い遺伝子パネル使用する場合）が困難となる。

(3)ホルマリン固定処理に使用する固定液量

ホルマリン固定に使用する固定液の容量は，組織量に対し10倍量の固定液を用いることが望ましい。とくに，肺の切除臓器は空気を含んでいるため固定液に浮いてくる。よって肺全体に10%中性緩衝ホルマリン溶液が浸透するように気管支から丁寧に10%中性緩衝ホルマリン溶液を注入する。さらに10%中性緩衝ホルマリン溶液に浸したガーゼで肺表面を覆い，均等に固定を行う。

(4)ホルマリン固定処理時の温度

ホルマリン固定時の処理温度は，室温でよい。

● 3. 固定後プロセス

(1)脱脂処理

キシレン・アルコール等量混合液またはアルコールによる脱脂を行う。

①脱脂の手順
1) 10%中性緩衝ホルマリン溶液で固定を完了する。
2) 十分に水洗を行う。
3) キシレン・アルコール等量混合液に浸漬し脱脂を行う（アルコールを経由してから入れることが望ましい）。
　振盪機を利用し，均等に脱脂が行えるようにする。脂肪が溶液中に溶け出し，キシレン・アルコール等量混合液が淡黄色になるが，数回交換し，無色透明になるまで実施する。
4) エタノールでキシレン成分を除去する。
5) 十分に水洗し，脱脂液の除去を行う。

(2)脱灰処理

ルーチンの病理組織診断用の急速脱灰（Plank-Rychlo法）

✏️用語　リボヌクレアーゼ（ribonuclease；RNase）

294

では，ゲノム解析可能な品質のゲノムDNAの抽出は困難である。

硬組織を含む検体をゲノム診断に供する可能性がある場合は，酸脱灰を回避し，EDTA脱灰を行うべきである。腫瘍部の一部に軟部組織が採取できれば，別に非脱灰FFPE検体を作製することが重要である。ホルマリン固定期間が数日以内かつEDTA脱灰を施行したFFPEブロックから，断片化の少ないゲノムDNAが抽出できる場合がある。

①脱灰の手順
1）10％中性緩衝ホルマリン溶液で固定を完了する。
2）十分に水洗を行う。
3）脂肪の多い組織片では，脱脂後に脱灰を行う方が脱灰効果は高いとされている。
4）ETDA脱灰液（P61 2.4参照）
5）十分に水洗し，脱灰液の除去を行う。

(3)組織のプロセッシング

従来型の組織プロセッサー（密閉式自動固定包埋装置）の使用は問題ない。使用薬剤の管理（交換頻度など）については不明であるが，通常の運用・管理で自験例でのNGSの成功率は高い。一方，迅速型のプロトコルでは，いまだ十分なデータは得られていない。自験例の切除臓器のプロトコルを示す（表7.1.9）。

(4)FFPEブロックの保管

FFPEブロックの保管は室温でよいが，多湿を避け冷暗所が望ましい。

● 4. 細胞診検体のプレアナリシス

がん遺伝子パネル検査ではFFPE組織検体を主として用いているが，検体量やFFPEブロックの保管期間が長く使用できない場合もあり，細胞診検体を用いたFFPEセルブロック検体を用いる場合もある。以下，「がんゲノム診療における細胞検体の取扱い指針 第 1.0 版：日本臨床細胞学会2021」[10]を参考にわれわれの実施していることを記載する。

(1)FFPEセルブロック作製のポイント
①検体提出時および検体処理後の取扱い

適正な細胞量を回収したら直ちに10％中性緩衝ホルマリン溶液に浸透し固定を行う。われわれは迅速なギムザ系染色であるヘマカラー染色で腫瘍細胞の量を確認し，細胞成分の把握を行う。

診断後に FFPE セルブロックを作製する場合，残検体は冷蔵（4℃）保管を行うことが望ましい。とくにRNAを用いる検査では検体採取から30分以内に10％中性緩衝ホルマリン溶液で固定することが必要である。

②ホルマリン固定液における許容処理時間

細胞検体では，組織生検と同様に 6～48 時間程度の固定を行うことが望ましい。

遠心分離細胞収集法の遠心管法によるホルマリン重層固定では，多量の沈査検体を用いた場合，沈渣深層部が未固定になりやすいため固定不良（固定不足）による品質劣化を回避しなければならない。

③FFPE セルブロックの作製法の選択

遠心分離細胞収集法と細胞凝固法などさまざまな作製法が存在し，2種類以上のセルブロック方法を準備しておくことが望ましい。

われわれの施設では，パラフィン・寒天サンドイッチ法とアルギン酸ナトリウム法を併用している。詳細な作製方法は専門書に委ねる[11]。

④FFPE セルブロックのプロセッシング

従来型の組織プロセッサーの使用は問題ないが，固化しにくいセルブロックによるコンタミネーションの影響を極力回避する。血液成分が乏しく腫瘍細胞のみの場合，10％中性緩衝ホルマリン溶液で固定したアルギン酸ナトリウム法は融解が生じる。

(2)固定前プロセス：診療科と臨床検査側との連携

ゲノム医療の到来で臨床検査分野では新たに次世代シークエンサーを用いたがん遺伝子パネル検査が始まった。がん遺伝子パネル検査ではその多くをFFPE標本から核酸（DNA，RNA）を抽出し，検査を実施する。FFPE標本は病理検査のための形態品質保持と遺伝子検査に必要な核酸までの品質保持が要求されている。また近年，低侵襲医療が展開されることで数mm程度の小さな生検検体などからの検査依頼が増加している。臨床検査技師はますます展開されるゲノム診療においてプレアナリシス段階からの関与が求められる。とくに生検時の迅速検体評価（rapid on site evaluation：ROSE）について，病理検査とゲノム検

表 7.1.9 切除臓器のプロトコル

順番	試薬	時間	温度	圧力
1	アルコール	0:55	37℃	ON
2	アルコール	0:55	37℃	ON
3	アルコール	0:55	37℃	ON
4	アルコール	0:55	37℃	ON
5	アルコール	0:55	37℃	ON
6	アルコール	0:55	37℃	ON
7	アルコール・キシレン混合液	1:55	37℃	ON
8	キシレン	0:55	OFF	OFF
9	キシレン	0:55	OFF	OFF
10	キシレン	0:55	OFF	OFF
11	パラフィン	0:55	63℃	OFF
12	パラフィン	0:55	63℃	ON
13	パラフィン	0:55	63℃	ON
14	パラフィン	0:55	63℃	ON

査を考慮した場合の診療科と臨床検査室とのおもな連携項目について解説する（図7.1.3）。

① 患者情報の共有

　診療科は事前に患者の臨床情報（年齢，性別，既往歴，採取部位など），病理検査の目的などについて臨床検査室側へ伝える。立ち会う臨床検査技師などは共有された情報に適した検体処理を実施することで検査に必要な検体量の確保に努める。また検査時間の短縮による患者への負担を減らすことなどが期待できる。

② 検体採取の計画

　診療科と立ち会う臨床検査技師などは画像所見から予測される検体量や性状，採取方法（採取器具，穿刺経路など）を確認する。採取された検体は一部を細胞診標本として作製し診療科と供覧，採取部位からの病変部像をその場で確認する。術者へ採取部位の適否を助言し病理検査とゲノム検査に最適な検体量の確保に努める。

③ 検査目的に合わせた処理

　検体採取後は直ちに適正な固定法でFFPE標本作製を開始する。病理標本を作製する病理検査室に目的，処理開始時間，検査の迅速性など情報共有することで病理検査とゲノム検査双方に適応した標本を作製できる。

④ 結果の共有と解釈

　結果報告後は診療科と採取検体中の病変部含有割合や採取部位，穿刺などの回数の適正性などを検証する。検体採取量によっては優先すべき検査項目などについて診

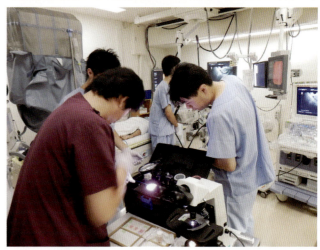

図7.1.3　ROSE 実施風景
診療科と検体性状，細胞像などの情報共有し検査目的に準拠した検体量採取を確認する。

療科と協議する。非常に重要なプロセスであり，患者に対して低侵襲で必要最低限の採取回数で止める，安全で検査精度の高いROSE運用へ反映させる。

　診療科と連携するROSEを展開することで，患者にとってさらに高度化する医療に効果的な臨床検査が提供される。ゲノム医療に求められる病理標本作製プロセスが円滑に進行できる新たな取り組みである。

［井上博文・大久保文彦］

7.1.5　分子病理標本作製技術（アナリシス：包埋・薄切）

● ポイント！

- 専用の器材と防具を揃え，他人の組織屑とヌクレアーゼの混入を避ける。
- 解析手法に適した厚みの切片を提供する必要がある。
- 患者取り違え防止のため1患者ごとに作業完結，手書き事項の誤りを防ぐ。

● 1. はじめに

　分子病理診断に利用される標本は，原則FFPE切片を用いる。解析手法には免疫組織化学（IHC）染色，ISH法，遺伝子解析があり，IHCとISHは顕微鏡で鏡検するための標本を，遺伝子解析では核酸抽出を行うためそれぞれ適正な厚みと指定要件を満たす精度が必要である。また，遺伝子解析においては他者の組織の混入，とくに腫瘍細胞の混入は偽陽性を誘引し，治療選択を誤るアクシデントにつながるため，包埋，薄切でのコンタミネーション（以降，コンタミ）と患者取り違え防止は最重要である。長期間切り置いた薄切切片の使用は避ける。

● 2. パラフィン包埋

　金属包埋皿は静電気を帯びやすく，包埋皿辺縁にコンタミが観察されることがある（図7.1.4）。このような場合，包埋後に4辺縁をトリミングすることで解決する。また，市販の使い捨てプラ包埋皿を使用することもコンタミ防止策になるが，包埋面の盛り上がりが発生しやすく標本の不要な切削が増加することがある。

　包埋センター，ピンセットの先をこまめに清拭することも重要なコンタミ予防策である。

用語　迅速検体評価（rapid on site evaluation；ROSE）

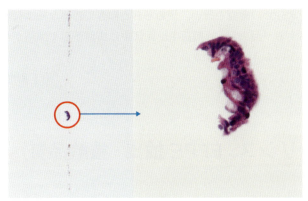

図7.1.4 包埋皿の静電気的コンタミネーション 左×8 右×400

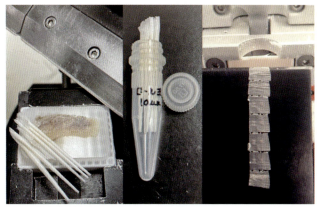

図7.1.6 ユング型ロール状薄切と回転式連続切片
左：切り終わりで寸止め 中央：チューブ 右：回転式

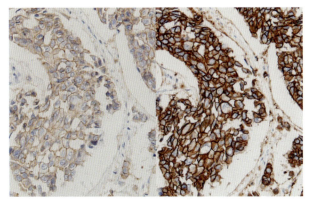

図7.1.5 切片厚の差による陽性強度の差 HER2（clone 4B5）IHC ×200
左：薄切2μm厚 右：薄切4μm厚

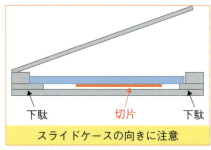

図7.1.7 搬送ケース収容

3. 薄切

(1) 薄切準備

分子病理依頼は，病理診断後に既存の標本を再薄切することが多く，ブロックの取り違え防止に努める必要がある。とくに「年」の数字読み間違いが起こりやすく，依頼書とブロック，HE標本とブロックの組織形状や番号の確認照合が重要である。

遺伝子解析方法により，組織片の大きさ，腫瘍細胞占有比率や腫瘍細胞量などが定められており（表7.1.8参照），病理医（分子病理専門医が理想）による判断が重要である。対象材料の選択とトリミング指示や薄切枚数など標本作製についての指示を受けることは必須である。

(2) 薄切器材

他人組織の混入とヌクレアーゼ（核酸分解酵素）の作用を避けるため，専用の薄切スペースと器材を使用し，手袋，マスク，ガウン，帽子を着用し薄切することが望ましい。また，1患者ごとにメス交換またはアルコール綿で清拭なども有効であるが，コスト削減と切傷防止のために，メスホルダーやミクロトームの表面をシリコンやフッ素被膜材，防水スプレーなどで覆うことでメスへのパラフィン屑の付着や静電気防止効果が得られる。

(3) 薄切厚みと枚数

IHCとISHは4μm前後が適正な厚さである。これより薄いと偽陰性や低いScore評価（図7.1.5），厚いと非特異反応が増える。貼付するスライドガラスは帯電型コートガラスを使用する。ブロック冷却は厚さムラが出やすく，常温で加湿器を使用した薄切が推奨される。切片はガラスとの間に水分が残っていないことを確認し，高温を避けて乾燥させる。溶融（65℃以上の熱をかけて切片上のパラフィンを溶かす）は偽陰性を誘発するため禁忌である。遺伝子解析用標本の厚みは5または10μm，検査法に応じてガラス種も指定されている。10μm以上の切片が崩れやすいときは，温めると切りやすくなる。

(4) ロール法と切片法

遺伝子解析用標本は，①ロール法（切片を丸めてチューブに収める）または②未染標本で供給する。ロール法は，薄切時にブロック上の引き終わりでメスを寸止めすることで，まとめて回収が可能で（図7.1.6），コンタミ防止となる。ロール法は，面の確認やトリミング，患者照合が後からできない欠点がある。いずれも，薄切前の患者確認・ブロック照合・チューブ記載事項の確認・薄切時の面出し確認は厳重に行う。患者間違えとコンタミがないように，一患者ごとに作業完結することが重要である。回転式は連続切片が容易に得られる。

■ 7章 分子病理診断技術

● 4. 施設外への提供や出検時の注意事項──

標本を触るときは最低限マスクと手袋は着用し，ヌクレアーゼや角化細胞の混入を避けなければならない。対象患者の標本で間違えがないか入念に照合する。標本状態（面や水分）の確認を行い，決められた向きで標本ケースに収容する（図7.1.7）。搬送中や保管中に高温多湿や凍結が生じないように留意する。

［山下和也］

7.1.6　分子病理標本作製技術（アナリシス：FFPE 抽出・核酸品質）

がんの分類や診断，分子標的薬の選択や治療反応の予測には，遺伝子解析技術が重要な役割を果たす。とくに次世代シークエンサー（NGS）による遺伝子検査では，変異を見逃す"偽陰性"の回避は必至であり，そのためには適正な腫瘍細胞割合（選択する部位）の担保と高品質・十分量のDNA，RNAの抽出が重要である。本項ではDNA，RNA抽出の基本，定量や品質確認方法について注意点や工夫を述べる。

● 1. 抽出前処理──

（1）dissection

腫瘍割合を高める作業（ダイセクション：dissection）と薄切枚数の増量目安の一助として，検査種ごとに必要な核酸の種類，量，腫瘍含有率を表7.1.10に示す。

dissectionには，専用機器を用いて顕微鏡下にレーザーで行うmicro-dissectionと，メスなどを用いて肉眼で切離するmacro-dissectionがある。後者は，どの施設でも油性ペンとスカルペルや片刃などの道具で簡便に実施できる（図7.1.8，7.1.9）。注意点はコンタミネーション防止と非腫瘍部位や壊死細胞の選択的除去である。遺伝子を扱う工程のすべてで共通であるが，マスクやパウダーフリーのラボ用手袋，白衣などを使用し，RNA分解酵素（RNase）のコンタミネーションにも注意が必要である。ヘモグロビンやメラニン色素，コロイド成分は，PCRやライブラリ調製の妨害物質として知られ，各添付文書に沿った対応が重要である[12~17]。

（2）脱パラフィン

チューブ内でキシレンやミネラルオイル，市販のキットを用いる方法や，ガラスの状態でキシレンによって脱パラフィンを行う方法がある。それぞれの施設でサンプル数や曝露防止の環境に応じて適した方法を選択する。使用するキシレンやエタノールは水分が混入しないように，未使用のものを使用する。パラフィンやキシレン，エタノールの残存は抽出効率やライブラリ調製効率に影響を及ぼす可能性がある。

● 2. FFPE 検体の核酸抽出──

核酸抽出は，フェノール/クロロホルム/エタノール法やAGPC法などがあるが，現在は市販のFFPE検体専用のDNA，RNA抽出キットを用いることが多い。キットはスピンカラム法と磁気ビーズ法に大別され，目的に該当したものを選択する（表7.1.11）。抽出工程は，蛋白質を分解するプロテイナーゼ K処理と熱によるメチレン架橋を外す脱クロスリンク処理を行う。これらの反応温度や時間はキットごとに異なり，これらが不完全もしくは過剰な場

表 7.1.10　FFPE を用いる各種遺伝子検査の条件

検査名	必要核酸種	必要量	推奨腫瘍割合
AmoyDx® 肺癌マルチ遺伝子 PCR パネル	DNA RNA	67.5 ～ 135ng* 120 ～ 1,200ng*	20%以上
オンコマイン Dx Target Test マルチ CDx システム	DNA RNA	10ng 10ng	30%以上
肺がん コンパクトパネル® Dx マルチコンパニオン診断システム	DNA RNA	10ng 10ng	5%以上
FoundationOne® CDx がんゲノムプロファイル	DNA	55 ～ 1,000ng	最低 20%以上
OncoGuide™ NCC オンコパネルシステム	DNA	200ng 以上**	20%以上
GenMineTOP がんゲノムプロファイリングシステム	DNA RNA	200ng 以上 400ng 以上	20%以上

*吸光度法による，**2024 年 11 月末より50ng 以上に変更
〔日本肺癌学会バイオマーカー委員会：肺癌患者におけるバイオマーカー検査の手引き，2024，株式会社理研ジェネシス：AmoyDx®肺癌マルチ遺伝子 PCR パネル添付文書，2024，ライフテクノロジーズジャパン株式会社：オンコマイン™ Dx Target Test マルチ CDx システム（テンプレート調製試薬）添付文書，2024，株式会社 DNA チップ研究所：肺がん コンパクトパネル® Dx マルチコンパニオン診断システム添付文書，2024，Foundation Medicine, Inc.（USA）：FoundationOne® CDx がんゲノムプロファイル添付文書，2024，Foundation Medicine, Inc.（USA）：Foundation One® CDx Summary of Safety and Effectiveness Data，2023，シスメックス株式会社：OncoGuide™ NCC オンコパネル システム添付文書，2023，コニカミノルタ REALM 株式会社：GenMineTOP がんゲノムプロファイリングシステム添付文書，2023.〕

✎用語　acid guanidinium thiocyanate-phenol-chloroform extraction（AGPC）

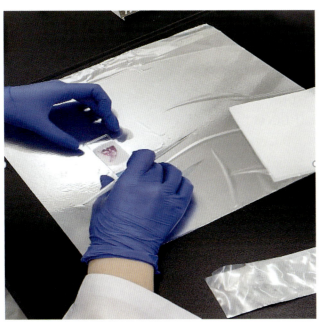
図7.1.8 スカルペルによるdissectionの様子

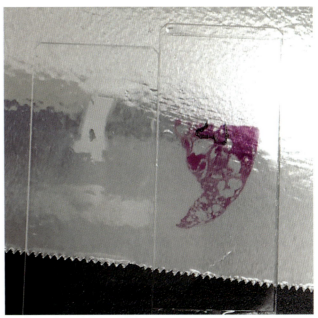
図7.1.9 マーキングしたHE（右）とdissection後の未染標本（左）

表7.1.11 抽出法によるメリットとデメリット

	スピンカラム法	磁気ビーズ法
メリット	・簡便 ・比較的, 安価	・高純度 ・自動化可能 ・粘性の高い検体でも可能
デメリット	・収量の上限がある ・性状によって目詰まりのおそれがある	・専用機器が必要 ・コストが高い

合, 抽出された核酸の量や品質に影響があり, ライブラリ調製効率に影響を及ぼす可能性があるため厳守する。RNAは非常に分解されやすいため, 汗, 唾液などに存在するRNaseの曝露を防ぐためにマスクやパウダーフリーのラボ用手袋, 白衣などを使用する。抽出時にRNaseやDNaseを用いることがあるため, DNA抽出とRNA抽出は場所や使用する器具を分けるといった注意が必要である。

(1) UNG処理

市販の抽出キットの中にはUNG処理工程が含まれているものがある。これはホルマリン固定や長期保管によりシトシンが加水分解による脱アミノ化を起こし, ウラシルへと変化したアーチファクトをUNGという酵素により除去する処理である。もともとはPCR増幅産物のキャリーオーバーによる偽陽性を抑制するのに使用する酵素である。UNG処理によりC>T変化アーチファクトの除去は期待できるが, アーチファクトではないC>T変異も除去されることが予想される。

● 3. 核酸定量

抽出されたDNA, RNAはライブラリ調製を行う前に検査に適した収量を満たすかを確認する。核酸量を調べるには下記の2つの方法が広く用いられている。

(1) 吸光度法

260nmの波長の吸光度により濃度定量を行う。260nmにおける吸光度（A260）が1となる核酸濃度はDNAでは50ng/μL, RNAでは40ng/μLである。しかし, 正確には260nmの波長を吸収する多くの物質の総濃度であるため, 蛍光法と比較して高めの数値が出ることが多く, 純度やPCRが可能な品質であるかは別の方法での担保が必要である。

(2) 蛍光法

二本鎖DNA（dsDNA）やRNAに特異的に結合する蛍光色素を用いて, 励起光をあてた際の蛍光強度により定量を行う。毎回, 標準物質により検量線を作成することにより, 正確な定量が可能となる。色素を選択することで特異的, かつ高感度に定量が可能であるが, 蛍光物質は易減衰性のため, 試薬や調整後の試料はアルミホイルで蓋をして暗所に置くといった遮光が必要である。

● 4. 核酸の純度確認

抽出された溶液には核酸以外にも細胞成分や残存抽出試薬が含まれる。核酸以外の成分が多く混入している場合, ライブラリ調製工程に影響を及ぼす可能性がある。核酸の純度確認は簡便な方法として吸光度法が行われていたが,

---

用語 デオキシリボヌクレアーゼ（deoxyribonuclease ; DNase）, uracil-*N*-glycosylase（UNG）

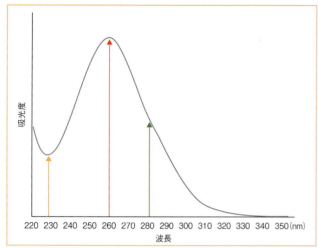
図7.1.10 核酸の吸収スペクトル

感度は低いため，吸収スペクトルまで確認することが重要である。現在は電気泳動装置が一般的である。

(1) A260/A280

核酸塩基が吸収極大をもつ260nmの波長と蛋白質が吸収極大をもつ280nmの波長の吸光度の差を用いて算出する。1.8～2.0の場合，核酸純度が高いと考えられる。A260にスペクトルピークがあり，A280にはスペクトルピークがないことを確認する（図7.1.10）。

(2) A260/A230

核酸塩基が吸収極大をもつ260nmの波長とペプチド結合やフェノール，グアニジウム酸が吸収極大をもつ230nmの波長の吸光度の差を用いて算出する。1.0以下の場合，フェノール，グアニジウム酸のコンタミネーションが考えられ，核酸純度が低いと考えられる。A230にスペクトルピークがないことを確認する（図7.1.10）。

● 5. 核酸の品質確認

核酸の質は最終的にアウトプットされるNGSデータの質に大きく影響を及ぼす。FFPEからの抽出核酸は，一般的に未固定組織（凍結）からのものよりも断片化が進んでいる。行うアッセイに求められる品質を満たしていることを適切な指標を用いて担保することが重要である。たとえば，一部のNGS検査ではライブラリ調整の過程でDNAを酵素，もしくは超音波でNGS解析に適した断片へ破砕するため，DIN値が低くても問題にならないことがある。

(1) DNA

①DIN値

DNAの品質指標であり，アジレント社のTape Stationシステムを用いて算出する。1～10のスコアで算出され，数値が小さいほど断片化が進んでいる。3以下では断片化が強く進んでいると考えられる。

(2) RNA

①RIN値

RNAの品質指標でありアジレント社のTape Stationシステムを用いて算出する。1～10のスコアで算出され，数値が小さいほど断片化が進んでいる。3以下では断片化が強く進んでいると考えられる。

②DV200

RNAの品質指標でありアジレント社のバイオアナライザシステムまたはTape Stationシステムを用いて算出する。RNA中の200塩基以上のRNA断片の割合であり，数値が小さいほど断片化が進んでいる。70％以上で良好，30％以下で断片化が強く進んでいると考えられる。

(3) DNA, RNA

①アガロースゲル電気泳動

高分子DNAは数十Kbに，RNAは28Sが約5kbと18Sが約2kbにバンドが観察される。断片化が進むとともにスメア状になりバンドが確認できなくなる。

②ΔCT値

リアルタイムPCRを用いて解析対象遺伝子のthreshold cycleを内部標準遺伝子のthreshold cycleで補正したもの。長鎖アンプリコンと短鎖アンプリコンのthreshold cycleの差が一般的に用いられている。数値が大きいほど断片化が進んでいる。4以下であればライブラリ作成が可能と考えられる。

［白石直樹］

用語　DNA integrity number（DIN）値

7.1 | 分子病理診断技術

7.1.7　分子病理標本作製技術（細胞診）

● 1. はじめに

　昨今の分子標的薬の発展に加えて，2019年6月よりがんゲノムプロファイリング検査[*1]が保険適用となり，ますます遺伝子検査の重要性が高まってきている。検査には保険収載上FFPEを用いることがほとんどであり，検査成功のための鍵を握る核酸の質を高めるため検体の精度管理が病理検査技師にとっての重要な業務の1つとなっている。一方，本項で紹介する細胞診検体についても，一般的にアルコール固定であり核酸の質がFFPEよりよいと考えられていたことから，遺伝子関連検査におけるFFPE代替材料として使用されてきた。本項では細胞診検体の特徴や細胞診検体を用いた遺伝子解析の歩みとその未来をふまえて簡単に解説する。

参考情報
＊1：がんゲノムプロファイリング検査
生検や手術などで採取されたがんの組織を用いて，高速に大量ゲノムの情報を読み取る次世代シークエンサー（NGS）で，多数の遺伝子（数十〜数百）を網羅的に調べること。病的バリアントが見つかり，その遺伝子変異に対して効果が期待できる薬がある場合には，専門家会議を経て臨床試験を含め対象薬剤の使用を検討する。

● 2. 細胞診検体の特徴

(1) 細胞診検体の種類
　細胞診検体の種類は，各部位の穿刺吸引，擦過検体や体腔液，洗浄液などがある。これらの検体を通常は直接塗抹検体，あるいは液状化細胞診（LBC）[*2]として細胞診検査に使用するが，免疫染色や遺伝子検査用として別途セルブロックを作製することも多い。遺伝子検査には，その汎用性からLBC検体残余液やセルブロック，体腔液・洗浄液

の凍結検体が使用されることが多い。

参考情報
＊2：液状化細胞診
採取した細胞を固定保存液に回収後，専用の装置を用いて細胞診検査用標本を作製する技術。

(2) 遺伝子検査における細胞診検体の利点
　細胞診検体はFFPE検体と同様に遺伝子検査に関して重要な検査材料となり得る。利点としては侵襲性が低く複数回採取可能なことで，組織が採取できないような患者からもサンプル採取ができることがあげられる。加えてサンプルの準備時間が固定，包埋，薄切などいくつかの工程が必要なFFPE検体と比べて短いことがあげられ，遺伝子検査のための検体準備の時間が短く済むため患者にとってもメリットがあることが多い。検体作製過程における特徴を表7.1.12に示した。

● 3. 細胞診検体の取扱いの注意点

　ゲノム医療時代における細胞診検体の取扱いについては日本臨床細胞学会から出されている「がんゲノム診療における細胞検体の取扱い指針　第1.0版」[10]に基本的な取扱いについて凡例を用いながら〔（C）：日常診療において推奨される事項，（R）：臨床研究等への利用を考慮する場合に推奨される事項，（N）：回避すべき事項〕取扱い実証データ付きで記載されている。より詳細に知りたい場合はHP（https://jscc.or.jp/guideline/）を確認してほしい。

(1) 検体作製から標本作製まで
　検体採取から検体処理開始までの取扱いは「可及的速やかに」が基本事項である。各種方法で採取された細胞検体

表 7.1.12　組織検体（FFPE）と細胞検体の特徴

検体種別	組織検体（FFPE）		細胞診検体		
	手術検体	生検検体	直接塗抹検体	LBC	セルブロック
固定液	10% 中性緩衝ホルマリン	10% 中性緩衝ホルマリン	95%エタノール／メタノール	エタノール／メタノール／イソプロパノール／ホルマリン	10% 中性緩衝ホルマリン
腫瘍細胞量	多い	少ない	少ない−多い	少ない−多い	少ない−多い
核酸品質	低−中	高	低−高	高	中−高
特徴	1. FFPE 作製工程時に時間を要し核酸抽出までに時間がかかる 2. さまざまな遺伝子パネル検査に対応可	1. FFPE 作製工程時に時間を要し核酸抽出までに時間がかかる 2. 大きい遺伝子パネル検査ができない場合あり	1. カバーガラスがかかっている場合は外すのに時間がかかることがある 2. 細胞量がごく少数の場合は NGS 検査不可の場合あり	1. ホルマリンが入っている固定液では固定時間に注意が必要 2. 細胞量がごく少数の場合は NGS 検査不可の場合あり	1. FFPE 処理が必要 2. 大きい遺伝子パネル検査ができない場合あり

✎ **用語**　液状化細胞診（liquid-based cytology；LBC）

301

■ 7章　分子病理診断技術

表 7.1.13　代表的なセルブロック標本作製方法

遠心管法（試験管法）

1	検体を 3,000rpm で 3 ～ 5 分間 遠心分離
2	上清を除去
3	10％中性緩衝ホルマリンを用いて 6 ～ 24 時間固定*
4	検体を 3,000rpm，3 ～ 5 分間 遠心分離しホルマリンを除去
5	容器上部にて水平に切る
6	沈渣が入った容器を垂直に切り断面作製
7	脱水・パラフィン浸透
8	包埋

アルギン酸ナトリウム

1	検体を 3,000rpm で 3 ～ 5 分間 遠心分離
2	上清を除去
3	10％中性緩衝ホルマリンを用いて 6 ～ 24 時間固定*
4	蒸留水にて洗浄 3,000rpm，5 分間 遠心分離して上清除去
5	1％アルギン酸ナトリウム数滴（約 0.5mL）添加後によく混和
6	3,000rpm，5 分間 遠心分離 上清除去
7	1mol/L 塩化カルシウムを 2 ～ 3 滴加え固化させる
8	蒸留水を入れ沈渣を浮遊させる，もしくはゲルをピンセットで取り出す
9	脱水・パラフィン浸透
10	包埋

* 2018 年 3 月に日本病理学会が策定したゲノム診療用病理組織検体取扱い規程 [10] では FFPE の固定時間は 6 ～ 48 時間が推奨されている。セルブロックでは 3 時間の固定でも良質な核酸が得られることが報告されている [18] が，免疫染色などへの影響 [19] もありここでは 6 時間以上とした。

は迅速に検体処理を開始することが重要である。すぐに処理ができない場合は 4℃ で保管することが望ましい。4℃ では室温で保管するよりも核酸の質の低下が穏やかであり，保管期間が 3 日間程度であればある程度核酸の質の低下が抑えられることがわかっている。検体を室温で放置することは核酸の質の低下につながるため避けるべきである。セルブロック作製法については多数の方法があるが，現在では遠心管法，アルギン酸ナトリウム法が主流となっている。その作製方法を**表 7.1.13** に示した。固定時間は生検検体と同じく 6 ～ 24 時間が望まれるが多量の細胞成分が認められる場合には固定不良に注意が必要である。LBC 検体についても検体採取後は速やかに LBC 保存液で処理を行うことが重要である。保存は室温よりも 4℃ で保管した方が核酸の質の低下が抑えられる。体腔液・洗浄液などの液性成分を凍結する場合は液体窒素などで急速に凍結し，－80℃ 保管後は速やかに抽出することが望ましいが，液体窒素などがない場合には直接 －80℃ 保存でもとくに DNA 解析においては問題のないことが多い。遺伝子検査に LBC 保存液，セルブロック，凍結検体を使用する場合はあらかじめ検体に含まれる細胞量や腫瘍率を把握しておくことが重要である。

(2) 核酸抽出時

一般的には凍結検体以外の検体（直接塗抹検体，LBC，セルブロック）は各社から販売されている FFPE 用の核酸抽出キットで代用することが一般的である。どの検体の種類においても，抽出法やその条件により至適条件が異なり，また核酸収量の測定法によっても異なるので注意が必要である。キットによって異なるが，一般的には 56℃ でプロテイナーゼ K 処理を行い 90℃ で核酸とホルマリンのクロスリンクを除去するための熱処理を行う場合（例：キアゲン社キット）や 70℃ で上記工程を合わせて行う場合（例：プロメガ社キット）がある。また，ホルマリンが使用されていない固定液を使用した場合は未固定細胞専用の抽出キットでも代用可能な場合がある。実際に行う検査に必要な核酸量や測定法を参照のうえで十分な核酸を抽出で

きるように適切にキットを選択することが必要であり，各施設で行う場合は各自検証をして使用することが望ましい。

① LBC

◆ホルマリンを含む LBC 保存検体における核酸抽出

ホルマリンを含む保存液を使用する CytoRich™ Red 保存液（ベクトン・ディッキンソン），TACAS Ruby（医学生物学研究所 MBL），LBC プレップ 2（武藤化学）などがあげられる。詳しい組成などは各社の HP や安全データシートを参照にしていただきたい。ホルマリンを含む保存液から核酸抽出する場合はクロスリンクを除去するための熱処理を行った方が抽出効率は高い。一般的なキアゲン社のキットを使用する場合は，FFPE の場合は核酸とホルマリンのクロスリンクを除去するための 90℃ で 1 時間熱処理を行うが，ホルマリンを含む保存液を使用する LBC 保存液ではその時間は短くて済み，10 分でも十分とされており逆に長時間の熱処理は核酸の量・質ともに低下につながる。

◆ホルマリンを含まない LBC 保存検体における核酸抽出

ホルマリンを含まない LBC 保存液とは，具体的に BD シュアパス™ コレクションバイアル（ベクトン・ディッキンソン），ThinPrep® プレザーブサイト液（ホロジック），TACAS Amber（医学生物学研究所 MBL），Cellprep® バイアル（ロシュ・ダイアグノスティックス），LBC プレップ（武藤化学）などなどがあげられる。ホルマリンを含まない LBC 保存液から核酸抽出する場合は加熱による核酸とホルマリンのクロスリンクの除去を省略することができる。

② セルブロック

一般的には通常の FFPE 検体における核酸抽出法と同様の手法である。キアゲン社キットでは核酸とホルマリンのクロスリンクを除去するための 90℃ の処理を行った方が抽出効率は高い。プロメガ社キットではキット推奨のプロトコールよりも 70℃ でのインキュベート時間は短時間で効率よく核酸抽出が行える。

7.1 | 分子病理診断技術

表7.1.14 細胞診検体を用いた保険収載されている検査項目

商品名	対象遺伝子	検体対象[*1]	保険点数	会社	原理
ウロビジョン®DNA FISH プローブキット	3番，7番および17番染色体の異数倍数体，9p21遺伝子座の欠失	尿	1,597	アボット	FISH
OncoGuide®AmoyDx®ROS1融合遺伝子検出キット	ROS1	胸水，気管支洗浄液等	2,500	理研ジェネシス	RT-PCR
肺がん コンパクトパネル®Dx マルチコンパニオン診断システム	EGFR, BRAF, KRAS, ALK, ROS1, RET, METex14 スキッピング[*2]	胸水，気管支洗浄液，気管支擦過洗浄，針洗浄液，組織懸濁液等	20,000	DNAチップ研究所	NGS

[*1] セルブロックは除く。
[*2] 2024年12月時点での情報。

③既存標本

未染色標本はほとんど使用されず，Papanicolaou染色，May-Grünwald Giemsa染色後の標本を使用することがほとんどである。FFPE検体における核酸抽出キットを用いて抽出が可能である。キアゲン社の場合は核酸とホルマリンのクロスリンクを除去するための90℃の処理は10分でよい[19]が既存標本を用いた核酸抽出法においては現状各種キットでの検証例が少なく，各施設で行う場合には各自条件検討をして使用することが望まれる。

● 4. 各種検査のおける細胞診材料の利用（研究段階も含めて）

細胞診検体が遺伝子検査に頻繁に使用されるようになったのはEGFR遺伝子変異陽性肺癌にEGFR-TKIが有効であることがわかり，2007年に治療適応を決めるEGFR遺伝子変異検査が保険適用となって以降である。当時はいわゆる体外診断薬（IVD）やCDx薬が存在せず自家調整検査（LDT）で，多くは精度管理がなされているとされた登録衛生検査所（いわゆる検査センター）によって実施されていた。主要検査センターで採用された保険算定可能な3つのLDT相当法（PNA LNA PCR-Clamp法，PCR-Invader法，Cycleave法）が検査法として国内では主流となった。その後，Scorpion ARMS法を用いたリアルタイムPCR法（therascreen® EGFR変異検出キット；キアゲン社）が2012年2月に，またTaqman probe法を用いたリアルタイムPCR法（コバス® EGFR変異検出キット；ロシュ・ダイアグノスティックス社）が2014年1月にそれぞれIVD承認された。現在はIVDによる方法が，主要検査センターや医療機関において主流となっている。LDTを行っていた時代から気管支洗浄液や胸水，セルブロックなどは検査を受託し保険算定していた歴史があるが，IVD試薬承認後はFFPEでの検査が保険収載条件のため実質，保険点数は算定されないが外注検査で委託して検査を行っているのが実際である。その他の肺癌関連検査ではALK FISH，ROS1融合遺伝子検査，BRAF変異検査などの単一遺伝子検査においては細胞診検体が一部で用いられていたが，その多くはセルブロック検体であった。IVD法が一般的となった現在では，セルブロックを使用した遺伝子検査の保険算定の可否については現状各自治体によってさまざまであるのが現状である。セルブロックを除いた細胞診検体での現在保険収載された検査項目を表7.1.14に示す。

現時点ではLBCや直接塗抹法での検査は認められておらず，液性成分の沈査を使用した検査が少数適用されているのみである。注目すべき点は2023年2月13日に初めて細胞診検体（気管支擦過，気管支洗浄液，胸水，針洗浄液，組織懸濁液など）を使用した遺伝子パネル検査が日本で初めて承認されたことである。このパネルはEGFR，ALK，ROS1，METex14スキッピング，KRAS，BRAF，RET，HER2（ERBB2）の8つの遺伝子を検査でき，そのうち4遺伝子についてはコンパニオンとして，3遺伝子はコンパニオン診断薬として現在拡大申請中の検査である。

直接塗抹法やLBCについても研究段階ではあるが，検証が進んでいる。直接塗抹法については雨宮らが2016年に捺印細胞診標本を利用したNGS解析を行っており，FFPEよりも核酸の質がよく，かつFFPEと同等にがん関連バリアントを検出できることを報告している[20]。また現状，FFPEが対象の肺癌に対する遺伝子パネル検査のオンコマインDx Target TestマルチCDxシステムにおいて既存細胞診標本でバリアントが100%FFPEと一致してDNAだけでなく融合遺伝子も正確に検出できることを報告している[21]。LBC検体については藤井ら[22]，松尾ら[23]，赤羽ら[24]が遺伝子パネル検査における核酸品質の検証を行い，赤羽らは加えてLBC検体を使用するカスタム融合遺伝子パネル検査について報告しており，LBCの検体からmRNA解析を行うことも可能だと報告している[25]。

わが国では日本臨床細胞学会で呼吸器細胞診検体処理の精度管理ワーキンググループ，ゲノム診療時代における細胞診のあり方検討ワーキンググループが立ち上げられ各種

📝用語 体外診断薬（in vitro diagnostics；IVD），自家調整検査（laboratory developed test；LDT），peptide nucleic acid-locked nucleic acid polymerase chain reaction clamp method（PNA LNA PCR-Clamp法）

検討が続けられている．今後はがん遺伝子パネル検査の普及も相まって各種検査，とくにAmoyDx® 肺がんマルチ遺伝子PCRパネルのようなマルチプレックスPCR検査やオンコマインDx Target TestマルチCDxシステムのようなNGSを使用した検査への細胞診検体の適応拡大がます ます進んでいくと予想され，細胞検体を用いた遺伝子検査のプレアナリシス段階およびアナリシス段階の標準化が急務である．

［雨宮健司］

7.1.8 分子病理標本作製技術（PCR・RT-PCR・NGS）の基礎

1. PCRとは

PCRは検出したいDNA配列を増幅する技術である．遺伝子関連検査ではPCRを用いて検査されることが多く，検査結果として判定されるものや検査工程の途中で用いられるなど用途は多様である．

2. PCRの原理

PCRで必要となる試薬は，PCRバッファー（$MgCl_2$などを含む），プライマー（フォワードおよびリバース），dNTP，ポリメラーゼを必要とする．反応原理は，熱変性による二本鎖DNAの水素結合の解離，プライマーのアニーリング，伸長反応による複製であり理論上，nサイクルで2^n倍に増幅する（図7.1.11）．

3. PCRの応用

PCRはサーマルサイクラーにより増幅産物を得る方法とリアルタイムPCRを用いて増幅曲線を得る方法がある（図7.1.12）．

(1) サーマルサイクラーにより増幅産物を得る方法

サーマルサイクラーでPCRを実施し増幅産物を電気泳動などで確認する．検体がRNAの場合，逆転写酵素を用いて相補的DNA（cDNA）を合成した後にPCRを行うRT-PCRが用いられ，キメラ遺伝子の判定などに用いられる．またPCR-RFLPでは，増幅産物に制限酵素による反応を加え，切断された増幅産物の有無により既知バリアントを確認できる．また検査工程でPCRを実施し増幅産物を利用するものがあり，PCRダイレクトシークエンスやNGSのライブラリ調製などで用いられる．

(2) リアルタイムPCRを用いて増幅曲線を得る方法

サーマルサイクラーに蛍光を検出する装置が付加されたリアルタイムPCRを用いて，PCRの増幅過程をモニタリングし増幅曲線を得て判定する方法である．代表的な蛍光標識プローブ法では，PCRの試薬に蛍光標識プローブが添加されており，PCRによる増幅が進むと蛍光量が増え増幅曲線が得られる．キメラ遺伝子の検出，mRNAの定量などに用いられ，応用としてターゲットのバリアントの有無を解析するものがあり，非小細胞肺がんのEGFR変異検出やマルチ遺伝子PCRパネルなどで用いられる．

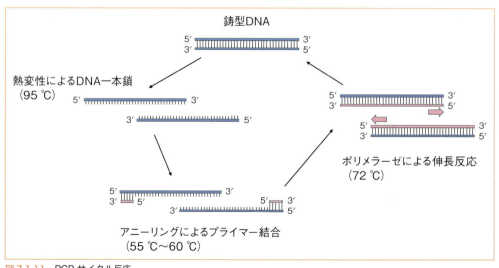

図7.1.11　PCRサイクル反応

📝 **用語**　デオキシヌクレオシド三リン酸（deoxyribonucleotide triphosphate；dNTP），相補的DNA（complementary DNA；cDNA），逆転写ポリメラーゼ連鎖反応（reverse transcription PCR；RT-PCR），ポリメラーゼ連鎖反応制限酵素断片長多型（PCR restriction fragment length polymorphism；PCR-RFLP）

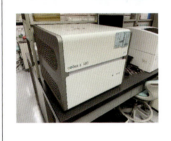
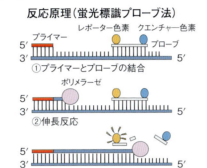
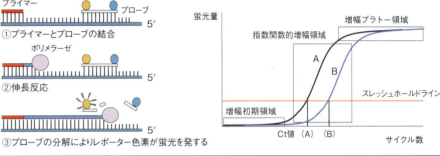
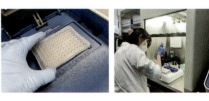

図7.1.12　PCRを利用した検査

(3) 増幅曲線

増幅曲線は，横軸をサイクル数，縦軸を蛍光量とし，各サイクルの蛍光量をプロットしたものである。増幅曲線は3つの領域が存在し，リアルタイムPCRで検出できない蛍光量の増幅初期領域，明確に増幅曲線を確認することが可能な指数関数的増幅領域，試薬の性状変化や枯渇が原因で増幅が生じなくなる増幅プラトー領域がある。指数関数的増幅領域でスレッシュホールドラインを設定し，増幅曲線と交差したサイクル数をCt値という。検体に含まれる検出したい核酸のコピー数によりCt値は変化し，コピー数が多ければ指数関数的増幅領域が早く出現しCt値は低くなる。

4. NGS

NGSは一度に数百万から数億ほどの塩基配列取得を可能にしたシークエンサーである。多数のがん関連遺伝子をパネル化した試薬で検査するがん遺伝子パネル検査には，マルチプレックスコンパニオン診断やがんゲノム医療の包括的ゲノムプロファイリング検査がある。

5. NGSの特徴

NGSの特徴として以下があげられる。

①解析の自由度が高い

塩基配列を取得する領域設定の自由度が高い，がん遺伝子パネル検査のようながん関連遺伝子のみで構成されるパネルは，解析領域を限定していることからリード数を多く得られ，高い検査精度が得られる。

②超並列ショートリード

数百の短い塩基配列を超並列にシークエンスすることで大量の塩基配列を取得する。

③複数検体の同時解析

ライブラリ調製で検体DNAにインデックス配列を付加して検体を識別可能とし，複数検体をプールして解析する。プール可能となる検体数は，NGSのスペック，解析する領域，精度上必要なリード数のバランスから決定される。

④解析パイプライン

NGSは塩基配列を取得するのみであり，バリアントの検出は，解析パイプラインが別途必要となる。解析パイプラインの一部について，クラウドを利用するものや外部委託するサービスも存在する。

用語　Ct値（cycle threshold；Ct），一塩基バリアント（Single Nucleotide Variants；SNV），挿入または欠失（insertion/deletion；Indel）

7章 分子病理診断技術

⑤アレル頻度
1分子由来の塩基配列を取得していることからアレル頻度が得られる．アレル頻度は，腫瘍細胞比率の情報と照らし合わせ，検出されたバリアントが腫瘍由来であるかの参考情報となる．また生殖細胞系列のヘテロは，50％であり二次的所見の際に確認される．

⑥多様な解析
SNV，Indel，CNV，fusionなどを検出する．またがんゲノムの検査においてMSI，TMBなどを解析するものがある．

● 6. NGSの解析原理と検査の流れ

(1) 検体の選択と核酸抽出
腫瘍検体は正常細胞が混在するので，腫瘍細胞比率を確認する．腫瘍細胞比率は高い方が望ましい（図7.1.13）．核酸抽出後は核酸の品質評価を実施し，NGSの解析成功率を予測する[9]．

(2) ライブラリ調製
ライブラリ調製とは，検体のゲノムから検出したいバリアントを含む領域のみを抽出する工程である．またNGSで塩基配列を読み取る際，ガラス基板やビーズに結合するために必要なアダプター配列や検体を識別するインデック

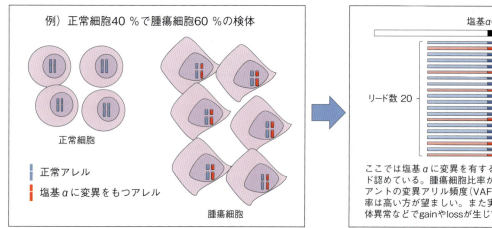

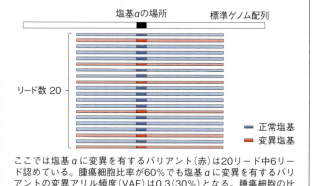

図7.1.13 病理検体におけるNGS解析の考え方（SNVの場合）

ここでは塩基aに変異を有するバリアント（赤）は20リード中6リード認めている．腫瘍細胞比率が60％でも塩基aに変異を有するバリアントの変異アリル頻度（VAF）は0.3（30％）となる．腫瘍細胞の比率は高い方が望ましい．また実際の臨床検体では，腫瘍細胞の染色体異常などでgainやlossが生じVAFが変化するので留意する．

フローセル・蛍光によるシークエンス

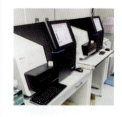 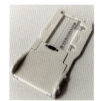 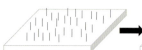 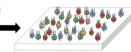

1分子由来のライブラリがアダプターで基板に超並列結合 → PCRによるクラスター生成 → 蛍光が付いたヌクレオチドによる合成と読み取りを繰り返し塩基配列取得

半導体チップ・水素イオンによるシークエンス

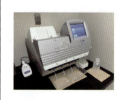 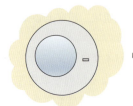 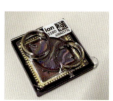 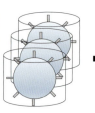 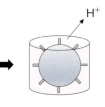

オイル内の水滴中で1分子のDNAライブラリが1個の固相ビーズに結合しPCR → 半導体チップの微細なウェルにPCR後の固相ビーズが入る → ヌクレオチドを送液し合成された場合水素イオンが放出される

図7.1.14 NGSの塩基配列取得

用語 コピー数多型（Copy Number Variation；CNV），マイクロサテライト不安定性（microsatellite instability；MSI），腫瘍遺伝子変異量（tumor mutational burden；TMB），変異アレル頻度（variant allele frequency；VAF）

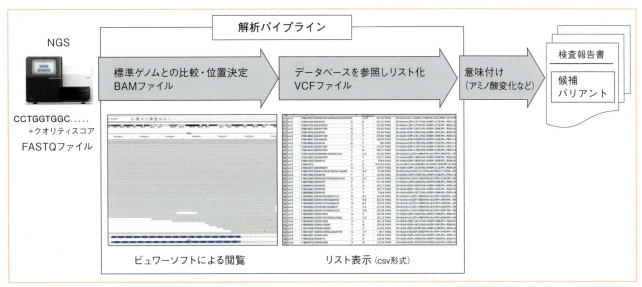

図7.1.15 解析パイプライン（ゲノムシークエンスの例）

ス配列を付加する。ライブラリ調製の方法として目的のターゲットDNAのみをキャプチャーするRNAベイトを用いたハイブリッドキャプチャー法，PCRで増幅するアンプリコン法がある。

(3) NGSの塩基配列取得

複数検体のライブラリ調製DNAをプールし，NGSの解析を実施する。塩基配列の取得法は，フローセルとよばれるガラス基板上で蛍光を利用して読み取る方法[26]，半導体チップにて水素イオンを利用して読み取る方法がある[27]（図7.1.14）。

(4) 解析パイプラインによる処理

NGSは塩基配列を取得するのみであり，塩基配列とクオリティスコアからなるFASTQファイルが出力される。解析パイプラインでは，hg19などの標準ゲノムと比較してシークエンスされた塩基配列の位置を特定し，BAMファイルが作成される。BAMファイルは，ビュワーソフトを用いて目視確認することが可能である。続いて体細胞変異データベースなどで，クリニカルなバリアントが検出された場合は，コールされ，最終的にVCFファイルが作成される。コールされたバリアントは，候補バリアントとしてアミノ酸変化などの意味付けを行い，報告書が作成される（図7.1.15）。

(5) 医学的解釈

候補バリアントの報告に加え，適応となる治療薬の有無やエビデンスレベルなど医学的解釈の情報を付加し，エキスパートパネルで患者ごとの治療方針について検討される。

［柿島裕樹］

7.1.9 分子病理標本作製技術（染色体・*in situ* hybridization法）

● ポイント！

- FISH法は，未染標本だけではなくPapanicolaou染色，May-Grünwald Giemsa染色，あるいはHE染色を施された標本からも可能である。
- FFPE切片標本では薄切による核の切断が生じるため，シグナルのアーチファクトに注意する。
- 細胞診のスメアやスタンプ標本は細胞がwhole cellの状態でそのまま貼り付いているため，FFPE切片とは異なり核の切断によるアーチファクトの影響を受けにくいのが利点である。液状化検体細胞診（LBC）標本は，細胞回収率が高く細胞の重なりが少ないことからFISH法に非常に適している。

● 1. 原理

(1) FISH法

FISH法はISH法から発展した遺伝子検出法である。蛍

用語 バイナリーアライメントマップ（binary alignment map；BAM），バリアントコールフォーマット（Variant Call Format；VCF）

7章 分子病理診断技術

光標識したDNAプローブと試料染色体上の目的とするDNAをハイブリダイゼーションさせてから，蛍光シグナルを可視化して判定する。ステロイド系薬剤，アルキル化剤，代謝拮抗薬剤投与中の造血器腫瘍患者ではG-banding法で培養しても分裂像が得られないことがあるが，そのような場合でもFISH法は間期核を用いて分析することができる。また，未培養で細胞を固定して分析をすることもできるため，分析を短期間で行えるというメリットがある。しかし，FISH法は特定の染色体のみを標識するため，目的とする染色体の数的異常や構造異常を調べることはできるが，変異やメチル化などを把握することはできず，染色体全体の異常の検出は不可能である。したがって，診断や治療，および予後の推測に重要な情報を得るためには，FISH法の特性を理解して検査を行うことが重要となる。

FISH法には直接法と間接法がある。直接法は，蛍光物質が直接標識されているDNAプローブを用いる方法である。間接法には一次抗体，二次抗体を反応させて蛍光シグナルを発色させるビオチン法，ジゴキシゲニン法がある。現在は直接法が主流である。

2. FISH法に用いるプローブの種類

FISHプローブは標識方法によってさまざまな種類がある。

(1) 染色体ペインティング

染色体ペインティング（WCP）は，特定の染色体の短腕から長腕までを同じ蛍光で標識するため，染色体の構造異常を検出できる。

(2) 染色体エニュメレーションプローブ

染色体エニュメレーションプローブ（CEP）は，染色体の動原体などに局在するαサテライトなどを蛍光標識するため，間期核染色体などの特定の染色体の異数性異常（モノソミー，トリソミーなど）が検出できる。先天性疾患の13, 18, 21トリソミーや骨髄異形成症候群（MDS）の7モノソミー，8トリソミー（図7.1.16A）などの検出に用いられる。

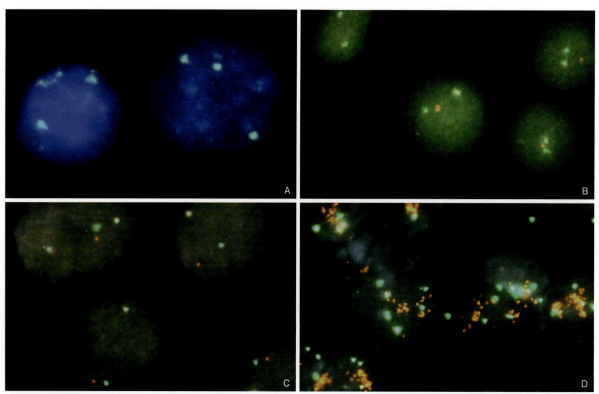

図7.1.16 FISHシグナルパターン 1,000×
A：CEP8のFISH画像。正常細胞では緑のシグナルを2個認める。本例は8番染色体のトリソミーであり，CEP8（spectrum green）のシグナルが3個認められる［Vysis CEP 8（D8Z2）SpectrumGreen Probe］。
B：BCR/ABLのFISH画像。正常細胞では赤と緑のシグナルを2個ずつ認める。BCR/ABLの転座が起こっていると，ABL（spectrum orange）とBCR（spectrum green）の黄色の融合シグナルが認められる（Vysis LSI BCR/ABL ES Dual Color Translocation Probe）。
C：ALKのFISH画像。正常細胞では黄色の融合シグナルを2個認める。ALK関連の転座が起こっていると，5'ALK（spectrum orange）と3'ALK（spectrum green）の分離シグナルが認められる（Vysis LSI ALK Dual Color, Break Apart Rearrangement Probe）。
D：HER2（spectrum orange）/CEP17（spectrum green）比が2.2以上のHER2増幅シグナルを認める（パスビジョン®HER2 DNAプローブキット）。

用語 染色体ペインティング（whole chromosome painting；WCP），染色体エニュメレーションプローブ（chromosome enumeration probe；CEP），骨髄異形成症候群（myelodysplastic syndromes；MDS）

7.1 | 分子病理診断技術

(3)遺伝子座特異識別子

遺伝子座特異識別子（LSI）は，特定の遺伝子を標識し，異数体，欠失，転座，逆位，増幅といった異常を検出できる。

①欠失

同じ染色体上の2箇所を異なるプローブで標識することにより，染色体の部分的な欠失が検出できる。中皮腫でのCDKN2A，乏突起膠腫での1p36領域，19q13領域が代表的である。

②転座，逆位

◆融合（図7.1.16B）

染色体転座の切断点付近を異なる蛍光色素（赤と緑）を用いて標識する。転座によって生じたキメラ遺伝子をもつ細胞では赤と緑が融合した黄色のシグナルが検出される。リンパ腫でのIGH/BCL2，IGH/MYCが代表的である。

◆分離（図7.1.16C）

染色体転座の切断点付近を異なる蛍光色素（赤と緑→黄）で標識することによって，転座が起こるとシグナルが分離（黄→赤と緑）される。ALK（2p23），MLL再構成（11q23），CBFβ inv（16）（p13.1 q22）が代表的である。

③増幅（図7.1.16D）

特定の遺伝子の増幅異常を検出する。乳癌におけるHER2 FISH法では，HER2/CEP17比≧2.0を陽性とする。

(4)テロメアプローブ

テロメアプローブは，染色体の短腕，長腕の微小欠失を検出できるよう，サブテロメアに蛍光標識したプローブなどがある。

● 3. FISH法に用いる検査材料

先天性疾患や造血器腫瘍においては，血液や骨髄液からのカルノア固定細胞浮遊液を用いたFISH法が行われている。しかし，病理分野のFISH法では，カルノア固定細胞浮遊液は体腔液などで使用することはあるが頻度は低く，ホルマリン（10%中性緩衝ホルマリン液）固定したFFPE切片標本，95%エタノール，あるいはメタノールで固定した細胞診スメア標本を用いるのが主流である。未染色標本を用いることが多いが，細胞診材料は未染色標本が保存されていないことが多い。しかし，Papanicolaou染色，MG染色あるいはHE染色を施された標本でもFISH法は可能である。近年では，LBC材料でもFISH法が応用されている。LBCは，細胞回収率が高く細胞の重なりが少ないことからFISH法に非常に適した方法である。中皮腫やがん性胸腹膜炎などの体腔液，尿路上皮癌の自然尿や分腎尿，乳腺やリンパ節などの穿刺材料からのFISH法が可能となり，補助診断として有用な手段になると考えられる。

● 4. FISH染色

カルノア浮遊固定標本を材料としたFISH染色は，参考文献[28]に示されているプロトコールに準じて行う。しかし，ホルマリンなどで固定された材料の標本作製方法は，カルノア固定標本の場合とは大きく異なり，熱や酵素を用いた前処理が必要となる。前処理試薬は各メーカーなどから市販されている。FFPE切片材料から標本を作製するときは脱パラフィン後，熱処理をしてから酵素処理を行う。酵素処理時間は固定条件やFFPE切片の厚さにより異なる。また，腫瘍の種類によっても処理時間が異なり，非上皮性腫瘍は上皮性腫瘍に比べ酵素処理時間が長い傾向にある。細胞診スメア標本に関しては，乾燥固定あるいはメタノール固定された標本の場合は前処理の必要はない。しかし，エタノール固定された標本ではFFPE切片と同様に前処理が必要である。

前処理後のFISH染色はカルノア固定標本でのプロトコールとほぼ同様であるが，denaturationを80℃で行っている点が異なる。市販のHER2体外診断薬および当院のプロトコールを以下に紹介する。

(1)パスビジョンHER-2 DNAプローブキットのプロトコール（一部改変）[29]

①前処理

1) 脱パラフィン
2) 0.2mol/L HClに20分間浸漬する。
3) 精製水に3分間浸漬する。
4) 洗浄緩衝液に3分間浸漬する。
5) 80±1℃の前処理溶液に30分間浸漬する。
6) 精製水に1分間浸漬する。
7) 洗浄緩衝液に5分間浸漬する。

②酵素処理

8) 37±1℃に加温したプロテアーゼ溶液に10～60分間浸漬する。
9) 洗浄緩衝液に5分間浸漬する。

③検体の固定

10) 10%中性緩衝ホルマリンに常温10分間浸漬する。
11) 洗浄緩衝液に5分間浸漬する。

✎ **用語** 遺伝子座特異識別子（locus specific Identifiers；LSI），cyclin-dependent kinase inhibitor 2A（CDKN2A），b-cell lymphoma 2（BCL2），mixed lineage leukemia（MLL），core binding factor beta（CBFβ），テロメアプローブ（telomere probe）

④DNA変性
12) 72±1℃の変性溶液（70％ホルムアミド/2X SSC）の入ったコプリンジャー中に5分間浸漬し，検体DNAを変性させる。
13) 脱水，風乾する。

⑤ハイブリダイゼーション
14) DNAプローブを10μL添加し，37℃のインキュベーターで14～18時間のハイブリダイゼーションを行う。

⑥洗浄
15) 72±1℃のポストハイブリダイゼーション洗浄緩衝液（2X SSC/0.3％ NP-40）に2分間浸漬する。
16) 遮光下で風乾する。
17) DAPIで対比染色する。

(2) ヒストラ HER2 FISHキットのプロトコール[30]
①前処理
1) 脱パラフィン
2) 95～99℃の1×前処理液に20分間浸漬する。コプリンジャーを温浴槽から取り出し，検体スライドを浸漬したまま，常温で20分間放冷する。
3) 精製水で2分間ずつ3回洗浄する。

②酵素処理
4) 37℃に加温したプロテアーゼ溶液に10分間浸漬する。
5) 精製水で2分間ずつ3回洗浄する。
6) 脱水，風乾する。

③DNA変性
7) 10μLのプローブ溶液を切片上に滴下する。カバーガラスで標本を覆い，カバーガラスのまわりをペーパーボンドでシールする。検体スライドを85℃のホットプレートに載せて5分間熱変性させる。

④ハイブリダイゼーション
8) 37℃のインキュベーターで14～18時間のハイブリダイゼーションを行う。

⑤洗浄
9) 72±1℃に加温した洗浄用緩衝液に2分間浸漬する。
10) 2× SSCで3分間ずつ2回洗浄する。
11) 脱水，風乾する。
12) DAPIで対比染色する。

前処理方法などは異なるが，いずれも良好なシグナルが得られる。DNA変性には，変性溶液を用いる方法と用いない方法がある。どちらでも良好なシグナルを得ることができるので，各施設に合った方法を選択することが望ましい。

重要なポイントは酵素処理である。酵素処理時間は固定条件やFFPE切片の厚さによって異なる。また，腫瘍の種類によっても処理時間が異なり，非上皮性腫瘍は上皮性腫瘍に比べ酵素処理時間が長い傾向にある。上述した各方法の酵素処理時間が異なるのは，酵素の濃度の違いによるものである。したがって，良好な標本作製のためには，最適な酵素処理操作が重要となる。細胞診材料のメタノール固定標本は前処理不要であるが，95％エタノール固定標本は酵素処理なしではシグナルが安定しないので，酵素処理を行う必要がある。また，LBC標本は細胞回収率が高く細胞の重なりが少ないことから，遺伝子染色体解析に非常に適している。LBC標本は中皮腫やがん性胸腹膜炎などの体腔液，尿路上皮癌の自然尿や分腎尿，乳腺やリンパ節などの穿刺材料からの解析が可能となるため，補助診断の手段として有用と考える。しかし，LBC標本も酵素処理なしでは酵素処理ありよりシグナルは安定せず，酵素処理を3～6分間行うと適正なシグナル発現が得られる。

● 5. FISHシグナルの観察の注意点

FISH法では，シグナルカウント評価に注意すべき点がある。FFPE切片標本では薄切による核の切断が生じるため，アーチファクトが発生する。とくにモノソミーと欠失の解析が問題となる。図7.1.17は健常人女性の皮膚FFPE切片（4μm）のXシグナルである。通常はXシグナルを2個認めるが，薄切によりシグナルが0または1個の細胞が存在している。これは異常ではなく，薄切によって核が切断されたため生じたアーチファクトである。細胞の大きさや薄切切片の厚さにもよるが，20％近くの細胞にアーチ

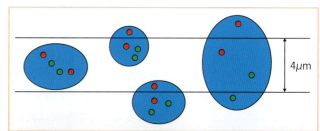

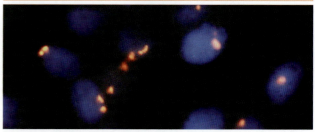

図7.1.17　FFPE切片におけるアーチファクト　1,000×
上：4μm切片内に核が入れば細胞は切断されずアーチファクトは生じない。しかし4μm切片内に核が入らなければシグナルは切断され，欠失に見えるアーチファクトが生じる。
下：健常人であればXシグナルが2個認められる。しかし薄切によるアーチファクトで，Xシグナルが0や1個の細胞を認める。

7.1 | 分子病理診断技術

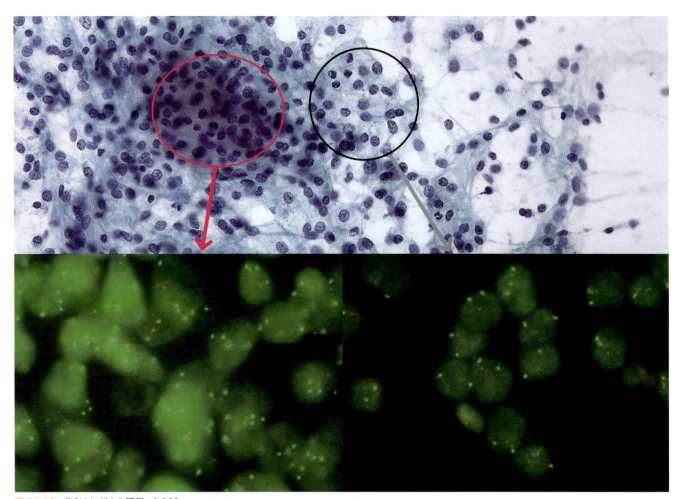

図7.1.18 FISHシグナル評価 1,000×
上：乏突起膠腫の Papanicolaou 染色像。重積性の強い細胞集塊と散在性の腫瘍細胞が見られる。左下：重積性の強い細胞集塊は，細胞境界が不明で評価は難しい。右下：集塊辺縁の散在している細胞は，個々の細胞境界がはっきりしておりシグナルの評価が可能である。

ファクトが生じることもあり，モノソミーや欠失の解析結果の評価には注意を要する。腫瘍細胞内に数%のモノソミーあるいは欠失異常があった場合，異常とアーチファクトの鑑別は非常に困難と考える。したがって，モノソミーや欠失の解析が想定される症例では，可能であれば細胞診標本を作製することが望ましい。

細胞診のスメアやスタンプ標本は細胞全体の状態でそのまま貼り付いているため，FFPE切片とは異なり核の切断によるアーチファクトの影響を受けにくく良好な解析結果が得られる。病理材料によるFISH法はターゲットとする異常によって正しく標本を選択することが重要となる。とくに細胞診材料では，重積性の強い細胞集塊の中心部では細胞境界が不明で評価が難しく，集塊辺縁でしか評価できない場合もあるため，重積性の強い腫瘍は注意を要する（図7.1.18）。

● 6. 病理細胞診分野への臨床応用

(1) 分子標的薬の感受性評価
近年では，FISH法を用いた分子標的薬の感受性評価が重要である。ターゲットとする染色体異常によって解析方法はさまざまである。

(2) grade分類への鑑別補助診断
病理細胞診断の鑑別補助診断には従来，IHC染色法が用いられてきたが，近年では腫瘍関連遺伝子が特定されてきていることから遺伝子染色体解析が応用され，とくに軟部腫瘍の解析が進んでいる。また，造血器系腫瘍では形態，表面形質，遺伝子が統合的に評価されて分類されており，腫瘍の遺伝子検索は組織亜型の確定や治療方針の決定に重要な情報を提供する。

リンパ腫の診断はG-banding染色体解析では結果が得られにくく，リンパ節生検，リンパ節穿刺，およびスタンプ標本による遺伝子染色体解析が有用である。とくにB細胞性リンパ腫では，特異的転座の証明は病型確定に重要である。また，近年明らかにされた*IGH/BCL2*および*IGH/MYC*の転座を有するダブルヒットリンパ腫（DHL）は予後が極めて不良である。DHLの確定診断には，FISH法により*IGH/BCL2*および*IGH/MYC*の転座を証明することが最も重要である。

低悪性度B細胞性リンパ腫は免疫染色による病型分類が可能であるが，濾胞性リンパ腫における*IGH/BCL2*転座，

311

7章　分子病理診断技術

マントル細胞リンパ腫における*CCND1*転座，*MALT*リンパ腫における*API2/MALT1*は病型特異的遺伝子異常であり，遺伝子解析により的確な診断と治療，および予後の推測に重要な情報を提供することが重要である。近年とくに増加しているMPMは，胸水細胞診では反応性中皮細胞や腺癌との鑑別が困難なことがあり，*CDKN2A*遺伝子のホモ接合欠失が認められる。

(3) レトロスペクティブな検索

病理細胞診材料は，レトロスペクティブ（retrospective）な分子生物学的解析に非常に適した材料と考える。すでに作製されたFFPEブロックや標本からの解析が可能であるため，検体を再採取する必要がない。FFPEブロックからの新鮮なFFPE切片は，ホルマリン固定条件にもよるが過去の材料であってもFISH法に用いることは十分可能と考える。われわれの経験では，20年前の脳腫瘍FFPEブロックから作製した標本でもFISH法が可能であった。薄切後のFFPE切片の保存温度は−80℃が望ましいが，シグナルの発色は薄切してすぐの標本より悪いことが多い。したがって薄切後すぐに染色することを推奨している。

● 7. 精度管理

すでに述べたとおり，パラフィン切片標本では薄切による核の切断が生じるため，モノソミー解析や欠失解析の評価には注意を要する。細胞診材料は細胞全体の状態でそのまま貼り付いているため，FFPE切片とは異なり核の切断によるアーチファクトの影響を受けにくいのが利点である。したがって，染色体の異常に応じた標本の選択が重要となる。

良好なFISHシグナルが得られないと正しい評価はできない。分子標的薬剤の感受性評価や病理細胞診，grade分類への鑑別補助診断といった重要な目的での検査であるため，不適な標本での評価は行うべきでなく，光度の強いシグナルを得られない場合は再染色を行う。

［郡司昌治］

🖋**用語**　ダブルヒットリンパ腫（double hit lymphoma；DHL），apoptosis inhibitor 2（API2），粘液関連リンパ組織（mucosa-associated lymphoid tissue；MALT）

参考文献

1) 畑中　豊，他：「分子病理診断の標準化と精度管理」，病理と臨床 2011；29：346-352.

2) 畑中　豊：「固形腫瘍の遺伝子検査の今昔」，病理と臨床 2023；41：1205-1208.

3) Biomarkers Definitions Working Group："Biomarkers and surrogate endpoints：preferred definitions and conceptual framework", Clin Pharmacol Ther 2001；69：89-95.

4) Kikuchi Y et al.："Clinical practice guidelines for molecular tumor markers, 2nd edition review part 1", Int J Clin Oncol 2024；29：1-19.

5) 国立がん研究センター：「がんゲノム医療中核拠点病院・拠点病院・連携病院について」，令和 6 年，https://for-patients.c-cat.ncc.go.jp/Hospitals20240901.pdf.

6) 角南久仁子，他（編）：がんゲノム医療遺伝子パネル検査 - 実践ガイド -，医学書院，2020.

7) 日本病理学会（編）：ゲノム研究用・診療用病理組織検体取扱い規程，羊土社，2019.

8) 日本病理学会：ゲノム研究用病理組織検体取扱い規定，2016.

9) 日本病理学会ゲノム診療用病理組織検体取扱い規程策定ワーキンググループ：「ゲノム診療用病理組織検体取扱い規程」，2018.3，https://pathology.or.jp/genome_med/elearning.html.

10) 日本臨床細胞学会：「がんゲノム診療における細胞検体の取扱い指針 第 1.0 版」2021.6.15，https://cdn.jscc.or.jp/wp-content/themes/jscc/guidelines/2021/genome_guidelines_0604.pdf.

11) 兵藤直樹，他：「新しいセルブロック作製法（パラフィン・寒天サンドイッチ法）の考察と比較検討」，医学検査 2015；64：600-604.

12) 株式会社理研ジェネシス：AmoyDx®肺癌マルチ遺伝子 PCR パネル添付文書，2024.

13) ライフテクノロジーズジャパン株式会社：オンコマイン™ Dx Target Test マルチ CDx システム（テンプレート調製試薬）添付文書，2024.

14) 株式会社 DNA チップ研究所：肺がん コンパクトパネル® Dx マルチコンパニオン診断システム添付文書，2024.

15) Foundation Medicine, Inc.（USA）：FoundationOne® CDx がんゲノムプロファイル添付文書，2024.

16) シスメックス株式会社：OncoGuide™ NCC オンコパネル システム添付文書，2023.

17) コニカミノルタ REALM 株式会社：GenMineTOP がんゲノムプロファイリングシステム添付文書，2023.

18) 村田和也，他：「アルギン酸ナトリウム FFPE セルブロック法における核酸品質と蛋白発現 - ホルマリン固定プロセスの違い」，日本臨床細胞学会雑誌 2021；60：15-21.

19) 岡本奈美，他：「ホルマリン固定乳癌細胞セルブロックを用いたホルモン受容体および HER2 検査における固定時間の検討」，日本臨床細胞学会雑誌 2018；57：109-113.

20) Amemiya K et al.："Simple and rapid method to obtain high-quality tumor DNA from clinical-pathological specimens using touch imprint cytology", J Vis Exp 2018；133：56943.

21) Amemiya K et al.："Actionable driver DNA variants and fusion genes can be detected in archived cytological specimens with the Oncomine Dx Target Test Multi-CDx system in lung cancer", Cancer Cytopathol 2021；129：729-738.

22) Fujii T et al.："Evaluation of RNA and DNA extraction from liquid-based cytology specimens", Diagn Cytopathol 2016；44：833-40.

23) Matsuo Y et al.："Method for preservation of DNA stability of liquid-based cytology specimens from a lung adenocarcinoma cell line", Virchows Arch 2021；478：507-516.

24) Akahane T et al.："Comprehensive validation of liquid-based cytology specimens for next-generation sequencing in cancer genome analysis", PLoS One 2019；14：e0217724.

25) Akahane T et al.："Direct next-generation sequencing analysis using endometrial liquid-based cytology specimens for rapid cancer genomic profiling", Diagn Cytopathol 2021；49：1078-1085.

26) イルミナ株式会社：次世代シーケンステクノロジーのご紹介，2016.

27) ライフテクノロジーズジャパン株式会社：オンコマイン™ Dx Target Test マルチ CDx システム（解析機器）添付文書，2019.

28) 日本染色体遺伝子検査学会：「染色体遺伝子検査の品質保証のための指針 第 2 編」，日本染色体遺伝子検査 2014；32（1）：60-89.

39) アボットジャパン：Vysis® ALK Break Apart FISH プローブキット 試薬添付文書，2014.

30) 常光：ヒストラ HER2 FISH キット試薬 添付文書，2016.

8章　遠隔病理診断技術

章目次

8.1：遠隔病理診断技術……………………316

　8.1.1　遠隔病理診断の概論

　8.1.2　遠隔病理診断の実際

SUMMARY

　インターネットの発展と普及により，より多くの情報を画像も含めて瞬時に入手できる時代となった。このことは，近年我々が経験した新型コロナウイルスの世界的パンデミックによって人々の接触を避けた状態でも，モニターを介した情報交換が十分行えることが立証され，日常的に活用されるようになった。また，インターネットを介した患者情報の送受信は，過疎地医療や病理医不足を補填する医療技術としても有益である。病理組織標本のデジタル化により病理医不在施設においても術中迅速病理診断に限らず，通常の病理組織診断，コンサルテーションなどを行うことが可能となった。

　本章では，遠隔病理診断の歴史から病理組織標本の適正にデジタル化するための技術について解説する。

8.1 遠隔病理診断技術

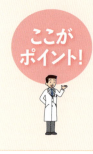

ここがポイント!
- インターネット環境と周辺機器を含めたPCの機能拡大により，専任病理医不在施設における術中迅速診断を可能とさせ，遠隔医療・過疎地医療を発展させた。
- 遠隔病理診断は，臨床医や病理技師などの送信側と診断する病理医はもとより，スタッフ間の日頃からのコミュニケーションが重要である。
- バーチャルスライドの用途は，病理組織診断に限らず，教育資料・コンサルテーション・外部精度管理など，とくに多人数での顕微鏡画像共有に有用である。

8.1.1 遠隔病理診断の概論

1. 遠隔医療と病理組織診断

現代では，インターネット環境の高速化と周辺機器を含めたパーソナルコンピュータ（PC）の機能拡大によって，膨大な情報量の送受信が可能となり，国民の生活に大きな変化をもたらした。このことは，同時に医療に対しても多大な影響を与え，とくに遠隔医療と過疎地医療の発展へと導いた[1]。

加えて，2019年より数年にわたり国民が経験した世界的パンデミックにより，遠隔地間でのモニターを介した情報交換が日常的に行われるようになった[2]。

遠隔医療とは，「映像を含む患者情報の伝送に基づいて遠隔地から診断，指示などの医療行為及び医療に関連した行為を行うこと。」と定義されている[3]。この映像を用いた医療技術とは医師と患者（Doctor to Patient）あるいは医療施設間で行われる遠隔診療や医療相談，もう一方には遠隔病理診断をはじめ医師間におけるコンサルテーションや遠隔指示のもとで行われる手術，遠隔放射線画像診断などの医師と医師（Doctor to Doctor）または医療従事者間で行われる2つの方向性（図8.1.1）から成り立っている[3]。

2. 遠隔病理診断の歴史的変遷

わが国における遠隔病理診断のはじまりは，1983年に慶応大学病理学教室と伊勢原の慶応病院の間で行われた世界初のテレパソロジー実験に遡る[1]。その後，1990年には信州大学と広島大学の間でアナログ回線を用いた移植病理診断が行われた。1992年には光ファイバーを利用したハイビジョンテレパソロジー実験が東北大学と仙台市立病院間で展開された[4]。続く1996年には政府により遠隔医療研究班が設立され，テレパソロジーの発展に対する気運が高まるなか，ようやく2000年に保険診療が実現した。

現在では，IT技術の進歩とともに，デジタル画像を介した病理医不在施設における遠隔術中迅速診断をはじめ，病理医間におけるコンサルテーションが可能となり，その結果がん診療をはじめとする地域の診断格差と病理医不足を解消する手段としてさらなる発展が期待されている[5,6]。

3. テレパソロジーとは？

テレパソロジーとは，遠いという語源の「Tele」と病理学「Pathology」とをつないだ言葉で，離れていながらに

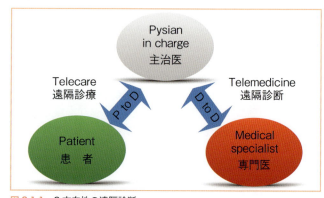

図8.1.1 2方向性の遠隔診断
主治医と患者間による遠隔診断と，主治医と専門医間でのコンサルテーションなどから成り立つ。

用語 パーソナルコンピュータ（personal computer；PC），information technology（IT）

して顕微鏡画像を共有し，病理診断が行われることを意味する。この診断技術について，古くから活発な討論が行われてきた日本デジタルパソロジー研究会のガイドラインには，「画像を中心とした病理診断情報を電子化し，種々のデジタル回線を通じて他地点に伝送し，空間的に離れた2地点，または多地点間で，狭義には病理組織や細胞診の診断およびコンサルテーションを，広義には診断のみならず，教育，研修，学会活動など，病理の諸活動を行うことを言う」と定義されている[7,8]。

この方法により，常勤病理医の不在施設においても迅速凍結標本を作製する機器とそれを通信する環境さえ整備すれば，病理医の集中する都市部より遠く離れた地域においても手術中の迅速診断が可能となり，病理専門医の不足を解消する手段として期待される[8]。

この遠隔診断を安全で円滑に継続させるためには，診断をする受信側病理医と遠隔地にいる送信側臨床医および技師との間で良好なコミュニケーションが図られていることが大前提となる。また，送信側施設に専任の病理担当技師が配置されていない場合，診断する側の病理医のもとで勤務する中核施設の病理技師は，時として迅速凍結標本の作製技術や画像の配信方法について，送信側技師に研修を行うなど診断レベルを向上させるための直接的な技術サポートを行うなどの重要な役割も背負う。

8.1.2　遠隔病理診断の実際

● 1. テレパソロジーの運用方法

今日では，多くの医療施設や地域で工夫した方法により顕微鏡所見を共有し，迅速または非迅速にかかわらず遠隔病理組織診断を行うことが可能となった[5~8]。

日常的な診断標本のデジタル画像をクラウドサーバーへアップロードし，他施設の病理医が画像の保管フォルダへアクセスして診断を実施したり，病理医間のコンサルテーションを行うことも可能である[9,10]。

テレパソロジーの需要性の高いものの1つとして，術中の迅速病理診断があげられる。通常同一施設内の手術室と病理検査室の間で行われる実標本による術中迅速診断では，医療安全の観点から多くの約束事を設定して運用しているのが現状であろう。院外施設間でもこれと同様に，契約や連絡手順，送受信者の対応，報告様式など多くの取り決めを締結したうえで運用することが事故を回避するうえで必須となる[7]。とくに遠隔医療全体においてはチーム医療が重要視され，スタッフ間同士の良好な人間関係のもとに運用されることが基礎となる。

● 2. テレパソロジーによる術中迅速診断の実際

(1) 検査日予定調整

臨床医は，手術の予定と迅速診断の必要性を病理検査担当技師に伝え，技師は病理医と日程を調整する。必要に応じて臨床医と病理医間で直接連絡を取り，臨床診断や迅速診断の目的を詳細に伝える。突発的な検査依頼にも対応できるように，日常から標本作製に必要な消耗品を備え，通信機器の管理に努める。

(2) 検査前準備

検査当日，検体が提出される前に病理医へ予定変更の有無や検体が提出される予定時刻を連絡し，凍結標本作製装置の不具合がないかを確認するほか，通信機器の接続確認をしておく。

(3) 検体提出と肉眼所見の観察

通常は，臨床医より標本作製部位を指示されたうえで摘出検体が病理検査室へ提出される。標本作製を行う技師は，病理医に代わって病巣部の色調，硬さ，周囲組織との境界などの肉眼所見を十分観察し，診断側病理医へ情報を伝える準備をする。次に，指示された部位あるいは診断に最も適すると思われる病変部を切り出し，迅速凍結標本を作製する。この際，後にどの部位を標本にしたのかオリエンテーションがつくように写真撮影やスケッチによる記録を残しておくことが重要である。

また，肉眼的特徴がある肺結核症や肺アスペルギルス症などの感染症が疑われる場合には，検体の一部を細菌検査室へ提出し，塗抹標本の迅速染色を依頼し，検体提出側臨床医と診断側の病理医へ連絡を行い，バイオハザードの観点からでき得る限り凍結標本作製を避ける。

(4) 迅速凍結組織標本

標本作製法については，P91「2.8凍結組織標本作製法」の節に譲るが，仕上がった標本が診断に適した標本なのか，または切り出した病変部が適切であるかを鏡検により判断し，診断に不足のない標本を作製することに努める。

(5) 標本伝送・鏡検

症例の臨床的背景や検体の性状などを病理医へ伝えるとともに，デジタル画像伝送システムにより，病理医のもと

へ画像を配信する。または、受信側からリモートコントロール可能な画像伝送システムに標本を搭載する。必要に応じて切り出し部位の肉眼画像も伝送し、特徴所見を伝えることが重要である。顕微鏡画像の伝送には後述するバーチャルスライドを用いる方法もある[7,8]。

(6) 受信側病理医による迅速診断

病理医は、伝送された組織画像を観察し診断を行い送信側の臨床医へ可能な限り直接内容を伝える。この際、提出された検体の個数と診断内容に聞き間違えがないようにできるだけ簡潔に伝える。加えて、診断の根拠となる組織所見を画像として保管し、診断内容を文書化し後で診断内容が確認できる状態で記録しておくことが重要である。

(7) 診断完了後

迅速凍結標本作製後の残検体は、臨床医や病理医の指示を仰ぎ、永久標本用に各施設の固定法に準じて固定する。凍結組織標本を作製した後、凍結標本用コンパウンドに包埋された組織は、クリオスタット内から取り出し、組織固定液中にホルダーごと浸漬することによりコンパウンドが溶け、組織固定とホルダーの消毒が可能となる。固定が完了した後に型どおりのホルマリン固定パラフィン包埋標本を作製して、永久標本とし病理医へ提出する。

このほか、テレパソロジーによる術中迅速診断の運用方法について、日本デジタルパソロジー研究会において、細かなガイドライン[7]が制定されている。自施設の内規を定める際の参考とされたい。

3. バーチャルスライドを用いた病理組織診断

バーチャルスライドとは、仮想標本ともよび、あたかも実在するガラス組織標本を鏡検しているかのように、アナログ標本全体をデジタル化して複製された顕微鏡画像を指す。標本全体を複製したという意味を含めWSIともよばれており、これを作製する画像取り込み装置をバーチャルスライドスキャナーとよぶ[7,8]。

実際のバーチャルスライドスキャナーは、デジタル化するための対物レンズとCCDカメラを搭載した、①画像取込装置、②取り込んだ画像を保管する画像保存用サーバー、③デジタル化された組織画像を観察するための画像ビューアと、標本上のデジタル化範囲を決定したり色の再現性を調整するためのアプリケーションソフトウェア、④画像を配信するための通信回線と、⑤画像表示装置の5つの構成からなる。予期せぬ停電などの不測の事態に備え、バックアップサーバーのミラーリング対策も備えておきたい。装置自体非常に高額であるが、厚生労働省では2006年度に「がん診療の地域均てん化」を政府のがん対策事業の1つに掲げ、がん診療連携拠点病院に対する遠隔画像診断支援事業費を計上し、これら遠隔診断用周辺機器の整備を進捗させる契機ともなった[5]。また、厚生労働省が診断機器として薬事承認した病理WSI画像診断補助装置を採用し、臨床診断に用いることにより保険診療加算申請が可能となる。しかしながら、わが国においては、バーチャルスライドスキャナーの採用率が低迷しているのが現状である[6]。

4. バーチャルスライド画像作製方法

作製されたガラス標本をバーチャルスライドスキャナーの読み取り部に設置し、デジタル化範囲を指定することにより実行される。この際、画像を読み取る方法としてレンズを介して帯状にスキャンニングする方法と、細かく矩形にカメラを移動して撮影する方法とに大別される。各開発メーカーにより画像の読み取り方式が異なるが、細かく（強拡大）多くのフレームに読み込まれた画像を順に大きな絵（弱拡大）として貼り合わせていく方法で、これに色情報を加えてデジタル画像として複製する方法により画像がつくられる。バーチャルスライドスキャナーの画像補正機能により、とくに染色性についてはある程度の色補正がなされるが、診断に不足のないデジタル画像を得るためには、画像のもととなる適正な染色ガラス標本が礎となることはいうまでもない。切片のメス傷や封入剤過多による不良標本は、組織切片上に凹凸面が生じることにより、取り込む際に焦点不良画像の起因となる（図8.1.2）。また、病理医が診断時にガラス標本上にマジックなどでマーキングをした際は、画像取込み時のフォーカスポイントに不具合を与え、時として不良画像作製の原因となる（図8.1.3）。他施設からの診断済持ち込み標本をWSI化して院内保管

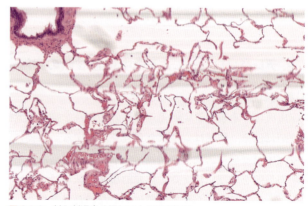

図8.1.2　封入剤過多や汚れによる不良標本
カバーガラス表面の不規則な凹凸は、焦点不良画像の原因となる。

📝 **用語**　バーチャルスライド (virtual slide), whole slide image (WSI), charge-coupled device (CCD)

8.1 | 遠隔病理診断技術

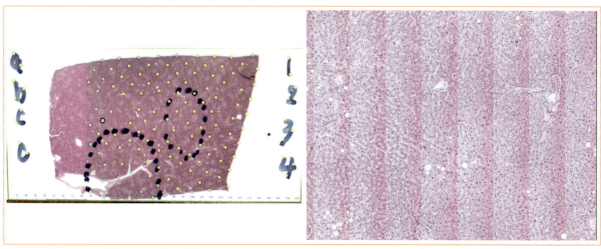

図 8.1.3　カバーガラス表面へのマーキング（左図）により，フォーカスポイントに不具合を与えラダー上の不良画像（右図）が作製された例

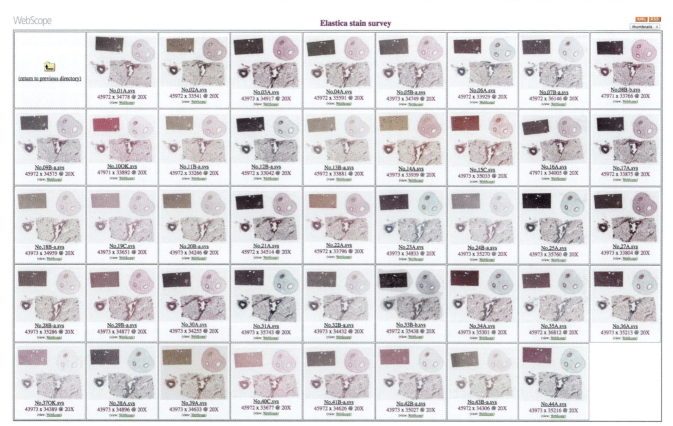

図 8.1.4　WSI 画像を用いた弾性線維染色外部精度管理
他施設の染色性を比較でき，良好な染色標本を確認することができる。

する際は，これらの不具合に留意する必要がある。また，自施設の標本をWSI化する際には，十分封入剤が乾燥していることを確認し，カバーガラス表面に埃などのない状況で取り込むことで，不具合を回避することが可能となる。

近年，画像作製装置の高性能化が進んでいるが，いずれにしても不適切なデジタル画像が保管されないことを定期的に確認する必要がある。

● 5. バーチャルスライドの採用と用途

これまで，遠隔病理診断や教育的資料としての顕微鏡画像供覧[11]，講習会や学会などにおけるスライドカンファレンスに加え，病理組織染色の外部精度管理（図8.1.4）にも応用されてきた[12]。とくに，多人数により同一顕微鏡所見を共有する教育現場などに有用なツールである。

この技術が開発された当初は，顕微鏡画像のデジタル化に時間を要することから，迅速診断には不向きとされていたが，現在ではTDIセンサーカメラの開発により，短時

📝 用語　time delay integration（TDI）

319

8章　遠隔病理診断技術

間で高詳細な画像の読み取りが可能となり，迅速診断に運用している施設もある。まず各施設において，WSI技術を採用する時点でどのような運用を目指すかを十分計画したうえで，使用目的に見合った処理能力を有する機種を選定するのが望ましい。すべての病理組織検査標本をデジタル化して保管するのであれば，最大スライドセット枚数が多く，読み取り時間の速い機種を選択し，必要に応じて自動チェンジャーのオプション購入も考慮する。また，設置場所を選ばないコンパクトな機種も現在では発売されている。病理技師の立場からこのような運用方法についての提案や機種選定についても積極的に関わることが必要となる。

● 6. 将来の遠隔病理組織診断

冒頭に述べたように，現代では日進月歩のスピードでPC周辺機器やカメラをはじめとするデジタルツールの高性能化が進んできた。

遠隔病理診断技術は，病理専門医不足と病理診断の地域格差を軽減するツールとしてのみならず，病理専門医の絶対的不足を解消し得ることにも大きな期待を抱く。病理組織診断に関わる技師は，これら病理医の負担や臨床医からの期待をわずかでも解消し得るよう，新たな情報収集と診断技術の習得に努めたい。同時に，デジタル化された患者情報の保管には，万全なセキュリティー対策が付随され，必要とする際に，迅速に正確な患者画像情報が確認できるように細心の注意を払うことに留意する。

● 7. おわりに

近い将来，AIによる病理組織診断が日常化されるためには，良質なアナログ標本によりデジタル画像が作製されることが最低限となる。この診断精度を高めるためには，精度の高い病理組織標本を作製する病理担当技師の技術が求められる。加えて，デジタル画像を用いた高度な遠隔医療を実践するためには，臨床医と病理専門医のほか医療スタッフとの横断的存在として病理技師の介在が重要な役割を担うことを改めて認識したい。

［東　　　学］

✏️ **用語**　人工知能（artificial intelligence；AI）

📖 **参考文献**

1)　澤井高志：「日本のテレパソロジーの発展と共に歩んで25年」，診断病理 2015；32：6-11.

2)　木下翔太郎：「COVID-19 パンデミック前後における遠隔医療の普及と課題—政策の観点から」，総務省学術雑誌「情報通信政策研究」2021；5：1-19.

3)　東福寺幾夫：「遠隔医療とは」，図説・日本の遠隔医療，http://jtta.umin.jp/pdf/telemedicine/telemedicine_in_japan_20131015-2_jp.pdf.（2023.12.10 アクセス）

4)　長沼　廣，他：「専用光ファイバーとハイビジョンによるテレパソロジー実験」，病理と臨床 1997；15(12)：1108-1113.

5)　松野吉宏：「バーチャルスライドの応用 - 厚労省が目指すもの．進化するバーチャルスライド現状と展望」，Medical Technology 2008；36：801-803.

6)　東　　学，他：「病理検査におけるタスクシフト・シェアに関する意識調査 - 日臨技精度管理調査アンケート調査による報告 -」，医学検査 2022；71：510-52.

7)　日本デジタルパソロジー研究会：テレパソロジー運用ガイドライン，https://www.jsdp.ai/wp-content/uploads/guideline/telecytology_guideline.pdf.（2024.9.9 アクセス）

8)　日本デジタルパソロジー研究会（監）：デジタルパソロジー入門，57-200，篠原出版新社，2017.

9)　医知悟 LCC HP，https://www.ichigo-llc.co.jp.（2024.9.10 アクセス）

10)　一般社団法人 PaLaNA Initiative HP，https://www.palana.or.jp（2024.9.10 アクセス）

11)　齋藤勝彦，他：「5.病院業務へのバーチャルスライドの導入」，Medical Technology 2008；36：808-812.

12)　東　　学，他：「北海道地方におけるバーチャルスライドを活用した病理組織染色外部精度管理報告」，医学検査 2010；59：835-841.

9章 病理診断特殊技術

章目次

9.1：電子顕微鏡標本作製法 ……………322
9.1.1 電子顕微鏡標本作製法の概論
9.1.2 透過型電子顕微鏡の標本作製および観察技術
9.1.3 走査型電子顕微鏡の標本作製および観察技術

9.2：共焦点レーザー顕微鏡 ……………330
9.2.1 共焦点レーザー顕微鏡の概論
9.2.2 特殊機能
9.2.3 病理検査への応用
9.2.4 精度管理

SUMMARY

　病理診断に通常用いられる顕微鏡は光学顕微鏡であるが，そのほか特殊な顕微鏡として電子顕微鏡と共焦点レーザー顕微鏡などがあり，観察する装置により異なる知識や技術が必要となる。

　電子顕微鏡は透過型と走査型があり，標本作製方法が異なる。用途は限定されているが，病理診断において腎糸球体腎炎や代謝異常症などでは，細胞や組織の超微細構造を観察する電子顕微鏡が大変有用である。

　共焦点レーザー顕微鏡は，レーザーを光源とした共焦点光学系の顕微鏡である。通常の光学顕微鏡よりコントラストや分解能が高く，厚みのある試料をセクショニングすることにより，三次元画像を構築することができる。蛍光蛋白や蛍光色素を用いて，非侵襲・非接触で細胞・組織の生体情報が得られる。最近では，さまざまな解析機能が加わり，培養細胞はもとより病理組織標本や細胞診に応用される利用価値の高い機器となっている。本章の電子顕微鏡標本作製では，電子顕微鏡の原理や装置の取り扱いおよび標本作製の概要を学び，実践的な技術について解説する。共焦点レーザー顕微鏡では，蛍光共鳴エネルギー移動，光褪色後蛍光回復法，3D画像の断層面からの厚さの計測についても取り上げる。

9.1 電子顕微鏡標本作製法

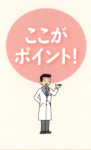

ここがポイント！

- 電子顕微鏡には透過型と走査型があり，前者は組織・細胞の内部構造，後者は組織・細胞の表面構造の観察に用いられる。
- 日常の病理診断においてはおもに透過型電子顕微鏡が用いられ，腎糸球体腎炎や代謝異常症などの診断に有用である。
- 前固定にはグルタルアルデヒド，後固定には四酸化オスミウムが用いられ，4℃で固定する。包埋にはエポキシ樹脂が用いられる。
- ウルトラミクロトームを用いて60〜80nm厚の超薄切切片を作製する。

9.1.1 電子顕微鏡標本作製法の概論

電子顕微鏡（以下，電顕と略す）の基本構造は，電子を発生させる電子銃と電子を加速するアノード（陽極），試料面上に電子線を収束させる照射系，試料室，結像レンズ系，観察室およびカメラ室，また，バックアップシステムとしての電気系，真空系，水冷系，空圧系からなる。写真撮影は，かつてはネガを焼き付けて写真現像する手法が用いられていたが，現在はCCDカメラを用いてデジタル撮影を行うことが一般的になっている。

透過型では，電子線を切片に照射して透過してきた電子を蛍光板上に結像させる（図9.1.1左）。試料の構成成分による電子線の透過・散乱の違いによって透過する電子の密度が変わり，これによって微細な超微形態像を得ることができる（分解能0.1nmほど）。電子線の透過力は小さいため，透過型電顕においては50〜100nm厚の超薄切切片を作製する必要がある。

走査型では，試料表面に電子線を照射し，発生した二次電子を検出して試料の立体的な表面構造を得ることができる（分解能3nmほど）（図9.1.1右）。また，低真空型走査型電顕ではおもに反射電子を検出することで像形成を行い，含水試料の観察も可能である。走査型電顕においては，試料の帯電（チャージアップ）を防ぐために試料に対して導電染色や金属コーティングを行う。

なお，病理診断のために電子顕微鏡標本作製した場合には保険点数[*1]の算定ができる。

> **参考情報**
> *1：保険点数の算定対象は腎組織，甲状腺を除く内分泌臓器の機能性腫瘍，異所性ホルモン産生腫瘍，軟部組織悪性腫瘍，ゴーシェ病などの脂質蓄積症，多糖体蓄積症などに対する生検および心筋症に対する心筋生検がある。

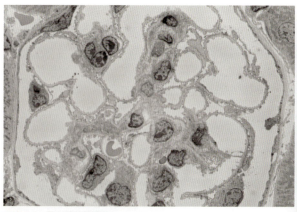
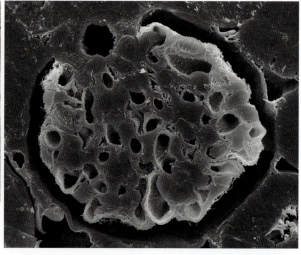

図9.1.1　腎糸球体観察像
左：透過型　右：走査型電子顕微鏡　×1,000
（提供：川崎医科大学　中央研究センター　松田宣昭）

用語　charge-coupled device（CCD）

9.1.2 透過型電子顕微鏡の標本作製および観察技術 (図9.1.2)

1. 固定

(1) 原理

組織・細胞内の蛋白質，脂質，糖蛋白などの構成成分を不溶化することで可能な限り生体内に近い状態で保存することを目的とする処理である。

透過型電顕試料作製においてはおもに蛋白質および脂質を化学的に変化させることで各構成成分を不溶化し，組織・細胞形態を保存する。

(2) 固定剤

①前固定剤

グルタルアルデヒド（化学式：$C_5H_8O_2$，分子量100.12）は2価のアルデヒド基をもつ化合物である。高濃度で粘性があり，ほとんど無色透明か，やや黄色味を帯びている。蒸気には特有の刺激臭があり，鼻や角膜の粘膜を侵す。蛋白質のアミノ基およびスルフヒドリル基と反応して蛋白質を強固に架橋する。通常，0.1mol/Lリン酸緩衝液（pH7.4）で希釈して2〜4％の濃度で用いられる。25, 50, 70％水溶液または8％で10mLアンプルに窒素ガスで封入された製品が市販されている。

②後固定剤

四酸化オスミウム（化学式：OsO_4，分子量254）の形状は無色〜単黄色の塊状または針状の結晶である。昇華性で極めて毒性の高い薬品であるため，取扱いはドラフト内で行う。おもに生体内を構成するリン脂質（不飽和脂肪酸）の二重結合部に反応し，固定する。500mg，1gのアンプル入りが市販されている。四酸化オスミウムで固定した組織は黒色に色調が変化する。

2. 脱水・置換

(1) 原理

超薄切切片を作製するためにパラフィンよりも硬度の高い樹脂系の包埋剤を使用して包埋するが，包埋剤を組織中に浸透させるために組織中の水分を除去する必要がある。組織中に残留した水分は樹脂重合を阻害するため，脱水が不十分だと樹脂が十分に硬化せず薄切が困難となる。

①脱水剤

おもにエタノールを用いる。純エタノールはモレキュラーシーブを用いて完全に無水化して用いる。

②置換剤

エポキシ樹脂はエタノールに溶解しにくいため，樹脂浸透を行う前に酸化プロピレンなどの置換剤を用いる。

3. 包埋

(1) 包埋方法

ビームカプセル，ゼラチンカプセルなどにエポキシ樹脂を分注し，試料を沈めて包埋する。皮膚などの方向性のある試料は平板シリコンにエポキシ樹脂を分注し，方向性を考慮して包埋する。

(2) 包埋剤

- エポキシ樹脂
  主剤：エポキシ樹脂（Epon812など）
  硬化剤：ドゼセニルコハク酸無水物（DDSA）
  　　　　メチルナジック酸無水物（MNA）
  硬化促進剤：2, 4, 6-トリス（ジメチルアミノメチル）フェノール（DMP-30）

Luftの処方（表9.1.1）より，A液とB液を混合し，DMP-30を1.5〜2.0％の割合となるように加えてよく混和する。B液の割合が高いと樹脂は硬くなり，ダイヤモンドナイフを用いた薄切では硬めの処方であるA：B＝4：6〜2：8がよく用いられる。

表9.1.1 Luftの処方

A液		B液	
Epon812	62mL	Epon812	100mL
DDSA	100mL	MNA	89mL

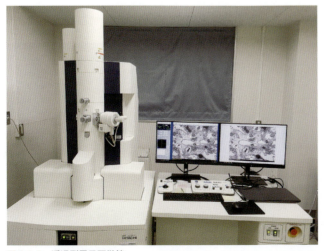

図9.1.2 透過型電子顕微鏡

用語 ドゼセニルコハク酸無水物（dodecenyl succinic anhydride；DDSA），メチルナジック酸無水物（methylnadic anhydride；MNA）

4. 標本作製

1) 試料摘出：組織の自己融解を防ぐため，できるだけ素早くカミソリやメスで切り取り，細切板に載せて前固定液をかける。
2) 細切：試料をよく切れる両刃の安全カミソリで 1mm³ 大に切る。前固定液に浸した状態でできるだけ低温で行う。
3) 前固定：2～4%グルタルアルデヒド0.1mol/Lリン酸緩衝液（pH7.4）4℃　2時間
4) 洗浄：0.1 Mリン酸緩衝液で固定液を十分洗い流す。
5) 後固定：1%四酸化オスミウム0.1mol/Lリン酸緩衝液（pH7.4）4℃　1～2時間
6) 洗浄：0.1 Mリン酸緩衝液で固定液を十分洗い流す。
7) 脱水：エタノール上昇系列（50-70-80-90-95-100%）
   50～80%　4℃　各10分
   90～100%　室温　各15～20分
   浸透機器を使用し，ガラス瓶で固定
8) 置換：酸化プロピレン（プロピレンオキサイド）15分　3回
9) 樹脂浸透：プロピレンオキサイドとエポキシ樹脂の混合液（1：1の混合液，および1：2の混合液でそれぞれ実施），エポキシ樹脂のみ　各60分
10) 包埋：エポキシ樹脂
11) 重合：恒温器にて熱重合　37℃　8時間，45℃　8時間，60℃　48時間　あるいは60℃（3日間）

5. 薄切

(1) 準超薄切

①第1トリミング

エポキシ樹脂ブロックをトリミング台に固定して，実体顕微鏡下で観察しながらヤスリや片刃の安全カミソリで余分な部分を切り取り，頂部が平らなピラミッド型にする。

②光学顕微鏡用切片の作製

ウルトラミクロトームにブロックとガラスナイフをしっかりと取り付ける。ガラスナイフの逃げ角（3～5°）を合わせて，試料面とガラスナイフの刃先が平行になるように調整し，粗削りを行う。全面が出たら，0.5～1µm厚の切片を作製し，精密ピンセット No.5先鋭で刃先の切片を取り，スライドガラス上の精製水の水滴に載せる。スライドガラスを50～70℃のホットプレート上に載せて水分を蒸発させ，1%トルイジン青液を滴下する。数秒間加温染色後，水洗・乾燥後，鏡検する。

(2) 超薄切

①第2トリミング

上述の光顕用切片にて目的の病変組織・細胞を確認し，実体顕微鏡下で観察しながら約0.5mm程度の台形（上底を短く，下底を長く）にトリミングする。

②超薄切切片の作製（図9.1.3，図9.1.4）

ナイフボートを付けた本削り用のガラスナイフかダイヤモンドナイフを付けて，ウルトラミクロトームの粗動・微動送り装置を動かし，面合わせを行う。

切片が切れ始めたら，切削スピードを1mm/秒ぐらいにし，厚さの目盛りを60～80nmに調整して超薄切切片を作製する。切片の厚さは水面に浮かんだ切片の干渉色にて判定する（表9.1.2）[2]。シルバーゴールド色の切片を基準とし，高倍率での観察を行う場合には薄い切片を，低倍率での観察を行う場合には厚い切片を作製する。

ボートの水面上の切片をピンセットやまつげ針（爪ようじの先にエタノールで脱脂洗浄したまつげをつけたもの）で，切片をグリッドメッシュの平らな面に載せる。小さく切った三角形の濾紙を用いてグリッドメッシュやピンセット先端部の間隙の水滴を除去する。

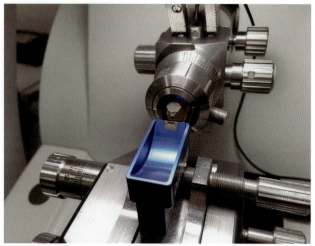

図9.1.3　ウルトラミクロトームに試料とダイヤモンドナイフを装着

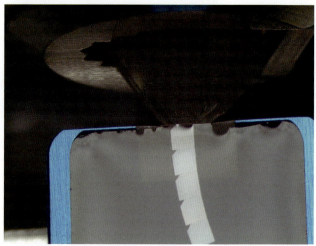

図9.1.4　超薄切切片の作製

表 9.1.2 超薄切切片の干渉色と切片厚

色	厚さ（nm）
灰	～60
銀	60～90
金	90～150
紫	150～190
青	190～240
緑	240～280
黄	280～320

シャーレに濾紙を敷いて，その上に切片を載せたグリッドを置いて切片を乾燥させる。

参考情報

*2：グリッドメッシュ：おもに使用されるのは，銅製で50～400メッシュの円形あるいは方形の小さな孔が開いているものである。試料作製の過程で強い酸やアルカリを使用したり加熱したりする場合は，金，白金，ニッケル，ステンレススチール，モリブデン酸のものを用いる。とくに包埋後免疫電顕法を行う場合にはニッケル製や金製のグリッドを用いる。
グリッドメッシュの前処理：使用前に無水エタノールやアセトンを用いて洗浄・親水化しておく。また，切片をグリッドメッシュにしっかり貼り付けるために，あらかじめ支持膜（コロジオンまたはホルムバール）やメッシュセメント（ネオプレンラバー）で処理しておくとよい。

6. 電子染色

(1) 染色液

①酢酸ウラニル水溶液*3

核質，蛋白質，リボソームなどのコントラストを高める。

②鉛塩水溶液（クエン酸鉛法，佐藤氏鉛液など）

細胞膜系，グリコーゲン，クロマチンなどのコントラストを高める。

(2) 切片染色法

1）シャーレにパラフィルム（5cm大）を敷く。
2）パラフィルムのきれいな面に酢酸ウラニル水溶液を1滴滴下し，切片が載ったグリッドメッシュを載せる。染色時間5～15分
3）グリッドメッシュをピンセットに挟んで，精製水の入った洗浄びんを用いて染色液を十分に洗い流す。
4）シャーレにパラフィルム（5cm大）を敷き，その周囲に水酸化ナトリウムの粒を置く。
5）フィルムのきれいな面に鉛塩水溶液を1滴滴下し，グリッドメッシュを載せる。染色時間1～5分
6）グリッドメッシュをピンセットに挟んで，精製水の入った噴射ビンを用いて染色液を十分に洗い流す。
7）ブロワーで余分な水滴を除去する。
8）ピンセットの間の液を濾紙で吸い取り，グリッドメッシュを濾紙の上に置いてデシケータ内で完全に乾燥させる。

参考情報

*3：ウラニル化合物：国際規制物質であり，文部科学省の使用許可および計量管理規定の認可を受けている施設のみで使用可能で，毎年使用量と残量を報告する義務がある。現在は市販されておらず，白金ブルー，酢酸ガドリニウム，酢酸サマリウムなどが代替染色液として市販されている。

7. 観察

(1) 電顕の点検

①電子線の発生

加速電圧を選択（50，60，75，80，100kV）し，高圧を印加する。放電のないことを確かめて，フィラメント電流を流す。

加熱電流を徐々に増大させるとフィラメント中の電子の運動が盛んになり，その表面から電子が放出されてフィラメントが加熱される。放出された電子量はフィラメント電流に比例するが，ある値以上では飽和状態となる。フィラメント電流は飽和点では不安定のため，これよりやや高いところに調整する。

②絞りの軸合わせ

電顕の各絞り（集束レンズ絞り，対物レンズ絞り，制限視野絞り）の調整を行う。

◆集束レンズ絞り

ビームを開いた状態から絞り，再び開いた状態にしたときにビームが同心円状に変化するように絞りの位置を調整する。

◆対物レンズ絞り

電子回折パターン観察モード（DIFFモード）にして，絞りの中心にスポットがくるように絞りの位置の調整を行う。孔径の小さいものを選ぶとコントラストが上がる。

◆制限視野絞り

視野中の目標とする部位に絞りの位置を調整する。

③軸調整

軸調整とは，電子銃のフィラメント先端から各レンズの中心と蛍光板の中心とを電子光学的軸に一致させることである。

◆電流軸の調整

対物レンズの電流を変化させたときに，像が蛍光板の中心を軸として回転運動するように調整する。

◆電圧軸の調整

加速電圧を周期的に変化させたときに蛍光板の中心の像が逃げないように，電圧軸を調整する。

📝 **用語** ウラニル化合物（uranyl compound）

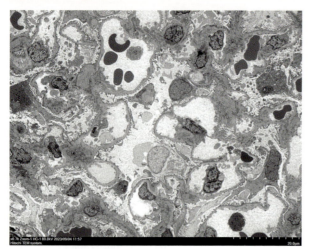

図9.1.5 腎糸球体の透過型電子顕微鏡像 ×700

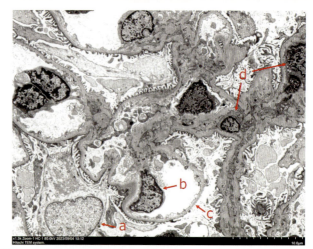

図9.1.6 腎糸球体の透過型電子顕微鏡像 ×1,500
a：糸球体上皮細胞（ポドサイト）　b：内皮細胞　c：糸球体基底膜
d：メサンギウム細胞

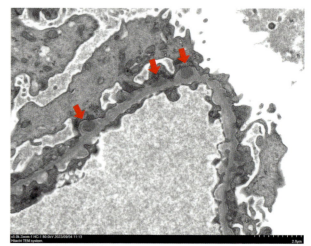

図9.1.7 膜性腎症 ×5,000
膜性腎症に特徴的な上皮下沈着物が観察される（→）。

◆電子銃の軸調整

フィラメント電流を飽和点から少し下げたときに現れるドーナツ状のフィラメント像が対称となるように，電子銃の角度を調整する。

◆中間レンズおよび投射レンズの軸調整

対物レンズに対して拡大像の中心を蛍光板の中心に一致させる。

◆照射系の軸調整

スポットサイズを変更しても像が蛍光版の中心に位置するように調整する。

④非点調整

◆照射系の非点調整

第2収束レンズつまみを変化させたとき，非点のあるビームスポットは，直行する2方向に長軸をもつ楕円形に変化する。収束可動絞りを軸の中心に位置させ，ビームスポットが正円になる位置にする。その円が最小になるように収束レンズ補正つまみで調整する。

◆結像系の非点調整

観察に使用する対物絞りを軸の中心に正確に合わせ，非点補正用のマイクログリッドを試料位置に挿入する。正円に近い膜穴を蛍光板の中心に投影し，過焦点の状態でオーバーフリンジが膜穴に沿って均一に分布するように補正つまみで調整する。

(2)試料の点検項目

- 試料の切れ方（ナイフマーク，チャタリング）
- 試料の厚さ，破れの有無
- 試料染色の良否，コンタミネーションの有無
- 微細構造の保存状態

(3)視野の選択

検索目的に適した視野を探し，まずは低倍で観察を行う．目的に応じた倍率で観察・写真撮影を行う．倍率を変えて同じ部位を撮影するときは，低倍率から高倍率へと変えて写真撮影を行う．

(4)画像記録（表9.1.2，図9.1.5～図9.1.7）

フィルムの指定現像条件に合わせて適正露出を決め，その後フィルムの処理（現像，停止，定着）を行う．現在はCCDカメラによるデジタル撮影が広く用いられており，検索目的に適した画像が得られるように明るさ・コントラストを調整し，画像を保存する．

● 8. 精度管理

電子顕微鏡観察においては組織の超微形態の保存が重要であるため，試料摘出後は可能な限り迅速に固定処理を行う．また，組織中に残存した水分は樹脂の重合不良を引き起こし薄切が困難となるため，包埋時には試料の脱水不良および樹脂の吸湿に留意する．写真撮影時では，再現性のある画像を得るために標準となる画像に合わせて明るさ・コントラストを調整し，画質の精度を一定に保つよう努めることが重要である．

［森藤哲史］

9.1.3 走査型電子顕微鏡の標本作製および観察技術 (図9.1.8)

1. 乾燥

(1) 臨界点乾燥

試料中の溶媒（酢酸イソアミル）を液体二酸化炭素に置換した後，圧力と熱の作用で液体二酸化炭素を液体でも気体でもない臨界状態にして乾燥する。

(2) 凍結乾燥

脱水後の置換剤としてt-ブチルアルコールを使用し，凍結させる。真空中で試料中のt-ブチルアルコールを昇華させて乾燥する。

2. 導電

(1) 目的

試料を脱水・乾燥させると試料自体には導電性がほとんどなくなり，観察の際に電子線が試料にあたると，照射電子が試料表面に帯電（チャージアップ）する。

(2) 導電染色

標本作製の段階で四酸化オスミウムやタンニン酸などの化学的処理を行い，試料自体に導電性を与える。

(3) 金属コーティング（蒸着）

チャージアップ防止と二次電子発生効率の向上のため，試料表面に金属をコーティングする[*4]。

> **参考情報**
> *4：金属コーティング：金，白金，カーボン，パラジウム，タングステン，タンタルなどの金属が用いられる。コーティング法には金属蒸着法，抵抗加熱蒸着法，イオンスパッタ法，イオンビームスパッタ法，オスミウムプラズマ重合膜法などがある。
> 金属の種類とコーティング法は観察目的によって選択する必要がある。それにより膜厚の均一性（回り込み），膜厚コントロール，およびコーティング膜の粒状性を調節することができる。

3. 標本作製

1) 前処理：新鮮な試料を採取する。試料の表面には粘液や血液などが付着しているので，等張の緩衝液か生理食塩水もしくは前固定液でよく洗浄する。
2) 前固定：2〜4%グルタルアルデヒド0.1mol/Lリン酸緩衝液　0〜4℃　1〜2時間

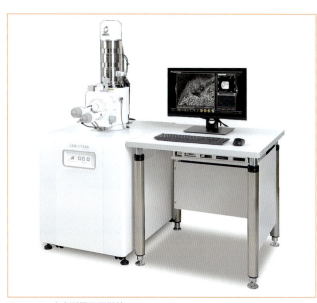

図9.1.8　走査型電子顕微鏡
〔日本電子株式会社ホームページ　https://www.jeol.co.jp/products/scientific/sem/JSM-IT200.html より引用〕

3) 洗浄：0.1mol/Lリン酸緩衝液で固定液を洗い流す。
4) 後固定：1%四酸化オスミウム0.1mol/Lリン酸緩衝液希釈液　0〜4℃　1〜2時間
5) 洗浄：0.1mol/Lリン酸緩衝液で固定液を洗い流す。
6) 脱水：エタノール上昇系列（50-70-80-90-95-100%）　室温　各15分
7) 置換：100%エタノールと酢酸3-メチルブチル（酢酸イソアミル）の混合液　室温30分，酢酸イソアミル30分間　2回（24℃以下では凍結するため，湯煎溶解して使用する）
8) 乾燥：臨界点乾燥。冷蔵庫で凍結後，凍結乾燥機で真空凍結乾燥
9) 載台：乾燥させた試料を，その方向性を考慮しながら試料台に載せる[*5]。試料の数と接着剤の量は最小限にする（顕微鏡観察時の試料汚染に直接関わってくる）。
10) 蒸着：金属コーティング（図9.1.9, 9.1.10）

> **参考情報**
> *5：試料台の種類：円柱形で，材料としてはアルミニウム，カーボン，真鍮が用いられている。通常はアルミニウム製が最もよく使われる。大きさは直径10〜32mm，高さ5〜14mmが標準である。導電性接着剤としては，銀ペーストとカーボンペーストが速乾性なのでよく使われる。カーボン両面テープも用途により用いられる。

用語　走査型電子顕微鏡（scanning electron microscope），3-メチルブチル（3-methylbutyl acetate），酢酸イソアミル（isoamyl acetate）

■9章　病理診断特殊技術

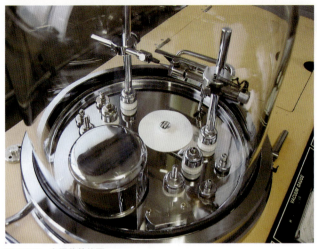

図9.1.9　金属蒸着装置
カーボンを蒸着する。

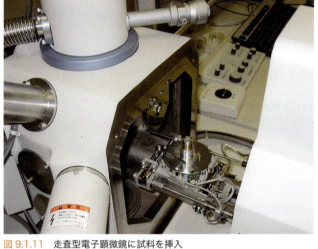

図9.1.11　走査型電子顕微鏡に試料を挿入

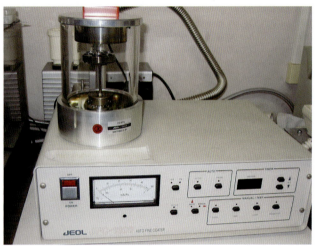

図9.1.10　イオンスパッタ装置
白金，パラジウムを蒸着する。

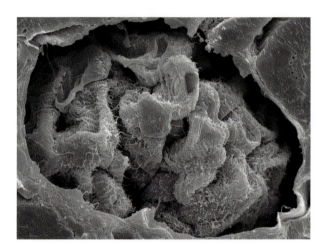

図9.1.12　腎糸球体表面の走査型電子顕微鏡像　×1,500
(提供：川崎医科大学　中央研究センター　松田宣昭)

● **4. 観察**（図9.1.11）

1) 試料挿入
2) 作動距離の選定
3) 加速電圧（1～30kV）と検出器の電圧印加
　　加速電圧による影響：信号の出る深さ，分解能，試料の損傷や汚染，チャージアップ，浮遊磁場の影響，エッジ効果など
4) 電子線の発生
　　フィラメント電流を流し，適正バイアスをかける。フィラメント電流は飽和点では不安定であるため飽和点よりやや高いところに設定する。
5) 観察位置と走査速度の選定
6) 倍率選定
7) コントラストと明るさの調整
　　画像信号の増幅率を変えてコントラストを調整し，信号全体のレベルの増減で明るさを調整する。
8) 対物レンズ可動絞りの選定および中心合わせ
　　非点補正正焦点を境にして，像が互いに直角の2方向に流れるようになるので確認できる。
9) 焦点合わせ
　　倍率を変えても焦点位置は変わらないので，撮影倍率より高倍率で焦点合わせを行うと正確な正焦点が得られる。また，短時間ビームを明るくして（コンデンサーの開き角を大にして）焦点を合わせる。やや不足焦点にするとコントラストがよくなる。
10) 画像記録（図9.1.12，9.1.13）
　　フィルムの指定現像条件に合わせて適正露出を決める。現在はデジタル撮影される。
11) フィルムの処理
　　現像，停止，定着を指定通り行う。デジタル撮影の際には不要。

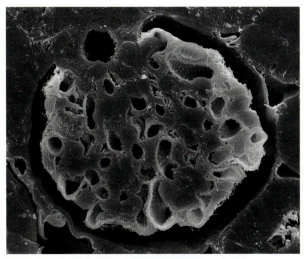

図9.1.13　腎糸球体割面の走査型電子顕微鏡像　×1,000
（提供：川崎医科大学　中央研究センター　松田宣昭）

［森藤哲史］

参考文献

1) 日本顕微鏡学会（編）：電顕入門ガイドブック，学会出版センター，2004.
2) 医学・生物学電子顕微鏡技術研究会（編）：よくわかる電子顕微鏡技術，朝倉書店，1992.
3) 松原　修，他：臨床検査学講座 病理学/病理検査学，医歯薬出版，2000.
4) 朴　杓允，他：「化学固定機序とクライオTEM」，第23回神戸大学細胞組織構造研究会講演会テキスト，神戸大学研究基盤センター・細胞構造研究会，2018.

9.2 共焦点レーザー顕微鏡

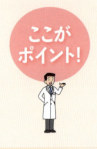

ここがポイント！

- 共焦点光学系の特性により，通常の光学顕微鏡よりコントラストや分解能が高い。
- 厚みのある試料をセクショニングすることにより，三次元画像を構築できる。
- 蛍光蛋白質や蛍光色素を用いて，非侵襲・非接触で細胞・組織の生体情報を得ることができる。
- セクショニング画像より，目的物質の定量解析が可能である。

9.2.1 共焦点レーザー顕微鏡の概論

(1) 光学顕微鏡の歴史

顕微鏡は，肉眼では見えない微細なものを拡大して観察・記録するための装置である。通常，顕微鏡といえば光によって拡大像をつくる光学顕微鏡を指し，今日まで用途に応じたさまざまな機能をもつ光学顕微鏡が開発されてきた。光学顕微鏡の歴史は400年の長きにわたっており，1590年のヤンセン父子による発明以来，1665年のロバート・フックによる細胞の発見，1882年のコッホによる結核菌の発見など，顕微鏡は生命科学の発展に多大な貢献をしてきた[1]。

近年の顕微鏡の技術開発のなかでは，光源の進歩がとくに著しい。新しく開発された光源は，20世紀最大の発明の1つにあげられるレーザー光線である。レーザーは，位相がそろい，指向性と単色性に優れ，かつ高輝度であるという特徴から，画像・情報・通信・計測・治療・加工などさまざまな領域で応用されている。こういった特性を活かし，レーザーを光源とした共焦点（コンフォーカル）光学系の顕微鏡が，「共焦点レーザー顕微鏡（CLSM）」である。

共焦点顕微鏡の原理は，1953年にマービン・ミンスキー（Marvin Minsky）によって開発された。しかし，共焦点顕微鏡が一般化したのは理想的な光源としてのレーザーが開発されてからであり，CLSMが普及し始めたのは1980年代になってからである。

(2) 特徴

CLSMは，従来の光学顕微鏡に比べて高い解像力をもち，スポット状やライン状に絞った光をXYスキャンすることで二次元画像を得ることから，走査型顕微鏡に属する。CLSMの光学系は，観察対象の表面からの反射光を検出器で受光するもので，点光源から照射された照明光が対象の表面に焦点を結ぶとき，その反射光も検出器上で焦点が合うように設計されていることから，「共焦点光学系」と称されている。共焦点光学系には，従来の顕微鏡と異なり，焦点の合った部分だけが際立って明るく撮像される（非合焦の部分は暗い）特性がある。これをオプティカルセクショニングといい，セクショニングされた部分は，焦点の合っていない箇所からの不要な散乱光が除去されるために高コントラストになり，解像度もよくなる。

CLSMの光学系のしくみを，図9.2.1に示す。光源から照射されるレーザーを，対物レンズを用いて焦点（ビームスポット）に絞り込み，それを試料面上に二次元スキャンすることによって，試料面上からの反射光や散乱光を光検出器で検出する。この試料面上における焦点は，結像面においても焦点となる。この点光源・試料・検出器がすべて共役位置にあり，焦点部分だけを選択して検出することから，「共焦点」とよばれている[2,3]。

通常の光学顕微鏡では焦点位置以外からのボケた画像が重畳しているのに対し，CLSMでは焦点位置以外からの反射光はピンホールでカットされるため，焦点の完全に合った，コントラストのよいクリアな画像を形成することが可能となる。以下にピンホールの効果をわかりやすく示す。図9.2.2左は適切なピンホールで焦点が合っている画像である。一方，ピンホールが開放状態だと，焦点位置以外からの反射光がピンホールでカットされず，図9.2.2右のよ

用語 共焦点レーザー顕微鏡（Confocal Laser Scanning Microscopy；CLSM）

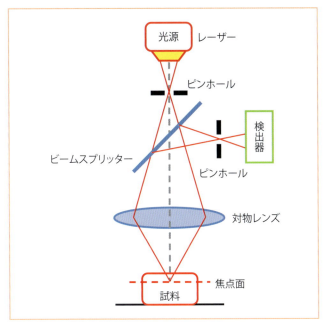

図9.2.1 CLSMの光学系概略

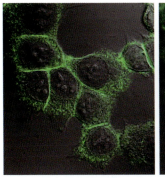 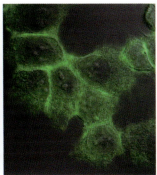

図9.2.2 ヒト子宮頸癌細胞のCLSM画像　染色：Anti CD44 FITC標識抗体　×630
左：適切なピンホール　右：ピンホール開放

うにボケた画像となる[4]。

CLSMの画像は各点の集合体であり，デジタル情報そのものである。近年では顕微鏡画像のデジタル化が一般的になり，さまざまな画像解析ソフトを利用した細胞・組織形態の解析が行われている。なかでもCLSMの画像は，レーザー点光源による共焦点光学系と高度な画像処理能力により，通常の光学顕微鏡よりも解像・コントラストともに優れている。そしてさらに，さまざまな画像処理による精度の高い定量解析や複数の画像からの三次元構造の再現により，目的物質の細胞内分布を容易に観察することができる。

9.2.2　特殊機能

CLSM画像は，デジタルイメージング技術の革新的な向上によって高画質化が進み，細胞形態の観察や生細胞内で起きている生命現象をとらえることができる。CLSMは，共焦点光学系の利点やレーザー光線の特徴，蛍光蛋白質の発光特性を利用するさまざまな特殊解析機能を備えている。

(1) 蛍光共鳴エネルギー移動[5]

蛍光共鳴エネルギー移動（FRET）とは，近接した2個の分子の間で，励起エネルギーが電子の共鳴により直接移動する現象である。

目的の2種類の蛋白質に，各々違う蛍光分子（たとえば赤色と黄色）を付け細胞内に導入する。細胞に刺激が加えられると2種類の蛋白質に相互作用が起こり，蛋白質同士が接近する。すると，2種類の蛍光分子も接近することになる。蛍光分子が離れている状態では，赤の蛍光分子を励起すると赤の蛍光分子が発光するが，2種類の蛍光分子が接近している場合，赤の蛍光分子を励起すると黄色の蛍光分子が発光する。これがFRETの原理である。FRETは，分子間の距離が1～10 nmと非常に近いときのみエネルギーが移動して発光することから，分子生物学・生物物理学で蛋白質間相互作用の検出に応用される。

(2) 光退色後蛍光回復法[5]

光退色後蛍光回復法（FRAP）は，分子の動態を見る手法である。

黄色蛍光蛋白質（YFP）や緑色蛍光蛋白質（GFP）などの蛍光蛋白を付けた目的の蛋白を培養細胞に導入する。導入された蛋白の蛍光部分の一部にレーザーを集光し，その部分を退色させる。その後，退色部分の蛍光の回復を経時的に観察する。退色したまわりの分子が動かなければ，褪色した部分の蛍光は回復しない。それに対し，退色したまわりの分子が動きまわっていると，退色した部分にまわりの分子が移動するので蛍光が回復する。この回復の速さと時間で，目的分子の細胞内や細胞膜近傍での動きがわかる。当然，分子の動きが速いほど蛍光の回復も速い。図9.2.3に，回復の様子を示す。細胞膜の一部にレーザーを集光してCD44YFPを退色させると（図9.2.3中央矢印），退色後1分以内に退色部の蛍光が回復し始め，8分後にはCD44YFPは完全に回復している（図9.2.3右）。FRAPは

用語　フルオレセインイソチオシアネート（fluorescein isothiocyanate；FITC），蛍光共鳴エネルギー移動（fluorescence resonance energy transfer；FRET），光退色後蛍光回復法（fluorescence recovery after photobleaching；FRAP），黄色蛍光蛋白質（yellow fluorescent protein；YFP），緑色蛍光蛋白質（green fluorescent protein；GFP）

このように，分子の拡散や細胞内の構造体の結合・解離の速度を計測する場合に有効である[6]。

(3) 三次元画像断層面からの厚さの計測

CLSMでは，Z軸を動かし連続的に画像を撮影していくことにより，試料のセクショニング像を得ることができる。セクショニング後，深さ別の擬似カラー付き画像，立体構築画像，およびステレオ画像の作成が可能である。このZ-scan modeを使って物の厚さ・距離を計測することも可能である。

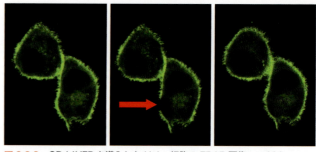

図9.2.3　CD44YFPを導入したHeLa細胞のFRAP画像　×630
左：退色前　中央：退色状態（矢印）　右：中央の状態から8分後

9.2.3　病理検査への応用[6]

現在，CLSMはバイオイメージングにおいて重要な地位を占めている。医学研究分野ではポストゲノムの動きと相まって，2008年のノーベル賞で話題になったGFPを用いた生命機能解析に利用され，その高い分解能や定量性により必須の機器となっている。最近では分光タイプや高速タイプのCLSMが開発され，さまざまな解析機能が加わり，培養細胞はもとより病理組織標本や細胞診にも応用され，利用価値がますます高まっている。

病理検査においてCLSMを活用すると，一定の厚さのセクショニング機能により，さまざまな厚さの切片からの定量解析が可能となるため，切片厚の違いに起因する染色強度の違いを克服できる。病理診断で用いられる腫瘍マーカーや遺伝子産物，ホルモン物質などの免疫染色もセクショニング画像により定量解析が可能となるため，切片厚の違いに起因する判定の施設間差が是正される。今後，CLSMは形態観察の用途を超えて，高精度で高機能な「測定分析機器」へと進化していくであろう。

9.2.4　精度管理

CLSMの光学系の性能チェックについては，メーカーの定期的な保守点検を受けるのが基本である。使用者は使用管理簿，台帳などを作成して，レーザーの使用時間や機械の動作を記録する。とくに共同使用の場合は重要である。顕微鏡操作技術については，同一標本で定期的に施設内・施設間のクロスチェックを行うことが望ましい。また，実技講習会などに参加して顕微鏡操作技術の向上に努める。標本作製技術については，病理検査，細胞検査の精度管理に準ずる。

> **参考情報**
> **細胞小器官の自家蛍光について**
> 一般的な傾向として，組織は強い自家蛍光，培養細胞は目で見えない程度の弱い自家蛍光を有する。CLSMで培養細胞を観察する場合，細胞小器官のリソソームやミトコンドリアの自家蛍光を拾っていることがある。その原因は，検出器の感度調整（輝度値）の設定にあり，回避することは可能である。輝度値を上げれば，画像の輝度は当然強くなり，画像が荒くなったり自家蛍光を拾ったりする場合があるので，輝度を適切に調整することは重要である。筆者の経験からは，輝度値は培養細胞の自家蛍光を抑えることができる600以下にして観察することを勧める。

［梅宮敏文］

📖 参考文献

1) 佐野　豊：「A顕微鏡」，組織学研究法，5-2，南山堂，1977．
2) 藤田哲也（監），河田　聡（編）：新しい光学顕微鏡　第1巻　レーザー顕微鏡の理論と実際，学会企画，1995．
3) 長野主税：最新光学技術ハンドブック，685-705，辻内順平，他（編），朝倉書店，2002．
4) 梅宮敏文：「顕微鏡の分解能」，Medical Technology 2008；36：1089-1092．
5) 高松哲郎（編）：わかる実験医学シリーズ　バイオイメージングがわかる―細胞内分子を観察する多様な技術とその原理―，羊土社，2005．
6) 梅宮敏文：「共焦点レーザー顕微鏡の臨床応用と可能性」，Medical Technology 2011；39：947-950．

10章 病理解剖に必要な基礎知識

章目次

10.1：病理解剖に必要な基礎知識……334

   10.1.1　病理解剖に必要な基礎知識
   10.1.2　病理解剖介助

SUMMARY

　病理解剖（剖検）は，遺族の承諾のもとに，病死された患者の遺体を解剖し，その際に採取された臓器組織や細胞から顕微鏡標本を作製し，病理医が診断するものである。生前の診断や治療が正しかったか，病気の進行程度，治療の効果，そして死因といったことを総合的に判断するものである。病理解剖による考察が蓄積されることによって，医学の進歩に貢献が期待される。臨床検査技師は，患者と，その遺族の尊い遺志に敬意を払うために，検体保存の意義とプライバシー保護に十分な配慮を払い，細心の注意を払わなければならない。

　医療安全を確保し，医療事故の再発防止を行うことを目的とした医療事故調査制度の施行により，病理解剖の社会的意義も高まっている。

　病理解剖数減少傾向とともに医療の質低下が懸念されており，執刀する病理医とともに，サポートする臨床検査技師の果たすべき役割も期待される。

10.1 病理解剖に必要な基礎知識

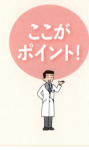

ここがポイント!
- 病理解剖の目的および意義を理解する。
- すべての症例は「スタンダード・プレコーション（標準予防策）」を念頭に，感染症には細心の注意を払って作業する。
- 基本的な介助手技を覚えて実践することが第一だが，状況や執刀医，臨床医の要望に柔軟に対応できるとよい。

10.1.1 病理解剖に必要な基礎知識

● 1. 目的および意義

病理解剖とは，病死者を対象に死因または病因および病態の究明や臨床診断の妥当性，治療効果判定，合併症や偶発病変の発見などを目的に行われ，病気の解明，医療の質の検証，研修および教育が意義としてあげられる。

医療の質の検証としては，臨床診断と病理解剖診断の比較検討が行われている[1,2]。関連する研修・教育制度には初期臨床研修制度，内科学会施設認定，および病理専門医制度がある。また，臨床検査技師についても2014年から認定病理技師制度が始まり，病理解剖介助の内容が組み込まれている。今後，病理解剖は医師の育成のみならず技師の育成にも重要となる。

● 2. 歴史

病理解剖の歴史は古く，最初の病理解剖は1111年に十字軍から帰還したノルウェーの兵士に対して行われ，アルコール性肝障害が直接的な死因であった[3]。日本では，1869年8月に神田泉橋にあった西洋医学研究所で，梅毒に病む遊女を対象に自願病屍解剖として行われたのが最初であり，執刀したのは石黒忠悳とされている[4,5]。当時の解剖は刑死あるいは牢中で病死した遺体のみが許可されていたが，この病理解剖は特別で，遺族に10両が下賜された。そして1870年には法制度が整備され，刑死者・刑病死者以外の病理解剖が合法化された[6]。これによって，1874年には脚気心で死亡した警察官，1876年には心肥大の女性の解剖が行われるなど，病理解剖数は徐々に増加した。東京大学医学部病理学教室の記録を見ると戦前では1910年にピークがある[7]。これは医学研究としての病理解剖によるもので，ドイツ医学の影響を受けている[8]。

戦後は，米国占領軍総司令部（GHQ）の指導で実地修練制度や監察医務院制度の導入，死体解剖保存法の制定などの医療制度改革が行われ，1960年には日本病理学会による病理解剖剖検輯報の発行が始まった。また，1961年には国民皆保険制度，1968年には日本内科学会による内科専門医制度（1994年に内科認定医制度と改称）が発足し，総合病院における病理解剖数が飛躍的に増加した[9]。

1970年代には国立，公立，私立大学の医学部および医科大学の新設ラッシュが起こり，病理解剖数は1974年には約2万3千体に達し，さらに1983年には約4万体と急激に増加した。1985年に4万247体とピークを迎えたが，これは米国の医学の影響による，医療評価を目的とした病理解剖によるものと考えられている[5]。しかし，このピークを境に減少に転じ，2009年には約1万4千体とピーク時の約1/3にまで減少し，2020年度以降は1万体を大きく割っている（図10.1.1）。画像診断技術の飛躍的な進歩，臨床医および病理医の業務量の増加，遺族の承諾が得られにくくなったこと[10]，などさまざまな要因が考えられる。

● 3. 各種制度

(1) 医師臨床研修制度

医師免許取得者を対象とした研修制度であり，1946年

用語 米国占領軍総司令部（General Headquarters；GHQ）

10.1 病理解剖に必要な基礎知識

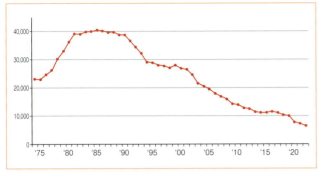

図 10.1.1 病理解剖数の年次推移
〔日本病理学会，年別の剖検数の推移グラフ，https://www.pathology.or.jp/kankoubutu/autopsy-index.html〕

表 10.1.1 CPC の討議内容

1. 診断に関するもの 　①臨床診断名（主病変・副病変の漏れや誤り，鑑別診断） 　②診断に必要な検査（検査計画の妥当性，必要な検査の漏れ，検査結果の解釈）
2. 治療に関するもの 　①治療計画の妥当性 　②治療効果の予測・評価 　③副作用への配慮とその把握
3. 病態に関するもの 　①主病変と副病変の関連性 　②全身的な病態の把握 　③合併症や病態変化に対する予測と予防的処置の有無，その後の対応 　④経過中の病態変化に対する原因の考察
4. 死因に関するもの 　①直接死因と間接死因 　②死因の予測と予測への対応

〔田村浩一：「CPC 内容のまとめかた」，臨床研修必携 CPC レポート作成マニュアル，田村浩一（編），p.75, 南江堂，2004 より許諾を得て抜粋し転載〕

表 10.1.2 内科学会による教育研修指定病院認定要件の推移

年	剖検率	年間剖検数	CPC の開催
1968	50% 以上が望ましい	—	—
1984	40% 以上	20 体以上	—
1997	40% 以上が望ましい	20 体以上	—
2004	問わず，または20% 以上	問わない場合は 16 体以上 20% 以上の場合は 10 体以上	年 3 回以上定期的
2008	問わず	10 体以上	年 5 回以上定期的

に実地修練制度として始まった．その後，1968年に実地修練制度は廃止され臨床研修制度が新しく創設されたが，研修は努力義務規定であり必修ではなかった．しかし，2004年には新医師臨床研修制度に改訂され，診療に従事しようとする医師は2年以上の臨床研修が必修化された．このなかには，病理解剖を対象とする臨床病理検討会（CPC）研修も含まれており，CPCへの症例提示とレポート提出が義務付けられている（表10.1.1）[11,12]。

(2) 内科学会施設認定制度

1968年に日本内科学会による内科専門医制度が発足し，その際に教育研修指定病院の基準が作成され，病理解剖の施行率（剖検率），年間剖検数，CPCの開催が要件化された．病理解剖数が多かった1984年には40%以上の剖検率，20体以上年間剖検数が認定を受けるための必須条件とされていたが，病理解剖数の減少とともにその数値条件は緩和され，2008年以降は剖検率は不問，年間剖検数は10体以上となっていた．しかし，2004年からはCPCの開催が義務付けられ，実態を反映した基準に変更されている（表10.1.2）。

(3) 病理専門医制度

日本病理学会が1978年に発足させた制度であり，病理専門医の資格取得には学会が認定する研修施設で3年以上の病理学研修を受けること，および学会が実施する専門医試験（筆記試験，実技試験）に合格することが必要である．2018年から日本専門医機構による認定となっている．また，専門医試験の受験資格として規定の病理解剖経験数と4症例以上のCPC報告書が必要とされている．必要な解剖経験数は以前は70体以上であったが，病理解剖数の減少に伴い40体以上に引き下げられ，2015年度からは30体以上（研修期間は3年），2022年度からは24体以上（研修期間は3年）にまで引き下げられている[13]。

日本病理学会が認定する研修施設には認定施設と登録施設の2種類があり，2024年4月現在の認定施設は335施設，登録施設は461施設で計796施設となっている．認定施設の要件には剖検例が年間24例以上と病理解剖数の規定があるが，登録施設は剖検室を備えており，剖検輯報に登録された剖検例があれば病理解剖数は不問である[13]。

4. 法律

(1) 死体解剖保存法

1949年に制定された法律である．病理解剖はこの法律に従って行わなければならず，執刀者の資格（第二条），遺族の承諾（第七条），試料の保存（第十七条，十八条），などがすべて規定されている．病理解剖の執刀者は死体解剖有資格者，保健所長の許可を得た者，解剖学・病理学または法医学の教授または准教授とされているが，解剖介助者については法律上の規制はない．しかし，病理解剖指針（1988年11月7日　病理解剖指針　医道審議会死体解剖資格審査部会申し合わせ）では，解剖介助は臨床検査技師などが行うことが望ましく，死体からの血液採取，摘出臓器からの標本作製，縫合などの医学的行為についても臨床検査技師などが行うべきであるとしている（表10.1.3）。

死体解剖資格の認定要件は医師または歯科医師である者と，医師および歯科医師以外の者で主として系統解剖を行おうとする者で異なる．医師または歯科医師については，「国内の医学又は歯学に関する大学の解剖学，病理学若し

用語 臨床病理検討会（Clinico-pathological conference；CPC）

10章 病理解剖に必要な基礎知識

表10.1.3 病理解剖指針の一部抜粋

2. 病理解剖医の責務
(4)病理解剖医自ら死体の切開及び臓器の摘出を行わなければならないこと。 　なお、臨床検査技師、看護師等医学的知識及び技能を有する者（以下「臨床検査技師」という。）が開頭等に際し、その一部の行為につき解剖補助者として解剖の補助を行う場合には、病理解剖医は、死因または病因及び病態を究明するという病理解剖の目的が十分達せられるよう、これらの者に適切な指導監督を行わなければならないこと。 　また、血液等の採取、摘出した臓器からの肉眼標本の作成や縫合等の医学的行為については、臨床検査技師等以外を解剖にかかわらせることのないよう十分注意しなければならないこと。

（厚生労働省：病理解剖指針について，1988，https://www.whlw.go.jp/web/t_doc?dataId=00ta6570&dataType=1&pageNo=1 より引用）

表10.1.4 異状死ガイドラインの一部抜粋

・外因；交通事故，溺水，窒息，中毒など ・外因による傷害の続発症；頭部外傷後の肺炎 ・診療行為に関連した予期しない死亡 　－診療行為自体が関与している可能性がある 　－診療行為中または直後で，死因が不明 　－診療行為の過誤や過失の有無は不問 ・死因が明らかでない死亡

〔日本法医学会：「異状死ガイドライン」，日法医誌 1994；48：357-358，http://www.jslm.jp/public/guidelines.html#guidelines より引用改変）

くは法医学の講座又は年間10体以上の剖検例を有する医療施設の病理部門若しくは監察医務機関に所属し，現に当該所属先において解剖に関連する診断，研究又は教育業務に従事する者であり，医師又は歯科医師の免許を得て2年を経過した後，初めて解剖に従事した日から起算して2年以上解剖に関連する診断，研究又は教育業務に従事し，かつ，直近の5年以内に適切な指導者の下で20体以上について死体の解剖を行った経験を有する者」と規定され，医師および歯科医師以外の者で主として系統解剖を行おうとする者については，「国内の医学又は歯学に関する大学の解剖学の講座に常勤の助教又は専任講師として所属し，現に当該講座において解剖に関連する研究又は教育業務に従事する者であり，初めて解剖に従事した日から起算して5年以上解剖に関連する研究又は教育業務に従事し，かつ，直近の5年以内に適切な指導者の下で50体以上について系統解剖を行った経験を有する者」と規定されている[14]。

(2)医師法

　医師は，診断の付いた疾患で患者が死亡した場合には自ら死亡診断書を発行することができるが，人の死に外因が関与する，または死因が不明など，普通と異なる状態（異状）がある場合には，医師法第二十一条の規定により警察に届ける義務を有する。死体解剖保存法第十一条にも類似した内容が規定されており，病理解剖中に異状を発見した場合にも，これらの法律に従い届け出る義務が生じる。異状（異状死）の定義は，病理学的異状ではなく法医学的異状とされているが，法律上の規定はない。1994年に日本法医学会から異状死ガイドラインが提示されており，現在ではこのガイドラインが事実上唯一の基準となっている（**表10.1.4**）[15]。

(3)死因究明制度と医療事故調査制度

　わが国の死因究明制度は未整備で，犯罪被害の疑われる死体ばかりが死因究明の対象とされていた。上述の異状死

ガイドラインでは診療に関連した死亡（診療関連死）も異状死とみなしており，臨床医の立場からすると診療関連死を異状死として警察を医療現場に介入させる可能性があった。しかし，2015年10月から医療事故調査制度が制定され，診療関連死における死因の究明が病理解剖により行われることとなった。

　医療事故調査制度は，医療事故が発生した医療機関において院内調査を行い，その調査報告を民間の第三者機関（医療事故調査，支援センター）が収集・分析して再発防止につなげるための医療事故に係る調査を行う仕組みなどを医療法に位置付け，医療の安全を確保するものである（**図10.1.2**）。

● 5. 剖検輯報

　剖検輯報（ぼうけんしゅうほう）は，1960年に日本病理学会が編纂・発行を始めた病理解剖症例の年次登録記録であり，疾病の病理学的研究，医療への貢献，診断の向上，治療学の進歩や改善を目的としている。1974年からはデータベース化が行われており，2022年までで1,173施設，約120万件の剖検データが集積されている。このデータベースの構築に際しては，個人情報保護の観点から疫学研究の倫理指針ならびに個人情報保護法に準拠した作業を行っている。データベースの内容としては，登録施設，年齢，性別，居住地，主病理診断［悪性腫瘍については原発部位と組織型（ICD-9ないしICD-10およびICD-0に準拠），浸潤，転移臓器］，副病変（偶発腫瘍，微小がん，非腫瘍性病変），治療内容などが登録されている[16]。現在，NCDを利用してオンライン登録が行われている。

✏️**用語**　疾病及び関連保健問題の国際統計分類（International statistical classification of Disease and related Health Problems；ICD），National Clinical Database（NCD）

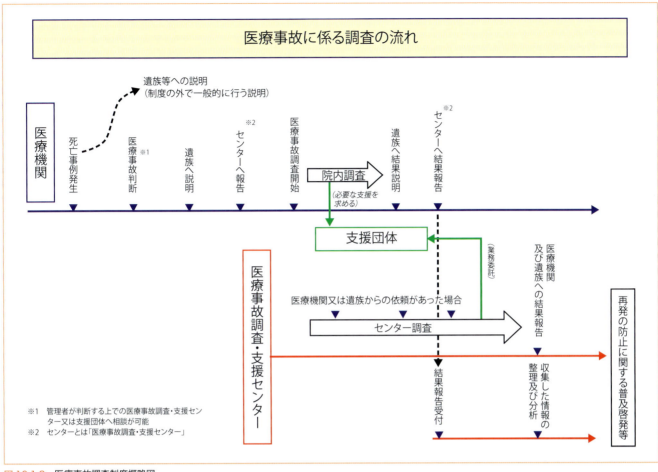

図 10.1.2　医療事故調査制度概略図

（厚生労働省：「概要図」，医療事故調査制度について，http://www.mhlw.go.jp/content/10800000/000890259.pdf より引用）

10.1.2　病理解剖介助

1. 病理解剖の流れ

　病理解剖の大まかな流れを表に示す（**表10.1.5**）。病理解剖を始める前に重要なのは異状死ではないことの確認（診療関連死を除く）と遺族の承諾である。異状が認められた場合には医師法第二十一条により，24時間以内に所轄警察署に届け出なければならない。また，病理解剖前に異状死と認識していなくても，病理解剖中に異状死と気付いた場合は，その時点から24時間以内に届けなければならない。病理解剖は死体解剖保存法にもとづいて行われており遺族の解剖承諾書が必要となる。解剖承諾書が調うまで解剖が開始されることはなく，異状死ではないことの確認と解剖承諾書の作成の確認は解剖を開始するうえでの必要最低限の条件となる。医療事故調査制度を利用した病理解剖の場合，当該病院は医療事故調査等支援団体に必要な支援を求め，事故調査が中立性および公正性を確保し，迅速かつ適正に病理解剖が行われるように努める必要がある。

　臨床医は遺族の承諾が得られたら病理医に連絡する。死亡時画像診断（Ai）は病理解剖開始前までに行われる（後述）。臨床経過や解剖の目的などについて事前に討議したうえで，解剖（介助業務）と写真撮影を行う。ホルマリン

表10.1.5　病理解剖の大まかな流れ

・異状死でないことの確認※，遺族の承諾	
・Ai（autopsy imaging）撮影	
・病理医に連絡	
・病理解剖	臨床医　↑
− 臨床経過の要約と問題点（何が知りたいか）の提示	
− 解剖，写真撮影	
− 臨床経過の提出（後日）	病理医　↓
・切り出し，写真撮影	臨床検査技師
・顕微鏡標本作製	
・鏡検	
・剖検会，CPC	
・報告書作成	

※診療関連死を除く。

用語　死亡時画像診断（autopsy imaging；Ai）

▌10章　病理解剖に必要な基礎知識

表10.1.6　Ai の実施対象例

・小児死亡全例（14 歳以下） 　診療の有無，死亡場所を問わない
・外因死およびその疑いがあるもの 　1．不慮の事故 　2．自殺 　3．他殺 　4．不慮の事故，自殺，他殺のいずれかであるか死亡に至った原因が不詳の外因死 　5．外因による傷害の続発性，あるいは後遺障害による死亡
・診療行為に関連した死亡 　該当施設として死因究明に Ai が必要と判断したもの
・死因が明らかでない死亡 　救急搬送，通院治療，老人施設，在宅介護などで死因不詳のものを含む 　病死か外因死か不明の場合
・その他 　1．医師が死亡診断書（死体検案書）の作成あるいは医学の発展のために必要と判断した場合 　2．遺族が死因究明を望んだ場合 　3．身元が明らかでない者の死亡

〔オートプシー・イメージング学会の Ai 適用ガイドライン（Ai 学会案）https://plaza.umin.ac.jp/~ai-ai/about/guideline.php より引用〕

固定後に切り出しと写真撮影を行い，顕微鏡標本の作製と鏡検を行う。最後にCPCを開催し報告書を作成する。このなかで臨床検査技師が担当するのは，解剖介助，切り出し，写真撮影，顕微鏡標本作製である。

● 2. 病理解剖の承諾

病理解剖の承諾は上述のとおり解剖承諾書の作成により行われる。解剖承諾書のなかには解剖を行うこと，臓器を採取することについての承諾が得られていることを示す文章が必要である。また，焼却などの処理について，顕微鏡標本やFFPEブロックの保存について，医学教育や医学研究に使用することについてなどにおいても遺族の同意が必要であることから，これらの事項についても解剖承諾書の中に記載しておくことが重要である。なお，日本病理学会から病理解剖に関する遺族の承諾書のモデルが公開されている[17]。遺族に連絡がつかない場合，法律上は2名の医師の承諾があれば，病理解剖が行えるが，実際には慎重な扱いが必要である。少なくとも，遺族を探し出すため最大限の努力を行い，その記録を残すことが望まれる。

● 3. 死亡時画像診断

死亡時画像診断とは，コンピューター断層撮影（CT）や磁気共鳴画像法（MRI）などの画像診断装置を用いて遺体を検査し，死因究明などに役立てる手法であり，適用ガイドラインがオートプシー・イメージング学会から提唱されている（表10.1.6）。

病理解剖時には，Aiを行うことで疾患や病態の死亡時

表10.1.7　画像診断の確実性による疾患および病変の分類

分類	説　明	疾患および病変
A	死後 CT 画像によりほぼ確実に診断される疾患群	大動脈解離，大動脈瘤，終末腎，腔水症，間質性肺炎（周囲の肺がクリアな場合），腔気症（ただし死後長時間の場合は死後変化との区別は困難）
B	死後 CT 画像により診断される可能性はあるが，確実とはいえない疾患群	心嚢水，心タンポナーデ，肺炎／気管支炎（肺水腫の合併がない場合），硬膜下血腫，高度の肝硬変症／肝線維症
C	死後 CT 画像による診断が現時点では難しい疾患群	全身性感染症（粟粒結核など），血栓症，塞栓症，軽度の肝硬変症／肝線維症，髄膜炎，神経変性疾患，急性および陳旧性心筋梗塞，原発不明がん

〔岡　輝明，他：「ご遺族への死後画像撮影前の説明ガイドライン」，厚生労働科学研究費補助金（地域医療基盤開発推進研究事業）「診療行為に関連した死亡の調査分析」における解剖を補助する死因究明方法（死後画像）の検証に関する研究，https://www.mhlw.go.jp/stf2/shingi2/2r9852000000c011-att/2r9852000000c05s.pdf より引用〕

点での状態や治療効果，合併症や偶発症などの情報を得られる可能性がある。しかし，Aiのみですべての疾患や病態を確実に診断できるわけではなく，死後CTによる死因評価の不一致率は32%と報告されている[18]。

死後CTによる正診率が高い疾患群と低い疾患群を表10.1.7に示す[19]。ほぼ確実に診断される疾患としては，大動脈解離，大動脈瘤，終末腎，胸水・腹水などの粗大な病変が主となっている。逆に診断が困難な疾患は，全身性感染症，血栓症，塞栓症，心筋梗塞，原発不明がんなど生前の画像診断でも診断が困難な病変であり，これらのなかには直接死因に最も関与したと考えられるものが多く含まれている。Aiは病変によって，診断可能なものから鑑別診断にとどまるものまで，ばらつきがあることを十分に理解し，解剖に代わる検索方法ではないことを認識しておく必要がある。

● 4. ホルムアルデヒドの取扱い

ホルムアルデヒドは高濃度長期曝露により上咽頭癌を発生させる発がん性物質であることが指摘されている。そのため，2008年に特定化学物質障害予防規則第2類に位置付けられ施行された[20]。管理濃度は0.1ppmに設定され，作業環境気中濃度を抑制するために局所排気装置やプッシュプル型換気装置を設けなければならない。また，作業環境測定やリスクアセスメントの実施措置も必要である。個人では適切な呼吸器・手指・眼の保護具を使用することは必須である。廃棄の際は，関連法規ならびに地方自治体の基準に従うこととされている（詳細はP.4　1.2参照）。

● 5. 介助内容および注意点

解剖介助の内容は，書類の確認，解剖の準備（器具など）（表10.1.8，図10.1.3），実際の解剖介助作業である。書類

✎**用語**　コンピュータ断層撮影（computed tomography；CT），磁気共鳴画像法（magnetic resonance imaging；MRI）

表 10.1.8 解剖に必要な器具

器　具	数量
メスハンドル	3
解剖剪刀	3
肋骨剪刀	1
腸剪刀	1
木柄弓鋸	1
鋸刃	1
ピンセット（大）	2
ステンレス縫い針	1
杓子（小）	1
ステンレス浅型角バット	3
プラスティックビーカー（100mL）	1
替え刃式トリミングハンドル（長・短）	各1
ゾンデ	1
コッヘル	2
チューブ	1
ノズル	1
開頭用　電動解剖鋸	1
開頭用　T字ノミ	1
開頭用　剝離ヘラ	1
開頭用　ステンレス縫い針	2
開頭用　ステンレス浅型バット（細長小）	1
開頭用　六角レンチ	1

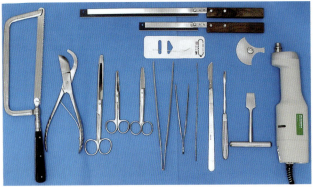

図 10.1.3　実際の解剖器具

については，解剖許可書と遺族の承諾書に記入漏れがないことを確認する．また，介助に入るうえで感染症に注意するためにも，結核，B型肝炎，C型肝炎，HIV感染などの感染症の有無についても，病理解剖を始める前に臨床医に確認しておくことが重要である．

　介助の対象となる作業は，病理医が行う開腹および開胸，胸腹水の吸引・計量，臓器摘出（胸腹部臓器と骨髄・皮膚・脳・脊髄の摘出，脳下垂体や脳脊髄液の採取），皮膚縫合，遺体の返還，摘出臓器へのホルマリン注入などである．

　介助時の注意点としては，解剖時の立ち位置，臓器の摘出方法，医療事故の防止などがあげられる．介助を行う際の立ち位置は，通常遺体の左側である．臓器の摘出方法は執刀医によって手技が異なる（一括または個別摘出法，皮膚のT字またはI字切開，頭蓋骨の切開，執刀者の利き手など）ため，介助者には執刀医に合わせた柔軟な対応が必要である．臓器摘出においてはなるべくメスは使用せず剪刀か手で操作を行い，臓器の損傷や執刀医への切創による医療事故を防止することが重要である．解剖終了時には，必ず解剖器具の個数（遺体に器具を残さないため）や外観の状態（縫合に問題がなく体表の切創がない遺体をお返しするため）を病理医と確認することが重要である．

　感染症の有無にかかわらず病理解剖時は常に，「すべての患者の湿性生体成分は，感染の可能性があるものとして取り扱う」との考えを基準としたスタンダード・プレコーション（標準予防策）を念頭に作業を行い，メスによる切創や皮膚縫合時の針刺し事故に注意を払うことが重要である．結核や新型コロナウイルス感染症などの空気感染症，飛沫感染症が疑われる場合には，臓器を水で洗い流すことや手袋を水で洗い流し表面の汚れを落として引き続き用いるなどのエアロゾルを発生させるような行為は避けなければならず，フェイスガードなどの目の防護具の着用やエアロゾルによる感染予防としてのN95マスクを着用し感染対策を講じる必要がある．プリオン病の感染対策としては，まず頭から被る防護服（タイベックソフトウェアⅢ型キットなど）を着用し，その上から感染防護衣を着用する．さらに，顔面防護具のフェイスガードとN95マスクを着用し飛沫予防対策を行う．プリオン病患者の解剖を行う場合には，最低2名で剖検にあたり，1名は記録や汚染部位のチェックを行う．また，自施設で行うことが困難な場合は剖検あるいは標本作製を受託できる施設もある[21]．基本的に感染症を疑う症例については，施設の汚染防止や術者の感染対策のためにも水を使わないドライ方式で解剖を実施することが望ましい．今後，解剖室を新規建設する場合や建替えの場合は，感染症予防のためにもバイオセーフティーレベル2とすることを検討する必要がある．

　医療事故が示唆された場合の解剖においては，多くの場合司法解剖ではなく医療事故調査制度にもとづき病理解剖が実施される．この場合においてもご遺族の承諾が必要となるため，解剖を行う前には必ず解剖許可書と解剖承諾書が正しく作成されていることを確認する．

● 6. 手技

(1) 皮膚切開と開腹操作

　皮膚の切開には上述のように，T字切開とI字切開がある（図10.1.4）．T字切開の利点は，頸部の視野を十分に確保でき，舌・気管・甲状腺・喉頭などの観察および摘出が容易となることであり，欠点は縫合時に皮弁がずれることである．逆にI字切開には頸部の視野が狭く，観察および摘出しにくいという欠点があるが，縫合しやすく皮弁がずれにくいという利点がある．

　実際の操作としては，メスで腹膜の手前まで皮膚と皮下組織を切開する．腹壁を挙上して胸骨直下で腹膜を小切開し，指を挿入して腹壁裏面と腸管の癒着の有無を確認す

10章　病理解剖に必要な基礎知識

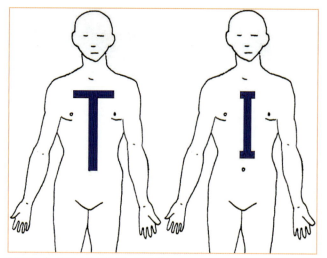

図 10.1.4　皮膚のT字切開とI字切開

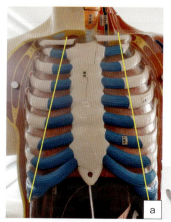
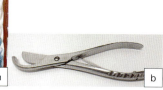

図 10.1.5　開胸操作
a：骨軟骨接合部を黄色の線に沿って切断する。
b：肋骨剪刃

る。剪刀で腹壁を縦切開し，腹水の量と性状を確認する。腹水採取の際には，介助者は執刀医が採取しやすいように努める。

(2) 開胸操作

メスで肋間筋を切開し，肋骨剪刃で肋骨の骨軟骨接合部を切断する[*1]（図10.1.5）。横隔膜全面の肋骨への付着部を剥離し，左右の胸水の量と性状を確認する。胸水採取の際にも，介助者は執刀医が採取しやすいように努める。胸鎖関節を離断し，開胸する。

> **参考情報**
> *1：第一肋骨は骨部のみで非常に硬いので，切断時にけがをしないよう注意が必要である。

(3) 胸腔および腹腔内臓器の摘出

臓器の摘出法としては頸部・胸部・腹部・骨盤内臓器を一塊のまま取り出して検索する方法（一括摘出法；Rokitansky法）と，各臓器を個別に取り出して検索する方法（個別臓器摘出法；Virchow法）の2つが用いられている。どちらの方法を採用するかは症例ごとに執刀医が判断し介助者に伝える。

一括摘出法の利点としては，臓器摘出が短時間で行われるため遺体の縫合と遺族への返還が速やかに行えること，臓器の相互関係を保持した状態で検索が可能であることがあげられる。しかし，一塊の臓器は巨大であるため取り扱いにくいという欠点もある。個別臓器摘出法には，各部位の病変を見るのには優れているという利点がある一方で，臓器の相互関係は不明瞭になるという欠点もある。ここでは，一括摘出法の手技および注意点などについて記載する。

頭側部分は，メスで血管や周囲の結合組織を剥離しながら，メス刃を下顎骨の内側に沿わせ，口腔内にメス刃を目視できたら軟部組織を切断することで甲状腺・気管・食道・舌を含めて頸部から引き抜く。この際，とくにI字切開の場合には視野が狭くメス先が見えにくい。また，替え刃のメスを使用する際には，周囲の結合組織に刃先が引っかかって刃が脱落する可能性があるので，細心の注意が必要である。側方部分は横隔膜付着部を用手法で剥離する。背側部分も，横隔膜付着部と後腹膜臓器と大動脈を用手法で剥離する。尾側部分は直腸と大腿動静脈をメスで切断するが，男性の場合は直腸を切断する前に前立腺を周囲組織から剥離し，その下端で尿道を切断する。尿道切断後に切断面より口側で直腸を切断する。女性の場合は膀胱頸部を周囲から剥離し，下端で尿道を切断する。尿道切断後には子宮頸部の下方，膣上部を切断し，膣切断面より口側で直腸を切断する。

一括摘出後には男性では精巣を採取し，女性では乳腺の採取を行う。精巣は陰嚢から鼠径部に向かって押し出し，反対の手で精巣を掴んで引き出し，剪刀で切断して取り出す。この際に陰嚢皮膚を傷つけないように注意が必要である。乳腺は軟部組織側から採取し，皮膚面からの切開は行わない。乳腺採取の際にも皮膚を損傷しないように注意が必要である。

(4) 開頭操作

耳介後方部分から頭頂部を通る冠状断にメスで皮膚切開を行い，頭皮を用手法で頭蓋骨から剥離し，飜転させる。毛髪を刈る必要はない。電動鋸（ストライカー）とT字ノミを用いて頭蓋骨を切断し（図10.1.6）[22]，ヘラおよび剪刀を用いて硬膜の剥離および切開を行う。硬膜の切開は，頭蓋骨切断面に沿って冠状に行う。脳脊髄液を採取し，性状を観察する。小児では電動鋸を使用せず，鋏を使用して各縫合線に沿って切開し開頭する。

次に頭蓋底を処理する。嗅神経，視神経と腹側から順に切断する。内頸動脈，下垂体柄，その他の脳神経を切断し，小脳テントを切開する。脳底動脈と脊髄を切断して脳

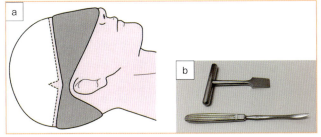

図 10.1.6 開頭操作
a：頭蓋骨を点線に沿って切離する。
b：T字ノミ，ヘラ
（船田信顕，他：「第1部 病理解剖の進め方，切り出し方法など A. 一般的な進め方，検査手技 2. 脳・脊髄の摘出（成人）」，病理と臨床 2012；30（臨時増刊号）：29，図3より引用）

を摘出し，脳下垂体を採取する。

(5) 脊髄摘出

臓器摘出後には体腔内の血液を除去し，脊椎に付着している横隔膜や大腰筋・小腰筋を剝離し，電動鋸で胸椎・腰椎および第一仙椎まで連続性に椎体骨を切断する。この際の電動鋸の使い方は刃の位置と角度が重要であり，椎体と椎弓根の境界部分を狙う[*2]（図10.1.7）[23]）。椎体を剝離し脊髄硬膜を露出させる。それから頸椎上部まで再度電動鋸を入れて椎体を剝離し，脳側から脊髄腔に剪刀を入れて脊髄神経を切断し，尾側方向に引き出して全長を採取する。

> **参考情報**
> ＊2：腰椎は電動鋸の刃を寝かせて，胸椎，頸椎と上にいくほど刃を立てて椎弓を切る。

(6) ホルマリン固定

適切な肉眼観察および顕微鏡標本作製・観察を行うためには，良好な固定状態が絶対条件となる。臓器を複数の容器に分散させて固定し，一定時間後に1つの容器に移し替える。肺，肝臓，脳は，ホルマリン注入を行ってから固定液の中に沈める。肺は気管からホルマリン注入を行って全体を膨らませる。肝臓は門脈から，脳は脳底動脈・内頸動脈からホルマリンを注入する。脳は脳幹部に糸をかけて逆さ吊りにし，ホルマリンに浮遊させる。これらの操作を行うことで，臓器内部の固定不良を防ぐ。また，ホルマリンに浮遊する軽い臓器には，ホルマリンを染み込ませたペーパータオルをかぶせておくと臓器の乾燥を防ぐことができる。胃は大彎切開し，食道とともにゴム板に広げてピンで留めて張り付ける。脊髄は硬膜を切開しゴム板に広げて張り付ける。

(7) ホルマリン固定以外の特殊操作

ホルマリン固定組織以外にも，凍結組織を保存しておくと種々の検査に対応ができる。DNAやRNA，蛋白の抽出を必要とする症例の場合は，目的とする臓器を細切し，凍

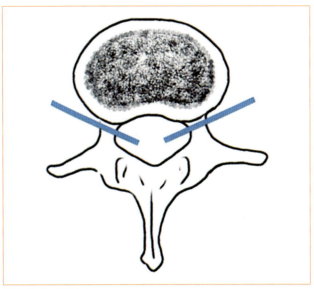

図 10.1.7 脊髄摘出
椎弓根を青色の線に沿って切断する。
（山口岳彦：「第1部 病理解剖の進め方，切り出し方法など C. 特殊な部位，手技，検体保存 4. 脊椎骨，骨盤，長管骨」，病理と臨床 2012；30（臨時増刊号）：89，図2より引用改変）

結保存することが望ましい。また，蛍光免疫染色などの免疫組織化学的探索を必要とする場合は，コンパウンドに包埋して凍結保存する。電子顕微鏡試料についてはあらかじめ採取していなくても，ホルマリン固定組織やパラフィン包埋組織からでも作製が可能である（戻し電顕法）[24]。戻し電顕法ではホルマリン固定組織を使用するため，ホルマリン色素の除去が必要となる。ホルマリン固定組織片を一晩水洗，その後pH7.4 0.1mol/Lリン酸緩衝液に浸漬し，電顕前固定液と後固定液に浸漬後エポキシ樹脂包埋することで電子顕微鏡試料を作製できる。近年はバイオリソースとして検体を保存・運用する症例も出てきており，とりわけ神経疾患についてはブレインバンクに登録することで医学研究に役立てることができる。ブレインバンクではドライアイスによる迅速凍結法が推奨されている。

(8) 皮膚縫合と遺体の清掃

病理解剖後の遺体は，可能な限りもとの状態に戻し，美容および衛生面に配慮した状態で遺族に返す必要がある。

臓器摘出後には皮膚縫合を行うが，縫合部から血液や体液が浸み出してこないように，縫合前にできるだけ取り除いておく必要がある。両上肢・両下肢および頭部を前上方に持ち上げて，血管内に残っている血液を体腔に流し落として脱血する。この際に上下肢は，持ち上げて遠位側から近位側に向かってしごくようにすると脱血される。体腔内に溜まった血液を吸引または汲み出し，凝固剤を体腔内面に散布して残った血液を凝固させる。不要な脂肪組織などを体内に戻し，綿などで隙間を埋めて外見を整える。取り出した胸骨および肋軟骨を胸部のもとの位置に戻してから，皮膚縫合を行う。

T字切開の場合には，鎖骨下部の横切開と正中線の縦切

■ 10 章　病理解剖に必要な基礎知識

開の交点部分の3箇所に糸をかけて縫い合わせてから，横切開と縦切開の全長を縫い合わせていく。肛門部分など，皮膚を切開してしまった場合には，体液がその部分から漏出しないように縫合しておく。縫合が終わったら，遺体に付着した血液をスポンジで洗い流し，ペーパータオルなどで拭き取って乾燥させる。髪の毛に血液などが付着した場合にも，洗い流してドライヤーで乾燥させる。肌色のテープなどを貼り，縫合部位が見えないようにする。

● 7. 保存期間と臓器廃棄

解剖により摘出しホルマリン固定した臓器の保存期間に決まりはない。しかし，1957年に決められた保険医療機関及び保健医療養担当規則における診療録の保存期間に準じて，ホルマリン固定臓器の保存は3年ないし5年とみなすことができる[25]。

臓器破棄に際しては，礼を失することなく荼毘に付することが求められる。ホルマリン固定した臓器は水洗した後に，専門業者に委託して焼却する。臓器の遺族への返却は，死体解剖保存法第十八条に規定されており，後述する解剖慰霊式によりご遺族に返却される。

● 8. 解剖慰霊式

医学教育の基礎となる系統解剖や今後の医学発展のための死因究明における病理解剖，法医解剖のために献体してくださった諸霊への追悼と感謝を捧げる解剖慰霊式が行われる。献体された方の遺族をはじめ，医学部生や看護学部生，医療従事者や解剖に携わった関係者が参列し慰霊する。

［金山和樹・白石泰三・松田知世］

参考文献

1) 諸橋芳夫：「剖検の意義」，医学のあゆみ 1998；185：133-135.

2) 小坂樹徳：「内科臨床における臨床診断と剖検（病理解剖）との対比」，共済医報 1991；40：25-28.

3) Kings LS, Meehan MC："A history of the autopsy", Am J Pathol 1993；73：514-544.

4) 石黒忠悳：懐旧九十年，184，岩波文庫，1983.

5) 難波紘二：「第5部 病理解剖をめぐって A. 病理解剖の歴史」，病理と臨床 2012；30（臨時増刊号）：302-308.

6) 新井保男：日本近代医学の黎明 横浜医療事始め，140-142，中央公論新社，2011.

7) 深山正久：「第1部 医療の中の病理学 1. 病理解剖の意義を考える」，病理と臨床 2009；27（臨時増刊号）：2-10.

8) 藤野垣三郎：日本近代医学の歩み，講談社，1974.

9) 後藤由夫：医学と医療 総括と展望，文光堂，1999.

10) 黒田　誠：「ヨーロッパにおける病理解剖の現状から考える」，病理と臨床 2011；29：298-299.

11) 田村浩一，他：「新臨床研修制度における CPC 症例呈示とレポート作成の必修化にあたって–病理側の対策–」，病理と臨床 2003；21：1284-1290，1383-1390，病理と臨床 2004；22：63-70，181-187，291-298.

12) 田村浩一（編）：臨床研修必携 CPC レポート作成マニュアル，南江堂，2004.

13) 日本病理学会：規定集Ⅰ，2023，https://www.pathology.or.jp/jigyou/20331108kitei.pdf.

14) 死体解剖資格認定要領，2017，https://pathology.or.jp/senmoni/20171124info-2.pdf.

15) 日本法医学会：「異状死ガイドライン」，日法医誌 1994；48：357-358，http://www.jslm.jp/public/guidelines.htlm#guidelines.

16) 根本則道，他：「第5部 病理解剖をめぐって D. 剖検輯報データベース」，病理と臨床 2012；30（臨時増刊号）：328-334.

17) 日本病理学会：病理解剖に関する遺族の承諾書モデル，https://pathology.or.jp/news/pdf/sample-20121226.pdf.

18) Roberts ISD *et al.*："Post-mortem imaging as an alternative to autopsy in the diagnosis of adult deaths, a validation study", Lancet 2012；379：136-142.

19) 岡　輝明，他：「ご遺族への死後画像撮影前の説明ガイドライン」，厚生労働科学研究費補助金（地域医療基盤開発推進研究事業）「診療行為に関連した死亡の調査分析」における解剖を補助する死因究明方法（死後画像）の検証に関する研究，https://www.mhlw.go.jp/stf2/shingi2/2r9852000000c011-att/2r9852000000c05s.pdf.

20) 日本病理学会：ホルムアルデヒドの健康障害防止について–医療機関として–，2008，https://pathology.or.jp/jigyou/pdf/formaldehyde01_080225.pdf.

21) 日本病理学会：プリオン病の剖検マニュアル 第2版，2017，http://prion.umin.jp/guideline/pdf/cjd_2020v6.pdf#page=149.

22) 船田信顕，他：「第1部 病理解剖の進め方，切り出し方法など A. 一般的な進め方，検査手技 2. 脳・脊髄の摘出（成人）」，病理と臨床 2012；30（臨時増刊号）：28-33.

23) 山口岳彦，他：「第1部 病理解剖の進め方，切り出し方法など C. 特殊な部位，手技，検体保存 4. 脊椎骨，骨盤，長管骨」，病理と臨床 2012；30（臨時増刊号）：88-94.

24) 新井冨生：図解 病理解剖ガイド，文光堂，2018.

25) 清水道生：徹底攻略！ 病理解剖 カラー図解，金芳堂，2015.

略 語 一 覧

AA　amyloid A
アミロイドA

ABC　avidin-biotinylated peroxidase complex
アビジン・ビオチン・ペルオキシダーゼ複合体

AB　Alcian blue
アルシアン青

Ach　achromat
アクロマート

AChE　acetylcholinesterase
アセチルコリンエステラーゼ

ACTH　adrenocorticotropic hormone
副腎皮質刺激ホルモン

ADP　adenosine diphosphate
アデノシン二リン酸

AE　auto exposure
自動露出

AF　autofocus
オートフォーカス

AFIP　Armed Forces Institute of Pathology
米軍病理学研究所

AFP　α-fetoprotein
α-フェトプロテイン

AGPC　acid guanidinium thiocyanate-phenol-chloroform extraction

AH　amyloid heavy chain
免疫グロブリンH鎖由来のアミロイド

AI　artificial intelligence
人工知能

Ai　autopsy imaging
死亡時画像診断

AL　amyloid light chain
免疫グロブリンL鎖由来のアミロイド

ALD　adrenoleukodystrophy
副腎白質ジストロフィー

ALK　anaplastic lymphoma kinase
未分化リンパ腫キナーゼ

ALP　alkaline phosphatase
アルカリフォスファターゼ

AMACR　alpha methyl acyl coenzyme A racemase

APA　apurinic acid
アプリン酸

API2　apoptosis inhibitor 2

Apo　apochromat
アポクロマート

AR　androgen receptor
アンドロゲン受容体

AS-D　naphthol AS-D chloroacetate esterase
ナフトールAS-Dクロロアセテートエステラーゼ

ATP　adenosine triphosphate
アデノシン三リン酸

ATPase　Adenosine triphosphate phosphatase
アデノシン三リン酸フォスファターゼ

ATTR　transthyretin amyloid protein
アミロイドとして沈着したトランスサイレチン

AWB　auto white balance
オートホワイトバランス

Aβ　amyloid β
βアミロイド

Aβ₂M　amyloid originating from β_2-microglobulin
β_2-ミクログロブリン由来のアミロイド

BAM　binary alignment map
バイナリーアライメントマップ

BAP　breast cancer susceptibillity genel associated protein

BCG　Bacille de Calmette et Guérin
カルメット・ゲラン桿菌

BCL2　b-cell lymphoma 2

BFE　bacterial filtration efficiency
バクテリア飛沫捕集効率

BRAF　v-raf murine sarcoma viral oncogene homolog B1

BSA　bovine serum albumin
ウシ血清アルブミン

CAM　cell adhesion molecule
細胞接着分子

CAP　College of American Pathologists
米国病理医協学会

CBFβ　core binding factor beta

CCD　charge coupled device

CCR4　CC chemokine receptor type 4
CCケモカイン受容体4

CD　cluster of differentiation

CDC　Centers for Disease Control and Prevention
米国疾病管理予防センター

CDKN2A　cyclin-dependent kinase inhibitor 2A

cDNA　complementary DNA
相補的DNA

CDx　companion diagnostics
コンパニオン診断

CDX-2　caudal type homeobox-2

CEA　carcinoembryonic antigen
がん胎児性抗原

CEP　chromosome enumeration probe
染色体エニュメレーションプローブ

略語一覧

CGP comprehensive genomic profiling
包括的ゲノムプロファイリング

CJD Creutzfeldt-Jakob disease
クロイツフェルト・ヤコブ病

CK cytokeratin
サイトケラチン

CLSM confocal laser scanning microscopy
共焦点レーザー顕微鏡

CMOS complementary metal oxide semiconductor

CMV cytomegalovirus
サイトメガロウイルス

CNV copy number variation
コピー数多型

COSMIC catalogue of somatic mutations in cancer
体細胞変異データベース

CPC clinico-pathological conference
臨床病理カンファレンス

CT computed tomography
コンピュータ断層撮影

Ct cycle threshold

ctDNA circulating tumor DNA
血中循環腫瘍DNA

DAB 3,3′-diaminobenzidine
3,3′-ジアミノベンジジン

DDSA dodecenyl succinic anhydride
ドデセニルコハク酸無水物

DFS direct fast scarlet
ダイレクトファストスカーレット

DHL double hit lymphoma
ダブルヒットリンパ腫

DIC disseminated intravascular coagulation
播種性血管内凝固

DIN DNA integrity number

DMSO dimethyl sulfoxide
ジメチルスルホキシド

DNA deoxyribonucleic acid
デオキシリボ核酸

DNase deoxyribonuclease
デオキシリボヌクレアーゼ

dNTP deoxyribonucleotide triphosphate
デオキシヌクレオシド三リン酸

EBV Epstein-Barr virus
エプスタイン・バーウイルス

EDTA ethylenediaminetetraacetic acid
エチレンジアミン四酢酸

EGFR epidermal growth factor receptor
上皮成長因子受容体

EMA epithelial membrane antigen
上皮膜抗原

EMR endoscopic mucosal resection
内視鏡的粘膜切除術

ER estrogen receptor
エストロゲン受容体

ESD endoscopic submucosal dissection
内視鏡的粘膜下層剥離術

EVG elastica van Gieson
エラスティカ・ワン・ギーソン

FDA Food and Drug Administration
米国食品医薬品局

FFPE formalin-fixed, paraffin-embedded
ホルマリン固定パラフィン包理

FISH fluorescence *in situ* hybridization
蛍光*in situ*ハイブリダイゼーション

FITC fluorescein isothiocyanate
フルオレセインイソチオシアネート

FMEA failure mode and effects analysis
故障モード影響解析

FRAP fluorescence recovery after photobleaching
光退色後蛍光回復法

FRET fluorescence resonance energy transfer
蛍光共鳴エネルギー移動

FSH follicle stimulating hormone
卵胞刺激ホルモン

GAG glycosaminoglycan
グリコサミノグリカン

GFAP glial fibrillary acidic protein
グリア線維性酸性蛋白質

GFP green fluorescent protein
緑色蛍光蛋白質

GHQ General Headquarters
米国占領軍総司令部

GHS The Globally Harmonized System of Classification
and Labelling of Chemicals
化学品の分類および表示に関する世界調和システム

GIST gastrointestinal stromal tumor
消化管間質腫瘍

GMA glycidyl methacrylate
グリコールメタクリレート樹脂

GOC glandular odontogenic cyst
腺性歯原性嚢胞

GOS galactose oxidase Sehiff
ガラクトースオキシダーゼシッフ

GTP guanosine triphosphate
グアノシン三リン酸

H. pylori *Helicbacter pylori*
ヘリコバクター・ピロリ

HB hepatitis B
B型肝炎

HBc hepatitis B core
B型肝炎コア

HBs hepatitis B surface
B型肝炎表面

HBsAg hepatitis B virus surface antigen
B型肝炎ウイルス表面抗原

HBV hepatitis B virus
B型肝炎ウイルス

hCG human chorionic gonadotropin
ヒト絨毛性ゴナドトロピン

HCV hepatitis C virus
C型肝炎ウイルス

HEPA high efficiency particulate airfilter	**LDT** laboratory developed test
HER2 human epidermal growth factor receptor type2	自家調整検査
ヒト上皮成長因子受容体2	**LFB** luxol fast blue
HE Hematoxylin-Eosin	ルクソール・ファストブルー
ヘマトキシリン・エオジン	**LH** luteinizing hormone
HIAR heat induced antigen retrieval	黄体形成ホルモン
HID-AB high iron diamine-Alcian blue	**LSAB** labeled streptavidin biotin
高鉄ジアミン-アルシアン青	**LSI** locus specific Identifiers
HIV human immunodeficiency virus	遺伝子座特異識別子
ヒト免疫不全ウイルス	**MALT** mucosa-associated lymphoid tissue
HMB45 human melanoma black 45	粘液関連リンパ組織
HPV human papilloma virus	**MART1** melanoma antigen recognized by T cells 1
ヒトパピローマウイルス	**MBP** myelin basic protein
HRP horseradish peroxidase	ミエリン塩基性蛋白質
西洋ワサビペルオキシダーゼ	**MDS** myelodysplastic syndromes
HTLV human T-cell leukemia virus	骨髄異形成症候群
ヒトT細胞白血病ウイルス	**MG** May-Grünwald Giemsa
ICC international color controller	メイ・グリュンワルド・ギムザ
ICD International statistical classification of Disease and	**MITF** microphthalmia-associated transcription factor
related Health Problems	小眼球症関連転写因子
疾病及び関連保健問題の国際統計分類	**MLL** mixed lineage leukemia
Ig immunoglobulin	**MMA** methyl methacrylate
免疫グロブリン	メチルメタクリレート樹脂
IgG immuno lobulinG	**MMR** mismatch repair
免疫グロブリンG	ミスマッチ修復
IGRA interferon-gamma release assay	**MNA** methylnadic anhydride
インターフェロンγ遊離試験	メチルナジック酸無水物
IHC immunohistochemistry	**MPM** malignant pleural mesothelioma
免疫組織化学	悪性胸膜中皮腫
ImSAFER improvement systematic approach forerror	**MRI** magnetic resonance imaging
reduction	磁気共鳴画像法
Indel insertion/deletion	**MRSA** Methicillin-resistant *Staphylococcus aureus*
挿入または欠失	メチシリン耐性黄色ブドウ球菌
IS intestinal spirochetosis	**MS** multiple sclerosis
腸管スピロヘータ症	多発性硬化症
ISH *in situ* hybridization	**MSB** martius scarlet blue
in situ ハイブリダイゼーション	**MSI** microsatellite instability
ISO International Organization for Standardization	マイクロサテライト不安定性
国際標準化機構	**MTAP** methylthioadenosine phosphorylase
IT information technology	**MT** Masson trichrome
IVD *in vitro* diagnostics	マッソン・トリクローム
体外診断用医薬品	**NA** numerical aperture
JAB Japan Accreditaion Board	開口数
日本適合性認定協会	**NCAM** neural cell adhesion molecule
JPEG joint photographic experts group	神経細胞接着分子
K kelvin	**NCD** National Clinical Database
ケルビン	**ND** neutral density
KB Klüver-Barrera	減光
クリューバー・バレラ	**NFP** neurofilament protein
KRAS v-Ki-ras2 Kirsten rat sarcoma viral oncogene	ニューロフィラメント蛋白質
homolog	**NFT** neurofibrillary tangle
LBC liquid-based cytology	神経原線維変化
液状化細胞診	**NGS** next generation sequencer
LCA leukocyte common antigen	次世代シークエンサー
リンパ腫	

略語一覧

OJT on the job training

OW oral wedge
口側

PAM periodic acid-methenamine-silver
過ヨウ素酸メセナミン銀

PAP peroxidase anti-peroxidase
ペルオキシダーゼ-抗ペルオキシダーゼ抗体の可溶性免疫複合体

PAP complex peroxidaseanti-peroxidase complex

PAS periodic acid schiff
過ヨウ素酸シッフ

PBC primary biliary cholangitis
原発性胆汁性胆管炎

PBS phosphate buffered saline
リン酸緩衝生理食塩水

PC personal computer
パーソナルコンピュータ

PCNA proliferating cell nuclear antigen
増殖細胞核抗原

PCR polymerase chain reaction
ポリメラーゼ連鎖反応

PCR-RFLP PCR restriction fragment length polymorphism
ポリメラーゼ連鎖反応制限酵素断片長多型

PCS paradoxical concanavalin A staining
コンカナバリン A パラドックス染色

PDMABR para-dimethylaminobenzylidene rhodanine
パラジメチルアミノベンジリデンロダニン

PFE particle filtration efficiency
微小粒子捕集効率

PgR progesterone receptor
プロゲステロン受容体

pH potential of hydrogen
水素イオン指数

PID phosphor integrated dots

PIN prostatic intraepithelial neoplasia

Plan plan-acromat
プランアクロマート

PlanApo plan-apochromat
プランアポクロマート

PMA phosphomolybdic acid
リンモリブデン酸

PMDA Pharmaceuticals and Medical Devices Agency
医薬品医療機器総合機構

PML progressive multifocal leukoencephalopathy
進行性多巣性白質脳症

PNA LNA PCR-Clamp peptide nucleic acid-locked nucleic acid polymerase chain reaction clamp method

PP pancreatic polypeptide
膵臓ポリペプチド

PRTR Pollutant Release and Transfer Register
特定化学物質の環境への排出量の把握等及び管理の改善の促進に関する法律

PTA phosphotungstic acid
リンタングステン酸

PTAH phosphotungstic acid-hematoxylin
リンタングステン酸ヘマトキシリン

PW proximal wedge
近位側

QOL quality of life
生活の質

RCA root cause analysis
根本原因分析

RITC rhodamine isothiocyanate

RNA ribonucleic acid
リボ核酸

RNase ribonuclease
リボヌクレアーゼ

ROSE rapid on site evaluation
迅速検体評価

RT-PCR reverse transcription PCR
逆転写ポリメラーゼ連鎖反応

RTU ready-to-use
希釈済み

S/N signal to noise ratio

SDS safety data sheet
安全データシート

SDS sodium dodecyl sulfate
ドデシル硫酸ナトリウム

Si sialomucin
シアロムチン

sLea sialyl Lewis A
シアリル Lea 抗原

sLex sialyl Lewis X
シアリル Lex 抗原

SNV Single Nucleotide Variants
一塩基バリアント

SS shutter speed
シャッタースピード

SSPE subacute sclerosing panencephalitis
亜急性硬化性全脳炎

Su-M sulfomucin
スルホムチン

TAT turn around time

TBS Tris buffered saline
トリス緩衝生理食塩水

TDI time delay integration

TMB tumor mutational burden
腫瘍遺伝子変異量

TTF-1 thyroid transcription factor-1
甲状腺転写因子

UNG uracil-DNA glycosylase

VAF variant allele frequency
変異アレル頻度

VA-RCA Veterans Affairs root cause analysis

VB-HE Victoria blue-hematoxylin and eosin
ビクトリア青-ヘマトキシリン・エオジン

VCF variant call format
バリアントコールフォーマット

VFE viral filtration efficiency
ウイルス飛沫捕集効率

VOC volatile organic compound
揮発性有機化合物

WB white balance
ホワイトバランス

WCP whole chromosome painting
染色体ペインティング

WHO World Health Organization
世界保健機関

WS Warthin-Starry
ワルチン・スターリー

WSI whole slide image
デジタル病理画像

WT-1 Wilms' tumor-1
ウィルムス腫瘍

YFP yellow fluorescent protein
黄色蛍光蛋白質

査読者一覧

●査 読 者

青 木　裕 志	順天堂大学　人体病理病態学講座
東　　　学	北海道がんセンター　臨床検査科
石 田　克 成	広島大学病院　病理診断科・診療支援部病理検査部門
磯 崎　　勝	小田原市立病院　臨床検査科
白 波 瀬 浩 幸	京都大学医学部附属病院　消化器内科
滝 野　　寿	日本病理精度保証機構
塚 本　龍 子	神戸大学医学部附属病院　病理部
林　　裕 司	滋賀医科大学医学部附属病院　病理部
山 下　和 也	北里大学病院　病院病理部

［五十音順，所属は2024年12月現在］

初版　査読者一覧

●初版（2017年）

東　恭悟　　磯崎　勝　　滝野　寿　　徳永　英博　　廣井　禎之

［五十音順］

索 引

●英数字

2, 4, 6-トリス（ジメチルアミノメチル）フェノール……323

3分割法……101

4S（整理・整頓・清掃・清潔）……20

AB（pH2.5）-PAS重染色……160

ABC法（→アビジン・ビオチン・ペルオキシダーゼ複合体法を見よ）

AB染色（→Alcian blue染色を見よ）

acetylcholinesterase（→アセチルコリンエステラーゼを見よ）

AChE（→アセチルコリンエステラーゼを見よ）

Ai（→死亡時画像診断を見よ）

Alcian blue染色……159
　——（pH2.5）……230

Alizarin染色……206

APUD細胞……213

ASD染色（→ナフトールAS-Dクロロアセテートエステラーゼ染色を見よ）

azan染色……137

Berlin blue染色……199

Bodian染色……244

BRAF遺伝子……280

Carrazziヘマトキシリン……134

CD68（KP1）免疫染色……243

CDx（→コンパニオン診断（薬）を見よ）

CD抗原分子……267

CEP（→染色体エニュメレーションプローブを見よ）

CGP検査（→包括的ゲノムプロファイリング検査を見よ）

CJD（→クロイツフェルト・ヤコブ病を見よ）

CK……276

CLSM（→共焦点レーザー顕微鏡を見よ）

colloidal iron染色……166

Congo red染色……172, 174

CPC（→臨床病理検討会を見よ）

CSA法（→タイラミドを用いた感度増強法を見よ

ctDNA（→血中循環腫瘍DNAを見よ）

Ct値……305

DDSA（→ドゼセニルコハク酸無水物を見よ）

DFS染色（→ダイレクトファストスカーレット染色を見よ）

DIN値……300

direct fast scarlet染色（→ダイレクトファストスカーレット染色を見よ）

DMP-30（→2, 4, 6-トリス（ジメチルアミノメチル）フェノールを見よ）

DNA……180, 181

DV200……300

EDTA脱灰……295

elastica van Gieson染色（→エラスティカ・ワン・ギーソン染色を見よ）

elastica-Masson Goldner法……140

epithelial keratin……277

EVG染色（→エラスティカ・ワン・ギーソン染色を見よ）

Feulgen反応……180, 181

FFPE切片保存シート法……89

FFPEブロック……295

FISH（→蛍光 in situ ハイブリダイゼーションを見よ）

FISHプローブ……308

FoundationOne® CDxがんゲノムプロファイル……292

FRAP（→光退色後蛍光回復法を見よ）

FRET（→蛍光共鳴エネルギー移動を見よ）

F値……100

GAG類（→グリコサミノグリカン類を見よ）

GenMineTOP®がんゲノムプロファイリングシステム……292

GFP（→緑色蛍光蛋白質を見よ）

Giemsa染色……233, 235

Gomori's aldehyde-fuchsin染色……216

Gram染色……220

Grimelius染色……214

Grocott染色……226

HBs抗原……141-143, 228

HE染色（→Hematoxylin-Eosin染色を見よ）

Hematoxylin-Eosin染色……130

HID-AB重染色（→高鉄ジアミン・アルシアン青重染色を見よ）

HID-Alcian blue重染色（→高鉄ジアミン・アルシアン青重染色を見よ）

HID染色（→高鉄ジアミン染色を見よ）

high iron diamine染色（→高鉄ジアミン染色を見よ）

Holzer染色……247

*IDH1*遺伝子……280

IHC染色（→免疫組織化学を見よ）

in situ ハイブリダイゼーション……126

ISO感度……100, 101

KB染色……241

Ki-67……285

Klüver-Barrera染色……241

Kossa反応……202

K値（→ケルビン値を見よ）

LBC……302

LED……110

LFB染色……243

LFB溶液……242

LSAB法……262, 264

LSI（→遺伝子座特異識別子を見よ）

Luftの処方……323

Masson trichrome染色（→マッソントリクローム染色を見よ）

Masson-Fontana染色……207

Mayerの処方……130

Mayerヘマトキシリン……133

May-Grünwald Giemsa染色……233, 234

May-Grünwald染色……234

MBP（→ミエリン塩基性蛋白質を見よ）

methyl green-pyronin染色（→メチル緑ピロニン染色を見よ）

MG染色（→May-Grünwald Giemsa染色を見よ）

■ 索 引

MNA（→メチルナジック酸無水物を見よ）
MS（→多発性硬化症を見よ）
MT染色（→マッソン・トリクローム染色
　　を見よ）
mucicarmine染色……230
MW照射（→マイクロ波照射を見よ）
myelinbasic protein（→ミエリン塩基性蛋
　　白質を見よ）

naphthol AS-D chloroacetate esterase染
　　色（→ナフトールAS-Dクロロアセテー
　　トエステラーゼ染色を見よ）
NGS（→次世代シークエンス法を見よ）
Nile blue染色（→ナイル青染色を見よ）
Nissl染色……240

oil red O染色（→オイル赤O染色を見よ）
OncoGuide™NCCオンコパネルシステム
　　……292
one to one……30
orcein染色……228

PAM染色……147
　　──不良標本……149
PAP法（→ペルオキシダーゼ-抗ペルオキ
　　シダーゼ抗体の可溶性免疫複合体法を
　　見よ）
PAS反応……154
PBC（→原発性胆汁性胆管炎を見よ）
PCR……304
PDCAサイクル……27, 28
PRTR法（→特定化学物質の環境への排出
　　量の把握及び管理の改善の促進に関す
　　る法律を見よ）
PTAH染色（→リンタングステン酸ヘマ
　　トキシリン染色を見よ）

RIN値……300
RNA……180
Rokitansky法（→一括摘出法を見よ）
Romanowsky効果……233
Romanowsky染色（→普通染色を見よ）

Schiff試薬……154, 182, 183
Schmorl反応……210
SDS（→安全データシートを見よ）
Sudan Ⅲ染色（→ズダンⅢ染色を見よ）
Sudan black B染色（→ズダン黒B染色を
　　見よ）

TAT……293
toluidine blue染色……163
Treponemapallidum……224
turn around time（→TATを見よ）

turnbull blue染色……201

UNG処理……299
Unna-Pappenheim染色……183

VB-HE染色（→Victoria blue-HE染色を見よ）
Victoria blue-HE染色……141, 142
Virchow法（→個別臓器摘出法を見よ）

Warrthin-Starry染色……224
WB（→ホワイトバランスを見よ）
WCP（→染色体ペインティングを見よ）
Wilson病……228
Wright-Giemsa染色……233
Wright染色……233

YFP（→黄色蛍光蛋白質を見よ）

Ziehl-Neelsen染色……122, 222

β-シート構造……174
ΔCT値……300

●あ
アイソ感度（→ISO感度を見よ）
亜鉛・ロイコ色素染色……206
悪性黒色腫マーカー……278
悪性中皮腫マーカー……278
アセチルコリンエステラーゼ……257
アゾカップリング法……252
アゾ色素……117, 252
アニリン・キシレン……247
アビジン・ビオチン・ペルオキシダーゼ複
　　合体法……260, 262, 264
アミノトリアリルメタン色素……118
アミロイド……172
アミロイドーシス……173
アルツハイマー神経原線維変化……244
安衛法（→労働安全衛生法を見よ）
安全データシート……12
アンモニア銀液……207

イオン結合……114, 115
イソ感度（→ISO感度を見よ）
異染性……163, 235
異調性……163
一括摘出法……340
一般廃棄物……16
遺伝子座特異識別子……309
遺伝子パネル検査……284, 303
遺伝子変異……280
医療安全……25
医療安全管理者……35
医療事故調査制度……336

医療の質の管理・評価……28
医療廃棄物……10
色温度……109
色収差……106
色出し……131

ウルトラミクロトーム……324

エオジン……130
エキスパートパネル会議……292
液体窒素……256
エタノール……51
エチルアルコール……51
エポキシ樹脂……324
エラスティカ・ワン・ギーソン染色
　　……143
遠隔医療……316
遠隔病理診断……316
塩化第二鉄……167

オイル赤O染色……193
横紋筋内横紋……188
オリゴ糖……152
オルト過ヨウ素酸……154

●か
外因性感染……221
開胸操作……340
開口数……108
回転式ミクロトーム……79, 84
開頭操作……340
開腹操作……339
外部精度管理……40
外部精度評価……281
解剖慰霊式……342
解剖介助……338
解剖許可書……339
解剖承諾書……339
外来性色素（→体外生色素を見よ）
化学結合……114
化学的固定方法……50
化学物質管理者……17
核酸……180
核酸抽出……298
拡声器……21
カクタス……245
加湿器……85
カセット（→検体用カセットを見よ）
カセットシステム……76
画像サイズ……109
滑走式ミクロトーム……79
加熱処理（抗原賦活化のための）……263
カメラ……99
カメラレンズ……99

索 引

過ヨウ素酸酸化石炭酸フクシン法……223
ガラスナイフ……324
カラー調整……109
カラープレート……102
カルシウム……202
カルチノイド……216
カルノア固定標本……309
カルボキシル基……159
がん遺伝子パネル検査……291
がんゲノム検査……86
がんゲノム診療における細胞検体の取扱い
　　指針……301
がんゲノムプロファイリング検査
　　……31, 291, 301
患者安全……25
患者のアウトカム……26, 27
患者満足度……26
間接法（酵素標識抗体法）……261, 264, 271
感染経路別予防策……8
感染症……219
感染性廃棄物……10
　　狭義の——……16
感染対策
　　凍結組織標本作製における——……95
　　細胞診療標本作製における——……10
管理
　　化学物質の——……12
　　機材の——……18, 19
　　検体の——……6
　　試薬の——……12
　　消耗品の——……20
　　文書の——……4

黄色蛍光蛋白質……331
危機管理……25
器具（染色に用いる）……118
キシレン……15, 121
キシレン代替品……122
規制物質……12
既存標本……303
既読管理……34
希突起膠細胞（→乏突起膠細胞を見よ）
逆位……308
吸光度法……299
吸収スペクトル……300
球面収差……107
凝固型固定剤……50
共焦点レーザー顕微鏡……330
業務遂行能力……23
共有結合……115, 116
共用エリア……21
局所排気装置……19
切り出し
　　所属リンパ節の——……47

適切な——……46
皮膚の——……47
緊急用洗眼器……21
銀親和反応……214
金属塩法……252
金属コーティング……327

空気感染……8
クライシスマネジメント……25
グリア（→神経膠細胞を見よ）
グリオーシス……247
クリオスタット……93
グリコーゲン……46, 56, 153, 168
グリコサミノグリカン類……136
クリスタル紫……247
グリッドメッシュ……325
グルタルアルデヒド……323
クレシル紫染色液……240, 242
クロイツフェルト・ヤコブ病……10

蛍光in situハイブリダイゼーション
　　……307
蛍光共鳴エネルギー移動……331
蛍光顕微鏡……108
蛍光抗体法……271
蛍光法……299
形質性星状膠細胞……247
下水道法……16
血液腫瘍マーカー……278
結核……11
　　——の感染経路……11
　　解剖時に——を疑う所見……10
結核菌……222
血球染色……232
血色素性色素……206
欠失……308
血中循環腫瘍DNA……292
ゲノム研究用病理組織検体取扱い規程
　　……293
ゲノム診療時代における細胞診のあり方検
　　討ワーキンググループ……303
ゲノム診療用病理組織検体取扱い規程
　　……293
ケルビン値……104
ケルンエヒトロート液……207
検査エリア……21
検査機器保守管理作業日誌……5, 18
検査機器保守管理標準作業書……4, 18
検体
　　——に使用したオートスメアや器具
　　　……9
　　——の受取・受付……30
　　——の管理……6
検体作製……302

検体取り違え……30
検体用カセット……30
原発性胆汁性胆管炎……228
原発不明がん……278
顕微鏡……105

好銀反応……214
抗原抗体反応……271
膠原線維……144
　　——の染色方法……137
抗原賦活化……262-264
抗酸菌……222
構図……100
　　——の決定……101
酵素……253
構造多糖類……152
酵素抗体法……264
酵素消化法……168
酵素標識抗体法……261
高鉄ジアミン・アルシアン青重染色
　　……157
高鉄ジアミン染色……156
高分子ポリマー法……262
黒色反応……238
個人キャリア形成……24
個人防護具……8
固定……56
　　大脳組織の——……239
固定液
　　——の組成……54
　　——の廃棄回収……57
　　ホルマリン以外の——……54
固定時間……294
個別化治療……286
個別臓器摘出法……340
コマ収差……107
ゴモリのアルデヒド・フクシン……213
コラーゲン……137
ゴルジ染色……239
コロイド……166
コンタミネーション……31-33, 86
コンデンサー……108
コンパニオン診断
　　……261, 276, 285-287, 289

●さ

災害対策……35
再脱灰……64
再脱脂……71
ザイデル5収差……107
サイトケラチン……276
細胞検査……2
細胞骨格蛋白質……276
細胞診検体……301

355

■ 索 引

──のプレアナリシス……295
細網線維……145
作業スペースの区域分け……21
作業日誌……5
錯塩……115
撮影条件……98
産業廃棄物……16
酸性ムコ多糖類……166
酸性ムコ物質の同定法……169
残余検体……6
　──の取扱い……7

ジアミノベチジン法……253
自家融解……50
色素……115
　──の種類……117
色素形成法……253
色調……104
糸球体基底膜……149
軸索……244
四酸化オスミウム……196,323
次世代シークエンス法……284,305
施設・環境管理……20
死体解剖保存法……335
自動染色装置……125
　──の分類……125
自動包埋装置……74
自動免疫染色装置……126
死亡時画像診断……338
脂肪染色……190
　──の色素……190
絞り……102
絞り値……100
試薬管理台帳……12
シャッタースピード……100
臭化カリウム……247
収差……106
樹脂包埋法……76
手術材料……77
樹状突起……244
術中迅速診断……92
術中迅速凍結組織標本作製法……92
術中迅速病理組織検体……9
術中迅速病理組織診断……2
腫瘍細胞比率……306
腫瘍マーカー……154
シュワン細胞……238,239
小膠細胞……240
硝酸銀……224
蒸着（→金属コーティングを見よ）
情報共有……98
照明……99,103
消耗性色素……209
食道検体……46

女性労働基準規則……15
白トビ……103
神経原線維……238
神経膠細胞……238,239
神経膠線維……188
神経細胞……238,240
神経組織染色……238
神経内分泌腫瘍マーカー……277
人材育成……23
腎糸球体……271
腎糸球体基底膜染色……147
新人研修……22
迅速脱灰液……62
迅速病理診断……317
診断マーカー……284,285
浸透圧……53
死亡時画像診断……337

水質汚濁防止法……16
髄鞘……239,243
水素結合……114,115
スケール……101
ズダンⅢ染色……192
ズダン黒B染色……194
スタンダードプレコーション（→標準予防
　策を見よ）
ステロイド分泌系……213

清潔エリア……21
生検……2
生検材料……77
　──の包埋例……77
星状膠細胞……239,247
正常神経突起……244
生体内色素……206
精度管理……127
　AB（pH2.5）-PAS重染色……162
　AChE染色……259
　ASD染色……254
　azan染色……139
　Bodian染色……246
　CLSM……333
　colloidal iron染色……167
　Congo red染色……177
　DFS染色……179
　EVG染色……144
　Feulgen反応……183
　FISH……312
　Gomori's aldehyde-fuchsin染色……218
　Gram染色……222
　Grimelius染色……215
　Grocott染色……227
　HE染色……135
　HID-AB染色……158

Holzer染色……249
IHC……263,281
KB染色……243
Kossa反応……203
Masson-Fontana染色……208
methyl green-pyronin染色……185
MT染色……140
mucicarmine染色……231
orcein染色……229
PAM染色……150
PAS反応……156
PTAH染色……188
toluidine blue染色……165
turnbull blue染色……201
VB-HE染色……142
Warrthin-Starry染色……226
Ziehl-Neelsen染色……224
各種Romanowsky染色……235
蛍光抗体法……273
酵素消化法……170
四酸化オスミウム法……197
自動染色装置……126
消耗性色素染色……211
染色……120
脱脂……71
脱水・透徹・封入……124
透過型電子顕微鏡……326
凍結組織標本作製……95
銅染色……205
鍍銀染色……146
薄切法……89
包埋法……76
ホール法……212
ミオシンATPase染色……256
免疫組織化学染色……271,281
脊髄……238
脊髄神経……238
脊髄摘出……341
切片……79
　2μm以下の薄い──……147
　リボン状の──……85
セルブロック……302
セロイジン溶液……75
セロイジン包埋……75
セロイド……207,223
線維状蛋白質……136
線維性星状膠細胞……247
線維素……187,188
線維素染色……187
腺癌マーカー……277
染色原理
　AB染色……159
　AB（pH2.5）-PAS重染色……160
　AChE染色……257

索 引

ASD染色……253
azan染色……138
Berlin blue染色……200
Bodian染色……245
colloidal iron染色……166
Congo red染色……174
EVG染色……143
Feulgen反応……182
Grimelius染色……214
HID-AB染色……157
Holzer染色……247
KB染色……242
Kossa反応……202
methyl green-pyronin染色……184
mucicarmine染色……230
Nissl染色……240
orcein染色……228
PAM染色……147
toluidine blue染色……163
VB-HE染色……141
ホール法……211
ミオシンATPase染色……255
染色体エニュメレーションプローブ
　　……308
染色態度
　AB染色……160
　AB(pH2.5)-PAS重染色……162
　AChE染色……258
　ASD染色……254
　Berlin blue染色……201
　Bodian染色……246
　colloidal iron染色……167
　Congo red染色……176
　DFS染色……178
　EVG染色……144
　Feulgen反応……183
　Gomori's aldehyde-fuchsin染色……217
　Gram染色……222
　Grimelius染色……215
　Grocott染色……227
　HE染色……134
　HID-AB染色……158
　Holzer染色……248
　KB染色……242
　Masson-Fontana染色……208
　methyl green-pyronin染色……185
　MT染色……140
　mucicarmine染色……231
　Nile blue染色……195
　Nissl染色……241
　orcein染色……229
　PAM染色……149
　PAS反応……156
　Romanowsky染色……235

Sudan black B染色……194
SudanⅢ染色……193
toluidine blue染色……164
turnbull blue染色……201
VB-HE染色……142
Warrthin-Starry染色……225
Ziehl-Neelsen染色……223
四酸化オスミウム法……196
消耗性色素……211
鍍銀染色……146
ホール法……212
ミオシンATPase染色……256
ロダニン法……205
染色体ペインティング……308
染色手順
　AB染色……160
　AB(pH2.5)-PAS重染色……161
　HE染色……134
　Nile blue染色……195
　oil red O染色……193
　PAM染色……148
　PAS反応……156
　Sudan black B染色……194
　SudanⅢ染色……192
　turnbull blue染色……201
　四酸化オスミウム法……196
　鍍銀染色……146
染色方法
　AChE染色……257
　ASD染色……253
　azan染色……138
　Bodian染色……245
　colloidal iron染色……167
　Congo red染色……175
　DFS染色……178
　EVG染色……143
　Feulgen反応……182
　Gomori's aldehyde-fuchsin染色……216
　Gram染色……221
　Grimelius染色……214
　Grocott染色……226
　HID-AB染色……158
　Holzer染色……247
　KB染色……242
　Kossa反応……202
　Masson-Fontana染色……207
　methyl green-pyronin染色……184
　MT染色……139
　mucicarmine染色……231
　Nissl染色……240
　orcein染色……228
　PAM染色……148
　PTAH染色……187
　toluidine blue染色……164

VB-HE染色……141
Warrthin-Starry染色……224
Ziehl-Neelsen染色……223
膠原線維……137
細網線維……137
銅染色……204
鍍銀染色……145
ポリマー法……266
ミオシンATPase染色……255

臓器撮影装置……99
臓器の摘出法……340
臓器別固定……56
走査型電子顕微鏡……322,327
増幅……308
増幅曲線……304
増幅産物……304
増幅プラトー領域……305
双方向型OJT……23
像面湾曲収差……107
測定作業日誌……5
測定標準作業書……4
組織
　――の凍結（脂肪染色）……191
　――のプロセッシング……295
組織検査……2
組織固定……53
組織混入……33

●た
体外性色素……206
大割脳切片……241
第三者認証……40
ダイセクション……298
体内性色素……206
ダイヤモンドナイフ……324
タイラミドを用いた感度増強法
　　……262,265
ダイレクトファストスカーレット染色
　　……173,174,177
ダイロン染色……177
タスク・シフト／シェア……3,44
脱灰……61
　――と染色……66
　――の中和操作……64
　――の手順……63
　――を促進させる方法……63
　無機酸を用いる方法……62
　有機酸を用いる方法……62
脱脂
　――の精度管理……71
　――の手順……69
　――の目安……71
　――の目的……68

■索 引

脱水……123
脱水凝固型固定剤……50
脱水剤……123
脱髄性疾患……241
脱パラフィン……121
多糖……152
多発性硬化症……241
段階希釈……73
胆汁色素……212
弾性線維……142-144,228
　　──の染色方法……137
単糖……151
蛋白質分解酵素処理……263

チオセミカルバジド……147
チオセミカルバジド処理……148
中間径フィラメント……276
中枢神経系……238
中性緩衝ホルマリン溶液……294
中性脱灰法……62
中皮腫……166
直接アゾ色素……117
直接法……261,264,271
貯蔵多糖類……152

通常組織検体……9

定着液……208
鉄……168,199
鉄染色……199
鉄ヘマトキシリン液……144
テトラゾリウム法……253
テレパソロジー……316,317
転座……309
電子顕微鏡……322
　　──の染色……147
電子染色……325
転写因子……277

銅……199,204
透過型電子顕微鏡……322,323
透過光……99
凍結
　小さな検体の──……93
凍結乾燥……327
凍結乾燥固定……50
凍結組織標本……91
凍結組織標本作製手順……95
凍結方法……93
凍結前処理（脂肪染色）……191
糖質……151
透徹……123
導電染色……327
糖尿病性糸球体腎炎……149

鍍銀染色……145,225
毒劇法（→毒物及び劇物取締法を見よ）
特殊染色装置……126
特定化学物質障害予防規則……14
特定化学物質の環境への排出量の把握及び
　　管理の改善の促進に関する法律……122
毒物及び劇物取締法……12,16
特別管理一般廃棄物……16
特別管理産業廃棄物……16
特別有機溶剤……16
ドデセニルコハク酸無水物……323
特化則（→特定化学物質障害予防規則を見
　　よ）
トラガカントゴム……256
トリニトロフェノール……51
トリミング……85
トルイジン青……163
トルペード……245
トレーサビリティ……39,127

●な

内因性感染……219
内視鏡的粘膜下層剥離術……45
内視鏡的粘膜切除術……45
内部精度管理……19,39,281
内分泌系……213
内分泌細胞……213
ナイル青染色……195
ナフトールAS-Dクロロアセテートエステ
　　ラーゼ染色……253

逃げ角……80
ニッスル顆粒（→ニッスル小体を見よ）
ニッスル小体……238,240,243
ニトロ色素……117
日本医療機能評価機構……34
ニューロン（→神経細胞を見よ）
認定（臨床検査室の)……18

熱固定……50

脳……238
脳神経……238
ノカルジア症……222

●は

配位結合……115,116
バイオハザード……7
バイオマーカー……284
廃棄物の処理及び清掃に関する法律……16
背景色……100
胚細胞腫瘍マーカー……278
廃掃法（→廃棄物の処理及び清掃に関する
　　法律を見よ）

薄切……31,79
　　──を行う環境……80
　　回転式ミクロトームによる──……84
　　滑走式ミクロトームによる──……81
　　静電気の防止……85
薄切厚み……297
バーチャルスライド……318
パラフィン・寒天サンドイッチ法……295
パラフィンコーティング法……87
パラフィン除去不良……121
パラフィン包埋……73
パラローズアニリン……155
反射光……99

光退色後蛍光回復法……331
引き角……80
非凝固架橋型固定剤……51
ビクトリア青……141-143
ピクリン酸……51
非結核性抗酸菌……222
非血色素性色素……206
被写界深度……102
被写体……100
ビジュアルポイント……100
非清潔エリア……21
ピック嗜銀球……245
非点収差……107
ヒドロキシアパタイト……202
日の丸構図……101
皮膚アミロイドーシス……178
微分測光法……206
飛沫……8
ヒューマンエラー……30
氷晶……255
標識物質……260
標準作業書……4,18
標準作業手順書……40
標準予防策……7-9
標本作製……302
表面脱灰……61,65
病理解剖……2,10,334
病理検査取扱いマニュアル－病理検体取り
　　違えを防ぐために－……30
病理診断報告書……34
病理組織検査……39
病理組織診断に関与する微生物……219
病理組織標本作製……44
病理標本作製……18
ピリジンC……175
ピロニン……183

ファイト法……223
ファンデルワールス力……114,116

索　引

フィブリン（→線維素を見よ）
封入……124
フェロシアン化カリウム……167
フーシェ試薬……211
普通染色……233
物理的固定方法……50
腐敗……50
普遍的予防策……7
ブラウン運動……105
ブラキスピラ目……224
プレパラートの保管……7
プロテイン銀……244
プロテオグリカン……153,159
分解能……108
紛失……33
分子標的薬……286,289
分子病理診断技術……284
分子病理診断のプレアナリシス段階
　　　……293
分別……131

ヘマチン……207
ヘマテイン……130
ヘマトキシリン……130
ペルオキシダーゼ-抗ペルオキシダーゼ抗体
　　の可溶性免疫複合体法……260,262,264
ベルリン青……167
偏光顕微鏡……108,176
偏光法……172
扁平上皮癌マーカー……277

包括的ゲノムプロファイリング検査
　　　……287
剖検（→病理解剖を見よ）
剖検輯報……336
報告書確認対策チーム……35
報告書管理体制加算……35
防毒マスク……21
乏突起膠細胞……239
包埋……76
　　不適切な――……77
包埋剤……73
保管
　　FFPE ブロックの――……7
　　各種検体の――……6
　　病理臓器の――……6
保険算定……303
保険収載……303
補色……102
ポリマー法……265
ホール法……211

ホルマリン固定……341
ホルマリン色素……58
　　――の除去……58
ホルマリン対策……36
ホルムアルデヒド……15,51,338
ホワイトバランス……103

●ま

マイクログリア（→小膠細胞を見よ）
マイクロ波照射……244
マイクロ波固定……50
膜性腎症……149
膜性増殖性糸球体腎炎……149
膜蛋白質……154
マクロ写真……98
末梢神経系……238
マッソン・トリクローム染色……139

ミエリン塩基性蛋白質……239
ミオシンATPase……245
未固定検体（細胞診の）……9
ミクログリア（→小膠細胞を見よ）
ミクロトーム……33,79
ミスマッチ修復遺伝子……280

無機金属……198
　　――の染色……199
ムチン……153,157,159

メサンギウム基質……149
メサンギウム細胞……149
メセナミン銀……147
メタ過ヨウ素酸……154
メタクロマジー……163,234
メチルナジック酸無水物……323
メチル緑……183
メチル緑ピロニン染色……180,183
メラニン色素……207
免疫染色（→免疫組織化学を見よ）
免疫組織化学……174,260,264,275
免疫チェックポイント阻害剤……289
面出し……85

モレキュラーシーブ……123

●や

薬液槽配置……126

有機則（→有機溶剤中毒予防規則を見よ）
有機溶剤中毒予防規則……14
ユニバーサルプリコーション（→普遍的予
　　防策を見よ）

指差し呼称……30

予後マーカー……284
予測マーカー……284
ヨード化アミノ酸分泌系……213
ヨード染色……46

●ら

らい菌……223
ライブラリ調製……306
ラベル貼付……31
ランヴィエ絞輪……239

リスク
　　――の抽出……26
　　――の評価……26
リスクアセスメント……14
リスクマネジメント……25,29
リトラクション機能……84
リポクロム……207
リボゾーム……238
リボヌクレアーゼ消化試験……185
リポフスチン……207,223
硫酸基……159
緑色蛍光蛋白質……331
臨界点乾燥……327
リンカー法……265
臨床病理検討会……335
リンタングステン酸ヘマトキシリン水溶液
　　　……187
リンタングステン酸ヘマトキシリン染色
　　　……187,188

レゾルシン・フクシン液……143,144
レチクリン（→細網線維を見よ）
レトロスペクティブ……312
連続切片……84
　　リボン状の――……86

老人斑……246
労働安全衛生法……14,17,18
露出（カメラの）……103
露出アンダー……103
露出オーバー……103
露出制御……103
ロダニン法……204

●わ

歪曲収差……107
ワンギーソン液……211

359

JAMT技術教本シリーズ
病理検査技術教本　第2版

令和7年1月30日　発　行

監修者　　一般社団法人　日本臨床衛生検査技師会

発行者　　池　田　和　博

発行所　　丸善出版株式会社
〒101-0051 東京都千代田区神田神保町二丁目17番
編集：電話（03）3512-3261／FAX（03）3512-3272
営業：電話（03）3512-3256／FAX（03）3512-3270
https://www.maruzen-publishing.co.jp

©一般社団法人　日本臨床衛生検査技師会, 2025

レイアウト・有限会社　アロンデザイン
組版印刷・株式会社　加藤文明社／製本・株式会社　松岳社

ISBN 978-4-621-31045-8　C 3347　　　　　Printed in Japan

本書の無断複写は著作権法上での例外を除き禁じられています。